Casuïstiek in de dermatologie
deel I

Casuïstiek in de dermatologie
deel I

Dr. A.C. de Groot
Dr. J. Toonstra

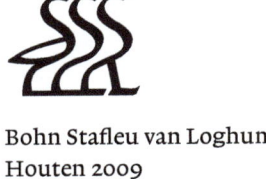

Bohn Stafleu van Loghum
Houten 2009

© 2009 Bohn Stafleu van Loghum, onderdeel van Springer Uitgeverij
Alle rechten voorbehouden. Niets uit deze uitgave mag worden verveelvoudigd, opgeslagen in een geautomatiseerd gegevensbestand, of openbaar gemaakt, in enige vorm of op enige wijze, hetzij elektronisch, mechanisch, door fotokopieën of opnamen, hetzij op enige andere manier, zonder voorafgaande schriftelijke toestemming van de uitgever.

Voor zover het maken van kopieën uit deze uitgave is toegestaan op grond van artikel 16b Auteurswet 1912 j° het Besluit van 20 juni 1974, Stb. 351, zoals gewijzigd bij het Besluit van 23 augustus 1985, Stb. 471 en artikel 17 Auteurswet 1912, dient men de daarvoor wettelijk verschuldigde vergoedingen te voldoen aan de Stichting Reprorecht (Postbus 3051, 2130 KB Hoofddorp). Voor het overnemen van (een) gedeelte(n) uit deze uitgave in bloemlezingen, readers en andere compilatiewerken (artikel 16 Auteurswet 1912) dient men zich tot de uitgever te wenden.

Samensteller(s) en uitgever zijn zich volledig bewust van hun taak een betrouwbare uitgave te verzorgen. Niettemin kunnen zij geen aansprakelijkheid aanvaarden voor drukfouten en andere onjuistheden die eventueel in deze uitgave voorkomen.

ISBN 978 90 313 61885
NUR 870

Ontwerp omslag: Boekhorst design, Culemborg
Ontwerp binnenwerk: Pre Press BV, Zeist

Bohn Stafleu van Loghum
Het Spoor 2
Postbus 246
3990 GA Houten

www.bsl.nl

Over de auteurs

Dr. Anton C. de Groot (1951) heeft van 1980 tot 2002 als dermatoloog gepraktiseerd in het Carolus Ziekenhuis en het Willem-Alexander Ziekenhuis te 's-Hertogenbosch. In 1988 promoveerde hij op het proefschrift *Adverse reactions to cosmetics*. Hij was in 1990 medeoprichter van het *Nederlands Tijdschrift voor Dermatologie en Venereologie*, waarvan hij tussen 1990 en 2005 gedurende 10 jaar hoofdredacteur is geweest (momenteel: lid van de hoofdredactie). De Groot heeft twee boeken geschreven (*Unwanted effects of cosmetics and drugs used in dermatology* en *Patch Testing*), die beide drie edities hebben gehad, de meest recente (*Patch Testing*) in 2008 (www.patchtesting.info). Hij heeft meer dan 350 publicaties op zijn naam, waaronder – meestal als enige of eerste auteur - meer dan 50 hoofdstukken in internationale boeken, zoals in de bekende *Meyler's Side Effects of Drugs* serie. Zijn speciale interessegebieden zijn contactallergie, bijwerkingen van cosmetica en ongewenste effecten van geneesmiddelen die in de dermatologie gebruikt worden. In de Nederlandstalige literatuur heeft hij – onder meer in tijdschriften geheel gericht op huisartsen – over een breed scala aan dermatologische onderwerpen geschreven.

Dr. Johan Toonstra (1949) is sinds 1983 als dermatoloog verbonden aan het Meander Medisch Centrum, eerst op de locaties Soest en Baarn en sinds 2005 in Baarn en Amersfoort. Tevens is hij sinds 1983 werkzaam in het Universitair Medisch Centrum Utrecht als parttime staflid, waar hij de SUMMA-poli leidt voor 2e jaarsstudenten geneeskunde die een verkorte artsenopleiding volgen. In 1991 promoveerde hij op het proefschrift *Differential diagnostic aspects of acute and chronic photodermatoses*. In 1994 was hij met H. van Weelden redacteur van het boek *Licht en huid* ter gelegenheid van het 75-jarig bestaan van de kliniek in Utrecht. Momenteel is hij redacteur van de rubriek *Leerzame Ziektegeschiedenissen* van het *Nederlands Tijdschrift voor Dermatologie en Venereologie*. Toonstra heeft zo'n 150 publicaties op zijn naam staan over een breed palet aan onderwerpen in de dermatologie, waaronder bijdragen voor een tiental handboeken, met het *Textbook of Pediatric Dermatology* (2006) als meest recente. Zijn speciale aandachtsgebieden zijn fotodermatosen, dermatopathologie en de relatie tussen huid en interne aandoeningen. Tijdens de PAOH-nascholingsdagen heeft hij de afgelopen jaren verscheidene keren voordrachten gehouden of een quiz verzorgd voor huisartsen.

Kijken en Zien

Dermatologie is kijken en zien. In de huisartsenpraktijk zien we veel patiënten met huidaandoeningen. Kijkend naar *nieuwe* klachten nemen huidziekten de vierde plaats in. Bij de *niet-nieuwe* klachten scoort de dermatologie lager, maar nog altijd in de Top-10 (Centraal Medische Registratie Nijmegen). We zien dus veel patiënten met een huidafwijking en kijken daar goed naar. Gelukkig zien we ook goed en weten we vaak direct de juiste diagnose te stellen en kunnen we een adequate behandeling starten. Zo worden veel dermatologische problemen vlot en goed behandeld in de huisartspraktijk. Maar men kan zich afvragen of we het *altijd* goed zien. Feitelijk is er geen goed wetenschappelijk onderzoek gedaan naar de kwaliteit van huisartsgeneeskundig handelen bij dermatologische problemen. Dit is opvallend, wanneer we bedenken hoe belangrijk – kwalitatief en kwantitatief – de dermatologie in de dagelijkse praktijk is. We kunnen aannemen dat de meeste huisartsen in hun dermatologische handelen soms een steuntje in de rug kunnen gebruiken. Dit fraai geïllustreerde boek is zo'n steuntje. Als patiënten terugkomen met hun huidaandoening en de behandeling niet effectief is gebleken, wordt het immers al lastiger om als huisarts vlot te handelen. Was de diagnose wel correct? Heb ik de juiste behandeling voorgeschreven? Of is een vervolgstap in de behandeling nodig, een sterkere dosering of een ander middel? Zoveel aandacht voor de dermatologie was er nu ook weer niet in de opleiding tot basisarts en in de vervolgopleiding tot huisarts. Het nascholingsaanbod op het gebied van dermatologie is niet groot en vaak gericht op een beperkt aantal aandoeningen.

Dit handzame boek kan u helpen om *verder* te kijken en *meer* te zien. Het maakt het niet alleen gemakkelijker om al bij het eerste consult de dermatose – ook de wat zeldzamere – te herkennen of een differentiële diagnose op te stellen, maar ook om het juiste aanvullend onderzoek te doen en een behandeling te starten, als dat geïndiceerd is. Bij het zoeken in platenatlassen of in digitale databases raak je in het woud van indrukwekkende foto's gemakkelijk de weg kwijt. En de indeling van leerboeken maakt het moeizaam om snel iets te kunnen zoeken aan de hand van een klinisch beeld. Natuurlijk, soms zouden we er goed aan doen om weer eens een leerboek na te slaan op een bepaald dermatologisch onderwerp, maar helaas ontbreekt hiervoor vaak de tijd. Artsen leren en onthouden het makkelijkst aan de hand van patiëntencasussen, zo is gebleken. Dat is dan ook de invalshoek die de auteurs – beiden ervaren dermatologen die ook wetenschappelijk hun sporen verdiend hebben – voor dit boek gekozen hebben: ziektegeschiedenissen met duidelijke, herkenbare foto's. In korte stukken tekst volgt voor de praktijk belangrijke informatie, zoals welke vragen aan de patiënt met deze huidaandoening gesteld moeten worden, differentieeldiagnostische overwegingen en adviezen voor behandeling. Toegespitst op de praktijk van alledag. Dit boek vult de leemte die bestaat tussen leerboek/naslagwerk en platenboek: herkennen aan de hand van hoge kwaliteit afbeeldingen en direct weten hoe verder te handelen.

De opzet en lay-out van dit boek nodigen uit om er in een paar verloren minuten in te kijken en meteen wat te leren of de visuele basis te leggen voor het herkennen van de huidziekte van een patiënt die binnenkort op uw spreekuur komt. Op een actieve manier, aan de hand van vragen en antwoorden. Er wordt voldoende diep op de stof ingegaan, maar zonder in overbodige details te vervallen. Door de volledige index kan men gemakkelijk een aandoening opzoeken of nog eens terugkijken.

Maar dit boek is ook zeer geschikt voor onderwijs en nascholing in de dermatologie voor de algemeen klinische praktijk. Het is niet alleen nuttig voor huisartsen, maar bijvoorbeeld ook voor algemeen werkende specialisten en verpleeghuisartsen. Ook bij hen is immers genoeg dermatologie te zien.

Dit boek is een mooi eerste deel van een serie, die zeker zijn nut voor huisartsen zal bewijzen. Ik kijk al uit naar deel twee om nog beter te leren zien.

Eric van Rijswijk, huisarts
Den Dungen

Afd Huisartsgeneeskunde
UMC St Radboud
Nijmegen

Inleiding

Uit langjarige contacten met huisartsen is ons gebleken dat velen van hen de dermatologie een 'moeilijk vak' vinden. Dat heeft verschillende oorzaken. De eerste ligt tijdens de opleiding tot basisarts: aan de dermatologie wordt als (vermeend) 'klein vak' nagenoeg geen aandacht besteed. Daarbij wordt volledig voorbijgegaan aan het gegeven dat ongeveer 10 procent van alle consultaties in de huisartsenpraktijk een aandoening van de huid, haren, nagels of de slijmvliezen betreft. Daarnaast is het herkennen van veel dermatologische beelden – terwijl gelukkig ook vele diagnoses à vue gesteld kunnen worden – moeilijk. De huid heeft slechts een beperkt aantal mogelijkheden om te laten zien dat ze ziek is met efflorescenties zoals erytheem, papels, vesikels, pustels, noduli, crustae, squamae etc. Het gevolg hiervan is dat vele huidziekten uit hetzelfde beperkte arsenaal van elementaire efflorescenties zijn opgebouwd en dus een zekere mate van of zelfs zeer sterke gelijkenis vertonen: granuloma pyogenicum versus amelanotisch melanoom, pustulosis palmoplantaris versus psoriasis pustulosa, papuleuze pityriasis rosea versus de papuleuze syfilide, een beginnende morbus Paget versus op de tepel gelokaliseerd constitutioneel eczeem en zo zijn er vele voorbeelden te noemen. En huidziekten houden zich lang niet altijd aan de – overigens door ons opgestelde – regels. Alle dermatosen hebben een of meer voorkeurslokalisaties, maar de meeste kunnen (nagenoeg) overal op het lichaam optreden. Bovendien hebben vele huidziekten meer dan één manier om zich te presenteren in kleur, vorm en uitbreiding, al dan niet afhankelijk van de lokalisatie. Zo bestaat een lichen planus op de polsen uit vlakke polygonale paarsige papels, op de penis uit annulaire laesies en op het slijmvlies van de mond uit een reticulum van witte lijntjes. Soms is de diagnose niet zo moeilijk, maar begint het echte werk dan pas. Beelden als erythema nodosum, splinterbloedingen in de nagel, eczeem, haaruitval, vasculitis allergica en urticaria zijn gemakkelijk te herkennen en van een diagnostisch etiket te voorzien, maar vervolgens moet getracht worden een oorzaak of een – soms ernstige – onderliggende aandoening te vinden.

Dit boek heeft als belangrijkste doel dat huisartsen en huisartsen in opleiding dermatologische ziektebeelden gemakkelijker leren herkennen. Aan de hand van een of twee afbeeldingen van de huidaandoening, aangevuld met relevante informatie uit anamnese (die ook in een bij uitstek aanschouwelijk vak als de dermatologie van groot belang is) en lichamelijk onderzoek, wordt de lezer gevraagd om een diagnose te stellen. Daarnaast kan zij of hij door het beantwoorden van vragen over oorzaak, beloop, epidemiologie, differentiële diagnose, laboratoriumonderzoek et cetera voor zichzelf duidelijk krijgen of de kennis over dat ziektebeeld voldoende is om het te herkennen en patiënten ermee op de juiste manier te begeleiden. Dat zal logischerwijs niet altijd het geval zijn. Wij hebben weliswaar de echt zeldzame beelden in ons (JT) fotoarchief laten zitten, maar u zult in dit boek wel een aantal niet zo heel veel voorkomende casussen aantreffen, waarvan we niet kunnen verwachten dat u alles daarvan al bij eerste lezing weet. En ook verwachten we niet dat u alle oorzaken paraat hebt van erythema nodosum, het syndroom van Sweet, erythema multiforme, splinterbloedingen, genitaal oedeem, leukocytoclastische vasculitis e.d. Maar omdat de belangrijkste hiervan wel bij de antwoorden genoemd worden, en ook nog vaak de therapie of een beleidsadvies, kan het boek ook als naslagwerk gebruikt worden. De volgorde van de casussen is weliswaar – net als in de praktijk – min of meer willekeurig, maar een alfabetische index van diagnosen garandeert het snel vinden van een bekende diagnose of – en dat is immers de achterliggende gedachte – het terugvinden van een beeld dat u eerder in dit boek bent tegengekomen en dat u nu meent te herkennen bij uw patiënt.

Het boek is primair gericht op de praktijk van de huisarts (in opleiding). Theoretische bespiegelingen, uitgebreide histopathologische beschrijvingen, nosologische overwegingen en basaal wetenschappelijke gegevens zult u er niet in aantreffen. Toch bevatten de besprekingen zoveel (praktische) informatie, dat dermatologen en zeker artsen in opleiding tot dermatoloog, evenals kinderartsen en internisten, er hun voordeel mee kunnen doen. Met 120 casussen presenteren wij hier uiteraard slechts een deel van de dermatologische ziektebeelden, waarmee u geconfronteerd kunt worden. Deel 2 is in statu nascendi...

Dr. Anton C. de Groot, arts, voormalig dermatoloog, Wapserveen
Dr. Johan Toonstra, dermatoloog, Amersfoort

1

Anamnese

Een 27-jarige vrouw vertelt sinds enkele weken een kale plek op haar achterhoofd te hebben. Ze heeft dit op 16-jarige leeftijd ook al eens gehad, maar dat is toen na ongeveer een jaar vanzelf overgegaan. Desgevraagd geeft patiënte aan niet aan de haren te trekken. Ze is verder gezond en gebruikt geen medicijnen.

Lichamelijk onderzoek

Bij onderzoek ziet u op de vertex van de schedel een grote asymmetrische plek met verminderde haargroei. De plek is niet geheel kaal, want er zijn vele haren te zien die in lengte variëren van 3 mm tot enkele centimeters. De hoofdhuid zelf is normaal.

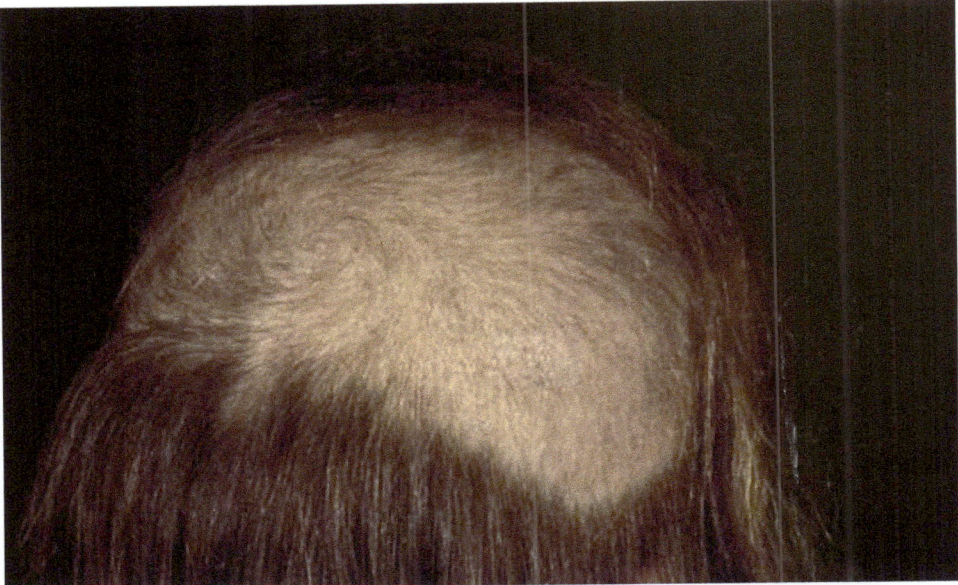

Figuur 1.1

Vragen

1. Wat is de meest waarschijnlijke diagnose?
2. Welke twee andere vormen van plaatselijke haaruitval moeten ook overwogen worden en hoe maakt u onderscheid tussen de drie mogelijke diagnoses?
3. Wat is uw beleid bij deze patiënte?

Antwoorden

1. Hier is hoogst waarschijnlijk sprake van TRICHOTILLOMANIE. Dit is een psychiatrische aandoening met een dermatologische expressie, waarbij de patiënt een obsessief-compulsieve gewoonte heeft om het haar uit te trekken. De plek met uitgetrokken haren kan het gehele behaarde hoofd beslaan behalve de randen. Kaal is het aangedane gebied nooit, er zijn altijd haren te zien die in lengte variëren van enkele millimeters tot enkele centimeters. De hoofdhuid zelf is normaal. In de loop van de tijd kan de mate van haarverlies wisselen, waarbij het haar soms tijdelijk weer normaal uitgroeit. In enkele gevallen worden ook de haren van de wenkbrauwen en de wimpers uitgetrokken.

   Er zijn twee hoofdvormen van trichotillomanie. Bij jonge kinderen is het uittrekken van de haren een gewoonte, die vergelijkbaar is met duimzuigen en nagelbijten. Dit gaat meestal vanzelf weer over. Bij oudere kinderen en volwassenen (de meeste patiënten zijn vrouwen) is trichotillomanie echter vaak een chronisch psychiatrisch probleem, waaraan diverse psychopathologische aandoeningen ten grondslag kunnen liggen.

2. De twee andere aandoeningen in de differentiële diagnose zijn alopecia areata en een schimmelinfectie van de haren (tinea capitis). Bij trichotillomanie is de plek niet geheel kaal, er zijn haren van wisselende lengte, de haren kunnen er niet gemakkelijk uitgetrokken worden en de hoofdhuid vertoont geen afwijkingen. Als men over de kale plek heen wrijft, voelt deze stoppelig aan. De vorm van de plekken kan asymmetrisch zijn, golvend lineair of zeer onregelmatig.

   Bij alopecia areata is de plek of zijn de plekken juist meestal mooi rond, geheel kaal en glad. Er zijn soms korte haarstompjes te zien, die aan het uiteinde breder zijn en daarom 'uitroeptekenharen' genoemd worden. Deze uitroeptekenharen zijn kenmerkend voor alopecia areata. Haren aan de randen van de kale plek kunnen vaak gemakkelijk uitgetrokken worden.

   Bij tinea capitis is er naast de haaruitval met afgebroken haren wat schilfering van de hoofdhuid te zien en soms wat meer ontstekingsverschijnselen (figuur 1.2).

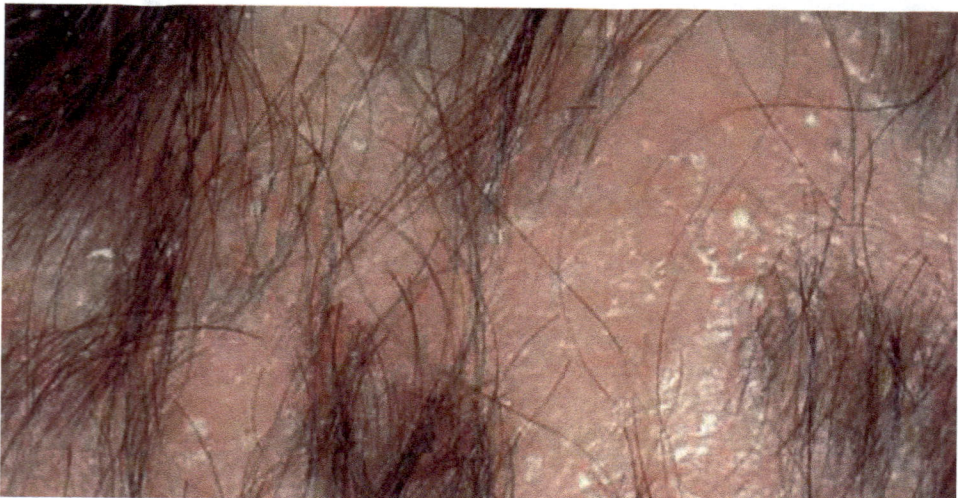

Figuur 1.2
Tinea capitis met haaruitval, pustels en schilfering.

3. Trichotillomanie is een moeilijk te behandelen en soms bijna onoplosbaar probleem. Patiënten met inzicht in hun problematiek, die aangeven (of desgevraagd toegeven) dat ze de haaruitval zelf veroorzaken, kunnen het beste naar een psychiater verwezen worden. Veel moeilijker is het, wanneer iemand met trichotillomanie – zoals deze patiënte – ontkent het haar uit te trekken. Een verwijzing naar een psychiater of klinisch psycholoog wordt dan vaak niet geaccepteerd en confronteren ('ik weet zeker dat u het zelf doet') helpt niet en zet uw goede relatie met patiënte onder zware druk. Het beleid moet er op gericht zijn om de patiënte geleidelijk aan inzicht te laten krijgen in haar problematiek. Dit kan een langdurig en langzaam proces zijn, waarbij tact en empathie van uw zijde van groot belang zijn. Verwijzing naar een dermatoloog kan zinvol zijn, enerzijds om de diagnose te laten bevestigen, anderzijds om patiënte te laten zien dat een andere arts hetzelfde idee over de oorzaak heeft.

Notities

2

Anamnese

Een 32-jarige man heeft sinds vele jaren een donkergekleurd knobbeltje op zijn voorhoofd in de haargrens. Zijn vrouw heeft de indruk dat de afwijking wat groter wordt en maakt zich zorgen, vooral omdat ze in een tijdschrift over een melanoom gelezen heeft. Patiënt zelf heeft niet opgemerkt dat het plekje veranderd is.

Lichamelijk onderzoek

Bij onderzoek ziet u een scherp begrensde vlakke nodulus met een afmeting van 8x5 mm, die vast-elastisch aanvoelt en een blauwzwarte kleur heeft.

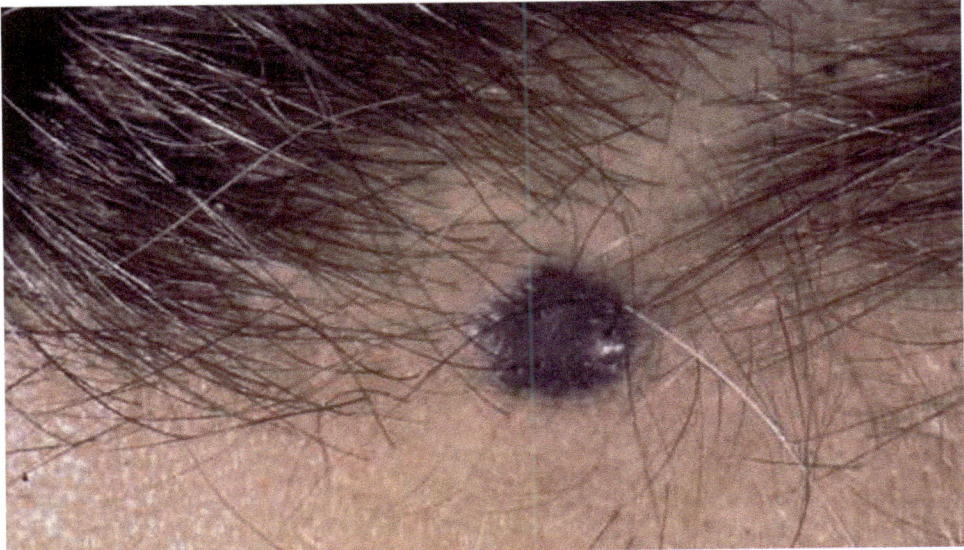

Figuur 2.1

Vragen

1. Welke diagnose stelt u?
2. Is excisie wenselijk of noodzakelijk?
3. Maakt u een vervolgafspraak voor controle?

Antwoorden

1. U stelt de diagnose BLUE NAEVUS. Een blue naevus wordt gekenmerkt door een diffuse blauwe tot blauwzwarte pigmentatie van de huid, die meestal iets verheven is, een glad oppervlak heeft en vrij vast aanvoelt. Histopathologisch is er sprake van een goedaardige ophoping van melanocyten in de dermis; de diepe ligging verklaart de karakteristieke kleur. De blue naevus komt het meest voor op de extremiteiten (figuur 2.2), op de billen en in het gelaat. De afwijking kan al bij de geboorte aanwezig zijn, maar ontstaat vaak in de puberteit. Het beloop is relatief statisch, weinig progressief. Maligne degeneratie is uiterst zeldzaam.

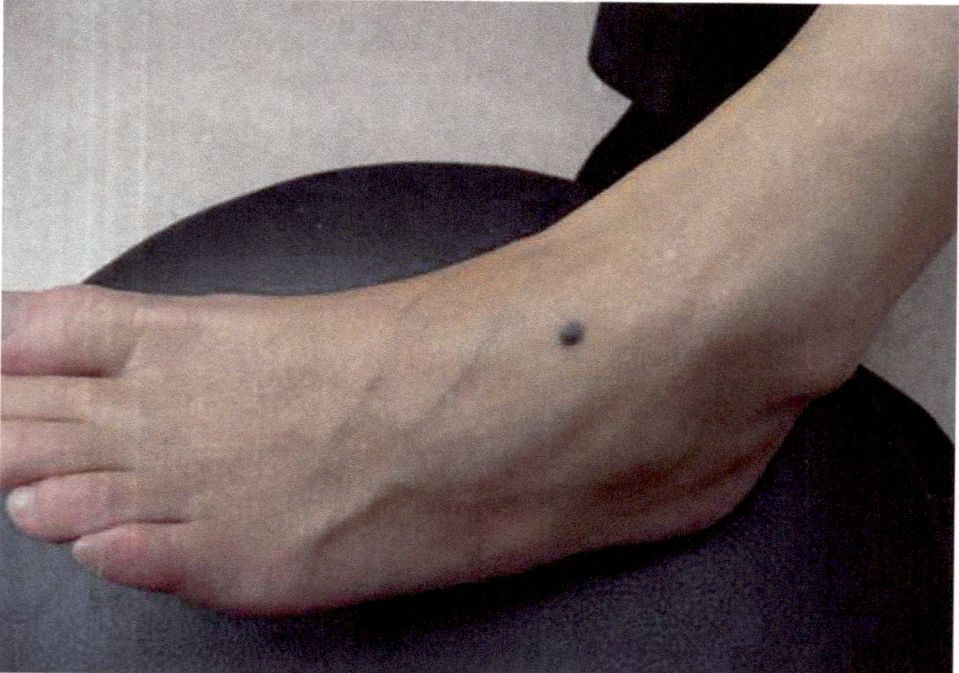

Figuur 2.2
Blue naevus op de voetrug.

2. Een blue naevus hoeft niet verwijderd te worden. Op het gelaat kan er een cosmetische indicatie zijn voor een krappe excisie.

3. De patiënt hoeft niet gecontroleerd te worden. U doet er wel verstandig aan om, net zoals bij alle andere melanocytaire naevi ('moedervlekken'), de patiënt te instrueren om voor controle te komen bij een duidelijke verandering: groter, donkerder, onregelmatig van kleur, onregelmatig van vorm, jeuken en bloeden.

3

Anamnese
Een 28-jarige atopische agrariër heeft sinds 2 maanden een groter wordende 'ring' op zijn rechterhand. Hij heeft er al wat afgewerkte olie opgesmeerd omdat zijn kalveren ook ringschurft hebben, maar dit heeft niet geholpen.

Lichamelijk onderzoek
Bij onderzoek ziet u over het metacarpofalangeaal gewricht van digitus II rechts een annulaire afwijking. De rand is verheven en de laesie is bleekroze van kleur. Het centrum vertoont genezing. Er is nagenoeg geen schilfering.

Vragen
1. Bent u het met de diagnose van uw patiënt eens en waarom of waarom niet?
2. Wat is uw diagnose?
3. Welke behandeling stelt u voor?

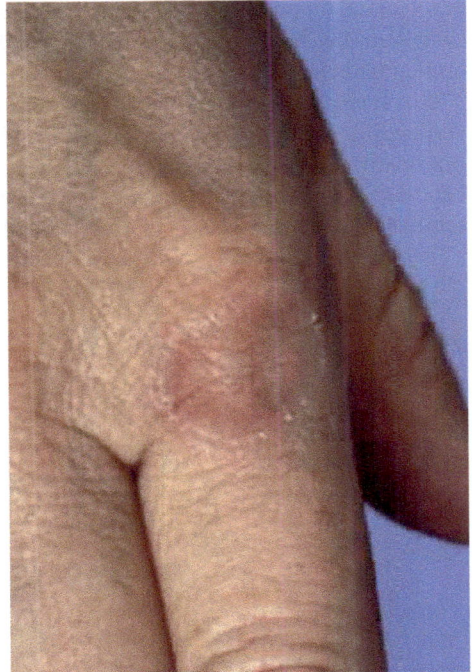

Figuur 3.1

Antwoorden

1. Net als bij een dermatomycose is hier sprake van een zich naar perifeer uitbreidende ringvormige laesie met centrale genezing. De rand is voor een schimmelinfectie echter niet inflammatoir genoeg en ook de obligate schilfering ontbreekt. U bent het dus niet met de diagnose van de patiënt eens.

2. U stelt de diagnose GRANULOMA ANNULARE. De oorzaak van deze onschuldige aandoening, die histopathologisch gekenmerkt wordt door necrobiotische granulomen, is onbekend. Het is waarschijnlijk een reactiepatroon dat zich ontwikkelt naar aanleiding van een groot aantal mogelijke uitlokkende – infectieuze of traumatische – factoren. De aandoening komt het meest voor bij individuen onder de 30 jaar en bij vrouwen tweemaal zo vaak als bij mannen.

Er zijn enkele klinische vormen van granuloma annulare, waarvan de gelokaliseerde verreweg de meest voorkomende is. Deze manifesteert zich als een ring van kleine, gladde, huidkleurige of iets erythemateuze of bleekroze papels, die door straktrekken van de huid beter zichtbaar worden (figuur 3.2 en 3.3). De huid over de papels is normaal en er is geen schilfering. Sommige laesies zijn wat gevoelig, maar meestal zijn ze geheel symptoomloos.

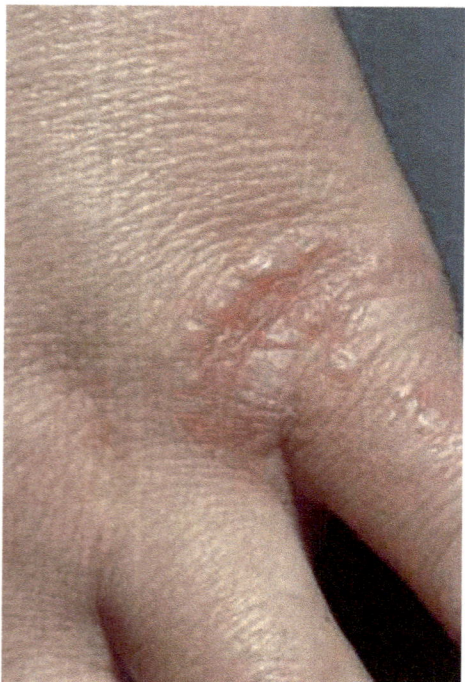

Figuur 3.2
Karakteristiek beeld van granuloma annulare met papeltjes aan de rand.

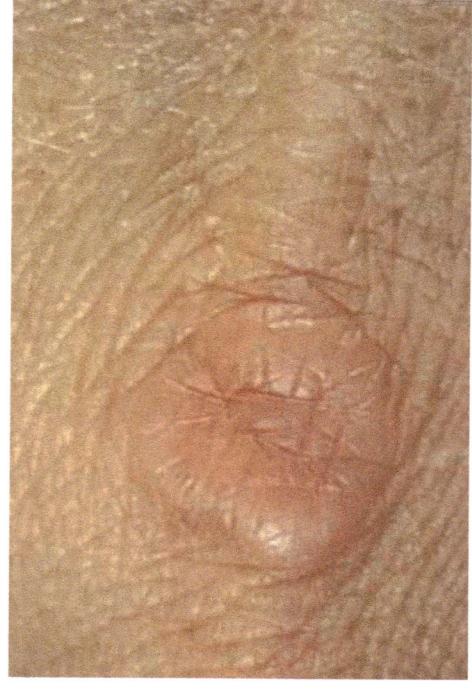

Figuur 3.3
Plaquevormige laesie: bij straktrekken worden de randstandige papels zichtbaar.

De granuloma annulare laesies breiden zich naar perifeer uit (figuur 3.4) en kunnen zeer groot worden (figuur 3.5). Er is soms slechts een enkele laesie, vaak zijn ze multipel. Uitgesproken voorkeurslokalisaties zijn de handruggen, de voetruggen en de dorsale zijde van de vingers. Bij volwassen vrouwen met granuloma annulare is er wellicht een verhoogd risico op het bestaan van een auto-immuunthyreoïditis.

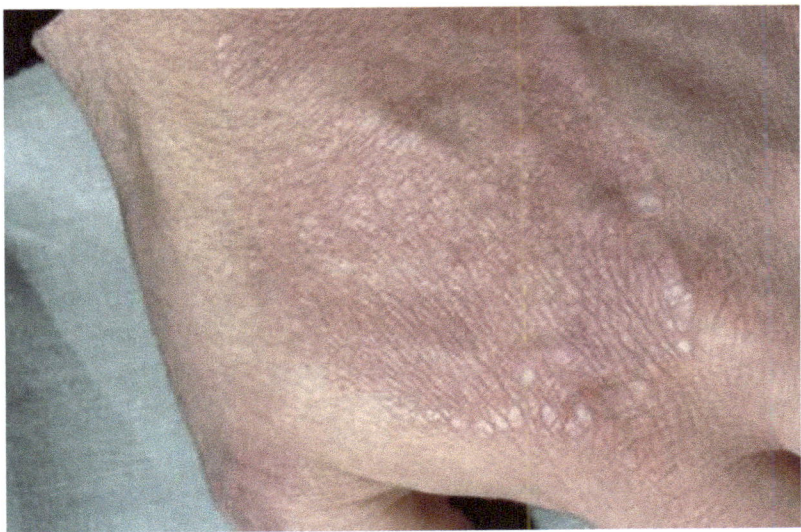

Figuur 3.4
Centrifugaal uitbreidend granuloma annulare.

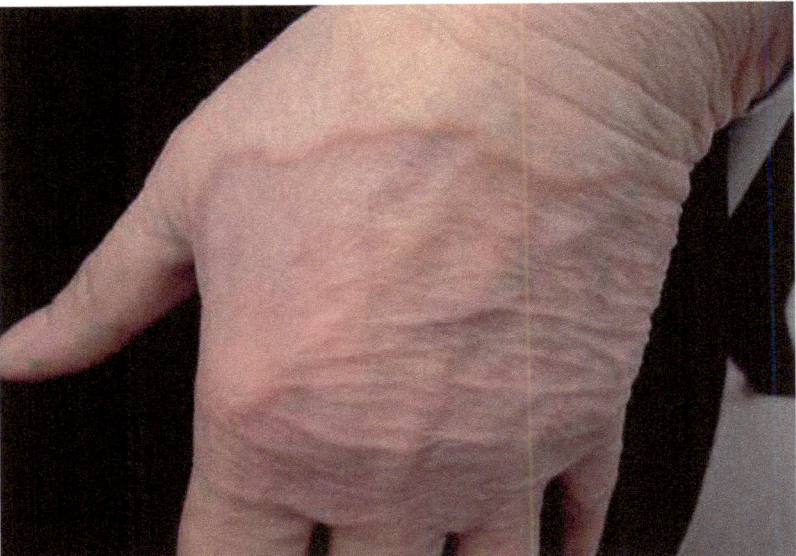

Figuur 3.5
Zeer groot granuloma annulare. De geaccentueerde rand doet denken aan een dermatomycose, maar schilfering ontbreekt geheel.

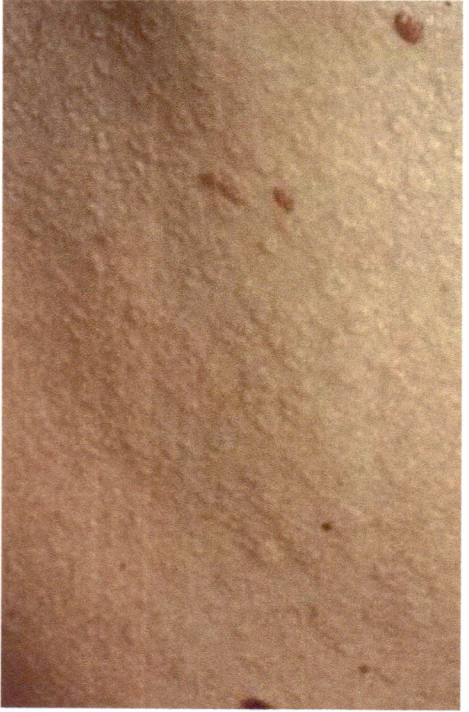

Figuur 3.6
Granuloma annulare disseminatum. Multipele huidkleurige vlakke papels, soms annulair.

De gegeneraliseerde (gedissemineerde) vorm van granuloma annulare is veel zeldzamer. Daarbij zijn er grote aantallen papels op de romp en extremiteiten, maar de annulaire vorm is vaak veel minder duidelijk (figuur 3.6). Bij patiënten met deze vorm is er mogelijk een associatie met diabetes mellitus.

3. Granuloma annulare heeft de neiging om in de loop van 1 tot 2 jaar spontaan te genezen. Wanneer de laesies geen (cosmetische) problemen veroorzaken is een expectatief beleid – zeker bij kinderen – dan ook te overwegen. Sterk werkende dermatocorticosteroïden, al dan niet onder occlusie, worden vaak voorgeschreven, maar lijken niet erg effectief te zijn. Dat geldt wel voor intralaesionale injecties van steroïden, maar die zijn pijnlijk. Een goed alternatief is cryotherapie met vloeibare stikstof, aangebracht op de actieve rand. Als uw patiënt iets aan zijn granuloma annulare wil laten doen, komt deze therapie als eerste in aanmerking.

4

Anamnese
Een 76-jarige man komt u consulteren omdat hij niet meer op zijn linkerzij kan slapen vanwege pijn in een knobbeltje op zijn oor. Ook bij kou kan de afwijking verdraaid pijnlijk zijn, aldus de patiënt.

Lichamelijk onderzoek
U ziet op de buitenste rand van de linkeroorschelp een wittige verheven nodulus met centraal wat schilfering en een kleine erosie. U drukt erop, wat tot hevige protesten bij uw patiënt leidt.

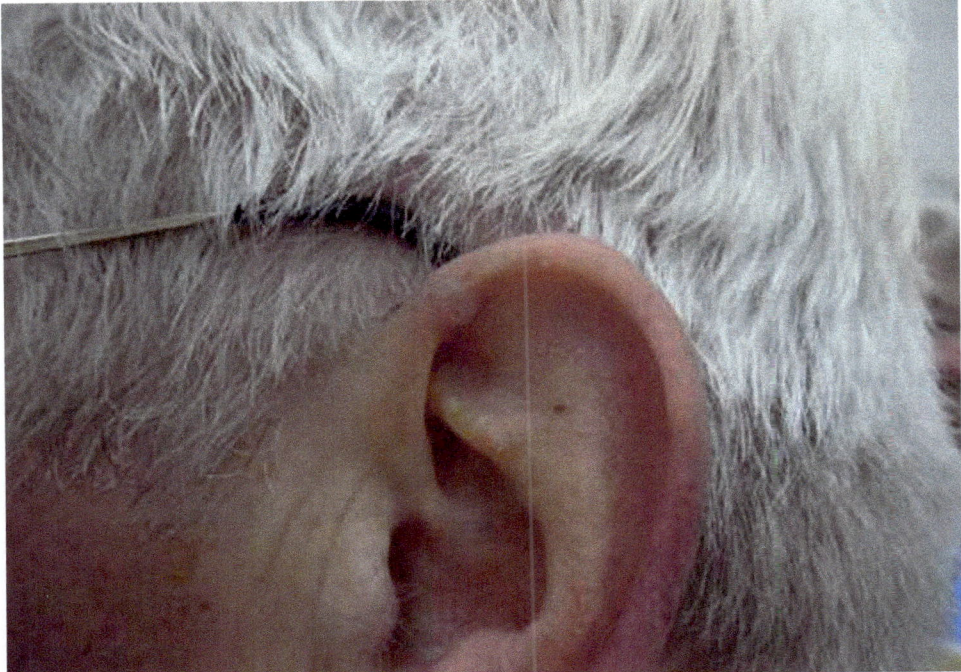

Figuur 4.1

Vragen
1. Wat is uw klinische diagnose?
2. Wat valt u nog meer op aan het oor?
3. Behandelt u de patiënt zelf of verwijst u hem?

Antwoorden

1. Dit is het klassieke beeld van een CHONDRODERMATITIS NODULARIS HELICIS (CNH). De laesies zijn ronde of ovale noduli, tot 1 cm in diameter. Ze kunnen huidkleurig zijn, livide (paarswit), of licht erythemateus. Er is vaak een centrale schilfer (figuur 4.2) of crusta, waaronder een oppervlakkige ulceratie verborgen is. De huid rondom kan hyperemisch (ontstoken) zijn.

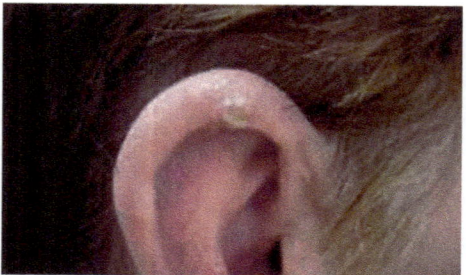

Figuur 4.2
Centrale schilfer bij CNH.

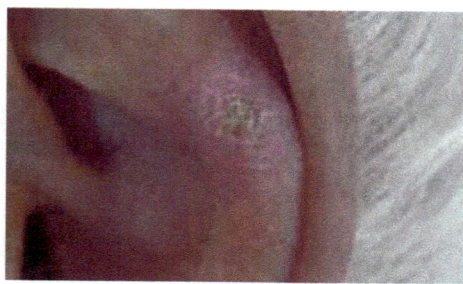

Figuur 4.3
CNH op de antihelix.

In meer dan 90 procent van de gevallen is CNH gelokaliseerd op de bovenpool van de helix, in de resterende gevallen (in aflopende frequentie) op de antihelix (figuur 4.3), tragus, concha of antitragus (figuur 4.4). Soms zijn er meerdere noduli. De patiënt is meestal een man van middelbare leeftijd of ouder, die komt vanwege pijnklachten in het aangedane oor, vooral bij druk (oor op kussen, telefoon tegen het oor) en kou. De pijn kan snel verdwenen zijn maar ook een uur aanhouden.

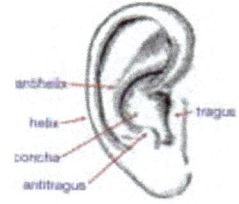

Figuur 4.4
Anatomie van het oor

De belangrijkste factoren in de pathogenese van deze onschuldige, maar hinderlijke aandoening zijn druk en een slechte lokale bloedcirculatie. Ook degeneratieve veranderingen aan bindweefsel door chronische expositie aan zonlicht kan een causale factor zijn.

2. Net boven de nodulus is een klein wit papeltje zichtbaar. Hieruit zal op langere termijn een nieuwe CNH-laesie kunnen ontstaan.

3. Wanneer geen behandeling wordt ingesteld, zal de CNH-laesie altijd blijven bestaan en geleidelijk erger worden. Er zijn goede resultaten gemeld van cryotherapie met vloeibare stikstof en dat zou u kunnen proberen. Ook wil een behandeling met intralaesionale corticosteroïden wel eens helpen. Meestal wordt echter geopteerd voor chirurgische verwijdering van de nodulus met onderliggend necrotisch kraakbeen en een marge gezonde huid rondom. Verwijdering van het onderliggende ontstoken en necrotische kraakbeen alleen geeft goede en cosmetisch fraaie resultaten met als voordeel dat deze techniek ook bij CNH op andere plaatsen, zoals de antihelix en de tragus, toegepast kan worden. Ook laserchirurgie (CO_2 laser) is een optie.

5

Anamnese
Een 56-jarige man heeft al jaren last van een ruwe, droge en soms wat geïrriteerde onderlip. Patiënt is bouwvakker van beroep. Hij heeft een zeer lichte huid en verbrandt dus snel door de zon.

Lichamelijk onderzoek
Bij onderzoek ziet u enige schilfering op de onderlip. Het oppervlak voelt ruw aan. Als u een schilfer probeert los te trekken, wordt een erosie zichtbaar. Ook ziet u enkele ingezonken (atrofische) plekjes.

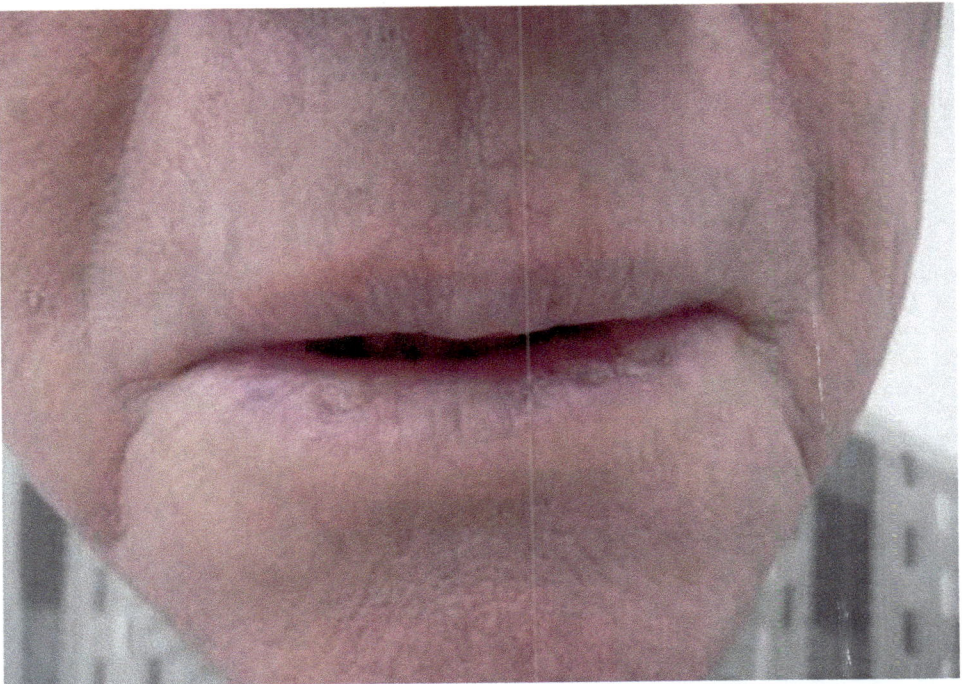

Figuur 5.1

Vragen
1. Wat is uw diagnose?
2. Welke complicatie kan bij deze aandoening optreden?
3. Bekijkt u nog andere delen van de huid van deze patiënt?
4. Hoe gaat u deze patiënt behandelen?
5. Welke aanvullende adviezen geeft u?

Antwoorden

1. Hier is sprake van een CHEILITIS ACTINICA. Dit is een beschadiging van de onderlip door langdurige expositie aan zonlicht, te vergelijken met actinische keratose op de huid. Cheilitis actinica wordt vooral gezien bij mensen die voor hun beroep veel buiten zijn en een licht huidtype hebben (huidtypen I en II). De onderlip vangt – in tegenstelling tot de bovenlip – veel ultraviolette straling, omdat de lip bijna loodrecht op de middagzon staat. De beschadigende werking van de zonnestralen is er groot, omdat het lippenrood slecht beschermd wordt door keratine en melanocyten.

    In de vroege stadia van cheilitis actinica kan er roodheid en oedeem zijn (acute cheilitis actinica). Later wordt het epitheel voelbaar dikker en voelt ruw aan met schilfering. Ook kunnen grijswitte plaques ontstaan.

2. Een cheilitis actinica kan degenereren tot een plaveiselcelcarcinoom. Men moet daar vooral op bedacht zijn wanneer er een ulceratie ontstaat (figuur 5.2), bij lokale tumoreuze groei of bij de aanwezigheid van een persisterende korst (crusta). De kans op metastasering van een plaveiselcelcarcinoom op de onderlip is relatief groot.

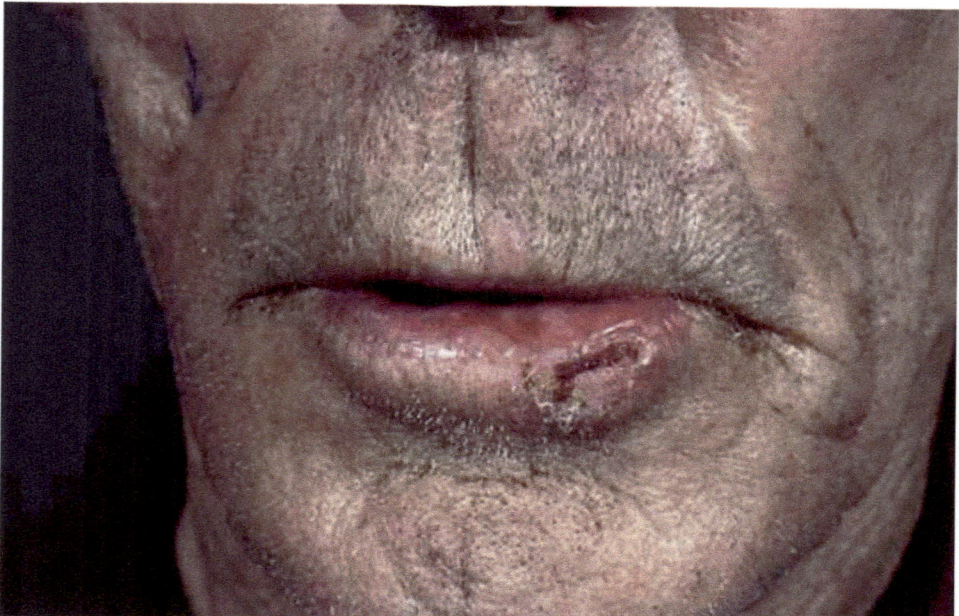

Figuur 5.2
Plaveiselcelcarcinoom van de onderlip.

3. Deze patiënt met een licht huidtype die veel buiten is, heeft ook een verhoogd risico op actinische keratosen (figuur 5.3) en eventueel maligniteiten van de huid. U zult hem dus bij voorkeur geheel inspecteren, maar in ieder geval het gelaat en het hoofd, de handruggen, de armen en de romp (veel bouwvakkers werken bij warm zonnig weer zonder hemd of T-shirt).

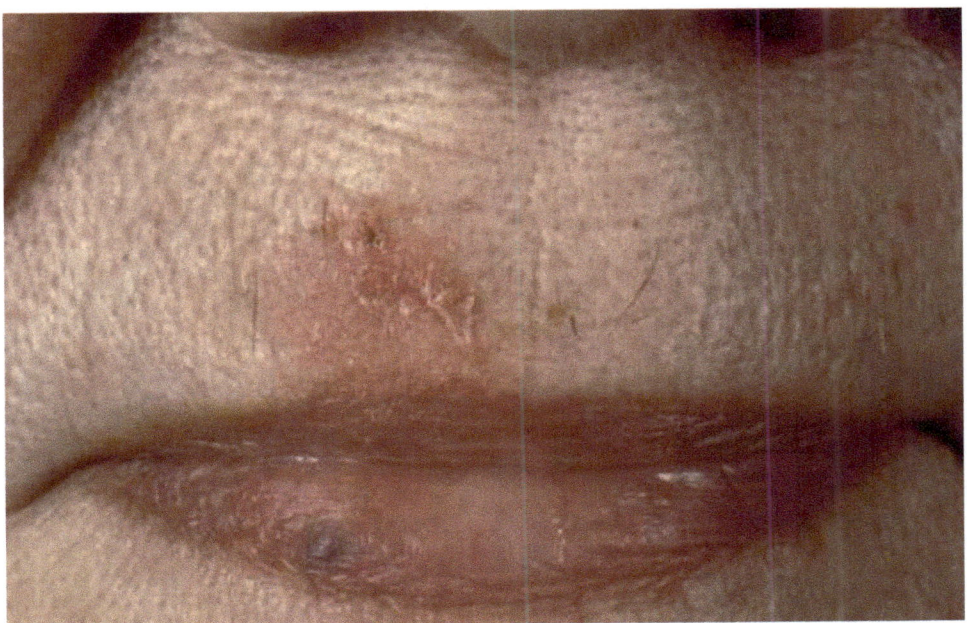

Figuur 5.3
Actinische keratose op de bovenlip.

4. Bij deze patiënt zijn klinisch geen aanwijzingen voor het bestaan van een plaveiselcelcarcinoom. Verwijzing naar de dermatoloog is niet noodzakelijk. Een effectieve behandeling voor cheilitis actinica is 5-fluorouracilcrème (Efudix®) 2dd gedurende 14 dagen. Dit geeft helaas regelmatig aanleiding tot irritatie met erytheem, oedeem, pijn en eventueel erosies. Bij ernstige irritatieve verschijnselen kan de frequentie beperkt worden tot 1x daags en kan eventueel voor tijdelijk triamcinolonacetonide FNA zalf worden gegeven. Imiquimod (Aldara®) zou hier ook een goede keuze zijn. Vloeibare stikstof is effectief voor gelokaliseerde laesies, maar is pijnlijk.

5. U adviseert patiënt om de zon zoveel mogelijk te vermijden. Daarnaast raadt u hem aan om elke morgen, voordat hij naar buiten gaat (ook in de winter), een zonnebrandmiddel aan te brengen dat bescherming biedt tegen zowel UVA- als UVB-straling met een hoge beschermingsfactor. Er is ook lippenbalsem met een hoge beschermingsfactor (SPF, sun protection factor) vrij verkrijgbaar.

Notities

6

Anamnese
Een 73-jarige vrouw heeft sinds 2 dagen een pijnlijke zwelling op haar linkerbovenooglid. Patiënte heeft zelf de diagnose al gesteld, namelijk een 'strontje op het oog'. Ze wil er graag zo snel mogelijk van af.

Lichamelijk onderzoek
U ziet inderdaad het karakteristieke beeld van een hordeolum.

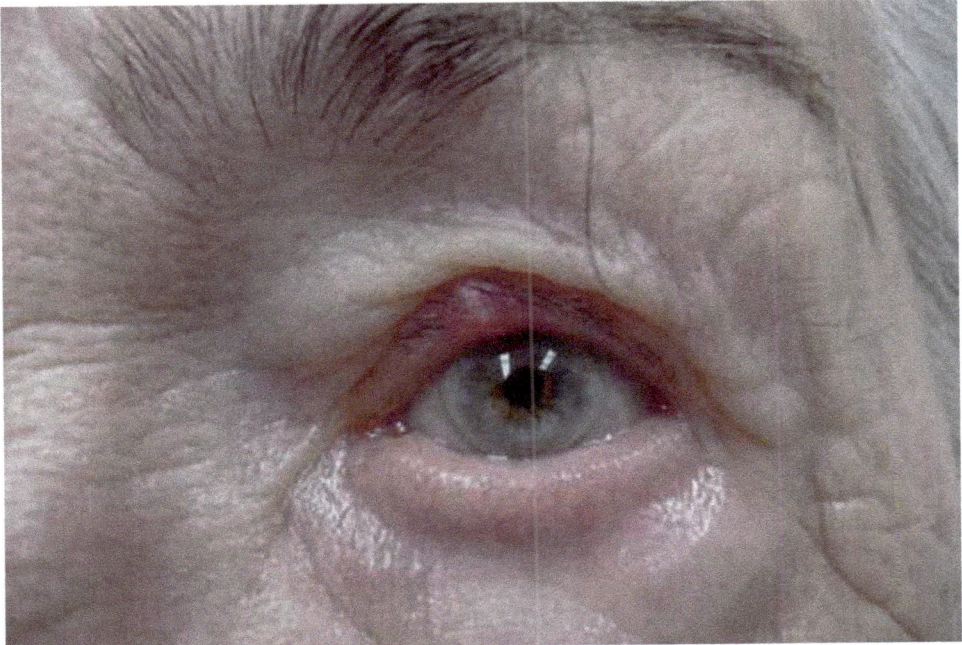

Figuur 6.1

Vragen
1. Welke klieren zijn bij een hordeolum geïnfecteerd met *Staphylococcus aureus*?
2. Welke therapie komt in aanmerking?
3. Er is ook een diepe variant van hordeolum (hordeolum internum).
   a. Welke klieren zijn dan geïnfecteerd?
   b. Verschilt de therapie met die voor een hordeolum externum?

Antwoorden

1. Bij deze patiënte is sprake van een oppervlakkig strontje, het HORDEOLUM EXTERNUM. Daarbij kunnen de klieren van Zeis of die van Moll geïnfecteerd zijn. De klieren van Zeis zijn talgkliertjes die uitmonden in de follikels van de wimperharen. De Moll-klieren zijn de apocriene klieren van het ooglid.

2. Warme kompressen kunnen verlichting geven. Verder wordt vaak een lokaal (niet-sensibiliserend) antibioticum in zalfvorm of als druppels geadviseerd, zoals erytromycine of chlooramfenicol. Dit is om infectie van het oog te voorkomen, maar ook omdat patiënten met een hordeolum niet zelden een (bacteriële) blefaritis hebben. Vaak is overigens geen therapie nodig. Het abcesje ruptureert spontaan, waarbij het zich ontlast van de pus. Een abces waarop veel spanning staat kan eventueel geïncideerd worden.

3a. Bij een hordeolum internum gaat het om de diepe klieren van Meibom. Dit zijn grote talgklieren in de tarsi. Tarsi zijn bindweefselplaten die stevigheid geven aan de oogleden.

3b. Een hordeolum internum is aanzienlijk pijnlijker en meestal groter dan de externe variant. Dit uit zich als een geelrode zwelling van de conjunctivale zijde van het ooglid, doorgaans in het midden. Een diepgelegen hordeolum moet vaak geïncideerd worden. Dit kan het beste door de oogarts gedaan worden.

Anamnese

Een 57-jarige vrouw heeft al jaren lichtjeukende afwijkingen op de rug, die zich geleidelijk hebben uitgebreid. Sommige plekken worden nu dikker. Eerder werd gedacht aan een uitgebreide schimmelinfectie, maar orale therapie met terbinafine in combinatie met lokaal miconazol heeft toen geen verbetering gegeven. Vervolgens werden de mogelijkheden van eczeem en psoriasis overwogen. Sterk werkende dermatocorticosteroïden hadden tijdelijk wel wat verbetering gegeven en de jeuk onderdrukt.

Lichamelijk onderzoek

U ziet op de rug een groot aantal erythematosquameuze plekken. De randen zijn vaag of scherp begrensd en soms geaccentueerd (linkerbovenarm, achter de linkeroksel). Er is een geringe diffuse schilfering. Sommige laesies zijn licht atrofisch, een plaque rechts op de rug is duidelijk meer verheven en vertoont korsten en erosies. U maakt een KOH-preparaat van schilfers van de afwijking op de linkerbovenarm, waarin u geen schimmeldraden kunt vinden. In verband met de mogelijkheid van psoriasis krabt u over enkele laesies, maar zowel het kaarsvetfenomeen (het ontstaan van zilverwitte schilfering op de plaats waar gekrabd is) als het teken van Auspitz (puntvormige bloedingen bij verder krabben) – beide karakteristiek voor psoriasis – zijn negatief.

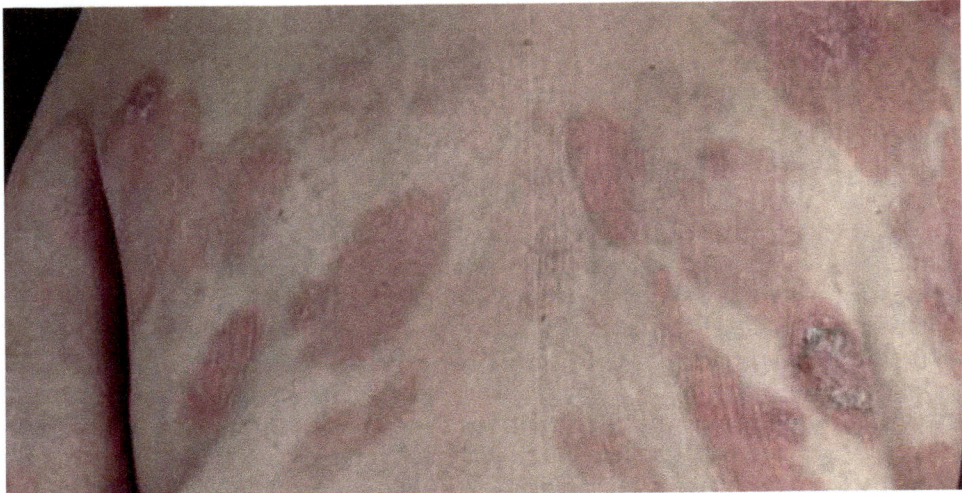

Figuur 7.1

Vragen

1. Welke factoren pleiten tegen psoriasis, eczeem of een schimmelinfectie?
2. Aan welke aandoening denkt u?
3. Wat weet u van de prognose van deze ziekte?

Antwoorden

1. De scherpe begrenzing past bij psoriasis, maar de schilfering is niet psoriasiform en het kaarsvetfenomeen en het teken van Auspitz zijn beide negatief. Tegen eczeem (van welke origine dan ook) pleit het geleidelijk progressieve van het beeld, de scherpe begrenzing, de atrofie en het feit dat de afwijkingen slechts weinig jeuk veroorzaken. Het negatieve KOH-preparaat en het niet-reageren op orale en lokale antimycotica tenslotte maakt een uitgebreide dermatomycose onwaarschijnlijk.

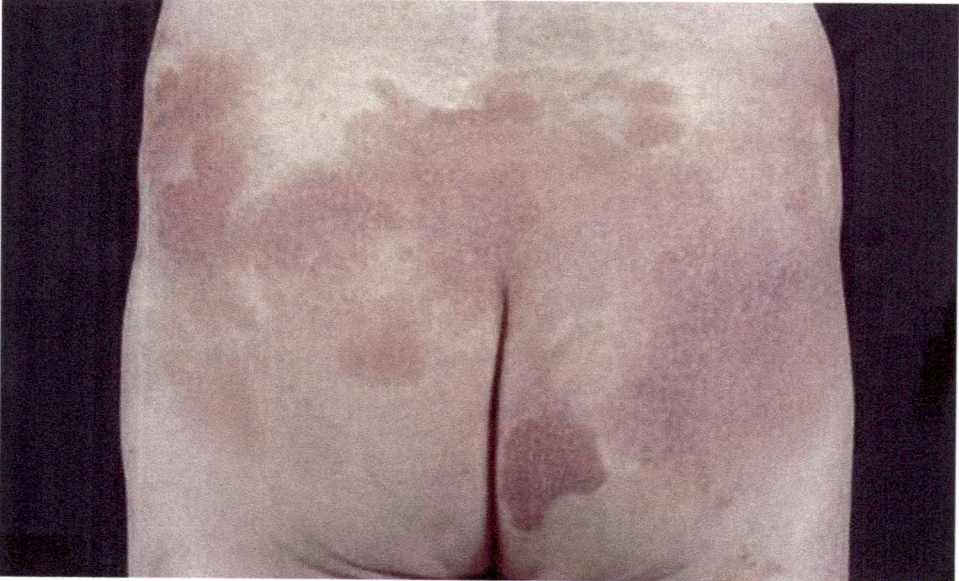

Figuur 7.2
Beginstadium van MF: erytheem, atrofie, fijne schilfering.

2. U zou hier moeten denken aan een maligniteit van de huid en wel aan een MALIGNE LYMFOOM. Het gaat daarbij om een groep van aandoeningen die gekenmerkt worden door proliferatie van maligne lymfocyten en die primair in de huid gelokaliseerd zijn. De lymfocyten kunnen zowel T- als B-lymfocyten zijn. Bij deze patiënte is sprake van een mycosis fungoides (MF), het meestvoorkomende primair cutane T-cellymfoom.

De klassieke MF doorloopt verschillende stadia: niet-verheven plekken ('patches'), plaques, en tumoren. Lang niet bij iedereen is er progressie naar een volgend stadium, vooral niet in de vroegere fases. In het eerste stadium zijn er erythemateuze plekken met diffuus fijne schilfering en enige atrofie. De laesies zijn meestal gelokaliseerd op de romp en vooral op de billen (figuur 7.2) of op de mammae. Sommige afwijkingen kunnen wat jeuken. In de loop van de tijd worden de plekken groter en meer verheven, het plaquestadium (figuur 7.3).

Er treedt dan ook vaak uitbreiding op naar het hoofd, de nek en de ledematen. Individuele laesies kunnen zeer groot worden en doordat lokaal in de plekken spontane regressie optreedt kunnen opvallende boogvormige en hoefijzervormige plaques ontstaan (figuur 7.3).

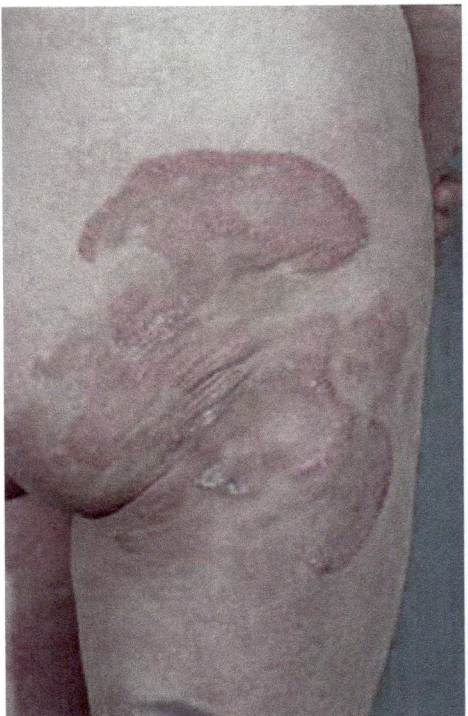

Figuur 7.3
Plaquestadium van MF.

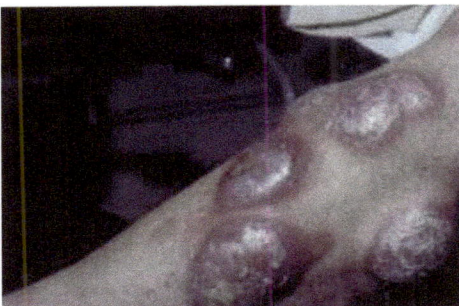

Figuur 7.4
MF-tumoren

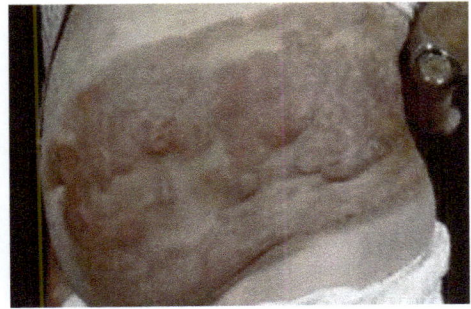

Figuur 7.5
MF-tumoren met bizarre vormen.

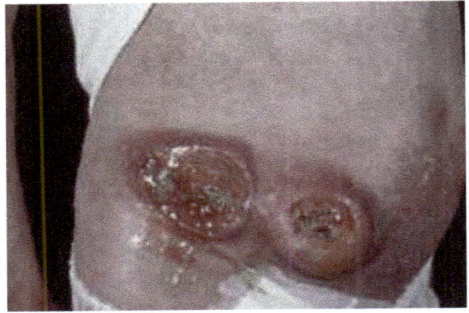

Figuur 7.6
Ulceratie in tumoreuze MF-laesies.

Bij overgang in een volgend stadium ontstaan tumoren (figuur 7.4 en 7.5) die soms kunnen ulcereren (figuur 7.6).
3. MF begint in de huid en blijft bij de meeste patiënten daartoe beperkt. In een aantal gevallen treedt echter disseminatie op, eerst naar de perifere lymfeklieren en later naar andere organen zoals longen, skelet en centraal zenuwstelsel. De prognose is afhankelijk van het stadium, de uitbreiding in de huid en eventuele disseminatie. In het stadium van 'plekken' en van plaques die <10 procent van het huidoppervlak beslaan, is de levensverwachting niet verlaagd, tenminste wanneer er geen disseminatie plaatsvindt. Wanneer >10 procent van het lichaam plaques vertoont is de 5-jaarsoverleving al gezakt tot ongeveer 80 procent. De aanwezigheid van vergrote lymfeklieren en zeker van viscerale disseminatie maakt de prognose dramatisch slechter: bij viscerale uitzaaiing is – onafhankelijk van het stadium in de huid en het al dan niet aanwezig zijn van pathologische lymfeklieren – na 5 jaar nog maximaal 15 procent van de patiënten in leven.

Website
www.cbo.nl: *CBO-richtlijn Non-hodgkinlymfoom.*

Notities

8

Anamnese
Een jongen van 20 jaar maakt zich grote zorgen over een toenemend aantal kleine pukkeltjes op zijn lippen. Hij heeft er geen last van, behalve dan dat sommige meisjes hem niet willen zoenen.

Lichamelijk onderzoek
Bij onderzoek ziet u op het lippenrood van zowel de onderlip als de bovenlip een zeer groot aantal zeer kleine geelwitte papeltjes.

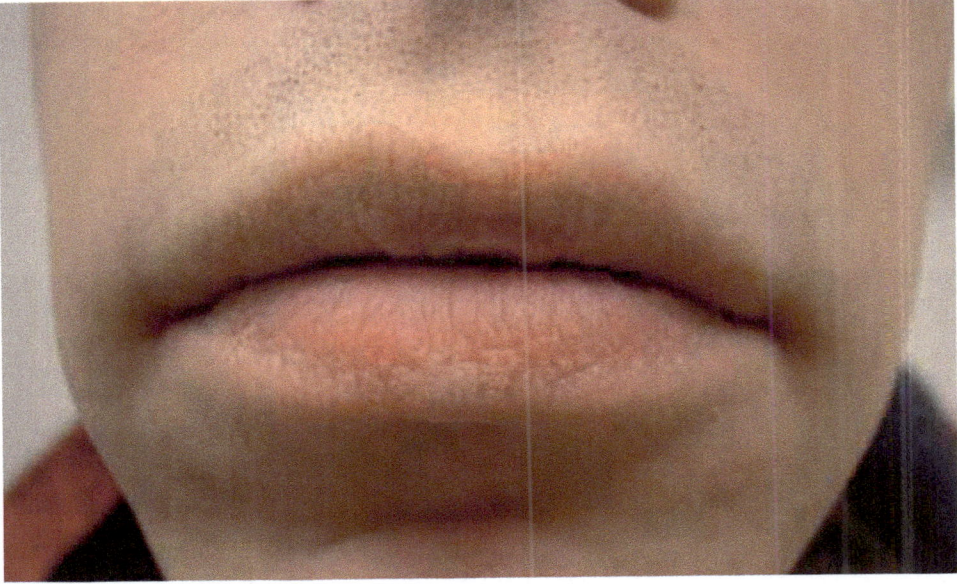

Figuur 8.1

Vragen
1. Wat is uw diagnose?
2. Waar kunnen deze afwijkingen nog meer voorkomen?

Antwoorden

1. Dit zijn ECTOPISCHE TALGKLIEREN, ook wel klieren of spots van Fordyce genoemd. De klieren bevatten weliswaar normaal talg en hebben dezelfde anatomie als de talgklieren in de huid, maar ze zijn niet verbonden met haarfollikels (vandaar hun aanduiding als 'vrije' talgklieren). Ectopische talgklieren ontstaan door een ontwikkelingsstoornis. Niettemin vertelt de patiënt meestal dat ze in korte tijd ontstaan zijn. Ectopische talgklieren komen zeer veel voor, naar schatting bij >25 procent van de bevolking. Ze worden vaak pas opgemerkt na de puberteit. Ectopische talgklieren lijken het best zichtbaar te zijn bij mannen, patiënten met een vette huid en bij ouderen. Behandeling is niet nodig maar ook niet mogelijk. Een goede uitleg en geruststelling zijn wel belangrijk.

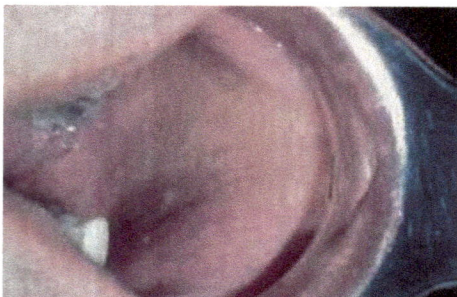

2. Ectopische talgklieren komen ook voor in het wangslijmvlies (figuur 8.2), op de penisschacht, vooral aan de ventrale zijde (figuur 8.3) en incidenteel op de areola mammae.

Figuur 8.2
Ectopische talgklieren in het wangslijmvlies.

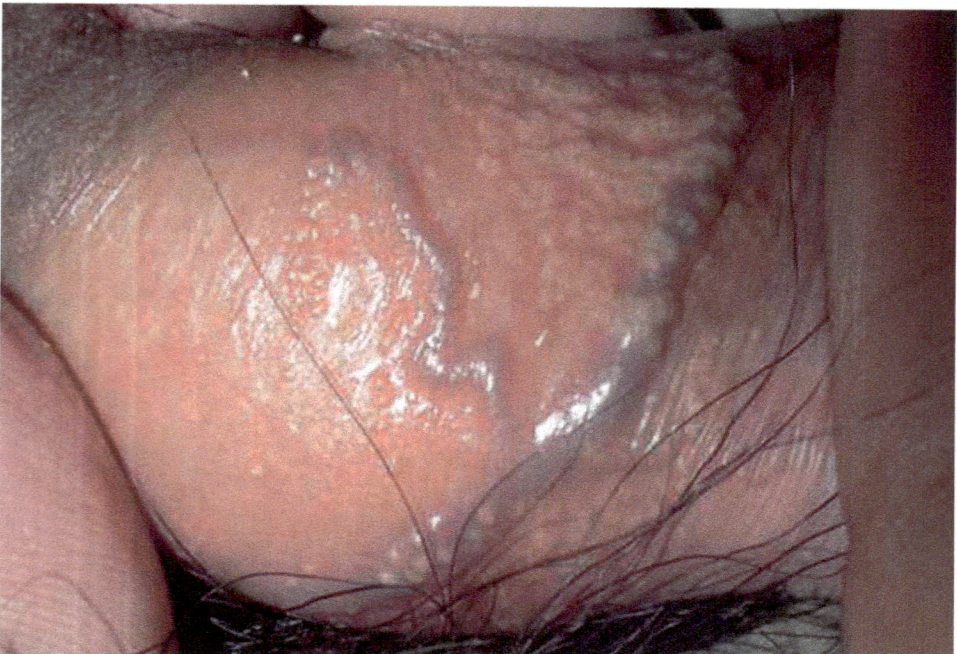

Figuur 8.3
Ectopische klieren op de penis.

9

Anamnese
Een 37-jarige man heeft sinds ongeveer een halfjaar jeukende afwijkingen op zijn billen en het onderste deel van de rug. Er komen steeds nieuwe plekjes bij. In de familie komt psoriasis voor.

Lichamelijk onderzoek
U ziet een onregelmatig patroon van kleine rode vlekjes, die soms aan elkaar gegroeid zijn tot grotere plaquevormige laesies. Sommige vlekjes hebben een centrale witte schilfering, die wel wat doet denken aan psoriasis.

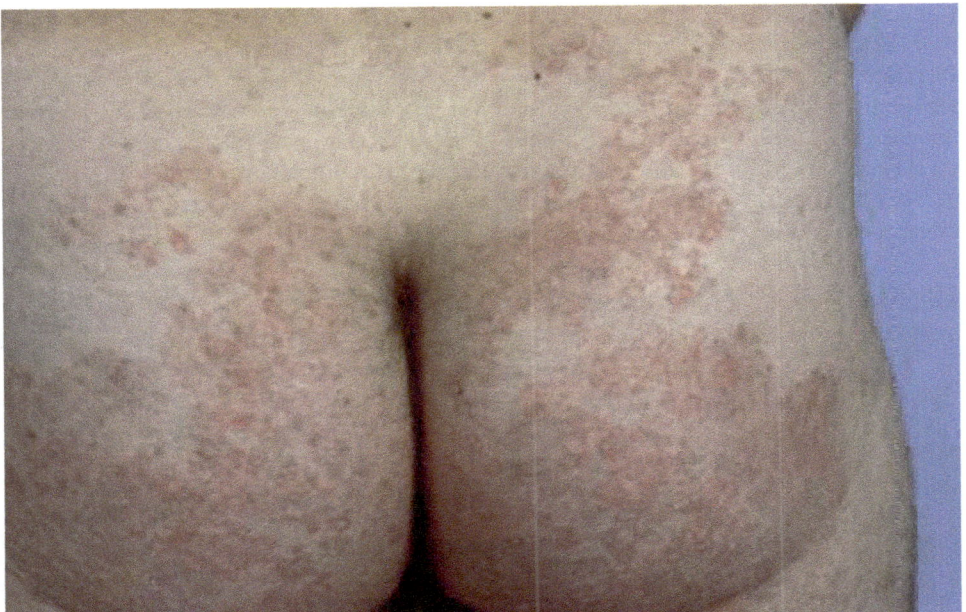

Figuur 9.1

Vragen
1. Hoe heet deze aandoening?
2. Hoe maakt u onderscheid met psoriasis?
3. Welke therapie past u toe?

Antwoorden

1. Hier is sprake van een SCHIMMELINFECTIE VAN DE HUID (dermatomycose) met dermatofyten.
Vaak gebruikt men de Engelse term *tinea* samen met de aanduiding van de plaats van besmetting:
   - tinea capitis (behaarde hoofd);
   - tinea barbae (baardstreek);
   - tinea faciei (gezicht);
   - tinea corporis (romp);
   - tinea inguinalis (liezen, ten onrechte ook vaak tinea cruris genoemd);
   - tinea manus/manuum (hand/handen);
   - tinea pedis/pedum (voet/voeten);
   - tinea unguis/unguium (nagel/nagels).

Het klassieke beeld van een tinea corporis is dat van ringworm (figuur 9.2). De laesies zijn rood, licht schilferend, iets verheven en scherpbegrensd, en breiden zich naar perifeer uit. De randen zijn vaak wat roder met meer opvallende schilfering en soms kleine pustels. Het centrum geneest terwijl de laesies groter worden, waardoor de karakteristieke ringen ontstaan die de aandoening de naam ringworm hebben gegeven. Soms is er maar één grote ring, maar vaak zijn er meerdere of zeer veel plekken die kunnen samenvloeien tot slingerende (serpigineuze) patronen (figuur 9.3). De verwekker is vaak afkomstig van dieren, bijvoorbeeld van een huisdier of van vee (figuur 9.4).

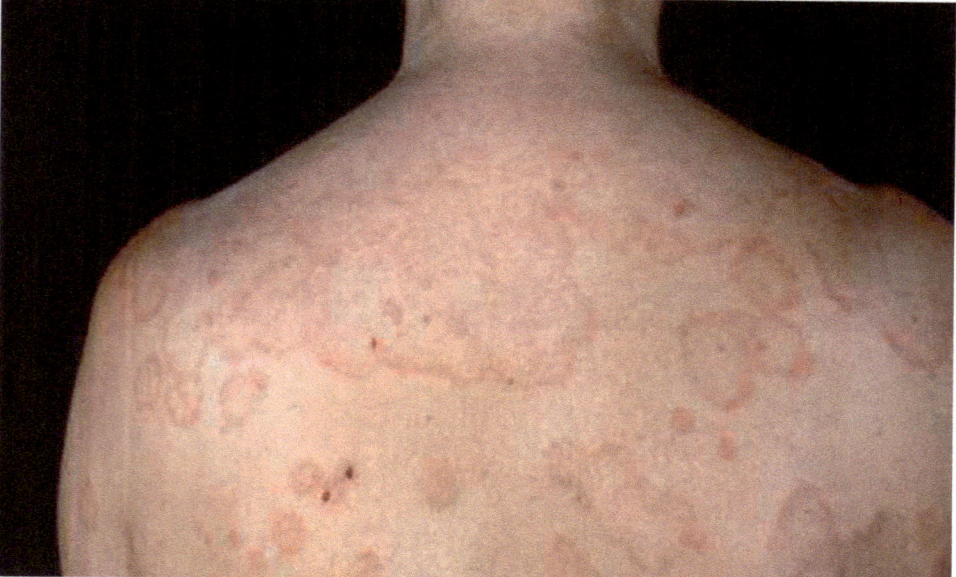

Figuur 9.2
Karakteristieke beeld van ringworm.

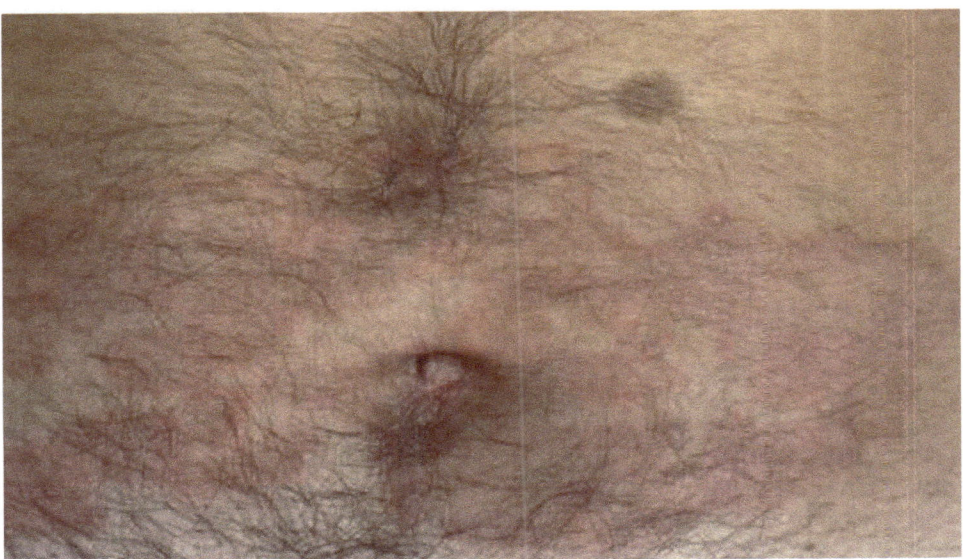

Figuur 9.3
Slingerend (serpigineus) patroon door conflueren van laesies.

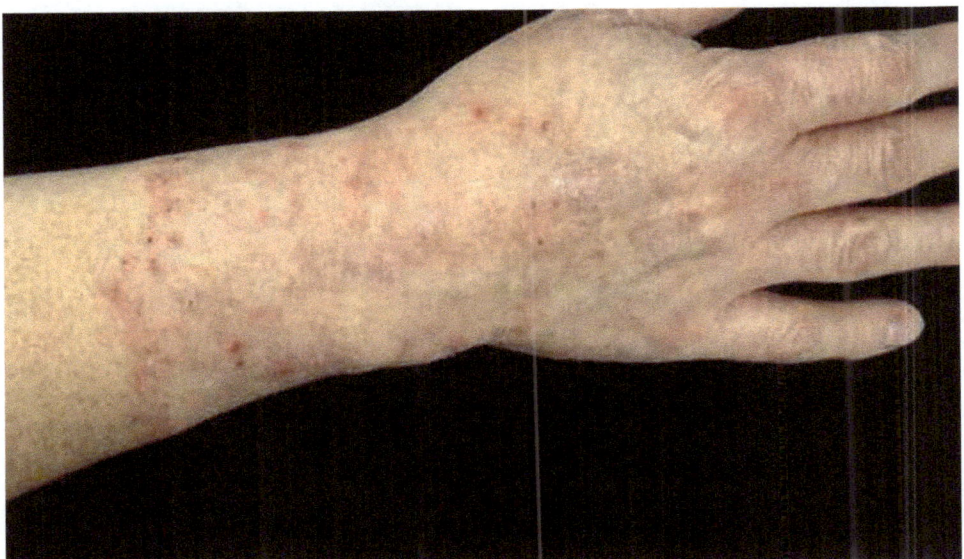

Figuur 9.4
Dermatomycose op arm en hand bij een veehouder

2. In verband met de mogelijkheid van psoriasis inspecteert u de gehele huid en vooral de voorkeurslokalisaties: ellebogen, knieën, sacrum, behaarde hoofd en nagels (putjes!). Vervolgens krabt u met uw nagel over een laesie. Bij psoriasis komt er dan een zilverwitte schilfering te voorschijn; dit wordt het kaarsvetfenomeen genoemd (figuur 9.5a en 9.5b).

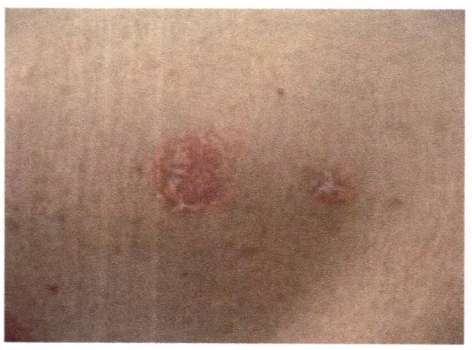 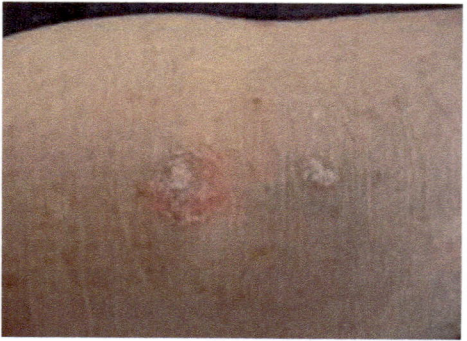

Figuur 9.5a-b
Psoriasis, zilverwitte schilfering door krabben: kaarsvetfenomeen.

Nog wat doorkrabben en er ontstaan bij psoriasis puntvormige bloedinkjes. Dit heet het teken van Auspitz en is karakteristiek voor psoriasis (figuur 9.6).
Beter is het natuurlijk om de waarschijnlijkheidsdiagnose tinea corporis te bevestigen door een KOH-preparaat (15-20% kaliloogoplossing) te maken van schilfers van de laesies. Daarin zult u in dit geval vele schimmeldraden aantreffen (figuur 9.7).

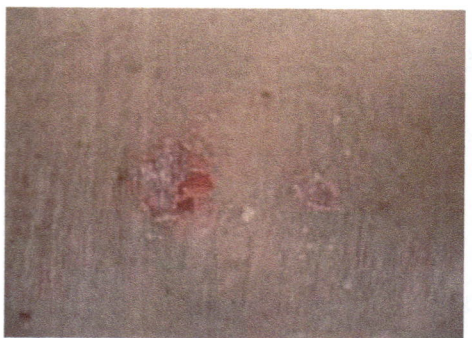 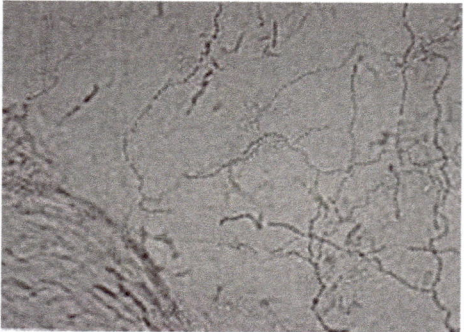

Figuur 9.6
Psoriasis, puntvormige bloedingen bij krabben: teken van Auspitz.

Figuur 9.7
KOH-preparaat: schimmeldraden.

3. Een zodanig uitgebreide dermatomycose als deze patiënt heeft moet niet alleen lokaal (bijvoorbeeld met een van de imidazolen), maar ook met orale antimycotica (terbinafine, itraconazol) behandeld worden. Kijk ook altijd even naar de liezen, de voeten en de nagels voor een schimmelinfectie op deze plaatsen. Een schimmelinfectie van de nagels (onychomycose) reageert alleen op (langdurige) orale therapie met antimycotica.

Website

nhg.artsennet.nl: *NHG-Standaard Dermatomycose.*

10

Anamnese

Een 20-jarige man vraagt uw advies over een afwijking op de voorzijde van zijn rechterschouder en borst. Van zijn moeder weet hij dat de huid daar vanaf de geboorte al iets bruiner is geweest, maar de afgelopen jaren is de vlek donkerder en groter geworden en zijn er haren op gaan groeien.

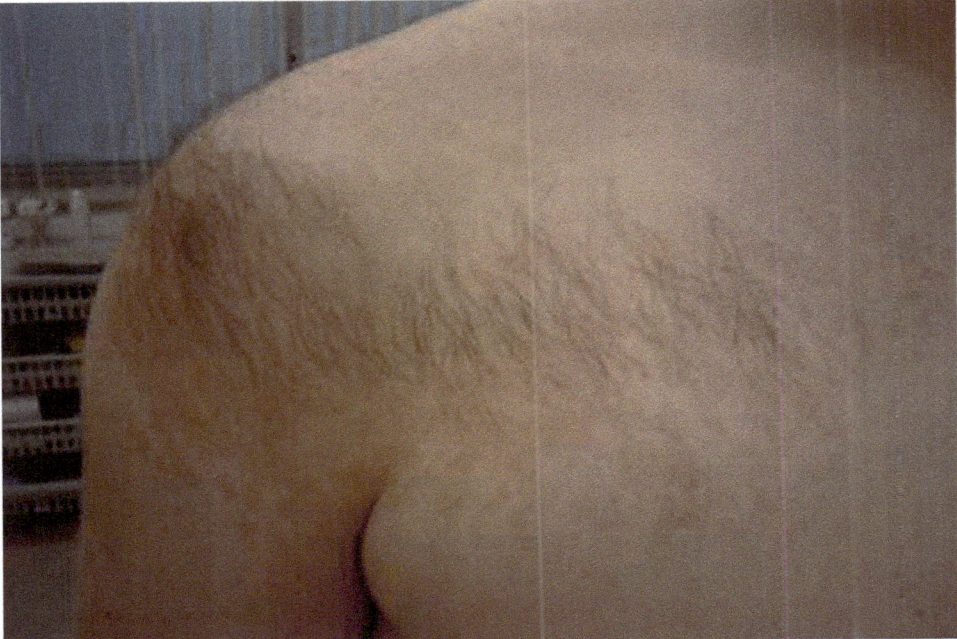

Figuur 10.1

Vragen

1. Wat is uw diagnose?
2. Hoe groot acht u de kans dat deze afwijking op termijn kwaadaardig zal degenereren?
3. Welke therapeutische mogelijkheden zijn er?

Antwoorden

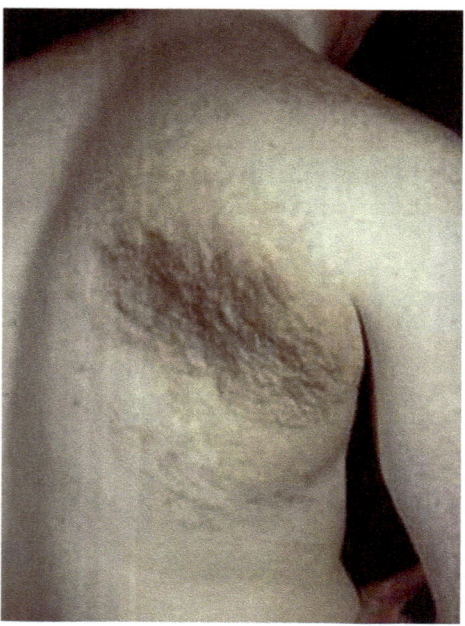

Figuur 10.2
Naevus van Becker met aan de onderzijde een karakteristieke archipel van kleine bruine vlekjes.

1. U stelt de diagnose NAEVUS VAN BECKER (synoniem: melanosis naeviformis Becker). De afwijking is het gevolg van een post-zygotische mutatie in het zich ontwikkelende embryo. Een naevus van Becker is niet zeldzaam en wordt meestal gezien bij een jonge man op de schouder, de arm of de romp. Bij de geboorte is er geen afwijking zichtbaar of alleen een lichtbruine verkleuring. In de puberteit wordt de kleur donkerder en ontstaan grove en donkere haren onder invloed van androgenen, waarvoor in de laesie een verhoogde gevoeligheid bestaat. De bruine vlek heeft een scherpe maar onregelmatige begrenzing, waarbuiten vele solitaire kleine vlekjes (een archipel) te zien zijn (figuur 10.2). Soms zijn er folliculaire papeltjes aanwezig ten gevolge van een toegenomen aantal en grootte van onderliggende gladde spieren (musculus arrector pili), waardoor de huid in een continue staat van cutis anserina (kippenvel) lijkt te zijn. Een naevus van Becker komt net zo vaak voor bij vrouwen als bij mannen, maar omdat vrouwen minder androgenen hebben is de afwijking bij hen lichter van kleur en minder behaard en valt dus veel minder op.

In een aantal gevallen worden er bij een naevus van Becker aan dezelfde zijde van het lichaam (ipsilateraal) hypoplastische afwijkingen gezien van de huid, het skelet of de spieren; men spreekt dan van het beckernaevussyndroom. De meest voorkomende geassocieerde aandoening is hypoplasie van de mamma, hetzij van de gehele borst, hetzij alleen van de tepel en de areola.

2. Een melanosis naeviformis Becker heeft niet meer kans om maligne te degenereren tot een melanoom dan de normale huid. Het aantal melanocyten is namelijk, in tegenstelling tot in melanocytaire naevi (moedervlekken), normaal. De bruine kleur is het gevolg van verhoogde productie van melanine in de melanocyten.

3. Therapie is alleen geïndiceerd wanneer er cosmetische bezwaren zijn bij de patiënt. De haren kunnen regelmatig afgeschoren worden. Aangezien de pigmentvorming in de naevus van Becker door de zon meer gestimuleerd wordt dan in de omgevende huid (waardoor de laesie meer opvalt), kunt u het advies geven om blootstelling aan zonlicht te vermijden of om in ieder geval een zonnebrandmiddel (beschermend tegen UVA- en UVB-straling) met een hoge beschermingsfactor aan te brengen. Er zijn goede resultaten beschreven van behandeling van de naevus van Becker met de Er:Yag-laser.

11

Anamnese
Een 59-jarige vrouw vertelt sinds 3 jaar eczeem op haar rechterborst te hebben. Ze heeft eigenlijk haar hele leven al last gehad van eczeem en ook van astma. De afwijking op de tepel reageert redelijk goed (maar wel steeds minder goed) op betamethasonvaleraatzalf, maar het eczeem komt telkens terug en breidt zich uit.

Lichamelijk onderzoek
Bij onderzoek ziet u op de tepel en de areola, maar ook op de huid daaromheen een beeld van erytheem, schilfers en kleine korstjes. U voelt geen induratie en er zijn geen palpabele klieren in de rechteroksel.

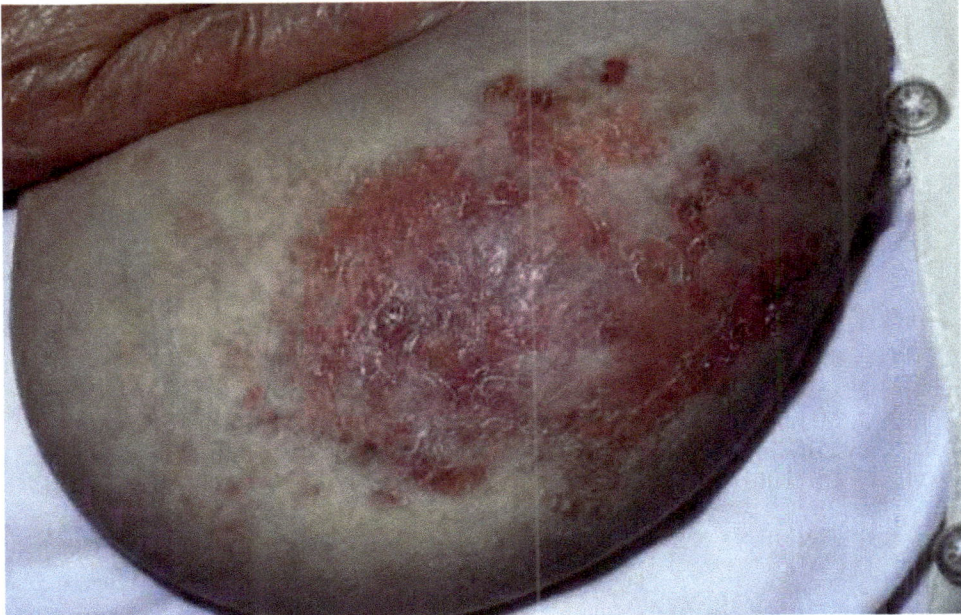

Figuur 11.1

Vragen
1. Wat is uw diagnose?
2. Hoe onderscheidt u deze aandoening van (atopisch) eczeem van de tepel?
3. Wat is uw beleid?

Antwoorden

1. U stelt de diagnose MORBUS PAGET. Dit is een adenocarcinoom van de epidermis, dat ontstaat door ingroei van maligne cellen uit een onderliggend *in situ* of invasief groeiend apocrien klierbuiscarcinoom. Morbus Paget wordt vooral gezien bij vrouwen tussen de 40 en 60 jaar; >70 procent van hen is postmenopauzaal. Deze maligne aandoening komt relatief weinig voor, minder dan 3 procent van de vrouwen met mammacarcinoom vertoont 'een Paget'.
Morbus Paget is eenzijdig gelokaliseerd en begint op de tepel of de areola (figuur 11.2).

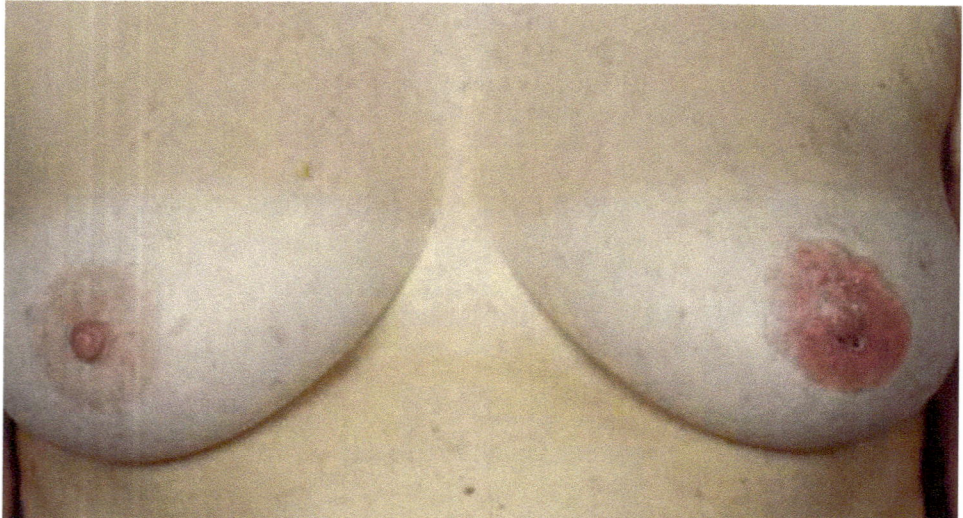

Figuur 11.2
Morbus Paget van de mamma: eenzijdig gelokaliseerd.

In de beginfase zijn er slechts minimale veranderingen, zoals een klein korstje of nattend plekje, dat een bruin vlekje in de bh geeft of dat een beetje jeukt, prikt of branderig is. Veel minder vaak is er sereuze of bloederige afscheiding uit de tepel of kan een knobbel in de borst gevoeld worden. De tepel, areola en in een later stadium de huid daaromheen krijgt een eczemateus aspect met erytheem, schilfers en crustae. Soms is er induratie. Onder de korstjes is de huid erosief, glanzend rood en nattend. De laesie breidt zich naar perifeer uit en de rand is vaak iets verheven en scherp begrensd maar onregelmatig van vorm (figuur 11.3). De jeuk kan aanzienlijk zijn. Soms is er ulceratie of is de tepel ingetrokken.

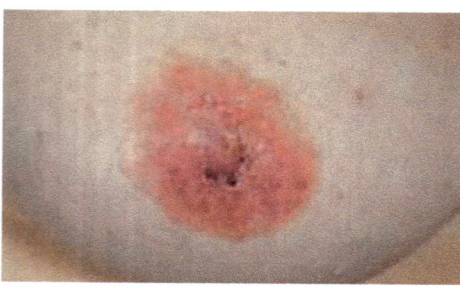

Figuur 11.3
Morbus Paget: erytheem, schilfering, crustae en een scherpe begrenzing.

De afwijkingen op de huid breiden zich doorgaans slechts langzaam uit en het duurt meestal meer dan een jaar voordat de patiënte er voor het eerst mee op het spreekuur komt. De regionale lymfeklieren moeten altijd gepalpeerd worden. Ze zijn overigens niet vaak vergroot wanneer er geen palpabele massa in de borst is. Is er echter wel een mammaire tumor voelbaar, dan zijn in meer dan de helft van de gevallen pathologische lymfeklieren aanwezig.

2. Bij deze patiënte is de afwijking al zo uitgebreid en ernstig, dat er klinisch weinig onzekerheid over de diagnose kan bestaan. In een eerder stadium is het echter vaak niet eenvoudig om onderscheid te maken met eczeem van de tepel, dat meestal een atopische origine heeft (figuur 11.4). Tepeleczeem is meestal op beide borsten gelokaliseerd, is niet verheven, heeft een veel minder scherpe begrenzing en reageert veel beter, sneller en langduriger op behandeling met lokale corticosteroïden. Psoriasis kan soortgelijke beelden geven; er zijn dan meestal ook psoriasisplekken elders op het lichaam. In twijfelgevallen is het raadzaam om de patiënte naar de dermatoloog te verwijzen, die een biopt kan nemen (figuur 11.5).

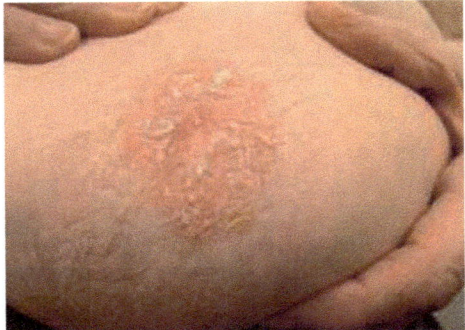

Figuur 11.4
Atopisch eczeem van een tepel.

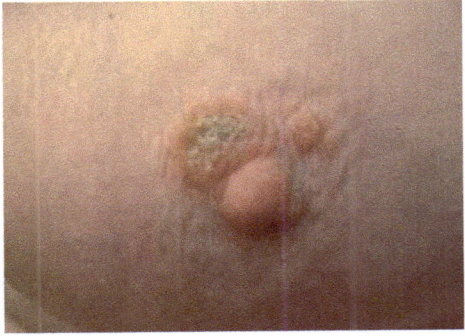

Figuur 11.5
Eczeem van de tepel, klinisch niet te onderscheiden van morbus Paget.

3. Omdat er hier weinig twijfel over de diagnose bestaat, kan het beste direct een (spoed)afspraak bij de chirurg gepland worden en wordt tevens direct diagnostisch onderzoek op mammacarcinoom aangevraagd.

Notities

12

Anamnese
Een 32-jarige man, oorspronkelijk afkomstig uit Turkije, bezoekt uw spreekuur omdat hij een zweertje ontdekt heeft op zijn scrotum (figuur 12.1). Hij is getrouwd en noch hij noch zijn echtgenote hebben andere seksuele contacten gehad. Patiënt is al enkele jaren bij u bekend met recidiverende aften in zijn mond, waarvoor uw hem lokaal behandeld heeft met lidocaïne en corticosteroïden (figuur 12.2). Vorig jaar had hij pijnlijke 'bulten' op de voorzijde van beide benen, die vanzelf weer weggegaan zijn.

Lichamelijk onderzoek
U ziet inderdaad een oppervlakkige ulceratie op het scrotum. Op dit moment heeft patiënt geen aften in de mond.

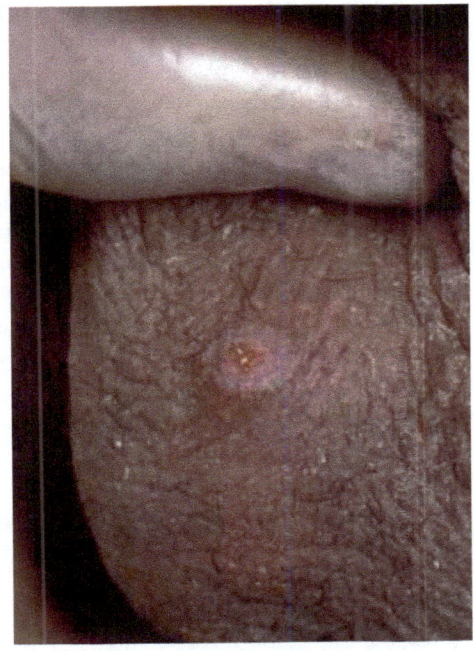

Figuur 12.1

Vragen
1. Aan welke aandoening denkt u?
2. Welke vragen stelt u nog aan de patiënt?
3. Wat adviseert u hem?

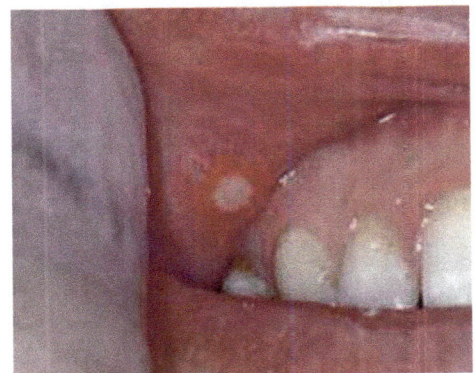

Figuur 12.2

Antwoorden

1. De combinatie van aften in de mond en een genitaal ulcus doet – zeker bij een patiënt afkomstig uit Turkije – direct denken aan de mogelijkheid van de ZIEKTE VAN BEHÇET. Dat geldt eens temeer, daar deze man wellicht erythema nodosum heeft gehad.

De ziekte van Behçet is een inflammatoire multisysteemziekte, gekenmerkt door ontstekingen (vasculitis) in de kleine bloedvaten. De oorzaak is onbekend. Genetische aanleg (sterke associatie met HLA-B51) speelt een rol en waarschijnlijk kunnen diverse commensale en pathogene micro-organismen en eventueel autoantigenen bij daarvoor gevoelige patiënten een abnormale immuunrespons in gang zetten. De meeste patiënten zijn jongvolwassenen afkomstig uit het Midden-Oosten (vooral Turkije), Japan of Korea. De meest voorkomende symptomen bij de ziekte van Behçet zijn orale ulcera, genitale ulcera, huidafwijkingen (papulopustuleuze laesies, erythema nodosum), gewrichtsafwijkingen en ontstekingen van de ogen. Het is echter een systeemaandoening die vele organen kan aandoen:

- huid en slijmvliezen: orale ulcera, ulcera van penis, scrotum en labia (figuur 12.3), erythema nodosum, oppervlakkige tromboflebitis, papulopustuleuze afwijkingen. De orale ulcera zijn vaak groter dan 'gewone' aften. Pathergie: geringe beschadiging – zoals venapunctie of een injectie met fysiologisch zout (de pathergietest) – resulteert in een pustel;
- ogen: uveitis, iridocyclitis, chorioretinitis, retina vasculitis;
- gewrichten: verplaatsende oligoartritis, sacro-iliitis;
- maagdarmkanaal: dysfagie, vage maagdarmklachten, soms op Crohn gelijkende chronische inflammatoire darmziekte;
- centraal zenuwstelsel: laesies van de hersenstam en het ruggenmerg, meningo-encephalitis, psychiatrische problematiek;
- bloedvaten: vasculitis van de kleine bloedvaten kan in alle organen gevonden worden en is verantwoordelijk voor een breed scala aan symptomen. Aneurysmata van grote (aorta, arteria pulmonalis) en kleinere (nier- en mesenteriale arteriën) bloedvaten zijn gevaarlijk, evenals tromboflebitis van de diepe vaten zoals de vena cava;
- urogenitaal: glomerulonefritis, epididymitis, ontsteking van de testis (orchitis).

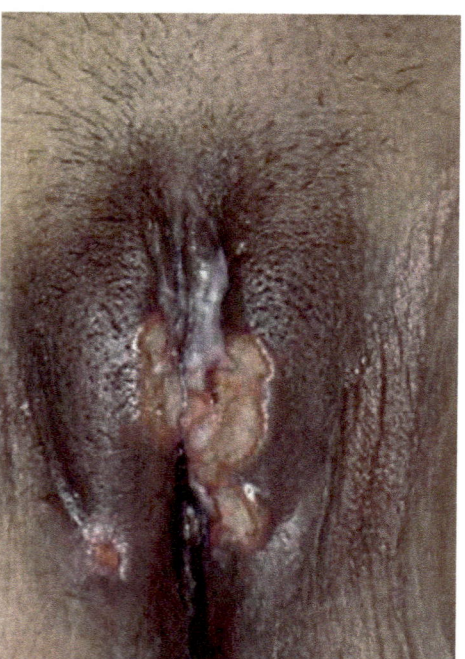

Figuur 12.3
Uitgebreide ulceraties van de labia majora en minora.

Het beloop van de ziekte van Behçet is wisselend (zowel in activiteit als in aangedane organen) maar chronisch. De meest gevreesde complicaties zijn blindheid en ernstige afwijkingen van het centraal zenuwstelsel. De diagnose kan gesteld worden op grond van recidiverende orale ulceraties (tenminste drie aanvallen in een periode van 12 maanden) in combinatie met tenminste twee van de volgende afwijkingen: genitale ulceraties, oogafwijkingen (uveitis posterior, retina vasculitis), huidafwijkingen (papulopustuleuze laesies, erythema nodosum) en een positieve pathergietest, in afwezigheid van andere mogelijke verklaringen hiervoor. Omdat lang niet alle symptomen gelijktijdig aanwezig hoeven te zijn en de aandoening verloopt met remissies en exacerbaties, duurt het vaak vele jaren voordat de diagnose ziekte van Behçet wordt gesteld.

2. Omdat ontstekingen van de ogen (uveitis, iridocyclitis) frequent voorkomen bij de ziekte van Behçet en gevaarlijk kunnen zijn is het belangrijk om te vragen naar oogproblemen zoals slechter zien, pijn of fotofobie. Daarnaast kan geïnformeerd worden naar huidafwijkingen en doorgemaakte trombose/tromboflebitis.

3. De combinatie van orale ulcera, een genitaal ulcus en mogelijk erythema nodosum bij een uit Turkije afkomstige man is zeer verdacht voor de ziekte van Behçet. Omdat dit een potentieel ernstige aandoening is met hoge morbiditeit en zelfs mortaliteit, is verdere diagnostiek en zonodig behandeling gewenst. U kunt patiënt het beste naar de internist verwijzen.

Notities

13

Anamnese
Een 46-jarige vrouw heeft 'haar hele leven al' last van koude voeten gehad in de winter. De laatste jaren krijgt patiënte in toenemende mate jeukende en pijnlijke rode plekken op de tenen die soms ook paars worden. Soms ontstaat een blaartje en daarna een wond die pas na enkele weken geneest. Inmiddels ontwikkelt patiënte deze klachten al in de loop van de herfst en het duurt tot ver in het voorjaar. Haar tante heeft hier ook veel last van. Patiënte is verder gezond en gebruikt geen medicijnen. In de familie komen geen hart- en vaatziekten voor.

Lichamelijk onderzoek
Bij onderzoek ziet u rode zwellingen, vooral op de rechter kleine teen en de linker grote teen. Digiti III en IV rechts zijn licht cyanotisch. De voeten voelen koud aan. De perifere arteriële pulsaties zijn goed palpabel.

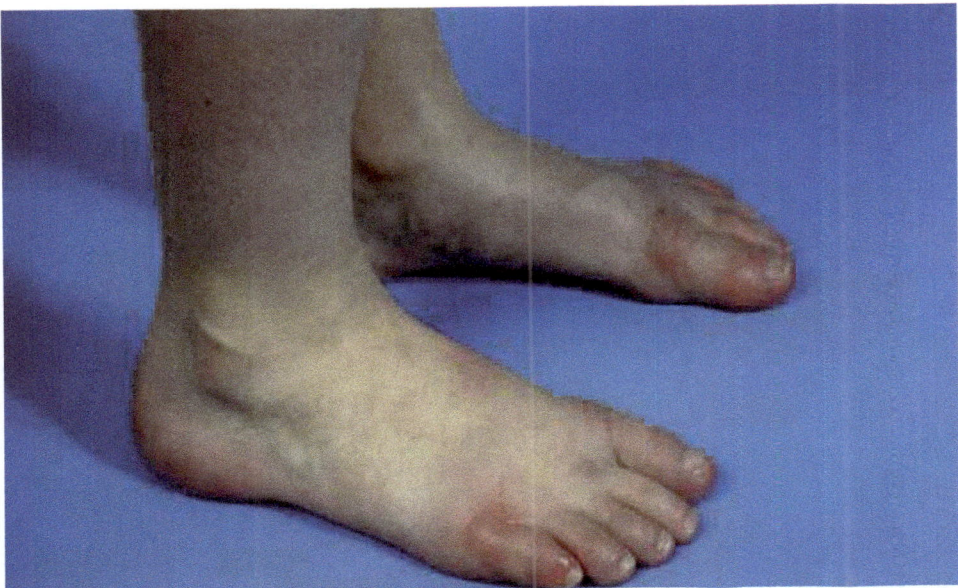

Figuur 13.1

Vragen
1. Wat is uw waarschijnlijkheidsdiagnose?
2. Welke twee andere aandoeningen staan in uw differentiële diagnose?
3. Welke adviezen krijgt patiënte van u?

Antwoorden

1. U stelt als waarschijnlijkheidsdiagnose PERNIOSIS (wintervoeten, winterhanden). Dit is een abnormale reactie op koude omgevingstemperatuur boven het vriespunt. Bij gezonde individuen induceert kou vasoconstrictie, maar die wordt gevolgd door vasodilatatie om de doorbloeding op peil te houden. Bij perniosis evenwel is er een persisterende vasoconstrictie van de grote arteriolen in de huid, terwijl de kleinere, oppervlakkiger gelegen vaten, uitgezet zijn en dat ook blijven. De oorzaak van perniosis is meestal onbekend. Een genetische factor zou een rol zou kunnen spelen, omdat perniosis vaak bij meer leden van een familie optreden. Perniosis is in verreweg de meeste gevallen een weliswaar vervelende maar onschuldige kwaal. In incidentele gevallen is er echter sprake van een systemische aandoening, vooral dysproteïnemie of myelodysplasie. Ook kan anorexia aan perniosis ten grondslag liggen.

Perniosis komt vooral op de kinderleeftijd voor, maar kan op elke leeftijd ontstaan. Het begint vaak in de herfst of vroeg in de winter. Afkoeling van de onbeschermde huid is belangrijker dan de absolute temperatuur; vochtigheid en wind spelen daarbij een rol. De laesies zijn gevoelige, inflammatoir rode of paarse zwellingen die jeuken en waarin soms blaarvorming of ulceratie optreedt. Individuele laesies verdwijnen na enkele weken vanzelf. De afwijkingen zijn voornamelijk gelokaliseerd op de tenen, de vingers (figuur 13.2) en de hielen, maar ook de onderbenen, de neus en de oren kunnen in het proces betrokken zijn.

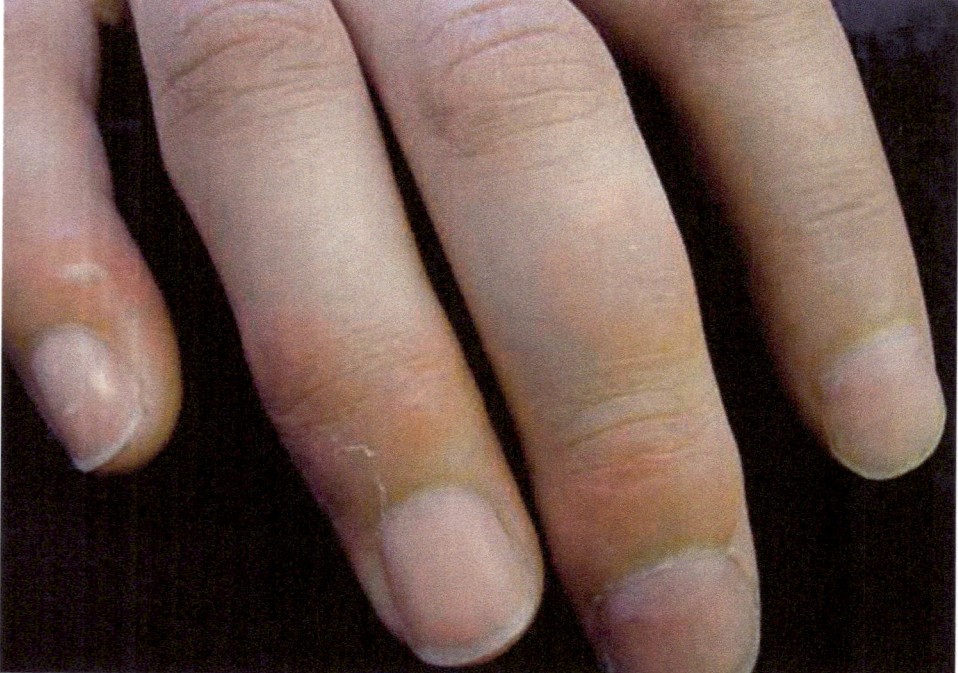

Figuur 13.2
Perniosis van de hand.

Bij patiënten met ernstige perniosis kunnen de verschijnselen tot ver in het voorjaar of zelfs in de zomermaanden aanhouden.

2. Perniosis moet onderscheiden worden van acrocyanose en van het Raynaudfenomeen. Bij acrocyanose is er een persisterende cyanotische of erytrocyanotische verkleuring, vooral van de handen, minder vaak de voeten (figuur 13.3) en het gelaat. Een groot aantal aandoeningen kan aan acrocyanose ten grondslag liggen, maar het kan ook idiopathisch zijn. Veel van die aandoeningen (waaronder bindweefselziekten, hematologische afwijkingen, geneesmiddelen en maligniteiten) kunnen ook het fenomeen van Raynaud veroorzaken. Een Raynaud komt veel vaker bij vrouwen voor en betreft meestal de handen. Karakteristiek hiervoor is het plotseling en aanvalsgewijs optreden van ischemie van een of meer vingers, die daardoor wit worden en later cyanotisch of erythemateus (figuur 13.4). Dit fenomeen treedt noch bij perniosis, noch bij acrocyanose op.

3. Het is uiteraard van het grootste belang dat patiënten met perniones warme kleding dragen en dat het in huis aangenaam warm is. Beweging kan belangrijk zijn om de circulatie te bevorderen. Al vroeg in het najaar moeten handschoenen gedragen gaan worden door diegenen die pernionesklachten van de handen hebben. Lokale therapie met vaatverwijders zoals capsicum compositum crème (bevat histamine, capsicumextract, methylnicotinaat en glycolsalicylaat) kan geprobeerd worden. Orale therapie met de calciumantagonist nifedipine (geregistreerd voor de indicatie fenomeen van Raynaud) kan zowel profylactisch als therapeutisch effectief zijn. Diltiazem, een andere calciumantagonist, is wat minder effectief, maar geeft ook minder bijwerkingen zoals hoofdpijn en flush. Bestraling met ultraviolet licht, een oude en bekende therapie voor perniosis, blijkt helaas niet werkzaam.

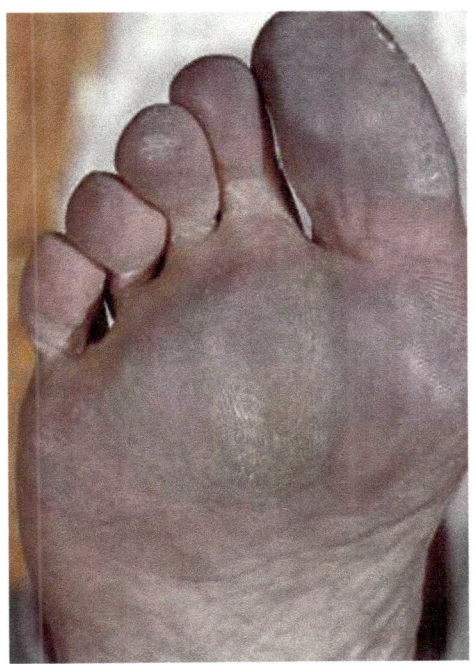

Figuur 13.3
Acrocyanose van de voeten.

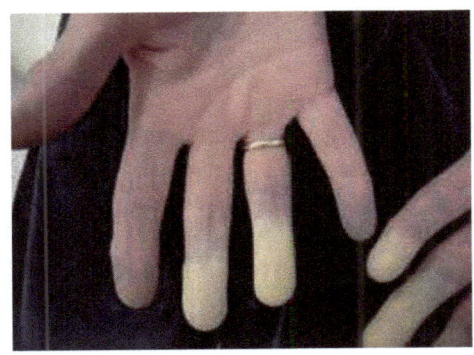

Figuur 13.4
Raynaud-fenomeen met ischemie van de vingers.

Notities

14

Anamnese

Een 18-jarige jongen heeft sinds acht dagen een gevoelige zwelling op de linkerwijsvinger. Hij heeft de indruk dat het ergste al weer voorbij is. Patiënt werkt sinds kort af en toe vrijwillig als dierenverzorger op een kinderboerderij. Desgevraagd vertelt hij geen koeien met de hand te melken. Op de kinderboerderij heeft een ervaren collega al een diagnose gesteld, maar hij wil het voor de zekerheid ook van u horen.

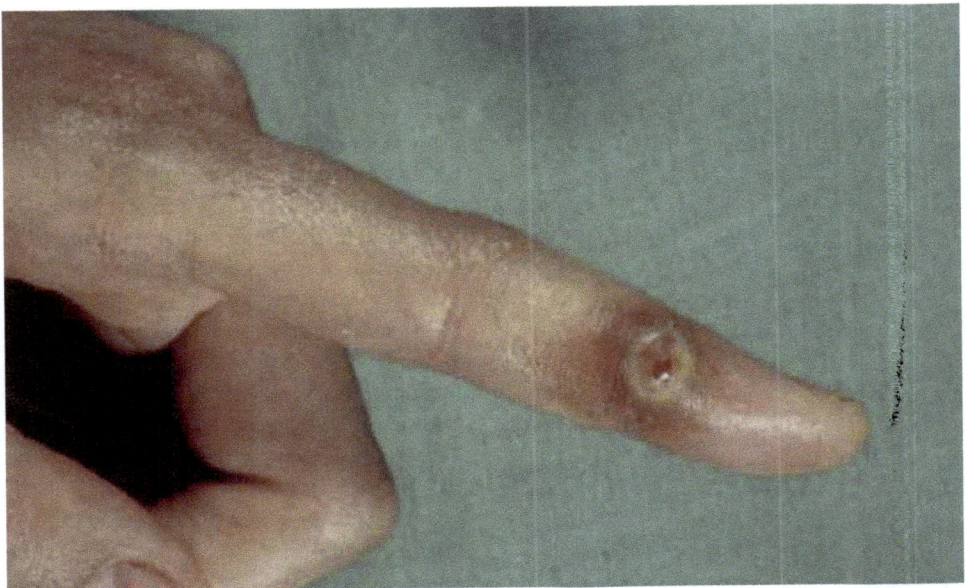

Figuur 14.1

Vragen

1. Welke diagnose stelt u?
2. Is deze laesie besmettelijk voor anderen?
3. Welke adviezen geeft u?
4. Waarom heeft u gevraagd of patiënt koeien melkt?

Antwoorden

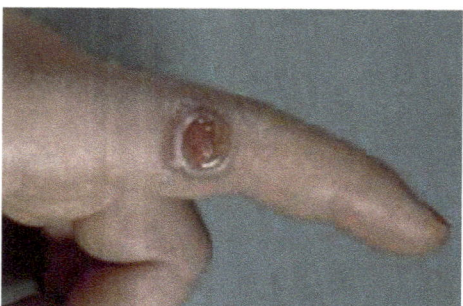

Figuur 14.2
Orf in beginstadium: erythemateuze papel.

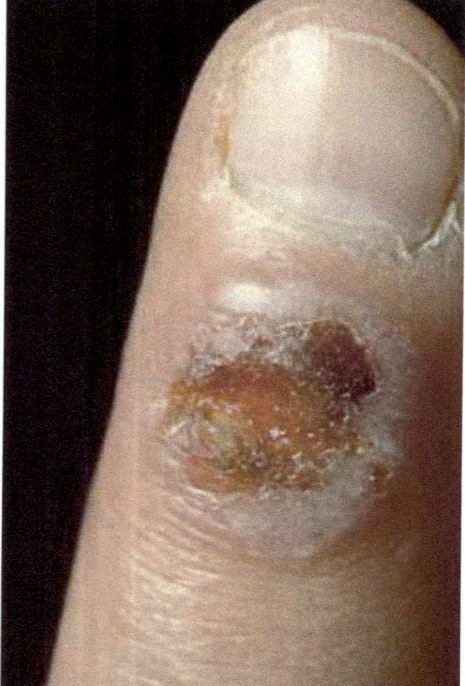

Figuur 14.3
Volledig ontwikkelde orf: centrale crusta omgeven door een grijswitte ring met daaromheen erytheem.

1. U stelt de diagnose ORF (ecthyma contagiosum). Orf wordt veroorzaakt door een parapokkenvirus. Deze aandoening is wijdverspreid onder schapen (vooral jonge lammetjes) en geiten en wordt gekenmerkt door pustels en korsten op de lippen. Orf bij mensen ontstaat door directe inoculatie van geïnfecteerd materiaal en komt regelmatig voor bij dierenartsen, schaapherders en boeren die lammeren met de fles voeden. Het wordt ook gezien bij moslims, die ritueel schapen slachten.
Na een incubatieperiode van 5 tot 6 dagen ontstaat op de vingers, handen of onderarmen een vrij vaste rode (figuur 14.2) of roodblauwe papel. Deze wordt groter en ontwikkelt zich tot een vlakke hemorragische pustel of bulla, vaak met een korst in het ingezakte centrum. De volledig ontwikkelde laesie is doorgaans 2-3 cm. De centrale crusta wordt omgeven door een tamelijk karakteristieke grijswitte of paarsige ring, met daaromheen een ring van erytheem (figuur 14.3). De afwijking is vaak gevoelig of zelfs pijnlijk en een milde lymfangitis en lymfadenitis zijn niet ongebruikelijk. In het merendeel van de gevallen is een orflaesie solitair, soms zijn er enkele elementen. Een tweede besmetting kan voorkomen.

2. Neen, overdracht van humane orf op andere mensen komt niet voor.

3. U vertelt patiënt dat de afwijking vanzelf zal verdwijnen en dat dit drie tot maximaal zes weken kan duren. Aangezien er geen tekenen van secundaire bacteriële infectie zijn, is geen aanvullende (antibacteriële) therapie nodig.

4. U vraagt of patiënt ook koeien melkt om onderscheid te kunnen maken met melkersnodi. Melkersnodi worden veroorzaakt door paravaccinia – eveneens een parapokkenvirus – dat bij koeien afwijkingen op de uiers veroorzaakt. Bij overdracht op de mens (door het melken

van de koeien) kunnen op de vingers 2-5 laesies ontstaan (figuur 14.4), die op morfologische kenmerken niet van orf te onderscheiden zijn (figuur 14.5).

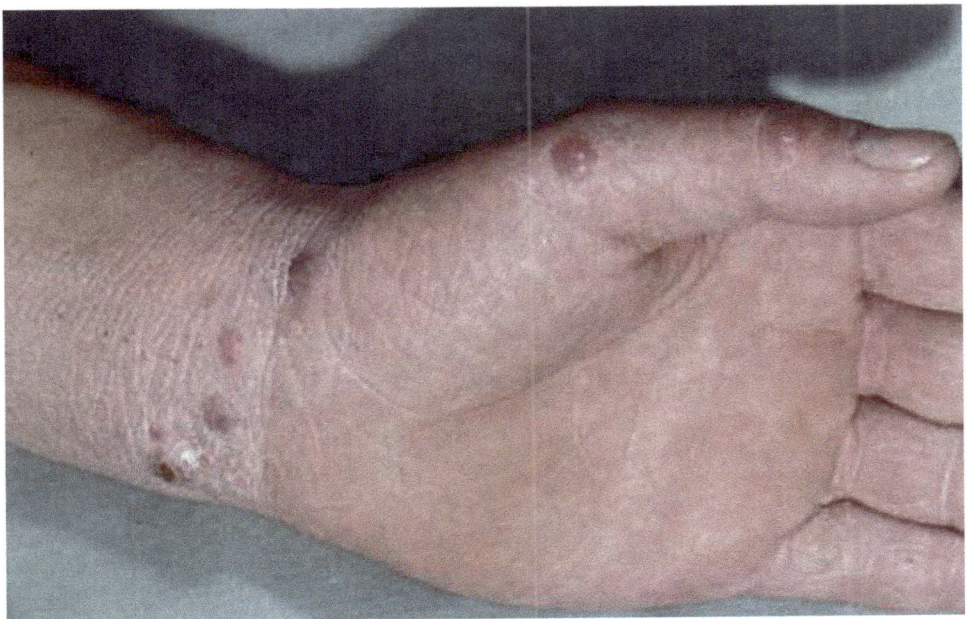

Figuur 14.4
Multipele melkersnodi.

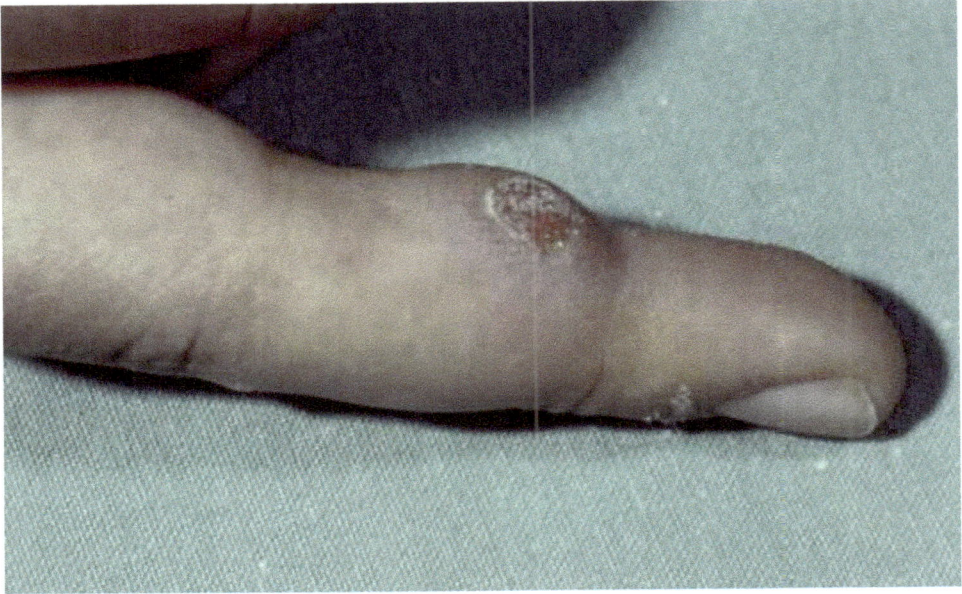

Figuur 14.5
Melkersnodus: klinisch niet van orf te onderscheiden.

Notities

15

Anamnese
Een 22-jarige vrouw heeft regelmatig witte vlekjes in de nagels van haar vingers, waar ze geen last van heeft. De vlekjes groeien met de nagels mee. U kent deze patiënte als een nerveuze vrouw.

Lichamelijk onderzoek
Bij onderzoek ziet u inderdaad kleine witte vlekjes in de nagels. Het oppervlak van de nagels is normaal. U kijkt ook naar de teennagels en ziet geen afwijkingen.

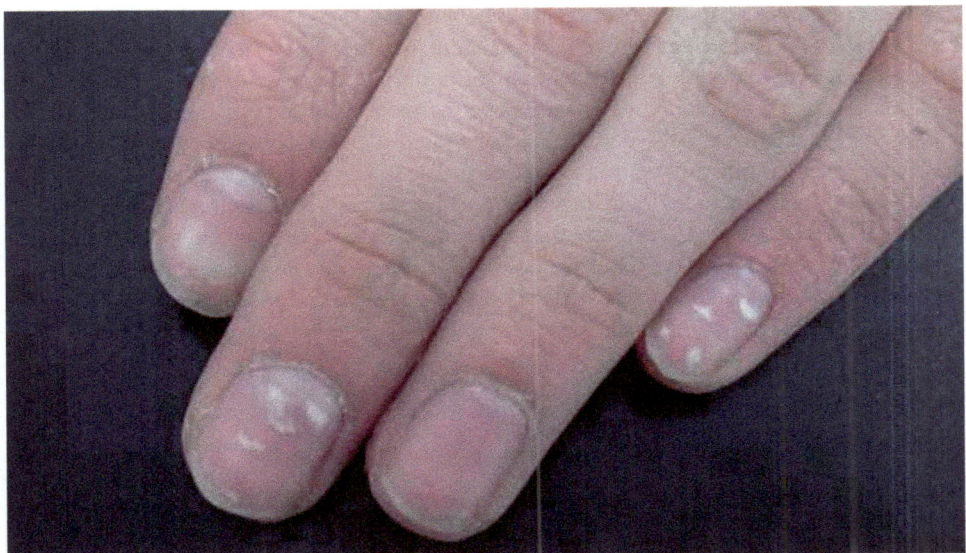

Figuur 15.1

Vragen
1. Wat valt u nog meer aan de vingers op?
2. Wat vraagt u derhalve?
3. Aan welke diagnose denkt u?

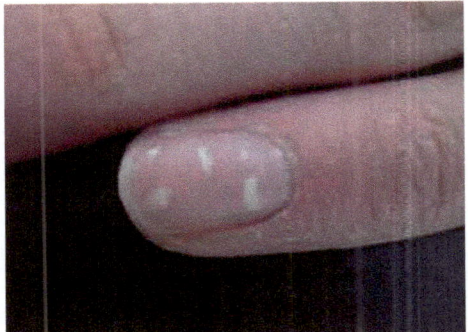

Figuur 15.2

Antwoorden

1. Het valt u op dat de cuticulae van de nagels opvallend keratotisch zijn en rafelig. Ook zijn de nagelriemen van digiti I, II en IV licht gezwollen en vaag erythemateus.

2. U vraagt aan patiënte of zij wellicht de nagelriemen manipuleert (krabben, duwen, velletjes bijten of trekken etc). Zij bevestigt dit en vertelt dat ze dat vooral doet wanneer ze zenuwachtig is.

3. Ofschoon deze aandoening veel voorkomt is de kans groot dat u de diagnose niet eerder gehoord heeft. Hier is sprake van een LEUCONYCHIA PUNCTATA. Deze volstrekt onschuldige afwijking van de nagels wordt gekenmerkt door witte vlekjes in de nagels van de handen, die 1-3 mm groot zijn en meestal zichtbaar worden bij de nagelriem. Ze groeien met de nagel mee uit, kunnen dan groter worden, maar ongeveer de helft verdwijnt spontaan voordat ze het uiteinde van de nagelplaat bereikt hebben. De vlekjes ontstaan door herhaald trauma aan de cuticula (en daardoor aan de nagelmatrix, waaruit de nagelplaat ontstaat), bijvoorbeeld door manipuleren. Dat kan een milde vorm van automutilatie zijn (zoals door nervositeit bij deze patiënte), maar ook door bijvoorbeeld een wat al te enthousiast uitgevoerde manicure, waarbij de cuticula 'behandeld' wordt. Ook een medische behandeling, zoals cryotherapie van wratten nabij de nagelriem, kan na enkele weken leiden tot het verschijnen van de witte vlekjes in de nagels. Het gevolg van beschadiging van de nagelmatrix is dat de nagel plaatselijk niet goed uitrijpt, waardoor een onvolledige keratinisatie optreedt. De parakeratotische cellen die dan aanwezig zijn met hun keratohyaliene granulae breken het licht zodanig dat de witte verkleuring zichtbaar wordt.

16

Anamnese
Een 59-jarige man heeft een pijnlijke rode uitslag aan zijn linkeronderbeen, die zich uitbreidt. Patiënt voelt zich ziek een heeft een temperatuur van 38,9°C. Hij is bekend met diabetes en onychomycose. Uw collega heeft een eerder verzoek van patiënt om 'die pillen van de reclame voor schimmel' te geven voor zijn nagels niet gehonoreerd.

Lichamelijk onderzoek
Bij onderzoek ziet u erytheem van de bovenste helft van het linkeronderbeen tot aan de knie. De huid voelt warm aan en is gevoelig. In het bovenbeen voelt u opgezwollen lymfebanen. Er is geen oedeem. Aan de voeten heeft patiënt een uitgebreide dermato- en onychomycose.

Vragen
1. U herkent dit beeld direct. Welke diagnose stelt u?
2. Wat zijn de meest voorkomende lokalisaties van deze aandoening?
3. Welke organismen veroorzaken deze infectie?
4. Hoe behandelt u de patiënt?
5. Als de aandoening ondanks uw (adequate) therapie niet snel verbetert en de patiënt blijft ziek of wordt zieker, aan welke levensbedreigende aandoening moet u dan denken?

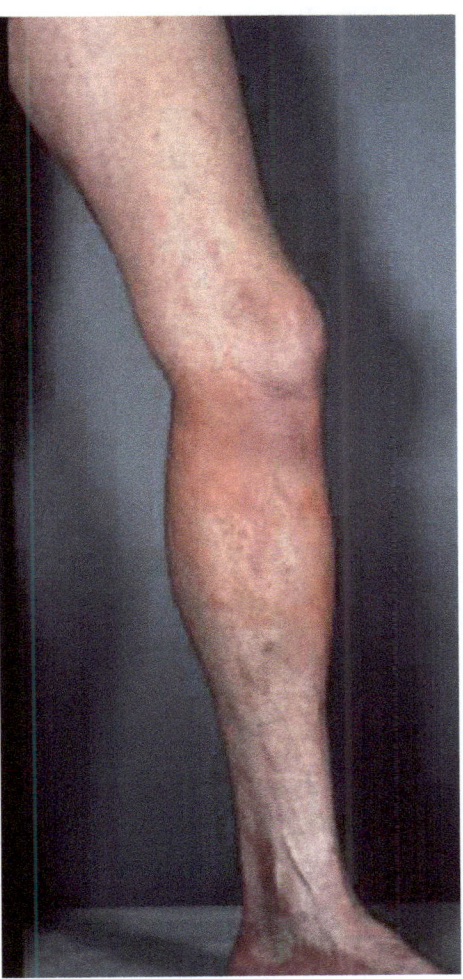

Figuur 16.1

Antwoorden

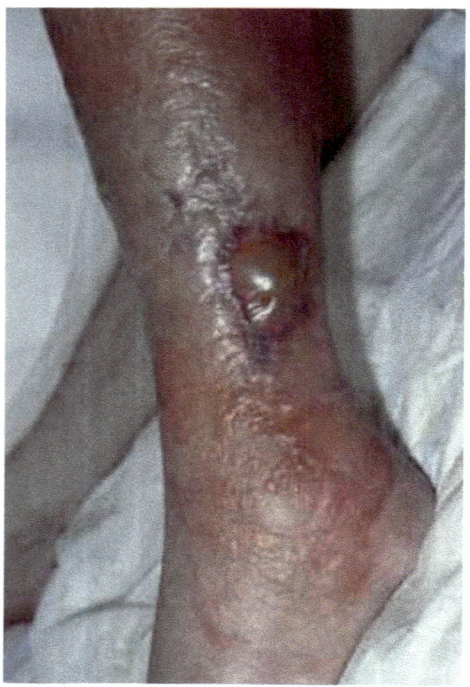

Figuur 16.2
Erysipelas bullosa met beginnende hemorragie.

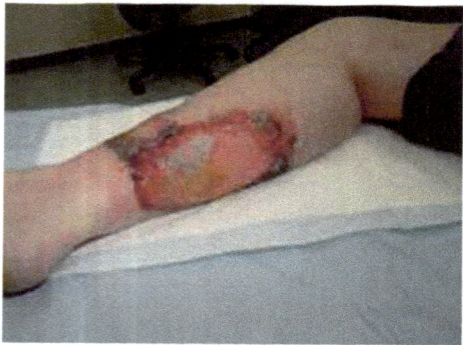

Figuur 16.3
Erysipelas bullosa: de epidermis is verdwenen, maar er is geen necrose.

1. Uw diagnose is ERYSIPELAS, ook wel wondroos of belroos genoemd. Erysipelas is een bacteriële infectie van de dermis en het oppervlakkige deel van het subcutane weefsel. De aangedane huid is rood, oedemateus, voelt warm aan en is gevoelig of pijnlijk. De laesie is doorgaans scherp begrensd en de rand, die zich naar perifeer uitbreidt, wat verheven. Er ontstaan vaak blaren (erysipelas bullosa) die hemorragisch worden (figuur 16.2 en 16.3). Ook in niet-bulleuze huid kunnen bloedingen optreden, vooral bij ouderen. Lymfangitis en lymfadenitis komen frequent voor. De infectie begint doorgaans plotseling en patiënten kunnen erg ziek zijn met hoge koorts en algehele malaise. Bij patiënten met een verminderde weerstand (hoge leeftijd, diabetes, slechte circulatie et cetera) kan necrose ontstaan (erysipelas gangraenosum).

2. De meest voorkomende lokalisatie van erysipelas is het been. Meestal was daar een (oppervlakkig) wondje, een ulcus of een inflammatoire laesie, zoals een mycose of bacteriële infectie tussen de tenen, die als porte d'entrée voor de bacteriën heeft kunnen fungeren. Patiënten met lymfoedeem zijn gevoeliger voor het ontwikkelen van erysipelas en omgekeerd zal een erysipelas het lymfatische systeem (verder) kunnen beschadigen. Erysipelas komt ook veel voor op het gezicht (figuur 16.4). Bij deze infecties is veel minder vaak een porte d'entrée aantoonbaar, maar herpes simplex wil nog wel eens aan erysipelas op deze lokalisatie voorafgaan. Tenslotte wordt erysipelas incidenteel gezien in de oedemateuze arm van vrouwen die een mastectomie hebben ondergaan met verwijdering van de okselklieren.

3. De meeste gevallen van erysipelas worden – bij mensen met normale immuniteit – veroorzaakt door groep A bèta-hemolytische streptokokken. *Staphylococcus aureus* wordt wel eens gekweekt bij patiënten met erysipelas, maar is zelden de veroorzaker van de infectie.

4. Natte koude verbanden geven vaak verlichting van pijn en remmen de ontsteking. U kunt – conform de NHG-Standaard – oraal behandelen met flucloxacilline 4dd 500 mg gedurende 10 dagen. Omdat de infectie nagenoeg altijd door streptokokken wordt veroorzaakt is feneticilline 4dd 500 mg ook een goede keuze. Bij penicillineallergie komt claritromycine 2dd 500 mg (kinderen 2dd 7,5 mg/kg lichaamsgewicht/dag) gedurende 7-10 dagen in aanmerking. Een alternatief bij penicillineallergie is azitromycine 1dd 500 mg (kinderen 10 mg/kg lichaamsgewicht/dag) gedurende 3 dagen. Bij recidiverende erysipelas: overweeg preventief fenoxymethylpenicilline of feneticilline 2dd 250 mg dagelijks of benzathinebenzylpenicilline (Penidural®) 1,2 miljoen IE intramusculair eenmaal per 4 weken gedurende 1-2 jaar. Mogelijke portes d'entrée moeten ook behandeld worden om recidieven te voorkomen. U schrijft nu wel lokale en orale antimycotica voor en controleert de patiënt, omdat schimmelnagels vaak moeilijker genezen bij patiënten met diabetes mellitus door een slechtere microcirculatie.

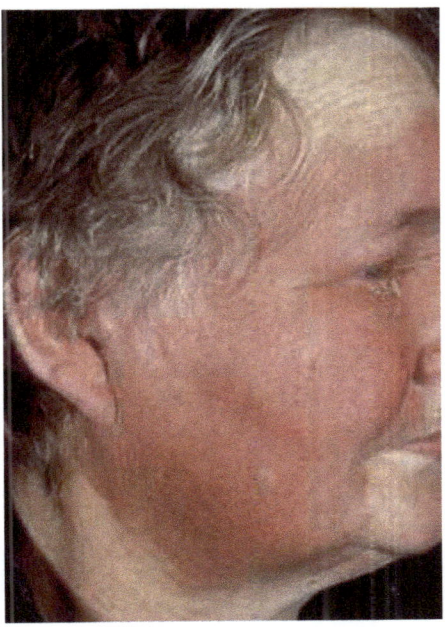

Figuur 16.4
Erysipelas van het gelaat met fors oedeem van de oogleden.

5. Als de aandoening niet adequaat reageert, moet u de mogelijkheid van een diepere subcutane infectie overwegen, een cellulitis. De meest gevreesde vorm, die in het begin verward kan worden met erysipelas, is de necrotiserende fasciitis. Dit is een potentieel dodelijke, verraderlijk snel voortschrijdende infectie met progressieve necrose van de cutis, de superficiële fascie, de subcutis en soms de diepe fascie en de spieren (necrotiserende myositis). Klinisch is er in het begin het beeld van 'cellulitis' met erytheem, oedeem en warmte, maar met heftige, buitenproportioneel lijkende pijn. Later wordt de huid blauwzwart en kunnen er blaren, necrose en ulceraties ontstaan. Sommige patiënten hebben echter eerst alleen griepachtige verschijnselen. In ernstige gevallen kan het komen tot septische shock met multiorgaanfalen, waaraan patiënten niet zelden overlijden. Streptokokken, in de pers vaak omschreven als 'vleesetende bacteriën', zijn vaak de oorzaak, maar er zijn ook frequent menginfecties. Veel patiënten hebben een preëxistente aandoening die ze gevoelig maakt voor infectie, zoals diabetes mellitus of aandoeningen die aanleiding geven tot immuunsuppressie. Bij vermoeden van necrotiserende fasciitis moet de patiënt met spoed naar de chirurg worden verwezen.

Website

nhg.artsennet.nl: *NHG-Standaard Bacteriële huidinfecties.*

Notities

17

Anamnese
Een 57-jarige man laat u zijn rechterwijsvinger zien vanwege kleine knobbeltjes waar hij geen last van heeft. Deze patiënt lijdt aan overgewicht, hypercholesterolemie/hypertriglyceridemie en hoge bloeddruk. Hij gebruikt daarvoor al jaren simvastatine, hydrochloorthiazide en een ACE-remmer.

Lichamelijk onderzoek
Bij onderzoek ziet u op het distale-ventrale gedeelte van digitus II rechts een aantal kleine geelwitte papeltjes die vast aanvoelen.

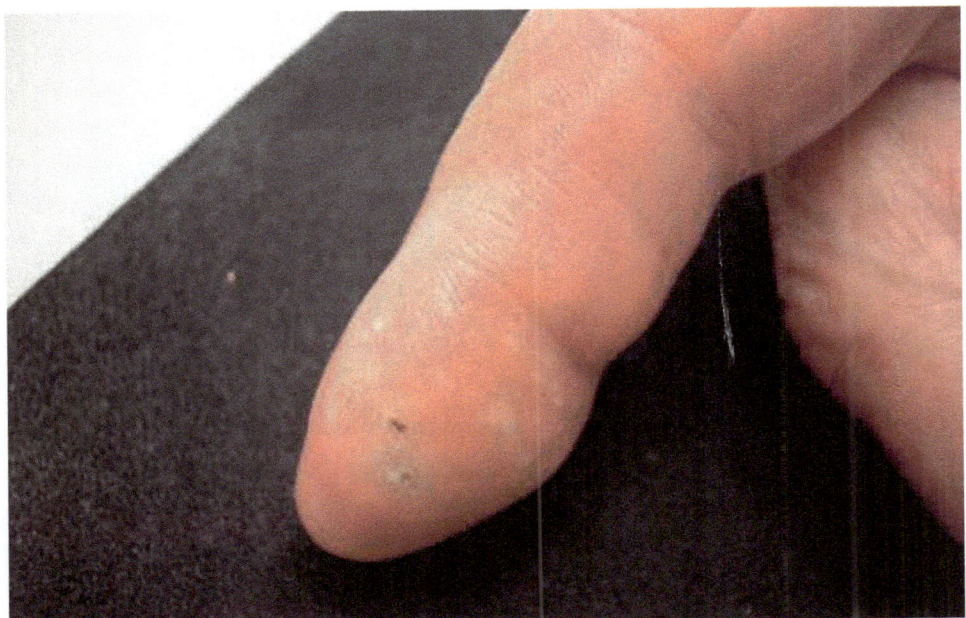

Figuur 17.1

Vragen
1. Waar denkt u aan?
2. Welke vragen stelt u aan de patiënt?
3. Vraagt u laboratoriumonderzoek aan en wat verwacht u te vinden?
4. Welke factoren kunnen aan dit beeld ten grondslag liggen?

Antwoorden

1. U zou hier kunnen denken aan TOPHI. Tophi zijn het gevolg van afzetting in de huid, gewrichten en pezen van het natriumzout van urinezuur, natriumuraat. Patiënten met deze aandoening lijden aan hyperurikemie, een te hoog urinezuurgehalte in het bloed. De bekendste manifestatie van hyperurikemie is jicht, dat in de beginfase gekenmerkt wordt door acuut optredende heftig pijnlijke monoartritis, vooral van de grote teen (figuur 17.2).

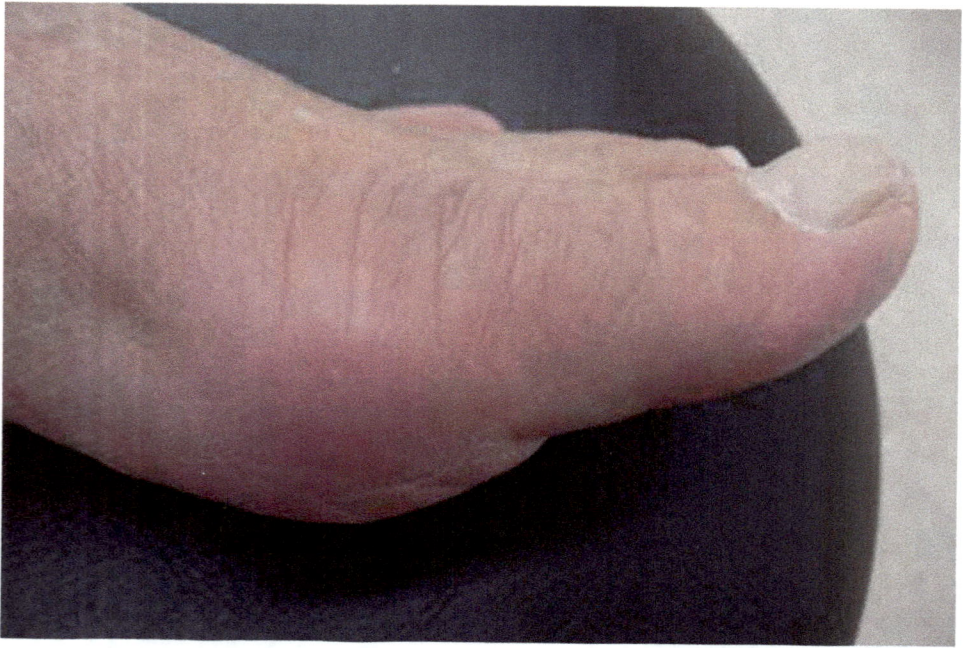

Figuur 17.2
Jicht: acute artritis van het metatarsofalangeaal gewricht.

Tophi zijn in de beginfase kleine witte tot geelwitte noduli in het subcutane weefsel van de huid. Voorkeurslokalisaties zijn over de gewrichten van de handen en de voeten (vooral die welke ontstoken zijn geweest, figuur 17.3), de achillespezen, de helix van het oor en de wijsvingers. In een later stadium worden de tophi groter en kunnen gaan ulcereren, waarbij een witte pasta-achtige substantie wordt ontlast die uraatkristallen bevat.
Soms ontstaat slechts een kleine opening in de tophus waaruit regelmatig materiaal tevoorschijn komt (figuur 17.4). Het komt echter ook voor dat tophi een bulleus aspect krijgen met een overliggende necrotische epidermis die open knapt, waarna een ulceratie ontstaat die maanden of zelfs jaren uraatbevattend materiaal afscheidt alvorens te sluiten. Zolang het serum urinezuurgehalte boven het verzadigingspunt ligt, ontstaan er nieuwe tophi. Met op verlaging van het urinezuurgehalte gerichte behandeling kunnen de tophi weer kleiner worden en verdwijnen, maar daar kunnen jaren overheen gaan. Incidenteel, zoals bij deze patiënt, ontstaan tophi voordat er andere manifestaties van hyperurikemie zijn opgetreden.

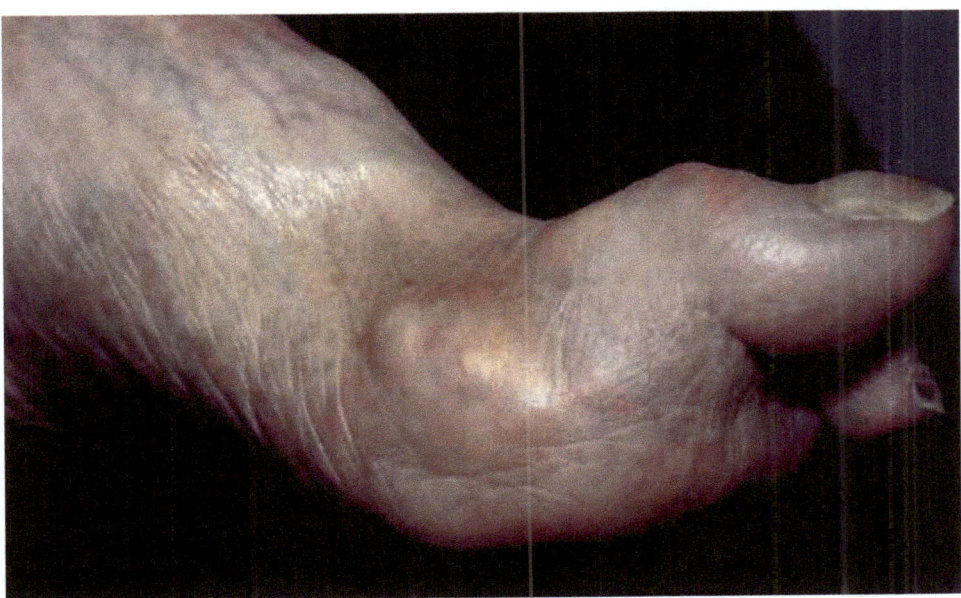

Figuur 17.3
Multilobulaire tophus aan de basis van de linker grote teen, die diverse malen ontstoken is geweest.

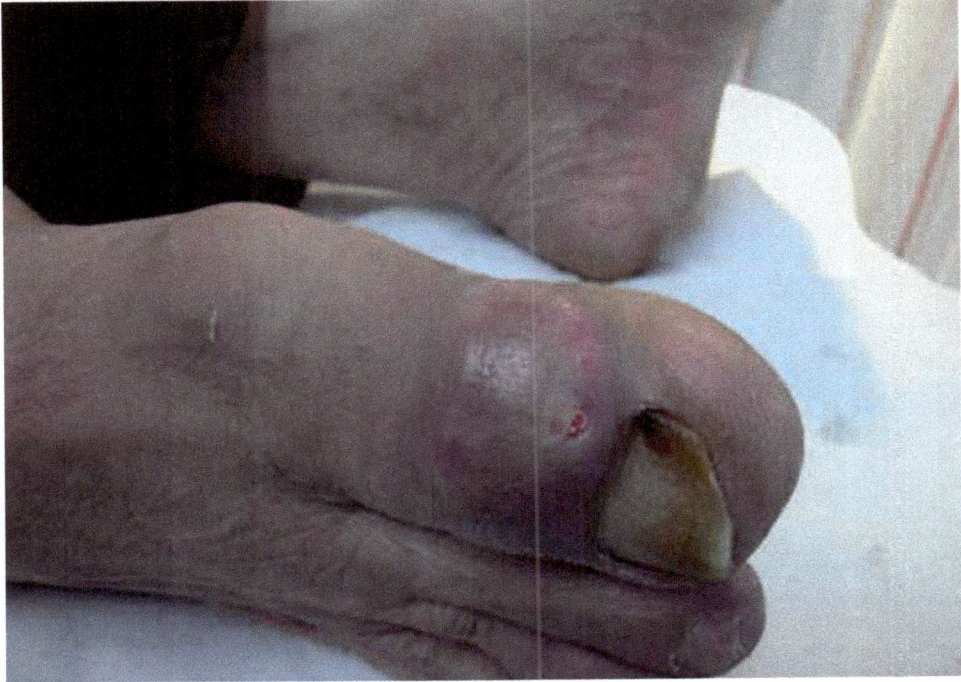

Figuur 17.4
Ontstoken tophus met klein ulcus, waardoorheen materiaal met uraatkristallen lekt.

2. U vraagt de patiënt of hij ooit een jichtaanval heeft gehad of ontstoken gewrichten. Ook kunt u informeren naar nierproblemen, waaronder nierstenen en koliekaanvallen.

3. U laat het urinezuurgehalte bepalen in het bloed, u verwacht dat dit verhoogd is. Omdat veel gevallen van hyperurikemie berusten op nierafwijkingen, kunt u ook de nierfunctieparameters aanvragen.

4. Hyperurikemie kan het gevolg zijn van een verhoogde aanmaak van urinezuur of een verminderde uitscheiding daarvan. Ziekten die aan hyperurikemie ten grondslag kunnen liggen en risicofactoren voor verhoogd urinezuur zijn:
- ziekten: het metabole syndroom (insulineresistentie, obesitas, hypertensie, hypertriglyceridemie), nierinsufficiëntie (door welke oorzaak dan ook), aandoeningen met verhoogde celdeling (psoriasis, myeloproliferatieve en lymfoproliferatieve aandoeningen, sikkelcelziekte, sarcoïdose), dehydratie, melkzuuracidose, ketose, chronische loodvergiftiging, hyperparathyreoïdie, syndroom van Down;
- medicijnen: acetylsalicylzuur (lage dosis), ciclosporine, diuretica (vooral thiazides), ethambutol, pyrazinamide, levodopa, nicotinezuur;
- enzymdefecten: zeer zeldzaam;
- overige oorzaken: alcoholgebruik, teveel inname van purine in de voeding (vis, kip met vel, lever, nier, zwezerik, erwten, bonen, bier), overgewicht.

Bij de hier gepresenteerde patiënt waren diverse risicofactoren aanwezig: obesitas, hypertensie, hypertriglyceridemie en het gebruik van een thiazidediureticum.

Website
nhg.artsennet.nl: *NHG-Standaard Jicht.*

18

Anamnese

Een jongen van 10 jaar heeft met enige regelmaat jeukende rode 'pukkels' op zijn benen, waarop volgens zijn moeder vaak een heel klein blaasje zit. Nu heeft hij opeens twee grote blaren gekregen.

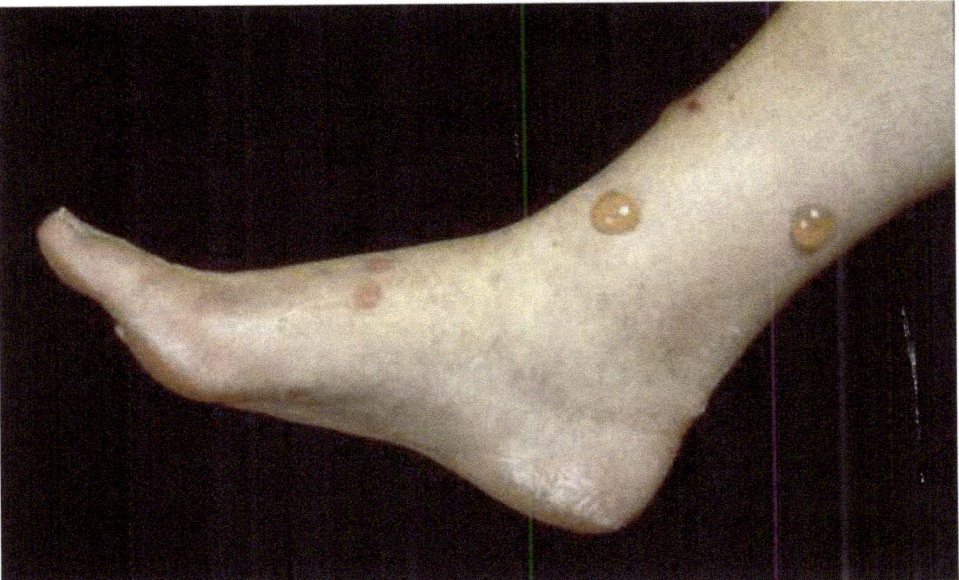

Figuur 18.1

Vragen

1. Welke vragen stelt u?
2. Wat is uw diagnose en waardoor wordt deze aandoening veroorzaakt?
3. Welke therapeutische en profylactische adviezen geeft u?
4. Kan hier ook sprake zijn van impetigo bullosa?

Antwoorden

1. U vraagt of het patientje gebeten of gestoken is door insecten, of hij huisdieren heeft en of hij regelmatig ergens komt waar dieren zijn (familie, vrienden).

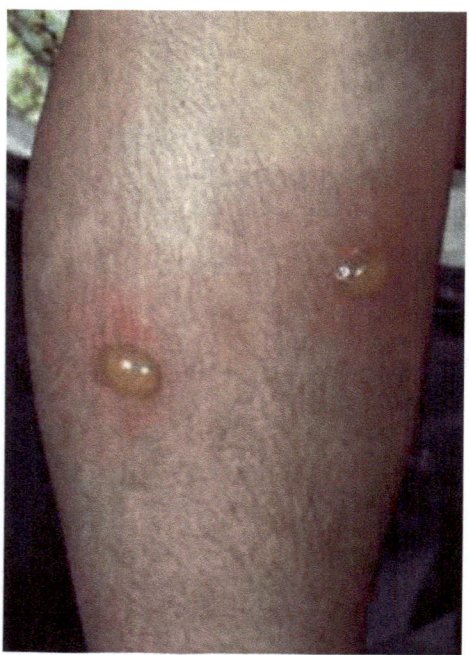

Figuur 18.2
Culicosis bullosa met perilaesionaal erytheem.

2. U stelt de diagnose CULICOSIS BULLOSA. Dit is een overgevoeligheidsreactie met blaren veroorzaakt door een beet of steek van insecten. Dat kunnen muggen zijn, maar in dit geval gelet op de lokalisatie waarschijnlijker katten- of hondenvlooien. Andere mogelijke veroorzakers zijn cheyletiëllamijten (hond, kat, konijn), de vogelmijt *Dermanyssus gallinae* (vogels in kooien, volières, in vogelnesten onder dakpannen) en *Sarcoptes* (schurftmijt, konijnen). Een culicosis bullosa komt vooral voor bij kinderen en is meestal gelokaliseerd aan de benen. Het zijn pralgespannen blaren op een normale achtergrond, maar er kan ook perilaesionaal erytheem zijn (figuur 18.2). Dan moet u overigens wel alert zijn op een zich ontwikkelende secundaire infectie, die bij culicosis bullosa verre van zeldzaam is. Een complicerende infectie kan zich uiten als impetigo, folliculitis, cellulitis of lymfangitis.

Veel vaker overigens dan een culicosis manifesteert een overgevoeligheidsreactie op insectenbeten/steken zich als strophulus, ook wel prurigo parasitaria genaamd. Dit beeld begint met een heftig jeukende kwaddel (urtica), gevolgd door de ontwikkeling van een inflammatoire papel, vaak met een vesiculeus topje. Soms is er middenin een hemorragisch puntje te zien (de prik/beetopening). Deze laesies blijven enkele dagen bestaan. Ze verschijnen vaak in groepjes (figuur 18.3) en dergelijke 'aanvallen' herhalen zich met onregelmatig interval. De laesies jeuken heftig en worden door de kinderen opengekrabd met risico op secundaire eczematisatie en infectie.

3. U kunt de blaren voorzichtig aanprikken met een naald en leegzuigen. Een verbandje eroverheen moet voorkomen dat het blaardak van de huid afgeschoven wordt met kans op secundaire infectie. Vervolgens adviseert u de ouders op zoek te gaan naar de insecten die dit beeld veroorzaken. Wanneer een huisdier inderdaad vlooien of andere parasieten blijkt te hebben moet het dier daarvoor behandeld worden. Ook is het verstandig om flink te stofzuigen en de mand van het dier goed schoon te maken. Zonodig moet de dierenarts geconsulteerd worden. Ondanks intensief speurwerk wordt het oorzakelijke insect lang niet altijd geïdentificeerd. Als profylaxe kan bij patiënten met culicosis of strophulus een tegen insecten beschermend middel met diethyl-m-toluamide (DEET) gebruikt worden.

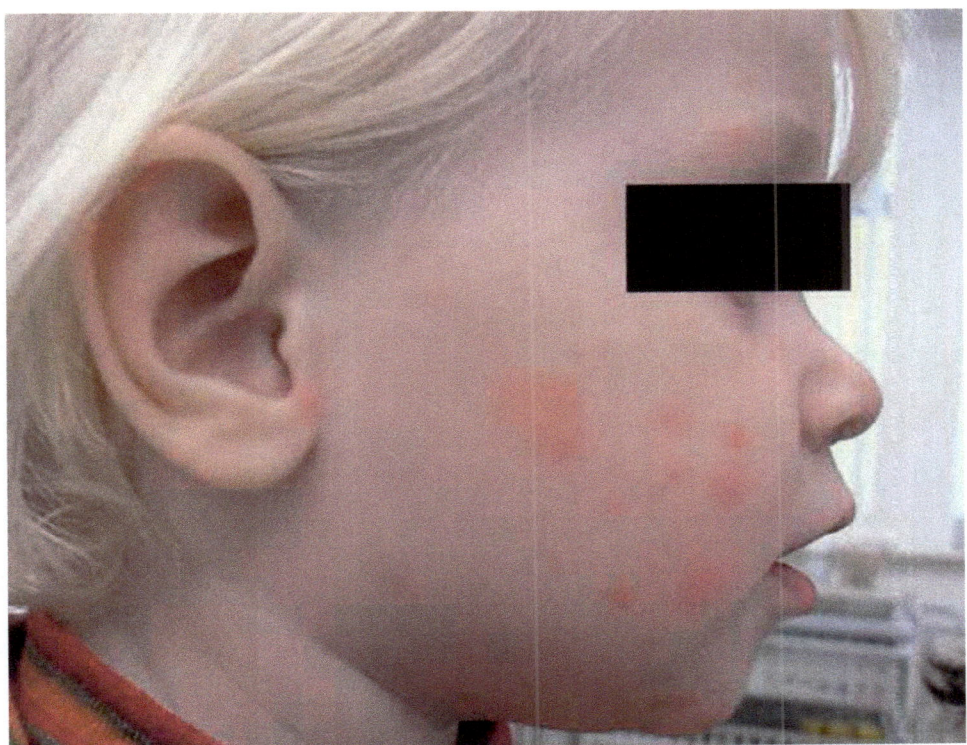

Figuur 18.3
Strophulus: gegroepeerde papulovesikels op het gelaat.

4. Een impetigo bullosa is zeer onwaarschijnlijk. Daarvoor ontbreekt het erytheem rond de blaar. Maar belangrijker nog is dat de blaar bij impetigo bullosa zo oppervlakkig is (intra-epidermaal), dat die zeer snel knapt en zelden zo groot zal worden als hier het geval is. Bij een culicosis bullosa bestaat het blaardak uit de gehele epidermis en de blaar kan daardoor pralgespannen worden.

Notities

19

Anamnese

Een 46-jarige vrouw vertelt 4 dagen geleden opeens rode plekken op haar onderbenen te hebben gekregen, die vooral bij aanraken pijnlijk zijn. Patiënte voelt zich ziek en heeft een temperatuur van 38,6 °C (zelf opgemeten). Ook heeft ze hoofdpijn en doen haar enkels pijn.

Lichamelijk onderzoek

Bij onderzoek ziet u op de voorzijde en de zijkanten van de onderbenen rode plaques en diepliggende zwellingen, die warm aanvoelen en zeer drukpijnlijk zijn. Er is een duidelijk pitting (indrukbaar) oedeem zichtbaar.

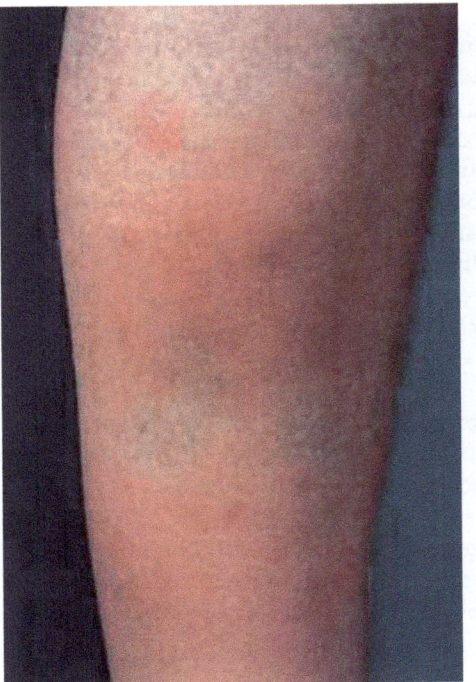

Figuur 19.1

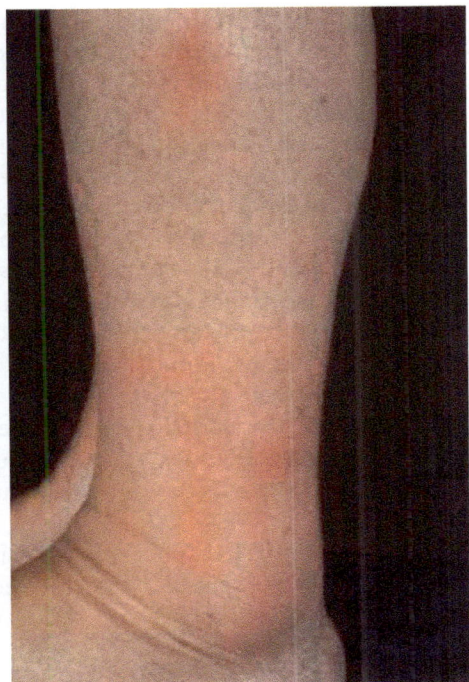

Figuur 19.2

Vragen

1. Welke vragen stelt u aan patiënte?
2. Wat is uw diagnose?
3. Vraagt u laboratoriumonderzoek aan?
4. Welke therapeutische adviezen geeft u?

Antwoorden

1. U vraagt naar:
   - symptomen van een darminfectie of chronische inflammatoire darmziekten;
   - symptomen van een infectie met streptokokken zoals angina;
   - recente reizen naar het buitenland en eventueel contact met zieke mensen.

2. U stelt op basis van de klinische verschijnselen de diagnose ERYTHEMA NODOSUM. Men veronderstelt dat dit een overgevoeligheidsreactie is, die kan worden geprovoceerd door bacteriële antigenen, vooral die van bèta-hemolytische streptokokken. Ook darminfecties met *Yersinia*, *Salmonella*, *Shigella* of *Campylobacter*, *Chlamydia*-infecties en (minder voorkomend) tuberculose kunnen tot erythema nodosum leiden. Andere mogelijke oorzaken zijn chronische inflammatoire darmziekten, sarcoïdose, orale sulfonamides en maligniteiten. Ook het gebruik van orale anticonceptie en zwangerschap worden vaak als oorzaken genoemd, maar de relatie is onzeker. In tenminste de helft van de gevallen wordt geen oorzaak gevonden (idiopathische erythema nodosum).

   Patiënten met erythema nodosum zijn meestal jongvolwassen vrouwen. De patiënt krijgt plotseling enkele (druk)pijnlijke subcutane nodi op de voorzijde van de onderbenen. In uitgebreidere gevallen wordt oedeem gezien rond de enkels. Terwijl sommige nodi genezen, kunnen op andere plaatsen nieuwe actieve inflammatoire elementen ontstaan. Door samenvloeiing van nodi ontstaan plaques. In het begin zijn ze felrood, later ontwikkelen ze de typische groengele kleur van een (genezende) bloeduitstorting. De laesies ulcereren nooit en genezen altijd zonder littekens. Wel kan postinflammatoire hyperpigmentatie optreden. Naast de huidmanifestaties kunnen ook constitutionele symptomen zoals koorts, moeheid, malaise, gastrointestinale klachten, hoofdpijn en artralgie optreden. Meestal duurt een episode van erythema nodosum 3-6 weken. Recidieven komen vooral bij de idiopathische variant regelmatig voor.

3. Routinematig laboratoriumonderzoek levert zelden iets op. Op indicatie kunnen een röntgenfoto van de longen (sarcoïdose), een antistreptolysinetiter (of een keelkweek), een feceskweek op *Yersinia* of een Mantouxtest (tuberculose) aangevraagd worden.

4. Een aanval van erythema nodosum gaat vanzelf over, dus in eerste instantie kunt u adviseren om (bed)rust te houden. De pijn reageert doorgaans redelijk op natte koude omslagen. In ernstiger gevallen kunt u een NSAID voorschrijven. Bij ambulante patiënten is een compressieverband vaak zinvol.

20

Anamnese
Een 59-jarige man heeft in toenemende mate last van wondjes en blaartjes op zijn handruggen. Volgens de patiënt 'hoef je er maar naar te kijken en het gaat kapot'. Maar ook spontaan ontstaan blaasjes en blaren die pas na een aantal weken genezen. Er komen steeds nieuwe plekjes bij. Patiënt is bekend met hepatitis C, die hij tijdens een vakantie in de tropen heeft opgelopen. Een lichte mate van plethora doet vermoeden dat hij nogal wat alcohol consumeert, hetgeen door patiënt bevestigd wordt.

Lichamelijk onderzoek
U ziet op de handruggen een bont beeld van (genezende) wondjes, ingezonken littekens, hyper- en hypopigmentatie en een blaartje (aangegeven met de pijl).

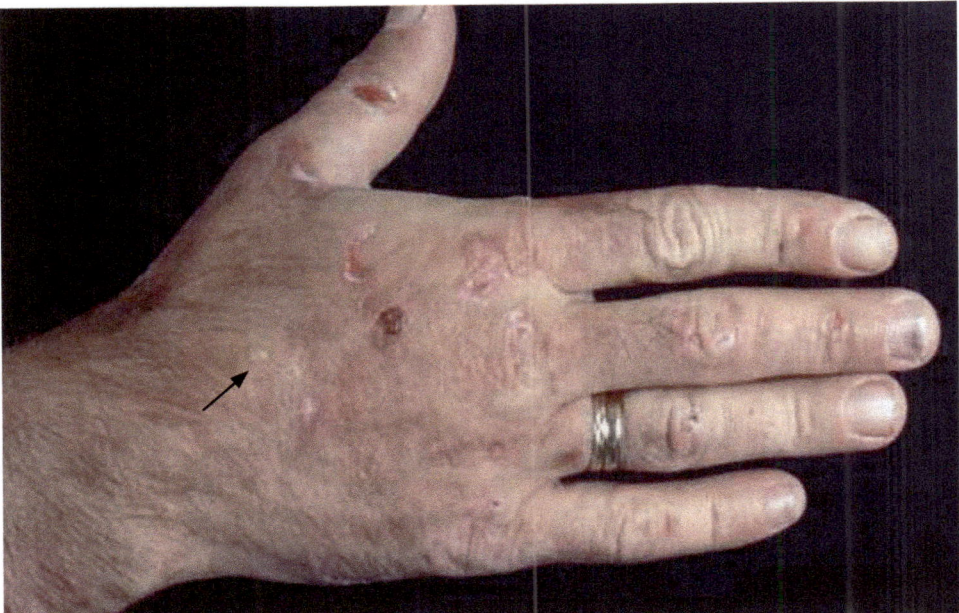

Figuur 20.1

Vragen
1. Kunt u een diagnose stellen?
2. Wat weet u van de oorzaken en de kliniek van deze aandoening?
3. Wat is uw beleid?

Antwoorden

1. Hier is sprake van PORPHYRIA CUTANEA TARDA (PCT). Dit ziektebeeld is de meest voorkomende van de groep van porfyrieën. Porfyrieën zijn aandoeningen die veroorzaakt worden door defecten in de biosynthese van haem, waardoor porfyrines in het lichaam worden opgehoopt. PCT is het gevolg van inhibitie van het enzym uroporfyrinogeendecarboxylase (UROD), waardoor uroporfyrine wordt opgehoopt. Bij deze enzymremming speelt ijzer in de lever een belangrijke rol; bijna alle patiënten met PCT hebben een verhoogd ijzergehalte. De opgehoopte porfyrines diffunderen vanuit het plasma in de omringende weefsels en veroorzaken in de huid een fototoxische reactie bij blootstelling aan zonlicht.

2. Bij ongeveer 25 procent van de patiënten is de inhibitie van het enzym erfelijk bepaald (type II). Bij de overige patiënten (type I) is de remming van het UROD-enzym verworven en wordt deze veroorzaakt door een of meer van de volgende factoren: subklinische (erfelijk bepaalde) hemochromatose, alcohol, oestrogenen (orale anticonceptie of oestrogeensuppletie) en infectie door hepatitis C (vooral bij patiënten afkomstig uit Zuid-Europa).

PCT type I wordt gezien bij patiënten van middelbare leeftijd, de erfelijke variant kan al op jongere leeftijd beginnen. Bijna alle patiënten bemerken toegenomen fragiliteit van aan licht blootgestelde huid, vooral van de handruggen en de onderarmen. Al bij een lichte beschadiging (zoals stoten) laat de huid los, waardoor scherpbegrensde erosies ontstaan. De meeste patiënten met PCT ontwikkelen blaren, die meer dan een centimeter groot en pijnlijk kunnen zijn. Vervolgens ontstaan korsten, die na een paar weken verdwijnen met achterlating van atrofische littekens, milia (gerstekorrels) en onregelmatige hyper- of hypopigmentatie (figuur 20.2 en 20.3). Wanneer er blaren op het behaarde hoofd zijn, is er na genezing vaak sprake van haaruitval op die plaats (verlittekenende alopecie) (figuur 20.4).

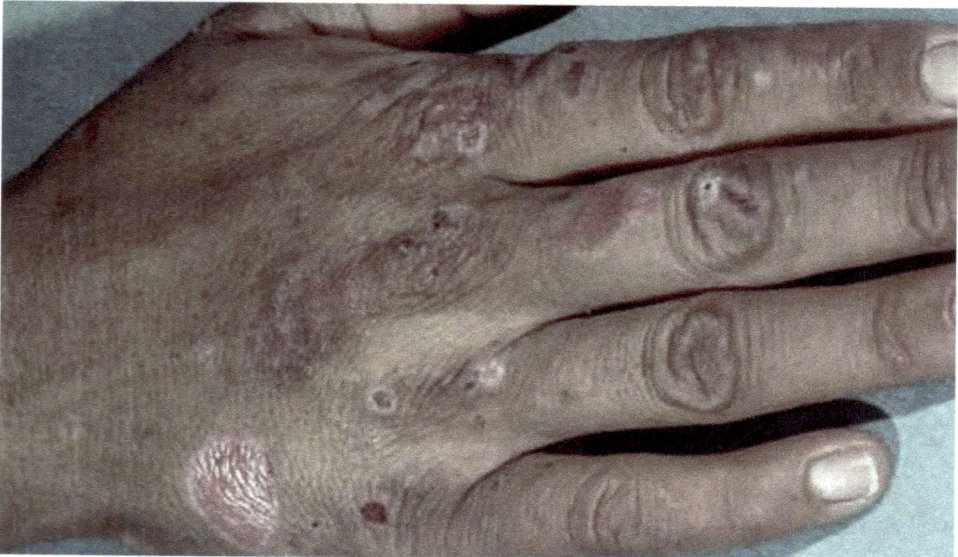

Figuur 20.2
Een genezende bulla (5e straal), atrofische littekens en pigmentverschuivingen.

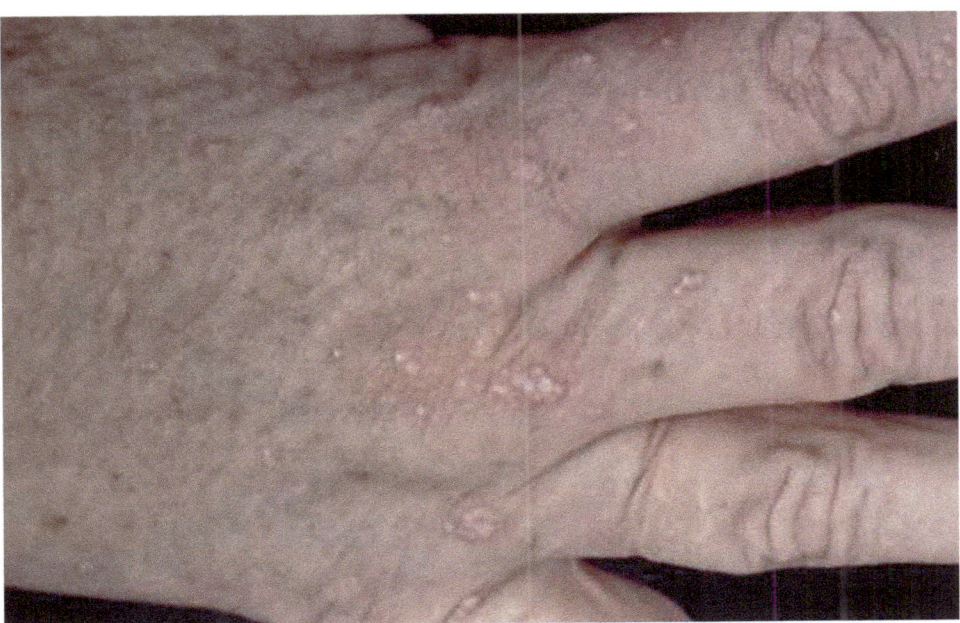

Figuur 20.3
Milia aan de rand van genezen bullae.

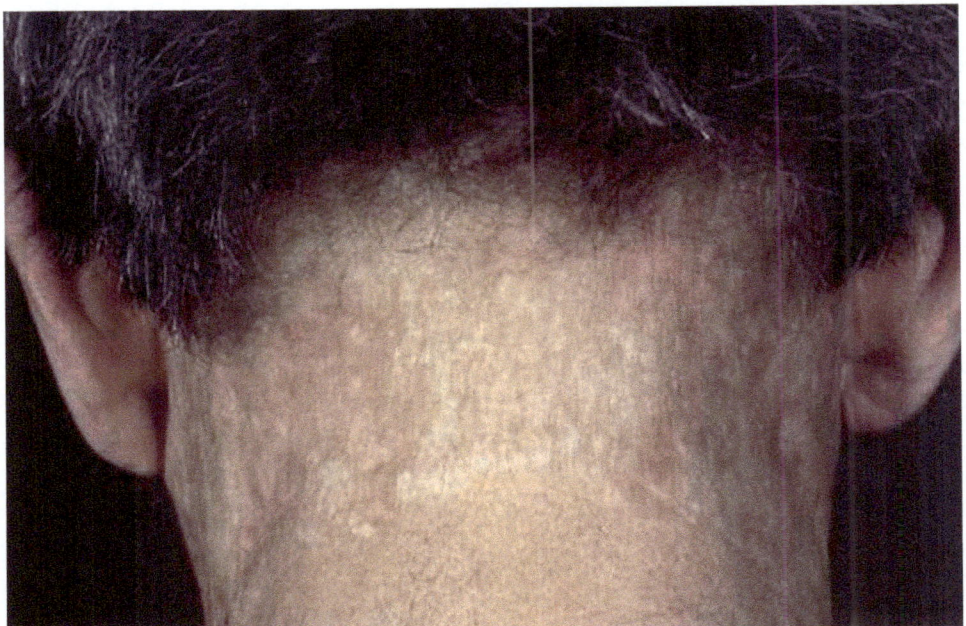

Figuur 20.4
Verlittekenende alopecie bij PCT.

Verder hebben veel patiënten met PCT toename van haargroei op het gelaat (hypertrichose) (figuur 20.5), vooral op de slapen en het voorhoofd, soms op de oren en de armen. Andere mogelijke tekenen van PCT, die het gevolg zijn van fototoxiciteit, zijn op melasma gelijkende hyperpigmentaties van het gezicht en loslaten van de nagels (foto-onycholyse).

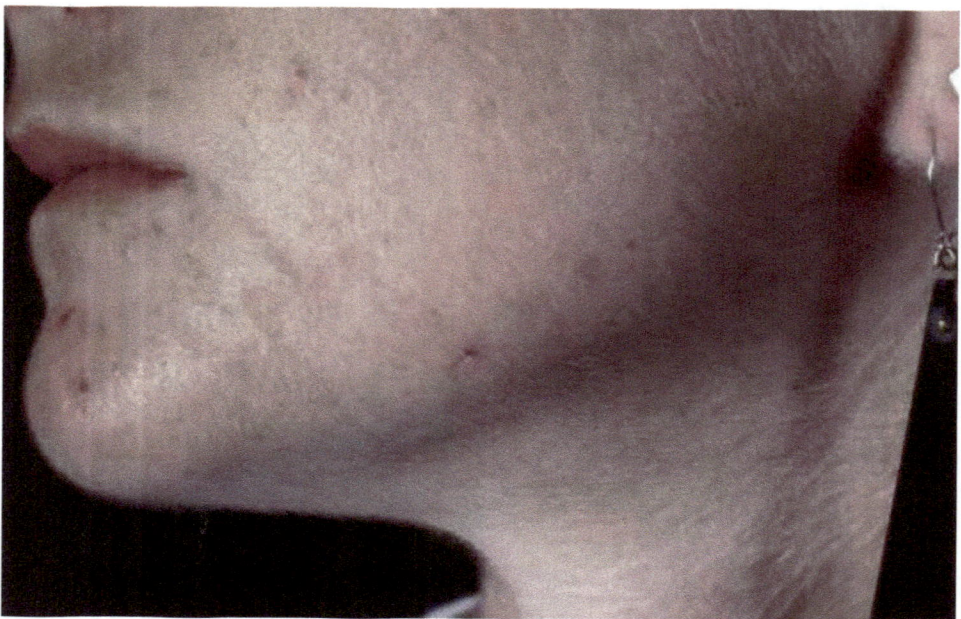

Figuur 20.5
Hypertrichose op het gelaat, in de hals en op de oren.

3. Wanneer u de diagnose vermoedt, kunt u porfyrines laten bepalen in urine en feces. Bij PCT is de uroporfyrine in de urine verhoogd en is er een toename van isocoproporfyrine in de feces. Als dit inderdaad het geval blijkt te zijn, kunt u de patiënt verwijzen naar de maag-darm-leverarts, aangezien PCT primair een leveraandoening is met secundaire effecten in de huid. PCT is echter niet algemeen bekend in de eerste lijn en vaak zal de diagnose gesteld worden door de dermatoloog, die altijd internistische medebehandeling of overname van de begeleiding zal aanvragen.

De behandeling van PCT bestaat uit fotoprotectie, eliminatie (alcohol, oestrogenen) of behandeling (hepatitis C) van risicofactoren, venasectie (om het ijzergehalte te verlagen) en/of antimalariamiddelen, zoals chloroquine. Deze middelen vormen complexen met uroporfyrine en bevorderen de uitscheiding daarvan in de gal.

21

Anamnese
Een meisje van 10 jaar heeft op haar bovenarmen 'allemaal kleine bultjes, het voelt aan als schuurpapier'. Ze heeft altijd een droge huid gehad. Haar oudere broer had als baby dauwworm.

Lichamelijk onderzoek
Bij onderzoek ziet u op de bovenarmen multipele kleine roze bultjes die ruw aanvoelen. Vaak steekt er een haartje uit.

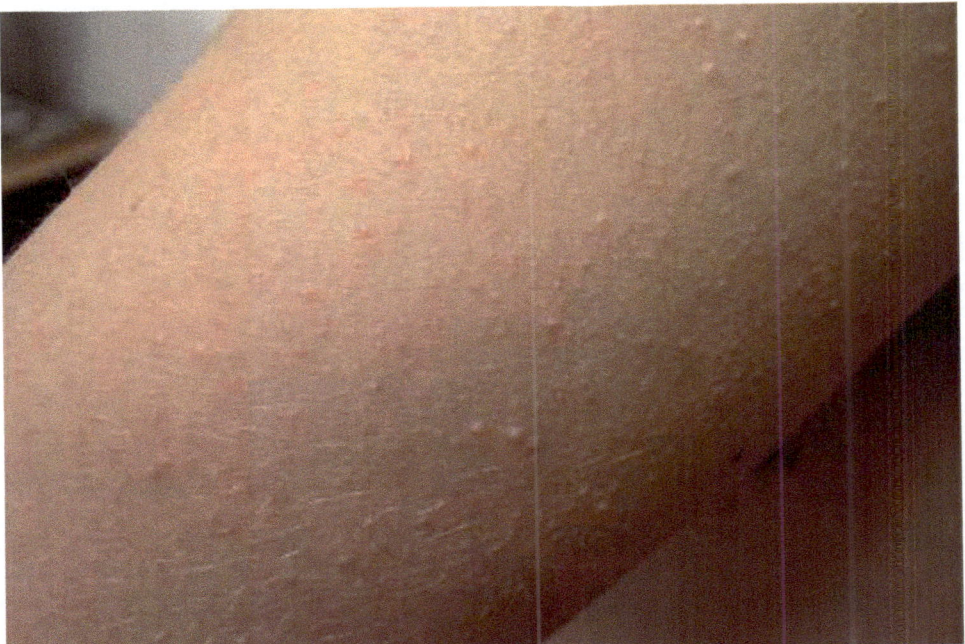

Figuur 21.1

Vragen
1. Hoe heet deze aandoening?
2. Bij welke kinderen komt dit vooral voor?
3. Wat vertelt u aan het patientje en haar moeder over de prognose?
4. Welke therapeutische mogelijkheden biedt u?

Antwoorden

1. Deze aandoening heet KERATOSIS PILARIS. Keratosis pilaris wordt gekenmerkt door folliculaire papeltjes, die vaak een haar bevatten, gelokaliseerd op de laterale zijde van de bovenarmen en van de bovenbenen en op de billen. Soms zijn er ook papeltjes op de wangen (figuur 21.2). De elementen bestaan uit kleine grijswitte keratinepluggen die de follikelopeningen afsluiten. Rond de follikels is vaak erytheem aanwezig (figuur 21.3), waardoor de aandoening als cosmetisch storend kan worden ervaren. In de zomer verbetert het beeld meestal aanzienlijk.

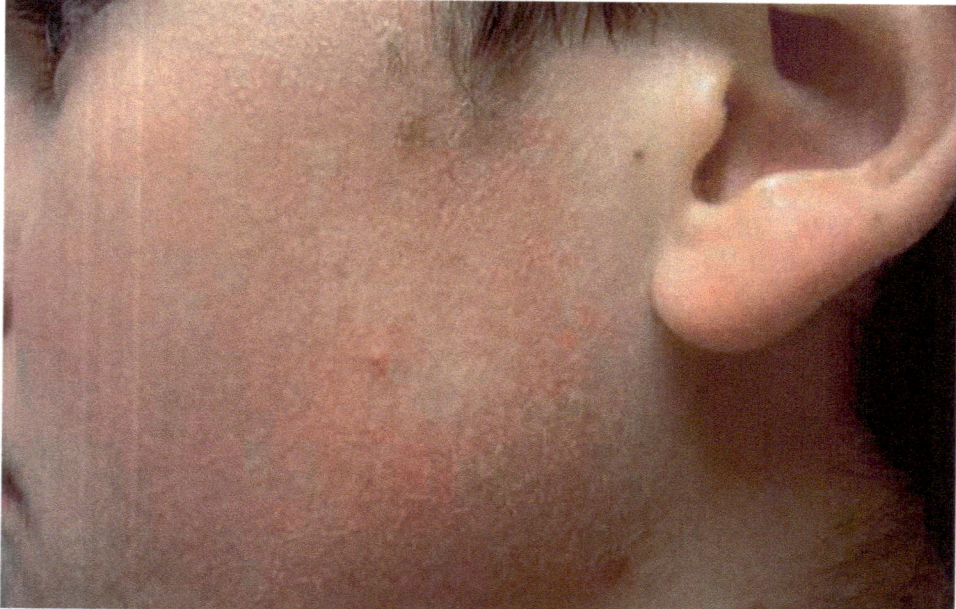

Figuur 21.2
Milde keratosis pilaris op de wangen.

Keratosis pilaris begint in de helft van de gevallen voor het 10e levensjaar en in 35 procent van de gevallen in de tweede decade. Milde vormen van keratosis pilaris komen met name bij meisjes van deze leeftijd zo vaak voor, dat dit als 'fysiologisch' beschouwd kan worden. Het kan ook autosomaal dominant worden overgeërfd met variabele penetrantie.

2. Keratosis pilaris komt nogal eens voor bij kinderen met een atopische aanleg. Er is niet een associatie met atopisch eczeem *per se*, maar wel met een droge huid en ichthyosis vulgaris, wat ook vaak bij atopische patiënten gezien wordt.

3. U vertelt dat de afwijking volstrekt onschuldig is en mogelijk samenhangt met de atopische aanleg die patiënte waarschijnlijk heeft (droge huid, broer dauwworm gehad). In ongeveer 1/3 van de patiënten wordt keratosis pilaris in de loop der jaren vanzelf (wat) beter, maar in twee op de drie gevallen blijft het beeld hetzelfde of verergert het zelfs.

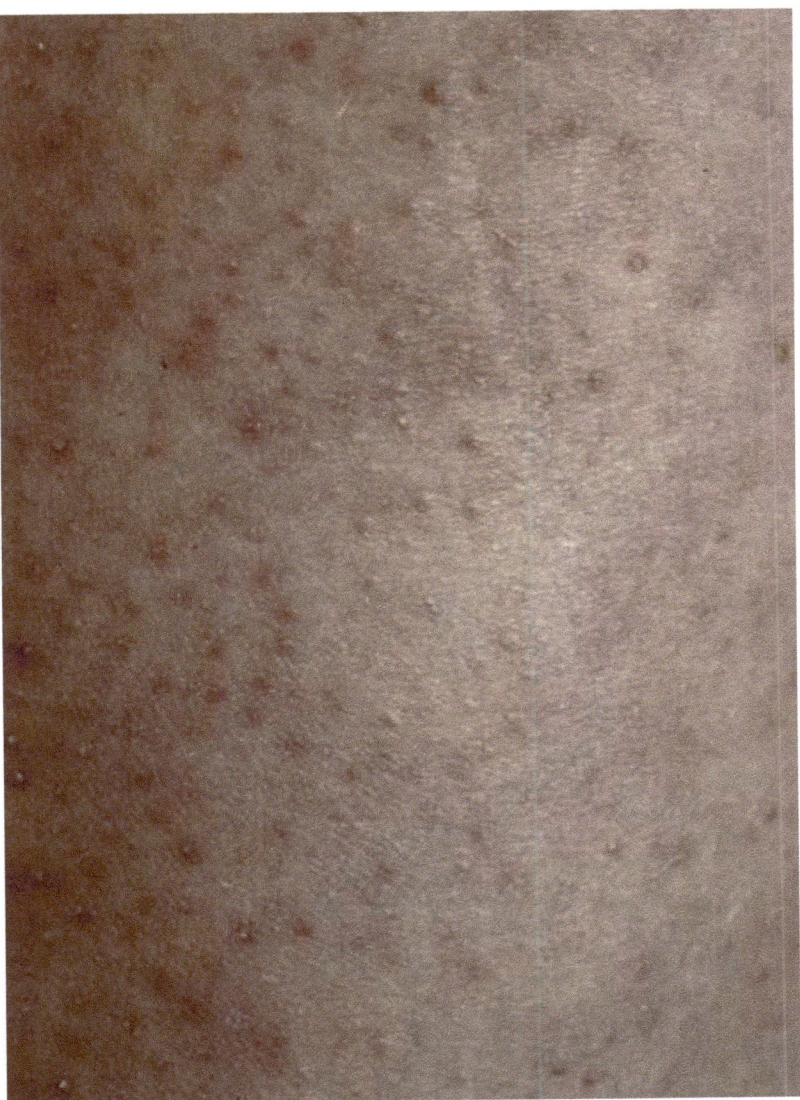

Figuur 21.3
Keratosis pilaris met perifolliculair erytheem.

4. Een keratosis pilaris is alleen symptomatisch wat te verbeteren en daarvoor is dagelijkse behandeling nodig. De betreffende patiënte moet dus wel goed gemotiveerd zijn wilt u een therapie instellen. De droge huid kan behandeld worden met indifferente vette crème zoals cremor vaselini lanette FNA, baden met olie en spaarzaam zeep en doucheschuim gebruiken. De aandoening zelf kunt u proberen te verbeteren met een keratolyticum, bijvoorbeeld 3% salicylzuur in 10% ureum vaselinecrème FNA en voorzichtig scrubben met een scrubsponsje. Als er prominent perifolliculair erytheem zichtbaar is (uiting van een steriele ontsteking) kan de aandoening eerst gedurende twee weken voorbehandeld worden met 1% hydrocortison zalf FNA of 0,1% triamcinolonacetonide zalf FNA.

Notities

22

Anamnese
Een 81-jarige man komt op verzoek van de thuiszorg met zijn dochter op het spreekuur. Hij heeft aan beide zijden van zijn bilspleet afwijkingen ontwikkeld die wat gevoelig zijn. Patiënt is de afgelopen jaren sterk vermagerd. Hij kan nog wel wat lopen, maar zit het grootste deel van de dag in zijn stoel.

Lichamelijk onderzoek
Bij onderzoek ziet u aan weerszijden van de crena ani onscherp begrensde erythemateuze plekken met hyperkeratose. De huid heeft een geribbeld oppervlak, de plooien staan loodrecht op de bilspleet. De huid is gemakkelijk verschuifbaar over de onderlaag.

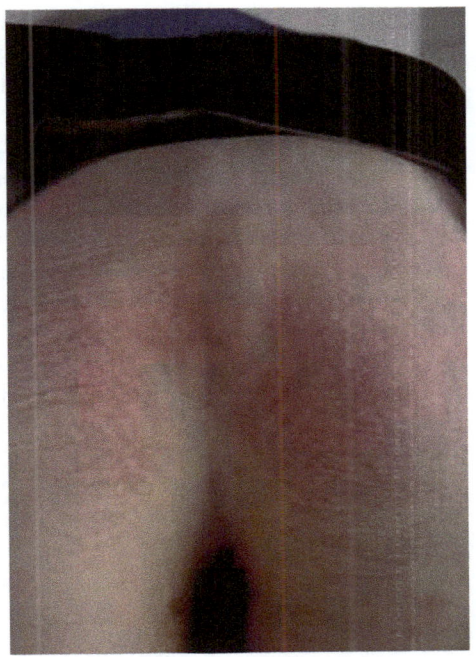

Figuur 22.1

Vragen
1. Welke factoren spelen bij deze aandoening een rol?
2. Waartoe predisponeert deze afwijking?
3. Welke adviezen geeft u?

Antwoorden

1. Hier is sprake van een zogeheten SENIELE GLUTEALE DERMATOSE. Dit is geen goed omschreven en algemeen geaccepteerd ziektebeeld, maar het komt waarschijnlijk regelmatig voor. De factoren die hierbij een rol spelen zijn: hoge leeftijd (waardoor de huid veroudert, gepaard gaande met degeneratie van elastine en collageen), zeer laag lichaamsgewicht (magere billen, geringe hoeveelheid subcutaan vet) en druk en wrijving (zitten, halfliggende houding). Het beeld wordt meestal bij zeer magere oudere mannen gezien, vandaar dat de seniele gluteale dermatose ook wel 'grandfather's disease' wordt genoemd. De aandoening komt echter ook voor bij vrouwen die van nature mager zijn of in korte tijd veel gewicht verloren hebben. De dunne huid wordt beschadigd door wrijvingskrachten en druk tussen harde materialen, zoals de stoel aan de buitenzijde en het skelet aan de binnenzijde. Dat resulteert enerzijds in een reactieve verdikking van de epidermis met hyperkeratose (net zoals bij eeltvorming, figuur 22.2), anderzijds in een (steriele) ontstekingsreactie in de dermis (hetgeen de rode kleur verklaart) met uitgezette bloedvaten, degeneratie van elastine en collageen en toegenomen fibrose.

2. In deze aandoening kan gemakkelijk een decubitus ulcus ontstaan (figuur 22.3).

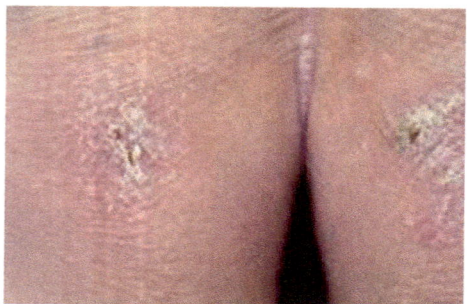

Figuur 22.2
Uitgesproken reactieve hyperkeratose.

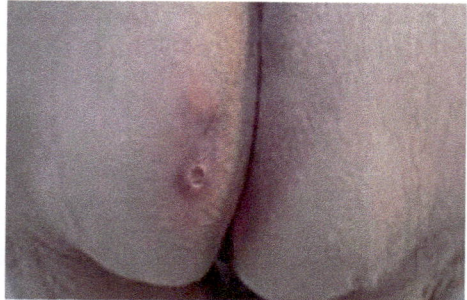

Figuur 22.3
Decubitus ulcus in seniele gluteale dermatose.

3. U adviseert de thuiszorg om preventieve maatregelen te nemen zoals beschreven in de *NHG-Standaard Decubitus* of de landelijke *CBO-richtlijn Decubitus*.

Websites

nhg.artsennet.nl: *NHG-Standaard Decubitus*.
www.cbo.nl: *CBO-richtlijn Decubitus*.

23

Anamnese

Een 63-jarige man bezoekt in februari uw spreekuur. Hij vertelt dat hij sinds een paar maanden opeens witte 'dode' vingers krijgt in de kou. Het zijn alleen de vingers van de rechterhand en het lijkt steeds erger te worden. Dat gebeurt zowel wanneer hij zijn handen in koud water wast, als wanneer hij zonder handschoenen te dragen naar buiten gaat. Na een paar minuten worden de vingers blauw en daarna duurt het nog 5-10 minuten voordat alles weer normaal is. De anamnese vermeldt dat patiënt sinds een halfjaar wisselend last van pijn in zijn gewrichten heeft, vooral van de knieën, de voeten en de schouders. U heeft patiënt een keer gezien met een pijnlijke zwelling van het distale interfalangeale gewricht van digitus IV links. Hij meende zich gestoten te hebben en na een kuurtje diclofenac genas de afwijking weer.

Lichamelijk onderzoek

Bij onderzoek ziet u op dit moment geen afwijkingen. U zet de koude kraan open en vraagt patiënt zijn handen in het water te houden. Binnen enkele minuten ziet u duidelijk ischemie met een witte verkleuring van digitus II t/m V rechts (figuur 23.1). Na 10 minuten is de hand weer normaal van kleur (figuur 23.2).

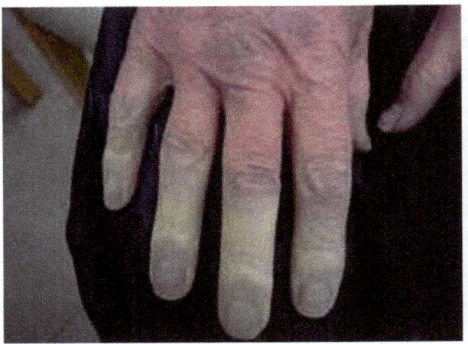

Figuur 23.1
Na expositie aan koud water.

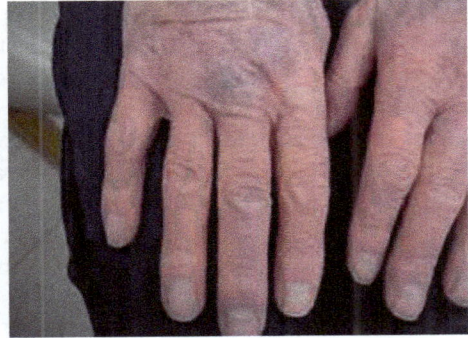

Figuur 23.2
Na 10 minuten opwarmen.

Vragen

1. Welke eigennaam is verbonden aan deze aandoening?
2. Vraagt u laboratoriumonderzoek aan bij patiënten bij wie u deze diagnose heeft gesteld?
3. Welke therapeutische mogelijkheden heeft u?

Antwoorden

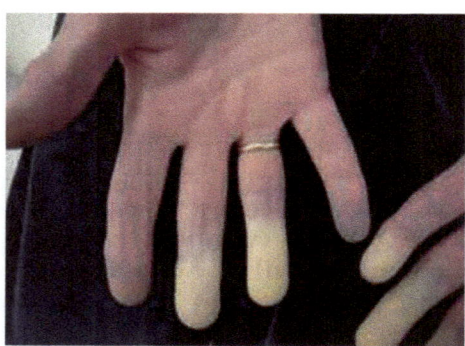

Figuur 23.3
Het Raynaud-fenomeen: naast ischemie is ook cyanose te zien.

1. Aan deze aandoening is onlosmakelijk de eigennaam RAYNAUD verbonden, die als medisch student deze afwijking in 1862 voor het eerst beschreef. Het Raynaud-fenomeen wordt gekenmerkt door het aanvalsgewijs optreden van witte verkleuring van een of meer vingers, na een aantal minuten gevolgd door reactieve hyperemie. Bij een ernstig Raynaud-fenomeen treedt na de ischemie eerst cyanose op (figuur 23.3). Aanvallen worden geluxeerd door kou of door emotionele stimuli. Een enkele keer zijn de tenen in het proces betrokken. De pathogenese, waarbij vasoconstrictie van arteriolen en kleine arteriën een belangrijke rol speelt, is niet geheel opgehelderd.

Er zijn twee vormen van het Raynaud-fenomeen: de primaire en de secundaire vorm. Het primaire Raynaud-fenomeen wordt ook wel de ziekte van Raynaud genoemd. Deze vorm, waarvan de oorzaak onbekend is, komt vooral bij jonge vrouwen voor, is onschuldig en verre van zeldzaam. De patiënten hebben vaak al vanaf de kinderleeftijd koude handen gehad. De ischemie treedt meestal aan beide handen op en de verdeling is symmetrisch. De aanvallen kunnen mild zijn en incidenteel optreden, maar ook vele malen per dag. In 80 procent van de gevallen verdwijnen de symptomen na langere tijd, maar bij ongeveer 20 procent is het beloop progressief en kunnen de symptomen leiden tot ernstige beperkingen.

De tweede, veel minder vaak voorkomende vorm is het secundaire Raynaud-fenomeen. Hierbij ligt aan de aandoening een aantoonbare oorzaak ten grondslag. Er zijn zeer vele oorzaken van het secundaire Raynaud-fenomeen beschreven:
- trauma of trilling: posttraumatische dystrofie, beroepsmatige blootstelling aan langdurige trilling, intra-arteriële toediening van medicijnen;
- bindweefselziekten en vasculitis: systemische sclerose, lupus erythematodes systemicus (LES), reumatoïde artritis, syndroom van Sjögren, gemengde bindweefselziekte, dermatomyositis, arteriitis temporalis, vasculitis;
- obstructieve arteriële aandoeningen: atherosclerose, tromboangiitis obliterans (Buerger), trombo-embolie;
- neurologische/anatomische afwijkingen: carpaaltunnel syndroom, sympathische reflex-dystrofie, thoracic outlet syndrome;
- hematologische ziekten: cryoglobulinemie, cryofibrinogenemie, koude agglutininen, paroxismale hemoglobinurie, Waldenström macroglobulinemie, polycytemie;
- geneesmiddelen: bètablokkers, amfetamines, cytostatica, interferon-alfa;
- overige oorzaken: paraneoplasie, chronisch nierfalen, primaire longhypertensie, hypothyreoïdie, anorexia nervosa, parvovirus B19.

Bij de secundaire vorm, ongeveer 10 procent van alle patiënten met het Raynaud-fenomeen, zijn de verschijnselen meestal ernstiger (en pijnlijker) dan bij de primaire vorm en niet zelden gelokaliseerd aan één hand. Van systemische sclerose is het Raynaud-fenomeen vaak het presenterende symptoom. De leeftijd- en geslachtsverdeling is die van de onderliggende aandoening, zodat deze vorm bij zowel mannen als vrouwen en ook op oudere leeftijd voorkomt. Bij ernstige ziekte kunnen secundaire huid- en nagelveranderingen optreden, zoals teleangiectasia in de nagelriemen, verdunning en ribbelig worden van de nagels, onycholysis en atrofie en sclerose van de vingers (sclerodactylie). In de aanwezigheid van organische vaataandoeningen en bij systemische sclerose kan ulceratie en zelfs gangreen optreden.

2. Het is niet zinvol en kosteneffectief om bij elke patiënt met het Raynaud-fenomeen uitgebreid laboratoriumonderzoek aan te vragen om de primaire van de secundaire vorm te onderscheiden. Bij jonge vrouwen (<30 jaar) met een normaal gewicht (cave anorexia) die het Raynaud-fenomeen hebben aan beide handen, met een langdurige voorgeschiedenis van koude handen, geen aanwijzingen hebben voor perifere arteriële occlusie, bij wie op grond van anamnese en lichamelijk onderzoek geen aanwijzingen voor onderliggende oorzaken gevonden worden (zoals hiervoor beschreven) en bij wie geen abnormale capillairen in de nagelriemen zichtbaar zijn (zoals bij sommige bindweefselziekten, figuur 23.4), hebben nagenoeg zeker de primaire, onschuldige, vorm van het Raynaud-fenomeen.

In het geval van deze patiënt ligt de situatie echter anders. De patiënt is een oudere man die de klachten recentelijk heeft ontwikkeld en bij wie het Raynaud-fenomeen unilateraal is gelokaliseerd. Bovendien heeft hij een anamnese van artralgieën en heeft hij recent artritis gehad in het distale interfalangeale gewricht van de linkerringvinger, zodat aan reumatische aandoeningen zoals een LES gedacht moet worden. Deze patiënt verdient een uitgebreid lichamelijk onderzoek en labanalyse, waaronder algemeen oriënterend onderzoek, totaal eiwit en eiwitspectrum, reumafactor, cryoglobulines, en ANA.

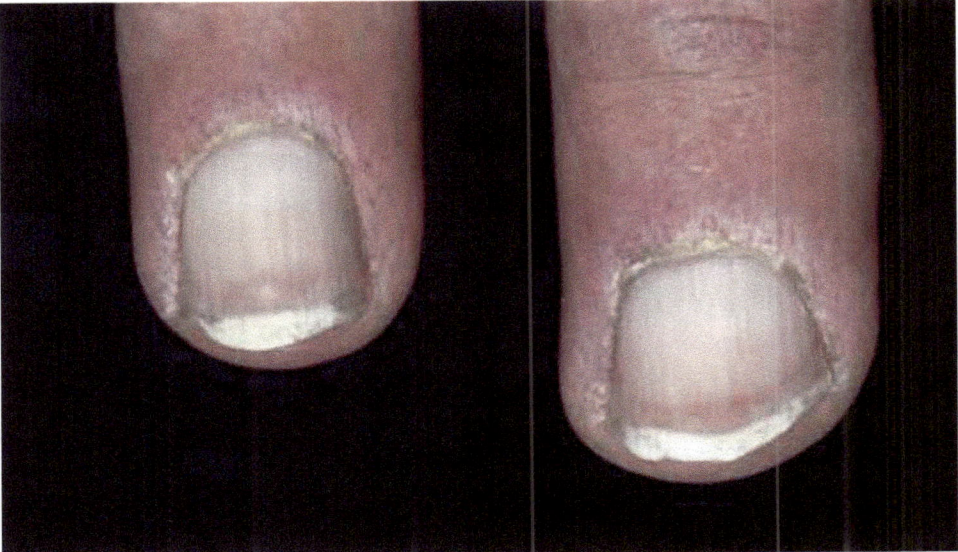

Figuur 23.4
Abnormale capillairen (teleangiëctasieën) in de nagelriem bij LES.

3. Het is uiteraard van het grootste belang dat patiënten met het Raynaud-fenomeen warme kleding dragen en dat het in huis aangenaam warm is. Al vroeg in het najaar moeten handschoenen gedragen worden. Er zijn ook verwarmbare handschoenen en handschoenen met batterijen verkrijgbaar. Tocht en expositie aan kou en wind, vooral bij hoge luchtvochtigheid, moeten zo veel mogelijk worden vermeden. Lokale therapie met vaatverwijders zoals capsicum compositum crème (bevat histamine, capsicumextract, methylnicotinaat en glycolsalicylaat) kan geprobeerd worden. Orale therapie met de calciumantagonist nifedipine (retard tabletten, beginnen met 2dd 10 mg, maximaal ophogen tot 2dd 40 mg, onderhoudsdosering 2dd 20 mg) kan zowel profylactisch als therapeutisch effectief zijn. Diltiazem, een andere calciumantagonist, is wat minder effectief, maar geeft ook minder bijwerkingen zoals hoofdpijn en flush. In de gevallen van het secundaire Raynaud-fenomeen moet zo mogelijk de onderliggende aandoening behandeld worden.

Anamnese

Een 29-jarige vrouw ontwikkelt bij kou een 'paars netwerk' op haar beide bovenbenen, dat bij opwarming geheel verdwijnt. Feitelijk heeft ze dit al van kinds af aan. Patiënte is verder geheel gezond en gebruikt geen medicijnen.

Lichamelijk onderzoek

Bij onderzoek ziet u – nadat patiënte tien minuten buiten in de kou is geweest – een symmetrisch paarsrood netwerk op beide bovenbenen. De verkleuring is wegdrukbaar en komt direct na opheffen van de druk terug, zodat u concludeert dat er sprake moet zijn van (cyanotische) bloedvaten.

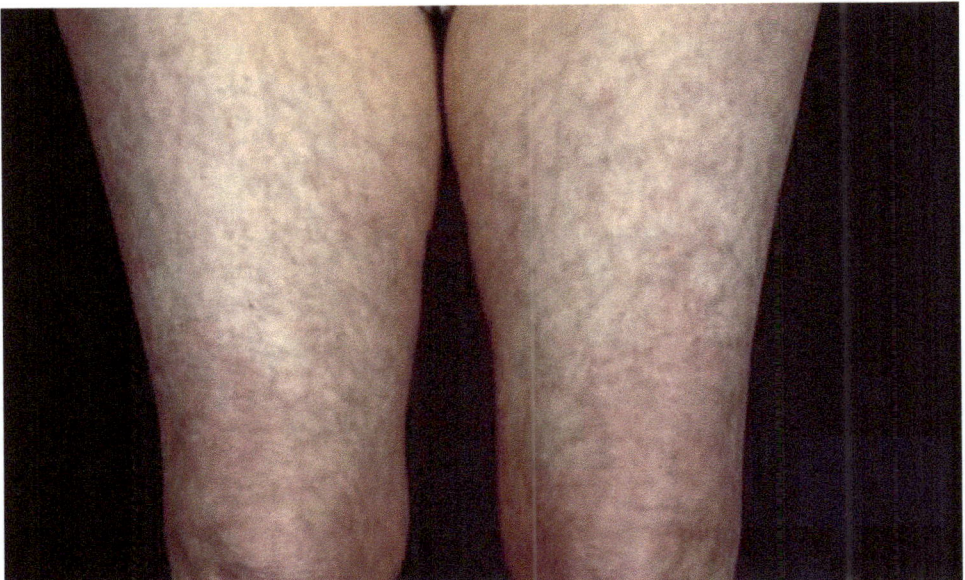

Figuur 24.1

Vragen

1. Hoe heet deze aandoening?
2. Vraagt u laboratoriumonderzoek of vaatlaboratoriumonderzoek aan?

Antwoorden

1. Deze aandoening heet LIVEDO RETICULARIS (reticulum = netwerk). Dit is een voorbijgaande reactie op kou, waarbij constrictie van de arteriolen en dilatatie van de venen in de diepe dermale vaatplexus optreedt, leidend tot de cyanotische netvormige verkleuring. Bij opwarming verdwijnt het karakteristieke netwerk weer. Vanwege de gelijkenis met geaderd marmer wordt het beeld ook wel cutis marmorata genoemd.

Livedo reticularis treedt in meer of mindere mate bij ongeveer de helft van alle (normale) kinderen op als fysiologisch verschijnsel en geeft geen symptomen. Het heeft de neiging om in de loop van de jaren vanzelf minder te worden en te verdwijnen. Op volwassen leeftijd treft livedo reticularis bijna altijd jonge vrouwen. Het beeld is symmetrisch en vooral gelokaliseerd op de benen, maar kan ook gezien worden op de armen, de billen en de romp. Veel van de volwassen patiënten hebben ook last van acrocyanose, eveneens een abnormale reactie op koude.

In enkele gevallen ligt er aan beelden die wel wat lijken op livedo reticularis een onderliggende ziekte ten grondslag, die aanleiding geeft tot vasculaire beschadiging, hetzij ontstekingen, hetzij occlusie. Dit vrij zeldzame beeld, dat livedo racemosa genoemd wordt, ontstaat meestal op volwassen leeftijd (zowel bij mannen als bij vrouwen), is asymmetrisch, veel onregelmatiger van vorm en meer pleksgewijs gelokaliseerd dan bij livedo reticularis. De huidafwijkingen zijn meestal permanent aanwezig en de relatie met kou en opwarming is veel minder sterk dan bij livedo reticularis of zelfs afwezig.

2. Omdat de aandoening al van kinds af aan bestaat, symmetrisch is, een duidelijke relatie met temperatuur vertoont en patiënte een verder geheel gezonde vrouw is, moet hier sprake zijn van een onschuldige – zij het persisterende – livedo reticularis. Nader onderzoek naar onderliggende aandoeningen die livedo racemosa kunnen veroorzaken is derhalve niet noodzakelijk.

25

Anamnese
Een 44-jarige man heeft sinds drie maanden zich uitbreidende afwijkingen op zijn armen, die licht jeuken.

Lichamelijk onderzoek
Bij onderzoek ziet u een uitgebreid beeld van vlakke papeltjes met een paarsige kleur en een maximale diameter van 8 mm. Opvallend zijn enkele lineaire laesies.

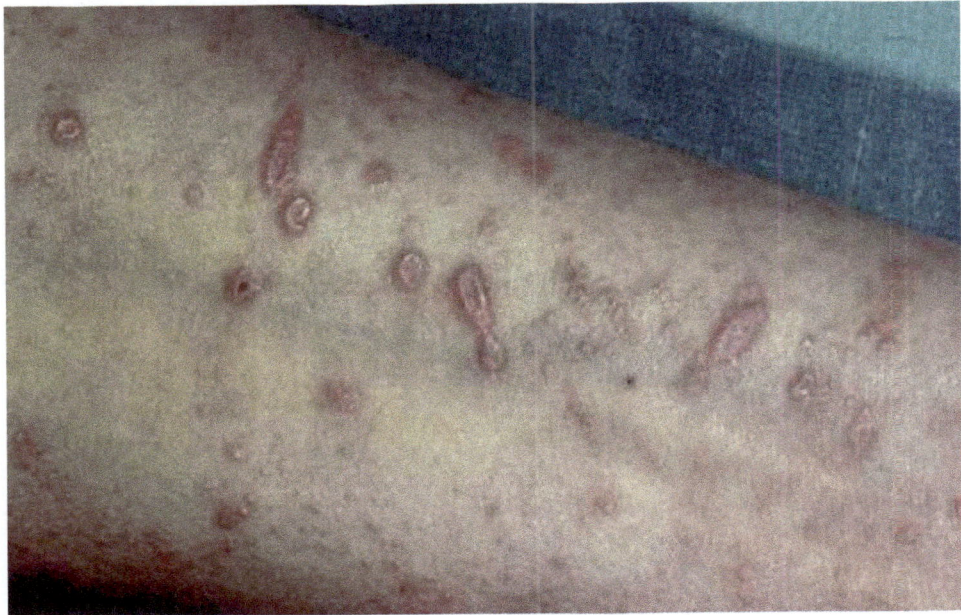

Figuur 25.1

Vragen
1. Wat is uw diagnose?
2. Op welke plaatsen van het lichaam komt deze aandoening ook vaak voor?
3. Hoe zijn de streepvormige laesies ontstaan en hoe heet dit fenomeen? Bij welke andere huidziekte wordt dit ook gezien?
4. Wat is uw behandeling?

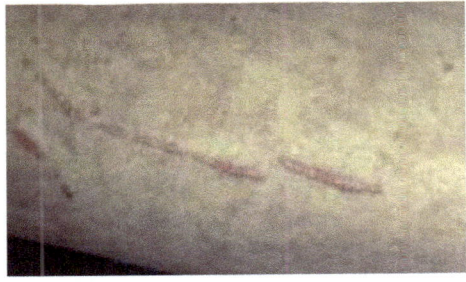

Figuur 25.2

Antwoorden

1. U stelt op dit karakteristieke beeld de diagnose LICHEN PLANUS (vroeger vaak lichen ruber planus genoemd). Dit is waarschijnlijk een immunologisch gemedieerde aandoening, maar de precieze oorzaak is niet bekend. Lichen planus wordt gekenmerkt door glanzende, paarse, vlakke polygonale papels, die in grootte variëren van kleiner dan een millimeter tot ongeveer een centimeter. Over de oppervlakte zijn vaak witte lijntjes zichtbaar, de zogeheten striae van Wickham (figuur 25.3). De laesies kunnen geïsoleerd voorkomen, maar komen vaker voor in groepjes, in lijnen of ringen. De meeste patiënten klagen over jeuk, die kan variëren van mild tot zeer ernstig.

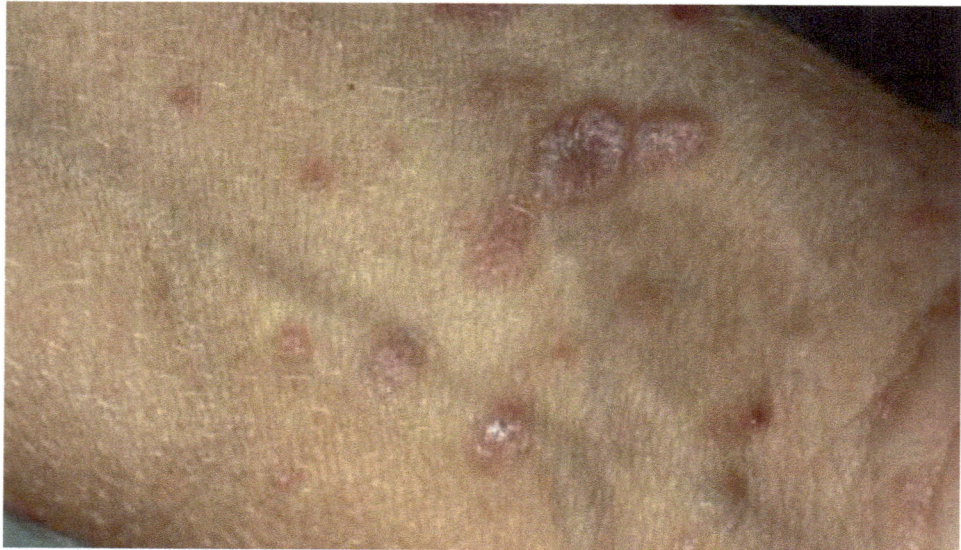

Figuur 25.3
Witte streepjes over de vlakke paarse papels: striae van Wickham.

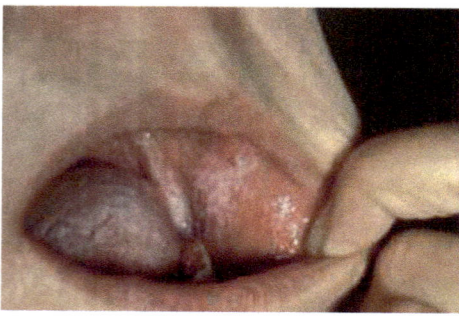

Figuur 25.4
Lichen planus van het wangslijmvlies: karakteristiek netwerk van witte lijntjes.

2. Lichen planus kan overal op het lichaam optreden, maar de voorkeurslokalisaties zijn de onderzijde van de polsen, de lumbaalstreek en rond de enkels. Lichen planus komt bij 30 tot 70 procent van de patiënten ook voor op de slijmvliezen, vooral op het wangslijmvlies en de tong (lichen oris). Het geeft dan een ander beeld dan op de huid en wel van witte lijntjes die – in hun meest karakteristieke vorm – een reticulum (netwerk) vormen (figuur 25.4). In een aantal gevallen spelen vullingen met amalgaam of goud hierbij een rol. Niet zelden kan een

contactallergie voor deze metalen worden aangetoond. Verwijdering van de metalen kan dan – overigens ook bij een negatieve plakproef – leiden tot een remissie van de lichen oris.

Ook op de penis wordt met enige regelmaat een lichen planus gezien, vaak in een ringvormige configuratie (annulaire lichen planus, figuur 25.5). In ongeveer 10 procent van de gevallen, vooral bij uitgebreide en actieve erupties, zijn er nagelafwijkingen, die overigens meestal mild zijn. Ze worden gekenmerkt door verdunning van de nagelplaat van de vingers met geprononceerde longitudinale lijnen en lineaire inzinkingen. Ernstiger dystrofie komt eveneens voor. In enkele gevallen kan lichen planus van het behaarde hoofd aanleiding geven tot pleksgewijze haaruitval met littekenvorming (cicatriciële alopecie).

3. De streepvormige laesies zijn lineaire beschadigingen van de huid geweest, bij deze patiënt door het werken in de tuin. In deze traumata zijn lichen planus laesies ontstaan. Dit heet het köbnerfenomeen. Ook bij patiënten met (actieve) psoriasis zal traumatisering van de huid aanleiding kunnen geven tot het ontstaan van nieuwe psoriasisplekken op de plaats van beschadiging van de huid.

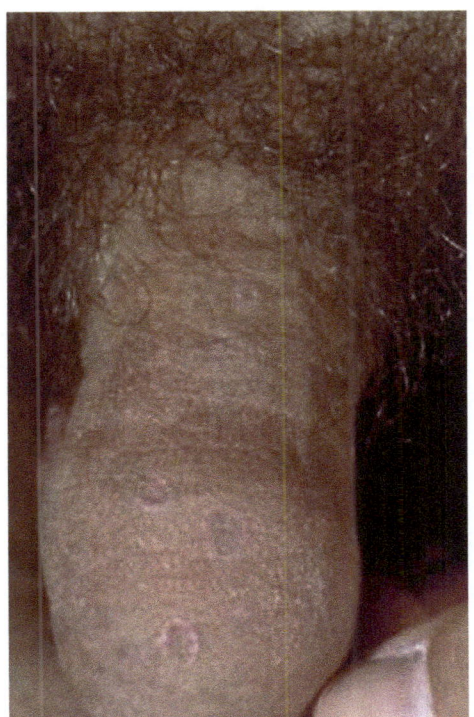

Figuur 25.5
Annulaire lichen planus penis.

4. U behandelt met sterk werkende dermatocorticosteroïden, bijvoorbeeld clobetasolpropionaatzalf (Dermovate®). Als de aandoening hierdoor verdwijnt (hetgeen gemakkelijk 8-10 weken kan duren; controleer op ontwikkeling van atrofie van de huid en houd de in totaal gebruikte hoeveelheden in de gaten!) dan blijven er vaak bruine vlekjes achter, vooral bij patiënten met een donkerder huidtype. Dit wordt postinflammatoire hyperpigmentatie genoemd. U kunt uw patiënt geruststellen dat deze laesies in de loop van enkele maanden vanzelf zullen verdwijnen.

Notities

26

Anamnese
Een 78-jarige vrouw heeft lateraal van haar rechteroog een bruine vlek. Deze bestaat al enkele jaren, maar patiënte merkt dat de vlek groter wordt en donkerder. Ze vraagt of het goedaardig is en of de afwijking verwijderd kan worden, omdat ze het lelijk vindt maar ook omdat ze er jeuk aan heeft.

Lichamelijk onderzoek
Bij onderzoek ziet u een lichtbruine nagenoeg egaal gekleurde macula met een scherpe maar wat onregelmatige begrenzing.

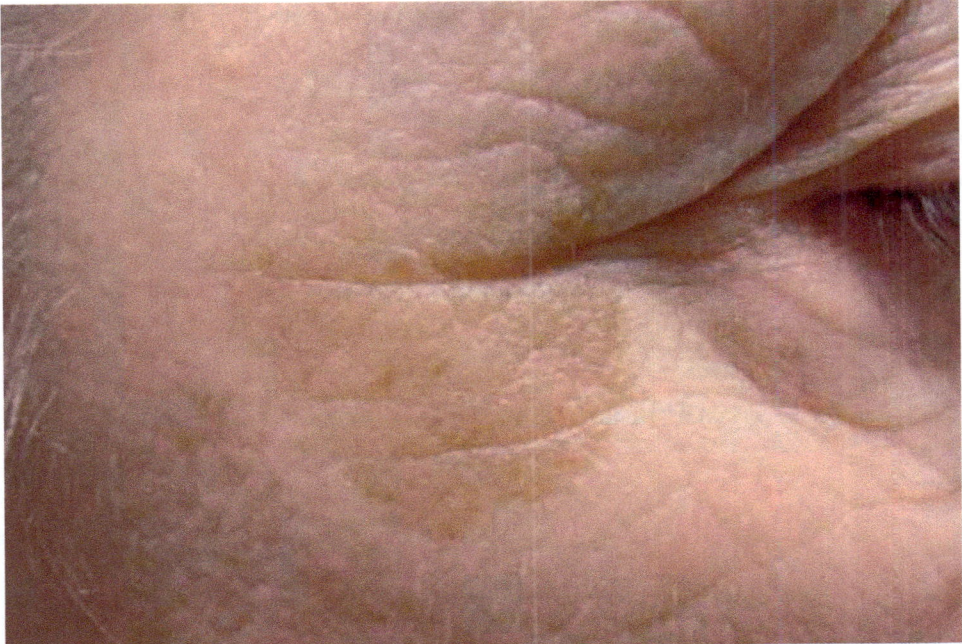

Figuur 26.1

Vragen
1. Hoe noemt u deze aandoening?
2. Hoe groot is de kans op maligne degeneratie?
3. Waarvan moet een lentigo solaris worden onderscheiden?
4. Welke behandelingsmogelijkheden bespreekt u met patiënte?

Antwoorden

1. Hier is sprake van een LENTIGO SOLARIS. De toevoeging 'solaris' duidt op de belangrijke rol van de zon in de etiologie ervan. Tot voor kort werd deze afwijking 'lentigo senilis' genoemd, omdat deze vlekken vooral bij oude(re) mensen worden gezien. Het treft vooral individuen met een licht huidtype, waarvan de huid veel aan zonlicht blootgesteld is geweest. Lentigines solares worden dan ook meestal op het gelaat, de (onder-) armen en de handruggen aangetroffen. Op de handruggen zijn vaak vele bruine vlekjes te zien, die in de volksmond – overigens geheel ten onrechte – 'levervlekken' worden genoemd (figuur 26.2). Naast de lentigines zijn veelal ook andere tekenen van actinische schade te zien, zoals rimpels, atrofie van de huid en onregelmatige pigmentatie (figuur 26.2). De lentigines zijn meestal regelmatig begrensd, hebben een min of meer egale kleur bruin, blijven altijd maculeus, en kunnen maximaal enkele centimeters groot worden.

Lentigines solares komen overigens ook bij jonge mensen voor, vooral op het gelaat bij meisjes en het gelaat en de schouders van jongens. Meestal is er dan een anamnese van een heftige zonnebrandreactie, gevolgd door een eruptie van (soms grote en opvallend donkere) lentigines.

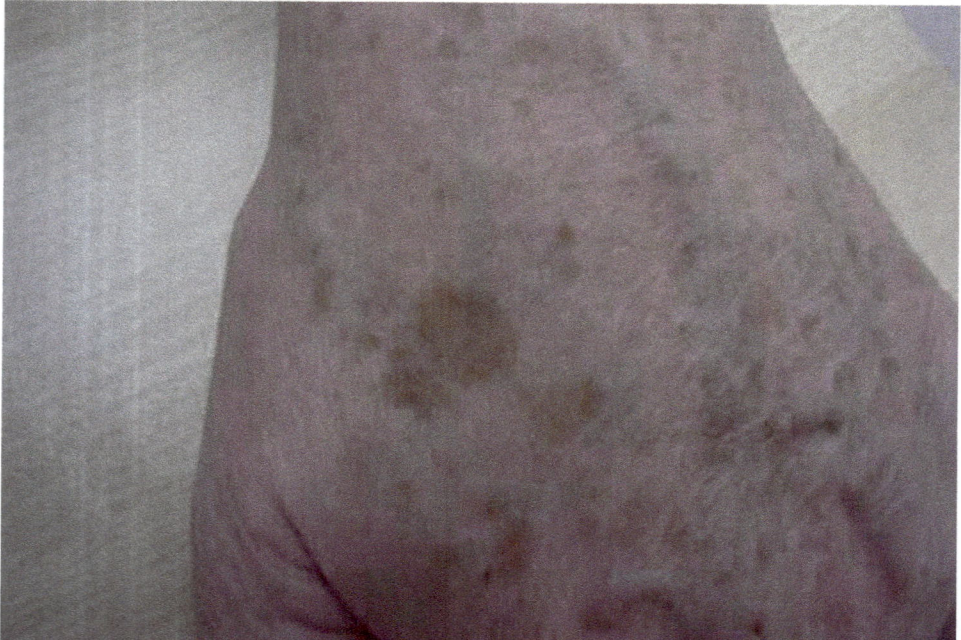

Figuur 26.2
Multipele lentigines op de handrug: 'levervlekken'. Tevens atrofie van de huid door actinische beschadiging.

2. Een lentigo solaris wordt nooit kwaadaardig. Er is weliswaar een toename van melanocyten in het stratum basale van de opperhuid, maar er is nooit celatypie en de melanocyten migreren niet naar de onderliggende dermis.

3. Een lentigo solaris moet worden onderscheiden van een lentigo maligna. Dit is een *in situ* (beperkt tot de epidermis) melanoom met horizontale groeiwijze. Verreweg de meeste lentigines malignae komen voor bij oude mensen en wel op het gelaat, vooral het bovenste deel van de wangen, de slapen of het voorhoofd. Een lentigo maligna groeit langzaam gedurende vele jaren en is bruin of zwart en vaak onregelmatig van kleur en vorm (figuur 26.3). Het stellen van de juiste diagnose is belangrijk, omdat een lentigo maligna op enig moment een verticale groeiwijze gaat vertonen, waardoor een invasief melanoom ontstaat.

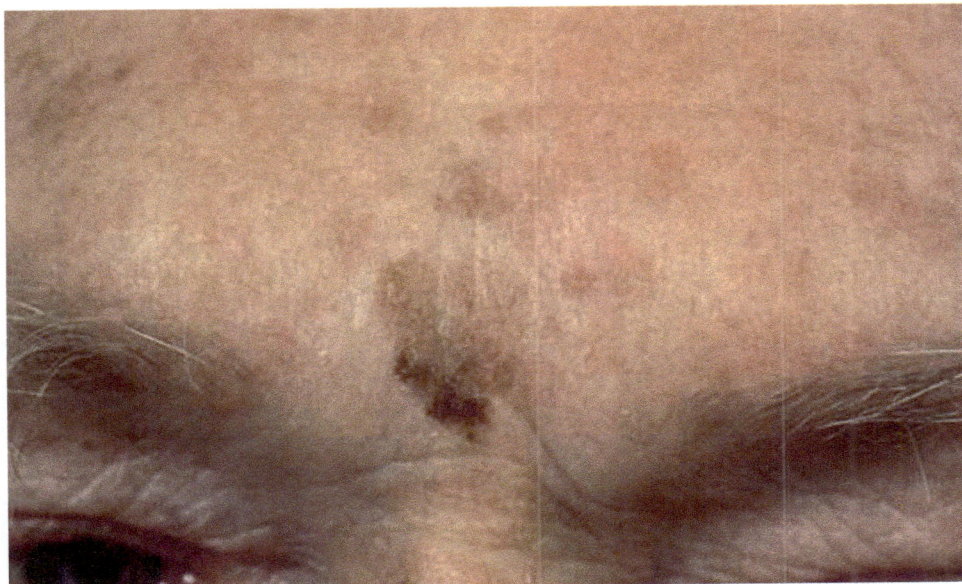

Figuur 26.3
Lentigo maligna: donkerder en onregelmatiger van kleur en vorm dan lentigo solaris.

4. Een lentigo solaris kunt u uitstekend behandelen met vloeibare stikstof. Dat moet wel zeer voorzichtig gebeuren, omdat anders gemakkelijk littekens kunnen ontstaan. Ook behandeling met de hyfrecator kan – althans in ervaren handen – cosmetisch fraaie resultaten geven. Daarnaast is een lentigo solaris met diverse lasers goed te verwijderen.

Vervolgens is het verstandig om patiënte te adviseren om zoveel mogelijk zonlicht te vermijden en een zonnebrandcrème (beschermend tegen UVA- en UVB-straling) met een hoge beschermingsfactor te gaan gebruiken. Alleen al door deze fotoprotectie kunnen sommige bestaande laesies lichter van kleur worden of zelfs (bijna) geheel verdwijnen.

Notities

27

Anamnese
Een 41-jarige man heeft sinds vier weken zich uitbreidende rode bulten op zijn rechterhand. Patiënt meldt uit zichzelf dat hij een dierenspeciaalzaak heeft en dat hij ongeveer een maand voordat de eerste plek ontstond zijn handrug heeft geschaafd.

Lichamelijk onderzoek
U ziet op de rechterhandrug en de dorsale zijde van de middelvinger een zestal dofrode erythemateuze vrij vlakke noduli.

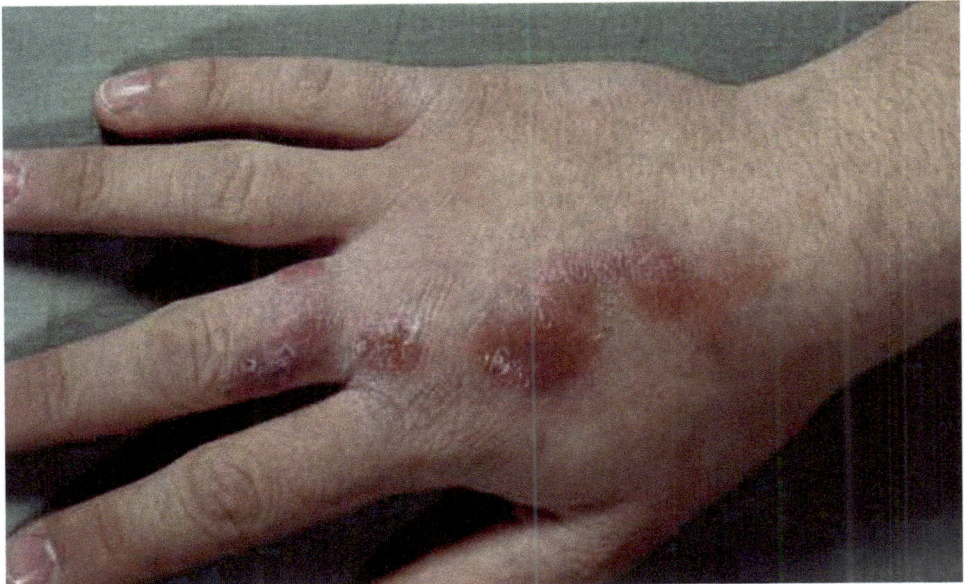

Figuur 27.1

Vragen
1. Aan wat voor soort huidaandoening denkt u of heeft u zelfs een diagnose?
2. Wat is uw beleid?

Antwoorden

1. Hier is sprake van een AQUARIUMGRANULOOM. Deze aandoening wordt veroorzaakt door *Mycobacterium marinum*. Dit is een van de atypische – niet-tuberculoïde – mycobacteriën. De natuurlijke habitat van *Mycobacterium marinum* is water, vooral afgesloten water dat niet regelmatig ververst wordt, zoals in aquaria en zwembaden (zelfs als die voldoende chloor bevatten).

In de meeste gevallen (>80 procent) van aquariumgranuloom is – zoals de naam al doet vermoeden – een aquarium de bron van de infectie, vooral verwarmde aquaria met tropische vissen. De bacterie veroorzaakt tuberculose bij vissen, die altijd tot de dood van het dier zal leiden, maar wat wel een jaar kan duren. Bij de mens veroorzaakt M. marinum een ontstekingsreactie van de huid, die eerst niet-specifiek is, maar later histopathologisch tuberculoïde granulomen laat zien. Waarschijnlijk is de bacterie alleen maar pathogeen op beschadigde huid en wordt de infectie geacquireerd via bijvoorbeeld een schaafwondje dat ontstaat tijdens het schoonmaken van het aquarium.

Na een incubatieperiode van 2-3 weken (maar soms veel langer) ontstaat er op de plaats van de huidbeschadiging een solitaire nodulus of pustel. Hieruit kunnen ulceraties ontstaan of abcessen, maar de noduli kunnen ook als zodanig blijven bestaan of zich ontwikkelen tot verruceuze (wratachtige) plaques (figuur 27.2). Meestal zijn er multipele laesies en in de zogeheten sporotrichoïde vorm ontwikkelen noduli zich in het verloop van lymfevaten (figuur 27.3). De regionale lymfeklieren kunnen vergroot zijn. Wanneer de bacterie bij het zwemmen is opgelopen, ontstaan de laesies doorgaans op de ellebogen, knieën en voeten. Bij besmetting vanuit een aquarium is het granuloom gelokaliseerd op de dominante hand, de vingers daarvan en de betreffende onderarm.

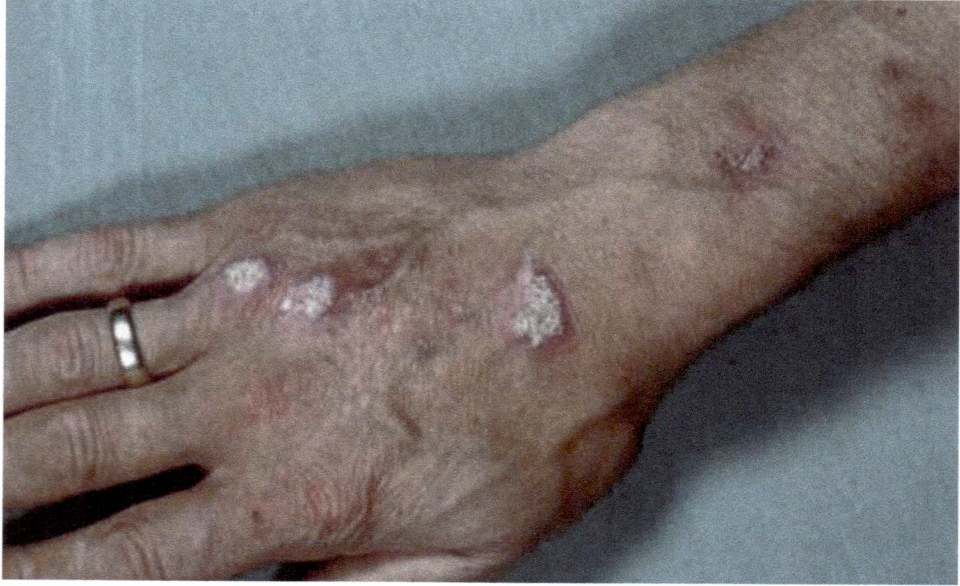

Figuur 27.2
Hyperkeratotische verruceuze plaques.

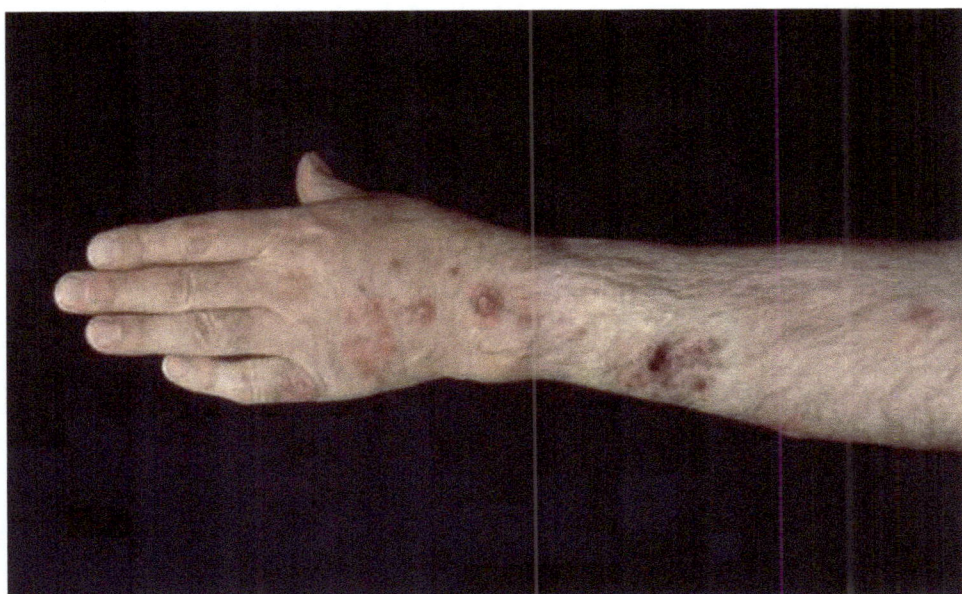

Figuur 27.3
Sporotrichoïd aquariumgranuloom: multipele laesies ascenderend via de lymfebaan.

2. U laat patiënt een afspraak maken bij de dermatoloog. De diagnose wordt gesteld op basis van de histopathologie (tuberculoïde granulomen), de aanwezigheid van intracellulaire zuurvaste bacteriën (slechts positief in 10 procent van alle preparaten), een positieve kweek, of identificatie met behulp van PCR-technieken. De therapie bestaat uit antibiotica, bijvoorbeeld (langdurig) azitromycine. Kleine solitaire laesies worden ook wel eens geëxcideerd. Wanneer een infectie is opgelopen in een zwembad zullen de terzake bevoegde gezondheidsautoriteiten gewaarschuwd moeten worden. Maximale chloortoediening is effectief. In het geval van infecties bij eigenaren van aquaria of – zoals in dit geval – beroepsmatig contact met aquariumwater zijn eenvoudige preventieve maatregelen, zoals het dragen van rubber handschoenen bij het schoonmaken van het aquarium, voldoende.

Notities

Anamnese

Een 32-jarige vrouw vertelt dat ze veel last heeft van blozen op de wangen. Dat vindt patiënte niet prettig, maar daar heeft ze zich – min of meer – bij neergelegd. Maar nu komen er allemaal pukkeltjes bij, 'het lijkt wel of ik weer jeugdpuistjes krijg'. Verder vertelt patiënte de laatste tijd branderige ogen te hebben, ze weet niet waarvan. Ze draagt geen lenzen.

Lichamelijk onderzoek

Bij onderzoek ziet u op de wangen wat roodheid, kleine adertjes (teleangiëctasieën) en vele kleine papeltjes en pusteltjes.
U kunt geen mee-eters vinden.

Vragen

1. Welke diagnose stelt u?
2. Kunnen de oogklachten bij dit huidbeeld passen?
3. Is dit een veel voorkomende aandoening en bij wie komt dit vooral voor?
4. Welke therapeutische mogelijkheden kent u?

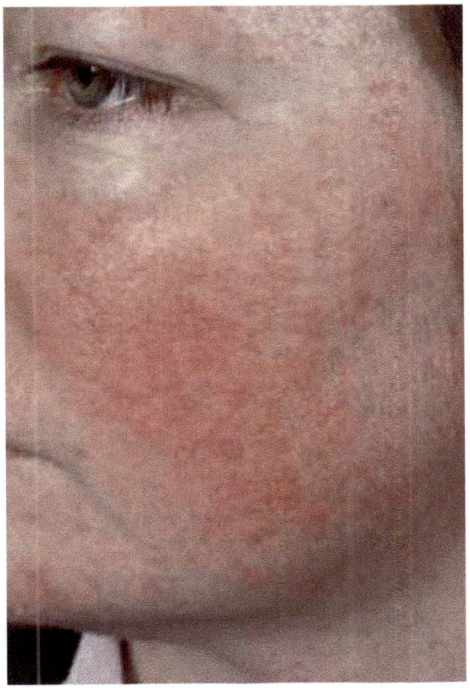

Figuur 28.1

Antwoorden

1. U stelt de diagnose ROSACEA. De term acne rosacea moet bij voorkeur niet meer gebruikt worden. Rosacea is een chronische vasculaire en inflammatoire aandoening van het gelaat. De oorzaak is onbekend. De manifestaties van rosacea zijn met name gelokaliseerd op de neus, de wangen, het voorhoofd en de kin (figuur 28.2). De belangrijkste (primaire) kenmerken van rosacea zijn flush (blozen, voorbijgaand erytheem), persisterend erytheem, papels en pustels, en teleangiëctasieën (figuur 28.3). Veel patiënten vertellen vaak te blozen; dit kan worden geprovoceerd door emotie, warmte, zonlicht, alcohol, hete danken en spijzen, of de menopauze. Persisterend erytheem is het meest voorkomende kenmerk van rosacea. Inflammatoire papels met of zonder pustels, die in aanvallen opkomen, zijn typisch voor rosacea. Comedonen komen bij rosacea niet voor. Secundaire kenmerken van rosacea zijn branderigheid en steken, oedeem, oogafwijkingen en phymateuze zwellingen. Zacht ('pitting') oedeem van de huid, dat enkele dagen kan blijven bestaan, wordt vooral gezien bij patiënten met recidiverende en/of persisterende roodheid (figuur 28.4). Phymateuze veranderingen kunnen zich presenteren als verdikking of fibrosering van de huid met een hobbelig aspect. De meest voorkomende phyma is rhinophyma.

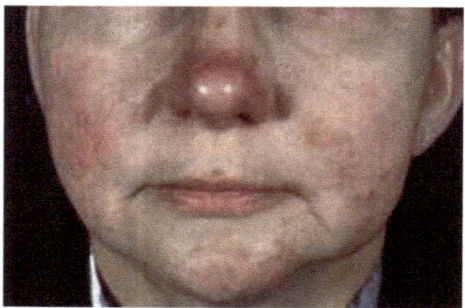

Figuur 28.2
Rosacea op de klassieke plaatsen: neus, wangen en kin.

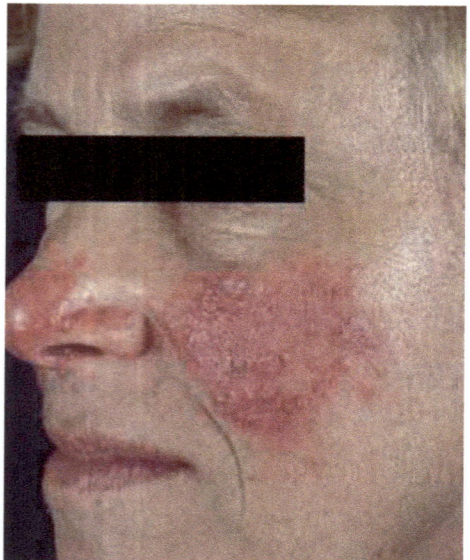

Figuur 28.3
Persisterend erytheem op de neus, papels en pustels op de wangen.

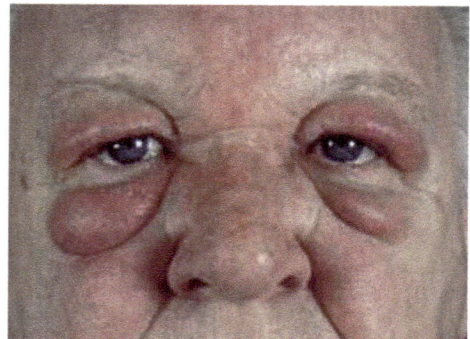

Figuur 28.4
Oedeem van de bovenoogleden en onder de ogen bij rosacea.

2. Ja, de branderigheid in de ogen kan zeer goed passen bij de rosacea van deze patiënte. Oogafwijkingen – vooral blefaritis en keratoconjunctivitis – komen bij ongeveer de helft of meer van de patiënten lijdende aan rosacea voor (figuur 28.5 en 28.6).

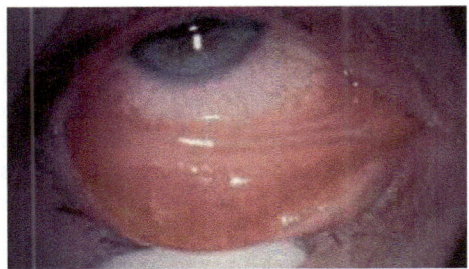

Figuur 28.5
Rosacea keratoconjunctivitis.

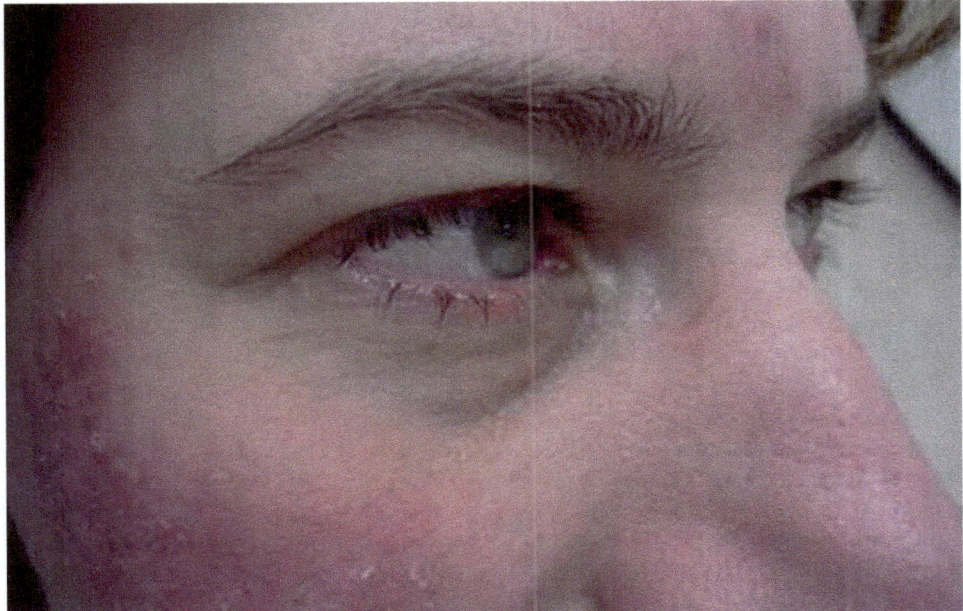

Figuur 28.6
Rosacea met blefaritis.

De meest gevreesde afwijking is rosacea keratitis, die blindheid kan veroorzaken (figuur 28.7). De meest voorkomende symptomen van oculaire rosacea – vaak erger dan de klinische symptomen lijken te rechtvaardigen – zijn niet-specifiek, onder meer droge ogen, branderigheid, steken, vreemd lichaamgevoel en tranende ogen; keratitis kan daarnaast aanleiding geven tot pijnlijke tranende ogen en lichtschuwheid.

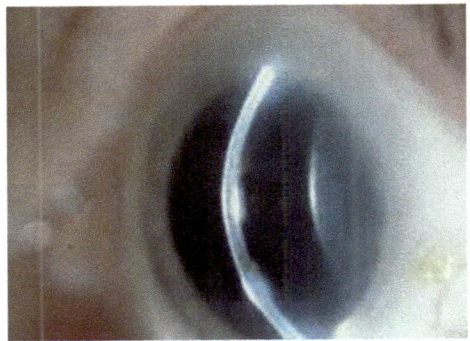

Figuur 28.7
Spleetlamponderzoek: stromale infiltraten bij rosacea keratitis.

3. Rosacea ontstaat meestal rond het 30e levensjaar en komt meer voor bij vrouwen (vooral van middelbare leeftijd) dan bij mannen. De afwijking wordt vooral bij blanken gezien, met name bij mensen met de lichtere huidtypen (daarom wordt de afwijking ook wel genoemd the curse of the Celts). In Zweden heeft 10 procent van de algemene bevolking rosacea. Ongeveer 80 procent daarvan heeft erythematoteleangiëctatische rosacea (roodheid en flush) en 20 procent lijdt aan papulopustuleuze rosacea. Migraine komt bij meer dan de helft van alle patiënten met rosacea voor en lijkt te zijn gecorreleerd aan flush (vasodilatatie).

4. Rosacea is doorgaans symptomatisch goed te behandelen, maar zelden te genezen.

Algemene maatregelen: het is belangrijk om de patiënt uit te leggen dat rosacea na het staken van de therapie kan (en meestal zal) recidiveren. Bij iedere patiënt moet worden nagegaan welke factoren de subjectieve en objectieve verschijnselen verergeren: warmte, kou, wind, hete dranken, inspanning, gekruid eten, alcohol, emoties, lokale producten die de huid irriteren, menopauzale flush, en medicijnen die blozen bewerkstelligen of verergeren. Daarnaast is het vermijden van de zon en het dagelijks aanbrengen van een zonnebrandcrème van groot belang.

Lokale therapie: met lokaal metronidazol crème 1% of gel 0,75% 1-2dd kan een aanzienlijke reductie van het aantal papels en pustels bereikt worden; ook het erytheem verbetert licht.

Papels en pustels reageren ook goed op de lokaal toegepaste antibiotica clindamycine en erytromycine in lotionvorm. Erytromycinegel kan gebruikt worden wanneer de lotion de huid teveel uitdroogt. Een goed alternatief voor metronidazol is azelaïnezuur crème 20% FNA tweemaal daags.

Orale behandeling: orale toediening van doxycycline heeft een gunstig effect op zowel rosacea als op de blefaritis en keratitis. De aanbevolen dosering bedraagt 100 mg per dag. De behandeling dient te worden gecontinueerd tot de actieve laesies zijn verdwenen (minimaal 6 weken), daarna kan de dosering geleidelijk worden verminderd. Gelijktijdige en – na het stoppen van orale tetracyclines – blijvende behandeling met lokaal metronidazol kan een remissie vaak in stand houden. Mocht doxycycline niet werkzaam zijn, dan kunt u minocycline proberen, uiteraard rekening houdend met een ongunstiger bijwerkingenprofiel. Bij therapieresistente gevallen kan behandeling met isotretinoïne in een lage dosis (10 mg per dag) worden overwogen. Een nadeel van isotretinoïne is dat het de oculaire manifestaties van rosacea soms kan verergeren.

Oogafwijkingen: langdurige behandeling met doxycycline 100 mg geeft bij nagenoeg alle patiënten symptomatische verbetering. Lokale applicatie van metronidazol gel en fusidinezuurgel verbetert de symptomen van blefaritis. Ook goede ooglidhygiëne geeft bij de helft van de patiënten symptomatische verbetering. Secundaire bacteriële infectie kan behandeld worden met lokale antibiotica (fusidinezuur, tetracycline) als zalf of oogdruppels en voor patiënten die last hebben van droge ogen kan 'kunstmatig traanvocht' zoals hypromellose of methylcellulose worden voorgeschreven.

Anamnese

Een 35-jarige vrouw, bekend met diabetes mellitus type 1, heeft sinds enkele maanden plekken op de voorzijde van haar onderbenen die geleidelijk groter worden.

Lichamelijk onderzoek

Bij onderzoek ziet u drie grote plekken op de scheenbenen met een dofrode rand en een atrofisch gelig centrum met een groot aantal teleangiëctasieën.

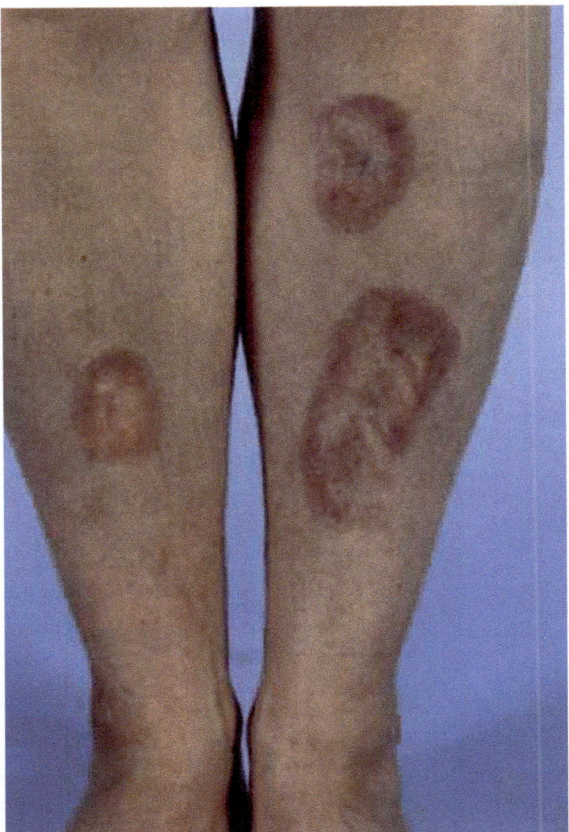

Figuur 29.1

Vragen

1. Wat is uw waarschijnlijkheidsdiagnose?
2. Is er een relatie met de diabetes?
3. Wat is uw beleid?

Antwoorden

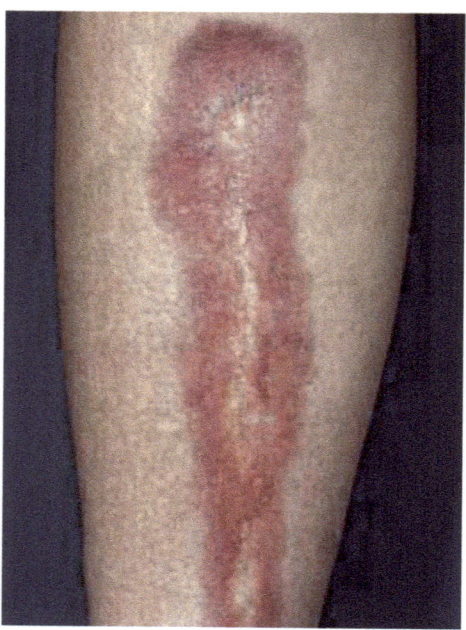

Figuur 29.2
NL: Gelig atrofisch centrum, actieve rode (inflammatoire) rand.

1. U denkt hier aan NECROBIOSIS LIPOIDICA (NL). De etiopathogenese van deze aandoening is onbekend. Deze dermatose wordt vooral gezien bij jonge mensen met een vrouw:man ratio van 3:1. NL begint op de scheenbenen als een stevige, dofrode papel of plaque. Deze breidt zich naar perifeer uit tot een plaque met een erythemateuze rand en een gelig atrofisch centrum (figuur 29.2) met een glazig oppervlak en (soms heel veel) teleangiëctasieën (figuur 29.3). De laesies zijn asymptomatisch en anesthetisch. Doorgaans zijn beide onderbenen aangedaan. Eenmaal ontstaan blijven de afwijkingen aanwezig. In sommige laesies kunnen ulceraties ontstaan, die zeer moeilijk genezen (figuur 29.4). Het aantal NL plekken en de snelheid van progressie variëren sterk. Over het algemeen worden de laesies in de loop van (vele) jaren geleidelijk groter, maar ze kunnen ook langdurig stationair blijven of 'uitdoven' met het achterlaten van atrofische littekens.

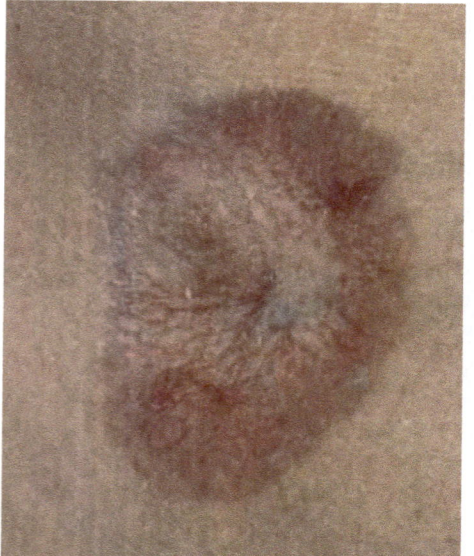

Figuur 29.3
Prominent aanwezige teleangiëctasieën.

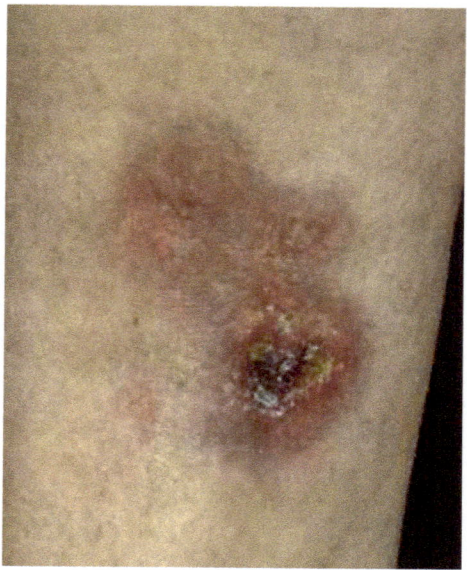

Figuur 29.4
Ulceratie in NL-laesies.

2. Er is in zoverre een relatie met diabetes, dat patiënten met NL relatief vaak diabetes hebben, vooral type 1; de percentages variëren in diverse studies van 11 procent tot 65 procent. In dergelijke gevallen – en zo ook bij deze patiënte – spreekt men van necrobiosis lipoidica diabeticorum. Omgekeerd zou slechts 0,3 tot 3 procent van alle diabetische patiënten NL ontwikkelen. Of er een pathogenetische relatie tussen diabetes en NL bestaat is onzeker. In oudere studies had het goed instellen van de diabetes geen verbetering van de NL-laesies tot gevolg. Of dit met de huidige sterk verbeterde therapieopties voor diabetes ook zo is, is niet onderzocht.

3. Het is hier verstandig om de patiënte naar de dermatoloog te verwijzen. Hiervoor zijn twee redenen. De eerste is dat op dit klinische beeld nog niet met zekerheid de diagnose NL gesteld kan worden. De dermatoloog zal waarschijnlijk een biopt nemen ter histologische verificatie. De tweede reden is dat het niet mogelijk is laesies van NL geheel en definitief te genezen en ook niet om het ontstaan van nieuwe afwijkingen te voorkomen. Dat zult u aan patiënte willen uitleggen en bevestiging hiervan door de tweede lijn zal de acceptatie door de patiënte vergemakkelijken. Na terugverwijzing door de dermatoloog kunt u patiënte behandelen met sterk werkende dermatocorticosteroïden (liefst op zalfbasis), die alleen op de actieve randen geappliceerd moeten worden, eventueel onder plastic occlusie. U zult patiënte regelmatig willen controleren op het effect hiervan en het eventueel ontstaan van atrofie van de huid. Het heeft geen zin om het atrofische centrum met corticosteroïden te behandelen, en bovendien zal dit de al bestaande atrofie verergeren.

Notities

30

Anamnese
Een jongen van 16 jaar heeft kleine 'wratjes' ontdekt op zijn penis en vraagt zich af hoe hij daar aan komt, omdat hij nog geen seksuele contacten heeft gehad. Hij heeft wel wratten op zijn handen gehad.

Lichamelijk onderzoek
Bij onderzoek ziet u op de rand van de corona van de penis een ringvormige eruptie van monomorfe witpaarse papeltjes.

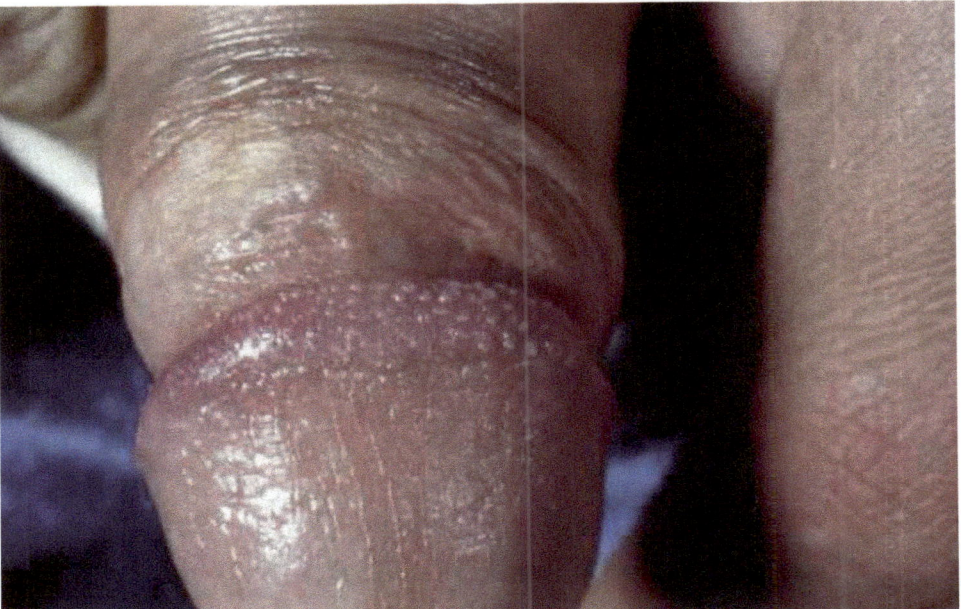

Figuur 30.1

Vragen
1. Wat vertelt u aan deze patiënt?

Antwoord

1. U vertelt de patiënt dat hij geen wratjes heeft maar PEARLY PENILE PAPULES. Dit is geen huidziekte, maar eerder een fysiologisch verschijnsel, omdat de peniele papels bij ongeveer de helft van alle mannen gezien kunnen worden. Het zijn 1-3 mm grote ronde papeltjes, nagenoeg altijd gelokaliseerd op overgang van de glans penis naar de sulcus coronarius. Sommige patiënten hebben slechts enkele laesies, anderen honderden in rijen of geheel ringvormig. Soms lijken ze wat op kleine 'haartjes' (filiforme papels) (figuur 30.2).

Doorgaans volstaat het om de patiënt, over het algemeen een angstige adolescent, gerust te stellen dat geen therapie nodig is. Niettemin kunnen de laesies goed behandeld worden met laserbehandeling of met de hyfrecator, na voorbehandeling met lidocaïne-/prilocaïne-crème.

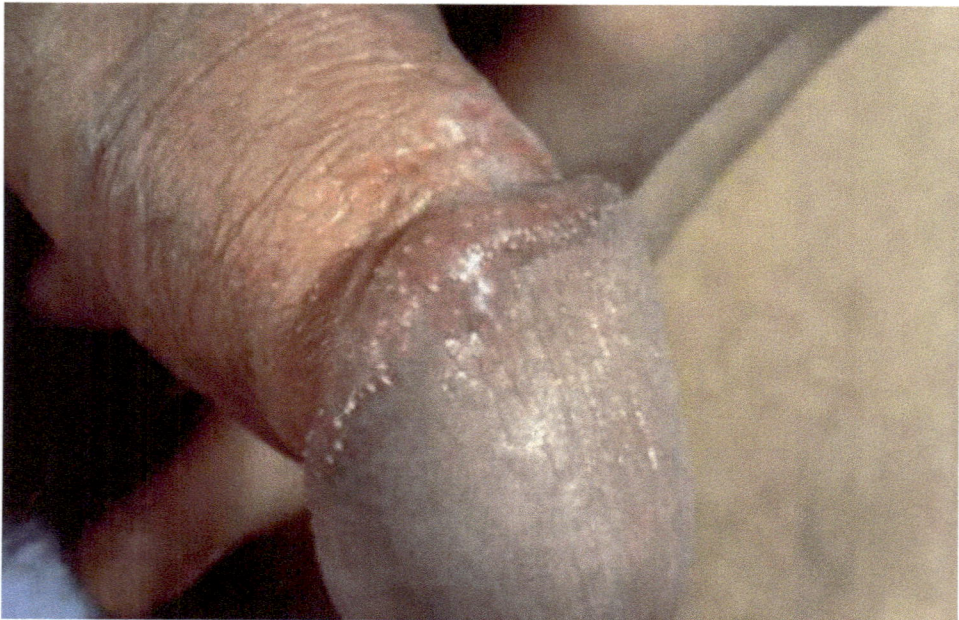

Figuur 30.2
Filiforme pearly penile papules.

31

Anamnese
Een 53-jarige man heeft al een aantal jaren afwijkingen op zijn armen die wat jeuken in de zon. Er komen er geleidelijk meer bij en de bestaande plekjes worden wat groter. Patiënt heeft de eerste 25 jaar van zijn leven in de tropen gewoond. Hij weet te vertellen dat diverse familieleden in Zuid-Afrika soortgelijke afwijkingen op de armen hebben.

Lichamelijk onderzoek
Bij onderzoek ziet u rode plekjes met wat schilfering. Uw eerste gedachte is actinische keratosen, vanwege het aspect, de lokalisatie en de anamnese van langdurige expositie aan zonlicht. Bij nadere inspectie met de loep ziet u echter dat de meeste laesies centrale atrofie hebben en veel een iets opstaande keratotische rand (figuur 31.1).

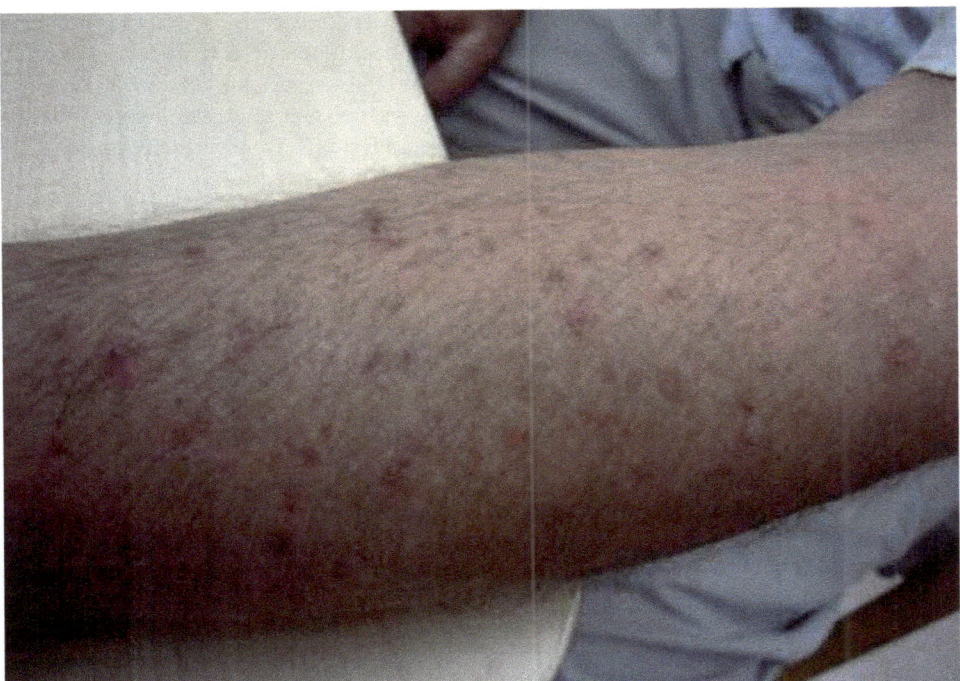

Figuur 31.1

Vraag
1. Kunt u op dit beeld een diagnose stellen?

Antwoord

1. Dit beeld heet SUPERFICIËLE ACTINISCHE POROKERATOSE (SAP). De aandoening wordt vooral gezien bij blanken met een licht huidtype in gebieden met een zonnig klimaat. De aanleg ertoe kan autosomaal dominant worden overgeërfd, maar de meeste gevallen zijn sporadisch. De laesies van SAP zijn vooral gelokaliseerd op aan zon blootgestelde delen van de huid, met name de handruggen, de dorsale zijde van de onderarmen en (bij vrouwen) de strekzijde van de benen. De leeftijd waarop ze ontstaan is vanaf ongeveer 40 jaar. Het beloop is langzaam progressief met steeds meer opvallende laesies bij het ouder worden. Er worden meer vrouwen met SAP gezien dan mannen. Dat wordt verklaard doordat zij eerder medische hulp voor deze – nagenoeg altijd onschuldige maar ontsierende – aandoening zoeken, maar natuurlijk ook omdat zij meer met blote benen lopen.

De laesies van SAP beginnen als 1-3 mm grote conische (kegelvormige) bruinrode of bruine papels, doorgaans rondom een follikel die een keratotische plug bevat. Vervolgens spreidt de laesie zich uit tot een grootte van 10 mm of meer, waarbij een scherpe, lichtverheven keratotische ring met een dikte van een fractie van een millimeter ontstaat. Deze verheven keratotische begrenzing is karakteristiek voor SAP (figuur 31.2). De huid binnen de ring wordt meestal iets atrofisch en enigszins rood of gehyperpigmenteerd. Vooral in zonnige klimaten hebben patiënten multipele laesies (disseminated superficial actinic porokeratosis). In de winter worden ze wat minder opvallend. Er is een zeer kleine kans op maligne degeneratie. Temeer daar de laesies verward kunnen worden met actinische keratosen, kunt u uw patiënt het best adviseren om bij duidelijke verandering, bijvoorbeeld dikker worden, terug te komen voor een nieuwe evaluatie.

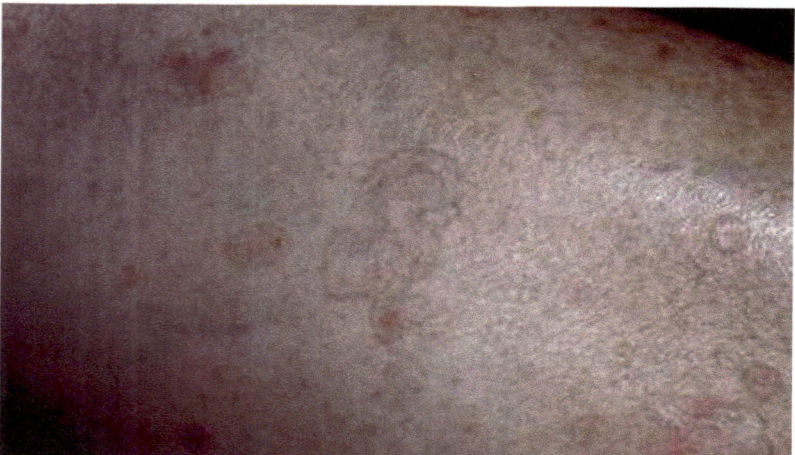

Figuur 31.2
Scherpe keratotische begrenzing van SAP-laesie.

Anamnese

Een 35-jarige man vertelt steeds meer paarse bultjes op zijn scrotum te krijgen. Hij heeft er geen last van. Niemand in de familie heeft huidziekten. Patiënt is verder gezond en gebruikt geen medicijnen.

Lichamelijk onderzoek

Bij onderzoek ziet u op het scrotum een aantal paarsrode papeltjes, in grootte variërend van 1-3 mm. Elders op het lichaam heeft patiënt geen soortgelijke aandoeningen.

Vragen

1. Hoe heet deze onschuldige aandoening?
2. Aan welke ernstige ziekte moet bij dit beeld altijd gedacht worden?

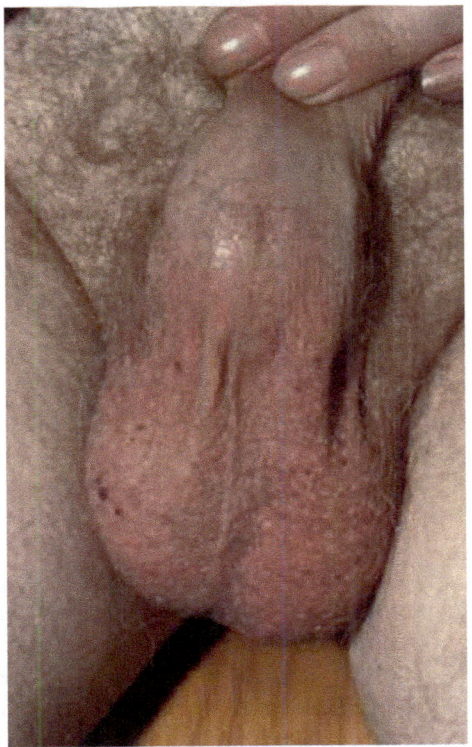

Figuur 32.1

Antwoorden

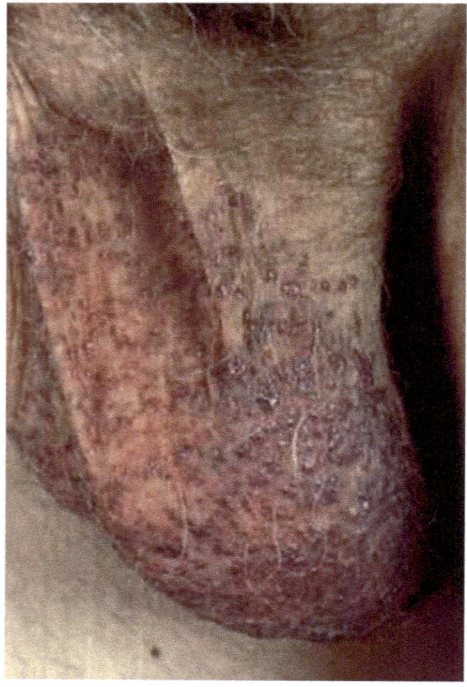

Figuur 32.2
Zeer uitgebreide eruptie van angiokeratoma Fordyce op oudere leeftijd.

1. Hier is sprake van angiokeratomen van het scrotum, ook wel de ANGIOKERATOMEN VAN FORDYCE genoemd. Het gaat om 1-4 mm grote, rode tot paarse vasculaire papeltjes op het scrotum. Soortgelijke laesies kunnen incidenteel op de glans en de schacht van de penis gezien worden. Sommige patiënten klagen over jeuk, pijn of bloeding.

De angiokeratomen kunnen al ontstaan in de adolescentie. Met het stijgen der jaren neemt hun aantal toe en worden ze groter en donkerder (figuur 32.2). Op de leeftijd van 16 jaar heeft 1 op de 150 jongens al een of meer angiokeratomen, boven de 70 jaar is dat bij 1 op de 6 mannen het geval. Het is waarschijnlijk een degeneratieve aandoening, waarbij lokale veneuze hypertensie een rol lijkt te spelen. Het is dan ook verstandig te zoeken naar een eventueel bestaande varicocele; het behandelen daarvan kan resulteren in regressie van de angiokeratomen. Symptomatische laesies kunnen eventueel behandeld worden met de hyfrecator.

2. Bij angiokeratomen op het scrotum moet altijd de mogelijkheid van het bestaan van angiokeratoma corporis diffusum, beter bekend als de ziekte van Fabry, overwogen worden. Dit is een aan chromosoom X-gebonden aandoening, waarin deficiëntie van lysosomaal hydrolase alfagalactosidase A leidt tot progressieve stapeling van ongesplitste neutrale glycosfyngolipiden in de lysosomen van endotheliale en gladde spiercellen. Dit resulteert in pijnlijke perifere neuropathie met progressieve renale, cardiovasculaire en cerebrovasculaire dysfunctie met vroegtijdig overlijden. Bij de ziekte van Fabry ontstaan de angiokeratomen al kort voor de puberteit en vaak in groepjes, vooral op de extremiteiten, de billen, de heupen, het onderste deel van de romp en de schacht van de penis. Bij 90 procent van de jongens tussen de 5-15 jaar treden bij dit ziektebeeld periodieke aanvallen op van heftige pijn in de huid van de vingers en de tenen (acroparesthesie).

33

Anamnese
Een 34-jarige man vertelt een 'spleet' te hebben in de nagels van zijn beide duimen.

Lichamelijk onderzoek
Bij onderzoek ziet u in het midden van nagel van de duim inderdaad een splijting van de nagel vanaf de cuticula tot op ongeveer 2/3 van de nagel. Vanuit de longitudinale spleet lopen transversale groeven naar opzij en iets naar achteren door de nagelplaat.

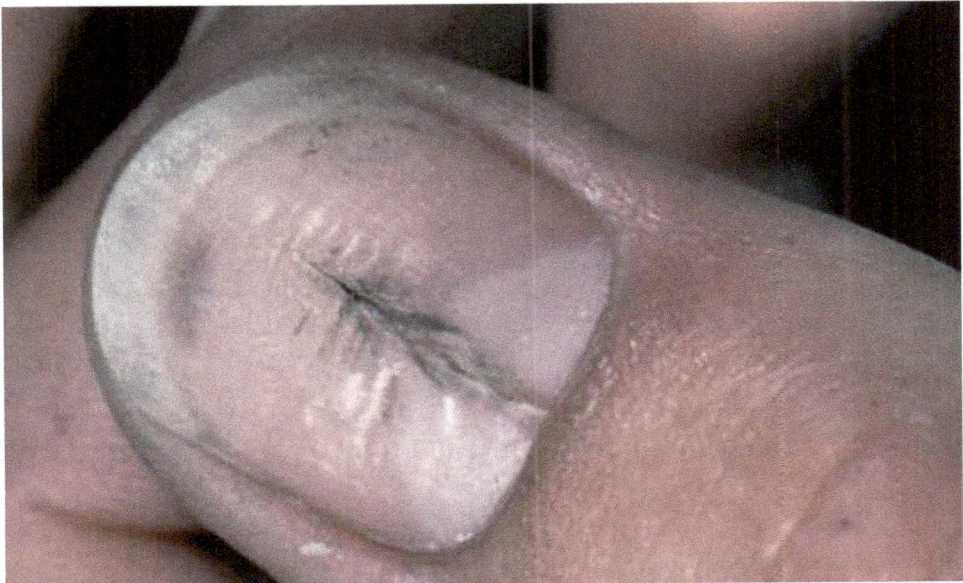

Figuur 33.1

Vragen
1. Kent u dit beeld?
2. Kent u een andere nagelafwijking die gepaard gaat met een longitudinale depressie van de nagelplaat?

Antwoorden

1. Deze aandoening wordt beschrijvend ONYCHODYSTROPHIA MEDIANA CANALIFORMIS (een 'kanaalvormige dystrofie van de nagel in het midden') genoemd. Dit is een niet zo heel veel voorkomende nagelafwijking met een karakteristiek beeld van een longitudinale splijting van de nagel, meestal in het midden, vanaf de cuticula. Vanuit de centrale spleet lopen er ingezonken lijntjes in de nagel naar opzij en schuin naar achteren (proximaal), waardoor een 'kerstboomconfiguratie' ontstaat (figuur 33.1). Deze aandoening is gelokaliseerd op de nagels van beide duimen. De oorzaak is meestal onbekend, er zijn enkele familiaire gevallen beschreven. Na maanden tot jaren wordt de nagel vaak vanzelf weer normaal, maar recidieven kunnen optreden.

2. Veel frequenter is de nagelafwijking zoals getoond in figuur 33.2. Hier ziet u een centrale kanaalvormige longitudinale depressie van de nagel met transversale groeven. Ook zijn er keratotische 'velletjes' en er is een geelbruine verkleuring. Dit beeld, dat door de parallel aan elkaar verlopende dwarse groeven ook wel een 'wasbordnagel' wordt genoemd, is het gevolg van herhaald mechanisch trauma van het centrale deel van de nagelriem, bijvoorbeeld door – meestal als neurotische tic – aan het centrale deel van de nagelriem te plukken of te bijten of om de nagelriem terug te duwen. Deze raakt daardoor (steriel) ontstoken, en dit beïnvloedt negatief de mitotische activiteit in de nagelmatrix, waar de nagelplaat wordt gevormd. Hierdoor ontstaan de inzinkingen in de nagelplaat en de losse keratosen. De verkleuring is secundair en exogeen. Dergelijke patiënten zullen het manipuleren achterwege moeten laten; dan zal de nagel vanzelf genezen. Vooral in het begin is de neurotische gewoonte zeer moeilijk af te leren. Een verbandje of pleister om de duimen heen kan daarbij behulpzaam zijn.

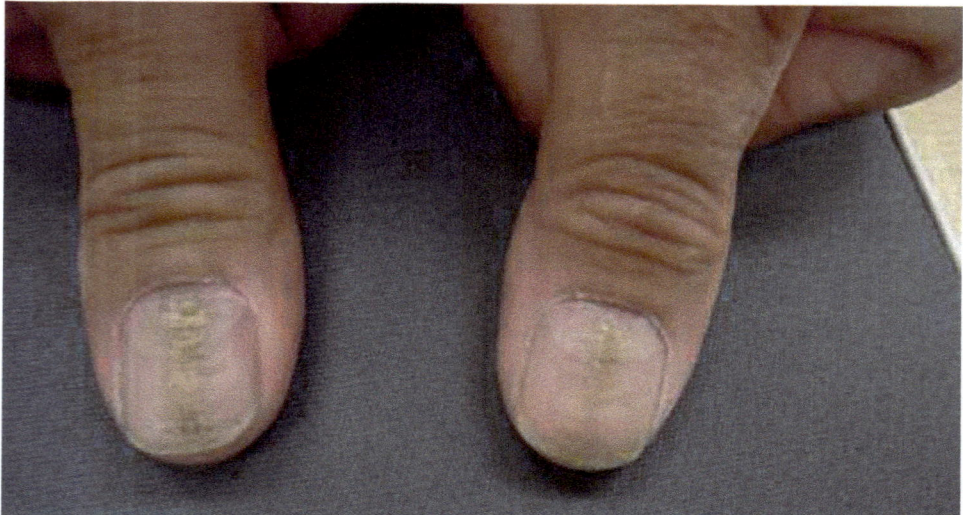

Figuur 33.2
Wasbordnagels met centrale longitudinale depressie en multipele transversale groeven in de nagelplaat.

34

Anamnese
Een 28-jarige man vertelt dat zijn vriend afwijkingen bij hem heeft ontdekt rond de anus. U heeft patiënt 4 maanden geleden gezien met een uitslag op de romp waarop u de diagnose pityriasis rosea gesteld heeft.

Lichamelijk onderzoek
Bij onderzoek ziet u rond de anus en op het perineum ongeveer 15 papels. De laesies naast de anus zijn vlak en hebben een glanzend en nattend oppervlak.

Vragen
1. Waaraan denkt u hierbij?
2. Welke vragen stelt u aan de patiënt?
3. Wat is uw waarschijnlijkheidsdiagnose?
4. Was de diagnose pityriasis rosea van 4 maanden geleden juist?
5. Welk advies geeft u aan de patiënt?

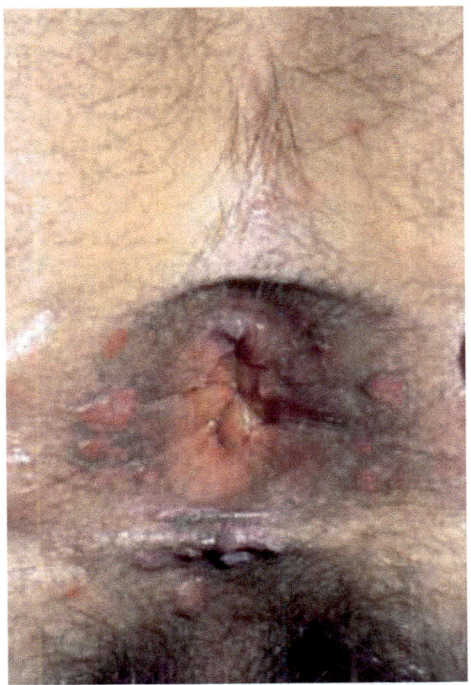

Figuur 34.1

Antwoorden

1. U zou direct moeten denken aan een seksueel overdraagbare aandoening, waaronder SYPHILIS (lues).

2. U wilt van patiënt weten of hij eerder een geslachtsziekte heeft gehad en of hij het afgelopen jaar een zweertje heeft gehad op zijn penis, rond de anus of in zijn mond. Diezelfde informatie wilt u graag van de vriend van patiënt. Daarnaast vraagt u hoe lang zij al partners zijn en of zij andere seksuele contacten hebben (gehad).

3. U denkt hier aan condylomata lata, een symptoom van syphilis. Syphilis (in Nederland wordt onder dermatologen vaker de naam lues gebruikt) is een seksueel overdraagbare aandoening (SOA) veroorzaakt door de spirocheet *Treponema pallidum*. Deze SOA komt vooral onder homoseksuele mannen voor. De infectie kent vier stadia: primair, secundair, latent en laat. Het primaire stadium is het ulcus durum, een van opzij hard aanvoelende pijnloze ulceratie op de plaats van besmetting (inoculatie), doorgaans op de genitalia, bij de anus of op de lippen/in de mond (figuur 34.2). Dit ulcus geneest zonder behandeling, meestal na 3-8 weken. Het primaire stadium gaat na een aantal weken over in het secundaire stadium, waarin disseminatie van de infectie optreedt: serologische testen worden 5-6 weken na het primaire ulcus positief. In deze periode, waarin de patiënt nog besmettelijk is, kunnen diverse exanthemen optreden die gemeenschappelijk hebben dat ze niet jeuken, symmetrisch verspreid zijn en een bruinrode ('koperrode') kleur hebben. Vanwege de grote verscheidenheid aan huidafwijkingen die in het tweede stadium van syphilis gezien worden en die verdacht veel kunnen lijken op andere huidaandoeningen, wordt deze infectie ook wel de grote imitator genoemd of de aap onder de huidaandoeningen.

Vanaf ongeveer 8 weken kan een maculair exantheem optreden, de zogenaamde maculaire syfilide (wordt verder besproken onder antwoord 4). Vanaf 3 maanden kunnen papuleuze exanthemen ontstaan, de papuleuze syfilide. Op vochtige, afgesloten huid, zoals de bilspleet, rond de anus, vulva en de overgang van penis naar scrotum kunnen de papels erosief worden (zoals bij de patiënt naast de anus). Ook kunnen papels samenvloeien tot vlakke plaques met een rood tot grijzig, glanzend oppervlak (figuur 34.3). Dit zijn de klassieke condylomata lata (latum = vlak, plat). Condylomata lata kunnen ook op de slijmvliezen voorkomen (glans penis, anaalslijmvlies, mond). In deze laesies zijn grote aantallen spirocheten aanwezig en ze zijn dus besmettelijk. De disseminatie van de syphilis kan ook aanleiding geven tot koorts, hoofdpijn, bot- en gewrichtspijnen, vergrote klieren, uveïtis en pleksgewijze haaruitval.

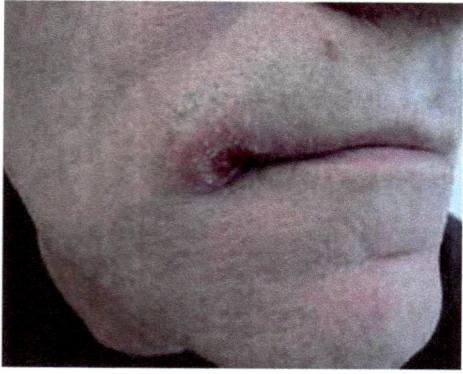

Figuur 34.2
Syphilis primaire stadium: ulcus durum ('primair affect').

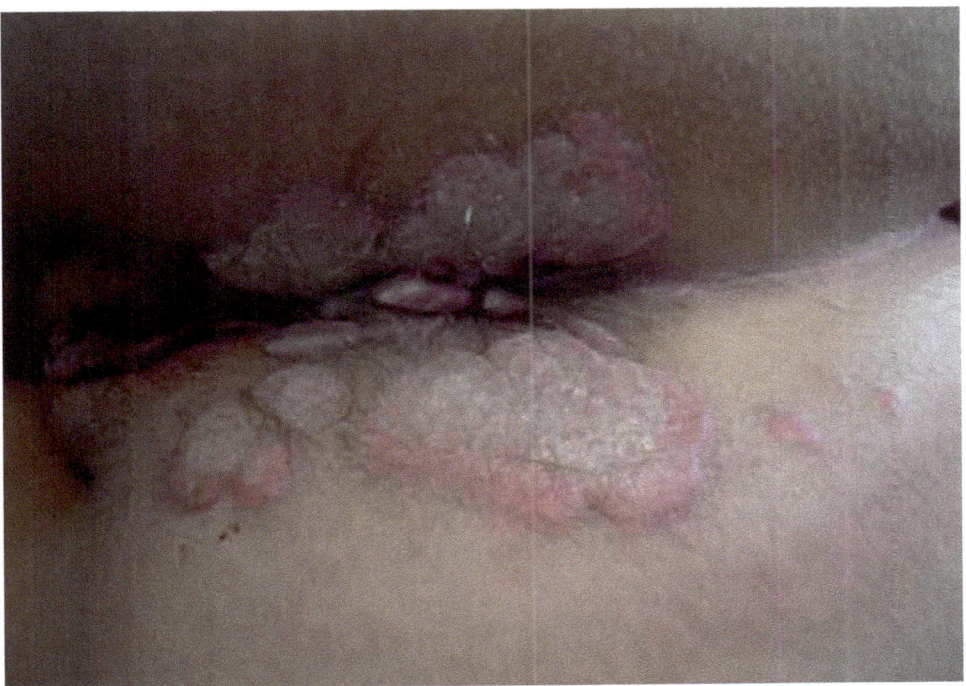

Figuur 34.3
Klassieke condylomata lata: platte papels en plaques met een nattend grijs oppervlak.

De latente periode, waarin de patiënt niet meer besmettelijk is, begint na 2-4 jaar. Late syphilis met ernstige huidafwijkingen (gummata), cardiovasculaire en neurologische verschijnselen ontstaat bij onbehandelde patiënten, 10-30 jaar na het oplopen van de infectie. In Nederland zijn dergelijke stadia zeldzaam geworden.

4. Het is zeer wel mogelijk dat patiënt 4 maanden geleden geen pityriasis rosea had, maar de maculaire syfilide, de vroegste uiting van het tweede (gedissemineerde) stadium van syphilis. Dit maculeuze exantheem volgt op de rug – net zoals bij pityriasis rosea – de huidsplijtlijnen van Langer, maar de laesies schilferen niet, iets wat bij pityriasis rosea wel het geval is. Of dit al dan niet het geval was kunt u zich niet meer herinneren. Wel weet u nog dat u gezocht heeft naar de *plaque mère* van de pityriasis rosea, maar dat u deze – enigszins teleurgesteld – niet heeft kunnen vinden.

5. U maakt een snelle afspraak voor deze patiënt bij de dermatovenereoloog voor nadere diagnostiek, therapie, nacontroles en contactonderzoek. Voor dit laatste zal de dermatoloog de SOA-verpleegkundige van de GGD inschakelen.

Website

www.cbo.nl: *CBO-richtlijn Seksueel overdraagbare aandoeningen en herpes neonatorum.*

Notities

35

Anamnese

Een 34-jarige man laat u zijn oksel zien, omdat hij daar allemaal 'sproetjes en vlekjes' heeft gekregen. Hij is verder gezond. In de familie komen geen huidziekten voor.

Lichamelijk onderzoek

U ziet inderdaad allemaal kleine lichtbruine vlekjes die wel op sproeten lijken. Er zijn echter ook enkele grotere vlekken aanwezig en een aantal roodachtige halfbolvormige papeltjes. U drukt op een daarvan en het is net alsof het een uitstulping is die u in de huid terug kunt duwen.

Vragen

1. Hoe heten de sproeten, de grotere maculae en de papels?
2. Voor welke aandoening is dit beeld zeer verdacht?
3. Welke (andere) huidafwijkingen zou u bij deze patiënt nog kunnen aantreffen?
4. Welke niet-cutane pathologie hoort bij deze aandoening?
5. Wat is de oorzaak van deze ziekte?
6. Kunt u enkele criteria noemen die voor de diagnose gehanteerd worden?

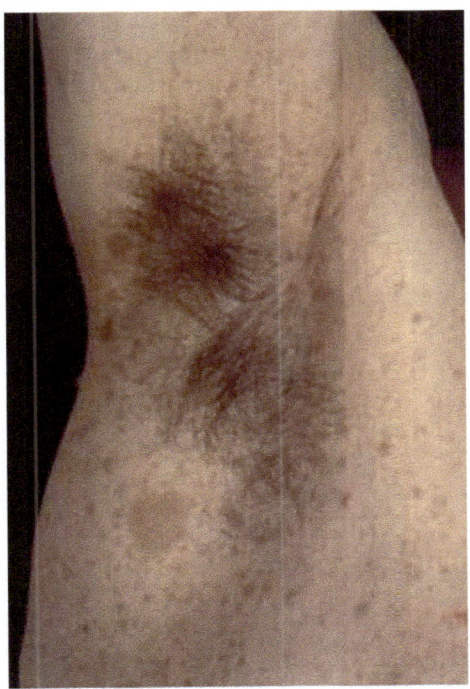

Figuur 35.1

Antwoorden

1. Het beeld van de sproeten heet axillary freckling, de groter maculae café-au-laitvlekken en de papels neurofibromen.

2. Dit beeld is zeer verdacht voor NEUROFIBROMATOSE TYPE 1, de ziekte van von Recklinghausen.

3. De belangrijkste en karakteristieke huidafwijkingen bij neurofibromatose type 1 zijn:
   - café-au-laitvlekken: deze ovale, egaal lichtbruin gekleurde maculae, die >10 centimeter groot kunnen worden, zijn vaak het eerste teken van neurofibromatose en ontstaan meestal al op jonge leeftijd (figuur 35.2). Deze vlekken komen echter eveneens bij een zeer groot aantal andere syndromen voor, terwijl ook gezonde individuen ze kunnen hebben;
   - axillary freckling: dit zijn kleine bruine vlekjes in de oksels en de liezen (figuur 35.3). Ze ontstaan vaak in de puberteit en komen voor bij ongeveer 70 procent van de patiënten met neurofibromatose. Bij donkerdere rassen is het beeld zo frequent, dat ze hun diagnostische betekenis verliezen;

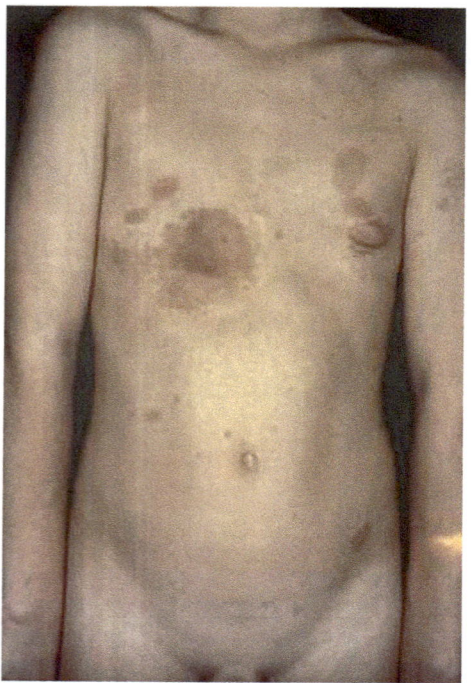

Figuur 35.2
Café-au-laitvlekken bij een jongen van 10 jaar.

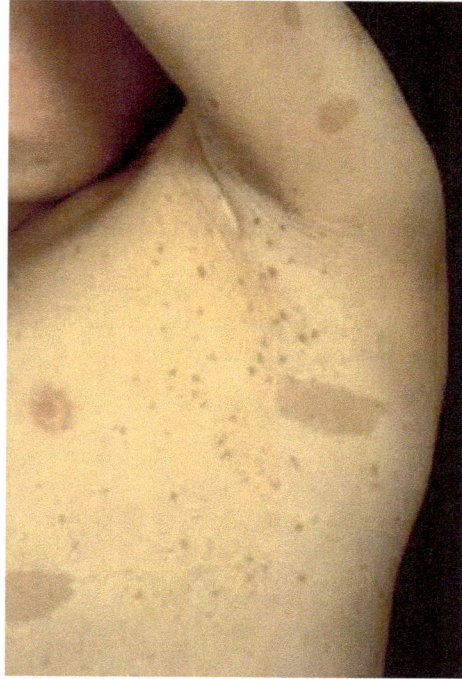

Figuur 35.3
Axillary freckling en café-au-laitvlekken.

- neurofibromen: bijna iedere patiënt met 'een Recklinghausen' heeft wel enkele neurofibromen en sommigen hebben er honderden (figuur 35.4 en 35.5). De laesies zijn zachte huidkleurige, rode, roze of roodbruine papels en noduli, die via een hernia uit de huid komen en weer in de dermis teruggeduwd kunnen worden. Neurofibromen op de tepel zijn zeer verdacht voor neurofibromatose. Zogeheten plexiforme neurofibromen zijn diepere subcutane tumoren, die aanvoelen als 'een pot met pieren'. Ze kunnen echter ook exofytische groei vertonen (figuur 35.6);

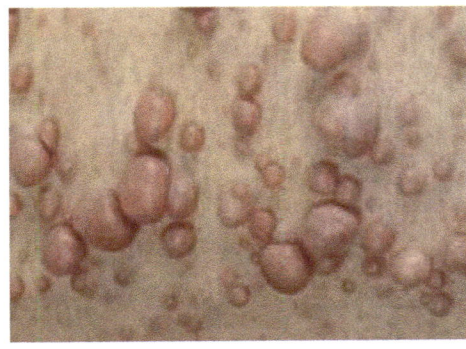

Figuur 35.4
Close-up van neurofibromen.

- jeuk: in de huid van patiënten met neurofibromatose zijn vaak zeer veel mestcellen aanwezig. Degranulatie daarvan kan tot ernstige jeukklachten leiden. Dat zou vooral optreden bij patiënten met veel neurofibromen.

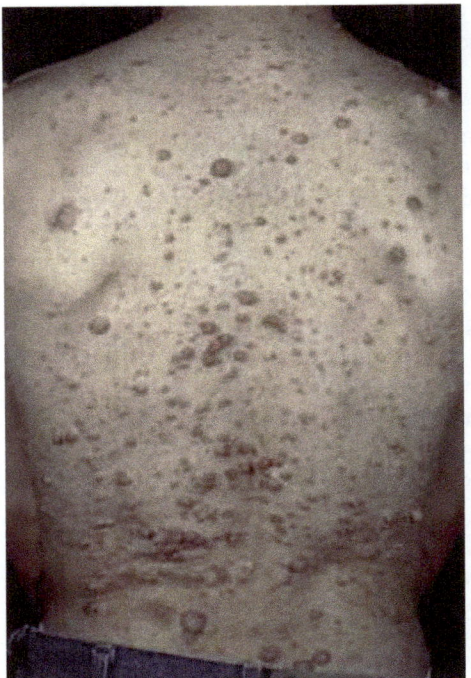

Figuur 35.5
Patiënt met honderden neurofibromen.

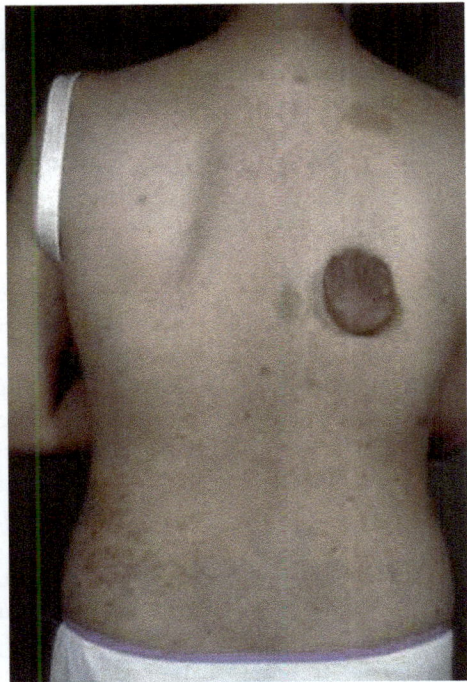

Figuur 35.6
Exofytisch groeiend plexiform neurofibroom.

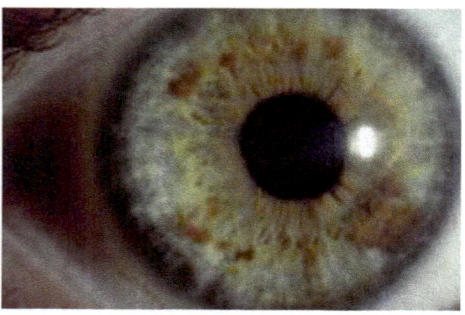

Figuur 35.7
Lischknobbeltjes in de iris.

4. Neurofibromatose kan in zeer vele organen afwijkingen geven. Enkele voorbeelden zijn:
   - het centraal zenuwstelsel: de meest voorkomende tumor (bij 15 procent van de patiënten) is een glioom van de nervus opticus dat tot blindheid kan leiden. Andere mogelijke tumoren zijn meningeomen en astrocytomen. Ongeveer 5 tot 10 procent heeft een mentale retardatie, leerproblemen komen veel vaker voor;
   - het oog: in de iris komen bij >90 procent van de patiënten gepigmenteerde hamartomen voor, zogeheten Lisch-knobbeltjes (figuur 35.7). Ze kunnen het beste met spleetlamponderzoek zichtbaar gemaakt worden;
   - het skelet en de spieren: meer dan de helft van de patiënten heeft – soms ernstige – scoliose. Pseudo-artrose en buiging van de tibia treedt al op jonge leeftijd op en is een belangrijk diagnostisch criterium;
   - endocrien: de puberteit kan vertraagd of vervroegd zijn (pubertas precox). In dat laatste geval is er meestal een endocrinologisch actieve tumor. Ongeveer 1 procent van de patiënten heeft een feochromocytoom;
   - de bloedvaten: afwijkingen aan het renale vasculaire systeem leiden tot hypertensie. Ook de bloedvaten in de hersenen en het maagdarmkanaal kunnen afwijkend zijn;
   - maligniteiten: de twee meest voorkomende maligne tumoren bij neurofibromatose zijn juveniel chronisch myeloïde leukemie en een maligne schwannoom. Ook komen rabdomyosarcomen en Wilms-tumoren voor.

5. Neurofibromatose type 1 is een van de meest voorkomende genodermatosen. De incidentie is 1:2500-3300 geboorten en de afwijking komt bij alle rassen voor. De ziekte wordt autosomaal dominant overgeërfd. Bij ongeveer de helft van de patiënten is er sprake van een spontane mutatie. Het betreffende NF1-gen is gelokaliseerd op chromosoom 17. Onder invloed van het afwijkende gen wordt de hoeveelheid van een eiwit genaamd neurofibromine in cellen verminderd. Een van de functies van neurofibromine is het stimuleren van de inactivering van groeifactoren en oncogenen. In afwezigheid van neurofibromine is de groeicontrole verstoord en ontstaan tumoren.

6. De diagnose wordt gesteld op de combinatie van 2 of meer van de volgende criteria:
   - tenminste 6 café-au-laitvlekken groter dan 15 mm in diameter (bij kinderen >5 mm)
   - twee of meer neurofibromen of één plexiform neurofibroom
   - sproetjes (freckling) in de oksels of de liezen
   - glioom van de nervus opticus
   - tenminste twee lischknobbeltjes
   - karakteristieke botafwijkingen: sfenoïde dysplasie of verdunning van de cortex van de pijpbeenderen met of zonder pseudo-artrose
   - een eerstegraads familielid met neurofibromatose type 1

36

Anamnese

Een 36-jarige man vertelt 'gek' te worden van de jeuk aan zijn scrotum. Hij moet er wel aan krabben en wrijven. Dat helpt wel wat, vooral wanneer hij er zolang en hard aan krabt dat de huid kapot gaat, maar de jeuk komt altijd terug. Patiënt kan er 's nachts vaak niet van slapen. Een crème van de drogist helpt wel wat.

Lichamelijk onderzoek

Bij onderzoek ziet u dat de huid van het scrotum verdikt is (dat voelt u ook) en enorm geplooid. Het oppervlak is wat glanzend en de haargroei grotendeels verdwenen (niet geschoren, dat heeft u gevraagd).

Vragen

1. Hoe heet deze aandoening?
2. Welke therapeutische adviezen geeft u?

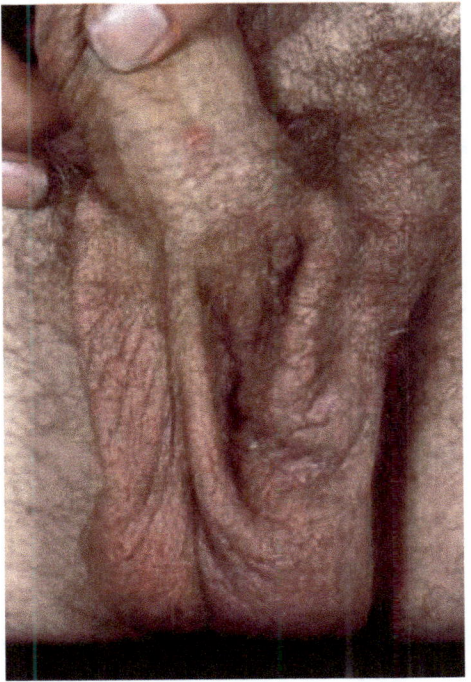

Figuur 36.1

Antwoorden

1. Deze aandoening wordt neurodermitis circumscripta genoemd. Andere veelgebruikte termen hiervoor zijn lichen simplex chronicus, prurigo circumscripta en lichen Vidal. Aan deze huidaandoening ligt langdurig wrijven en krabben ten grondslag. Een neurodermitis circumscripta wordt dan ook vooral gezien bij atopische patiënten, aangezien zij een verlaagde jeukdrempel hebben. Door het krabben en wrijven treedt lichenificatie van de huid op, gekenmerkt door verdikking van de huid met vergroving van het huidreliëf en toegenomen plooivorming (olifantenhuid) (figuur 36.2).

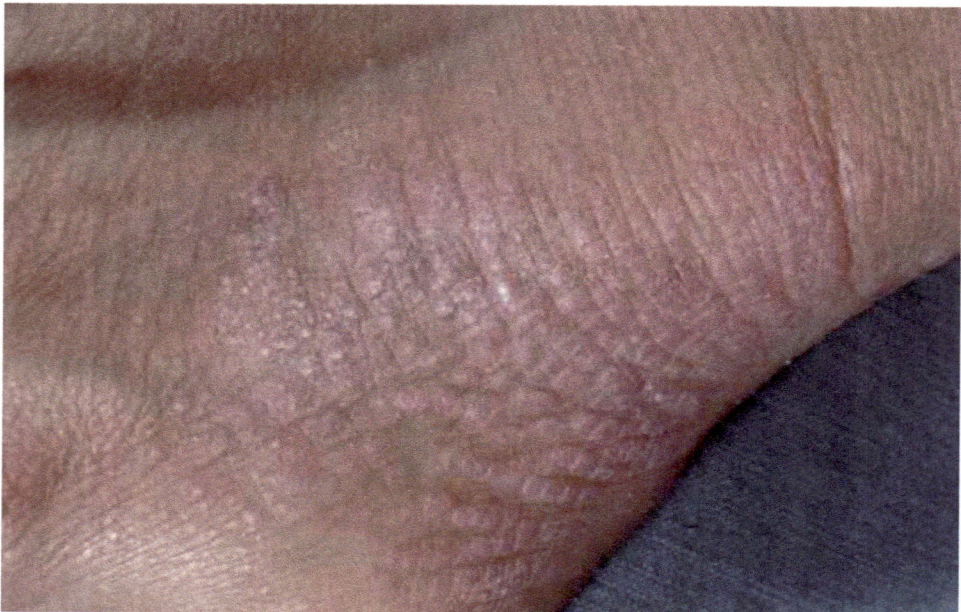

Figuur 36.2
Lichenificatie: verdikking van de huid met vergroving van het huidreliëf.

Neurodermitis circumscripta wordt vooral gezien bij mensen tussen de 30 en 50 jaar, bij vrouwen wat vaker dan bij mannen. Er vormen zich matig scherp begrensde, heftig jeukende verheven plaques met lichenificatie, lichenoïde (vlakke gladde) papels, hyperkeratose, krabeffecten, crustae en soms hyperpigmentatie. Secundaire infectie treedt niet zelden op. De laesies van neurodermitis circumscripta zijn meestal gelokaliseerd op de onderbenen (figuur 36.3) en de enkels (vooral bij mannen) (figuur 36.4), centraal in de nek (nagenoeg altijd bij vrouwen) en aan de zijkanten daarvan, het behaarde hoofd, de buitenzijde van de bovenbenen, de vulva, het scrotum en de strekzijden van de onderarmen. In ongeveer de helft van de gevallen is er slechts één laesie.

2. Het is belangrijk dat u de patiënt uitlegt dat hij zijn uiterste best zal moeten doen om het wrijven en krabben achterwege te laten, omdat dit de afwijking in stand houdt. Lokaal wordt behandeld met een van de sterk werkende dermatocorticosteroïden, bij voorkeur in een zalfbasis. Op de romp en de extremiteiten kan het afdekken met een hydrocolloïd verband de effectiviteit aanzienlijk bevorderen. Dit mag gerust een aantal weken worden toegepast: het gevaar op atrofie is op deze sterk verdikte huid op zo'n termijn zeer beperkt. Om het slapen te bevorderen kunt u tijdelijk voor 's avonds een sedativum voorschrijven, bijvoorbeeld een antihistaminicum zoals promethazine of hydroxyzine.

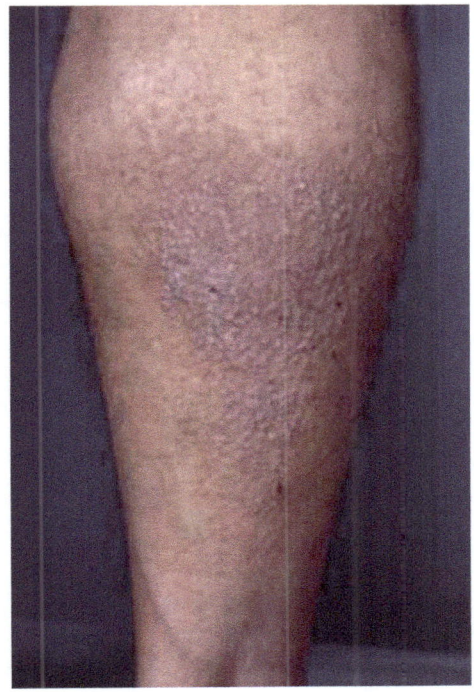

Figuur 36.3
Verheven plaque met lichenoïde papels, hyperkeratose en krabeffecten.

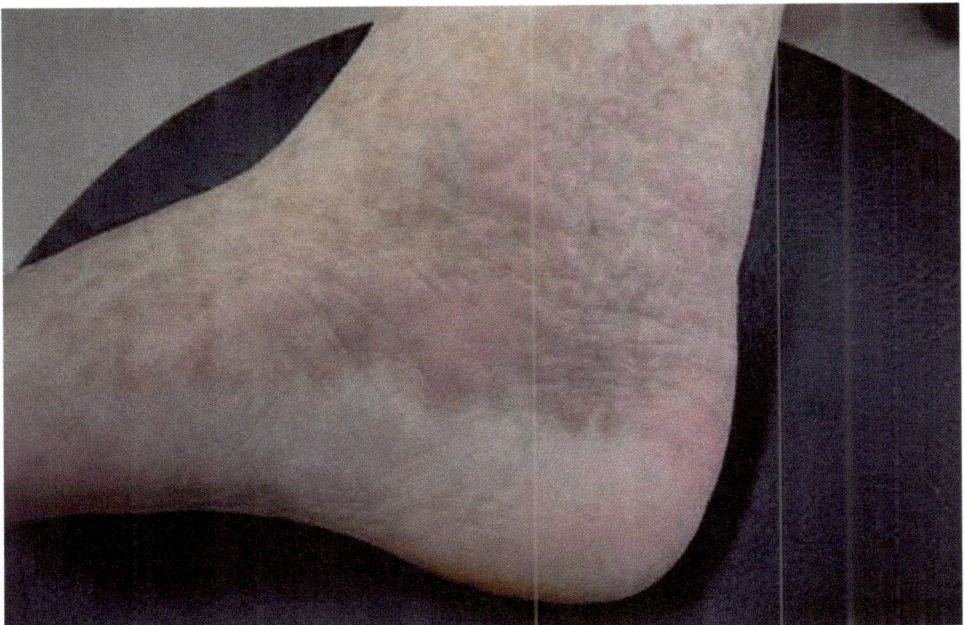

Figuur 36.4
Neurodermitis circumscripta op de enkel.

Notities

37

Anamnese
Een 32-jarige vrouw heeft sinds enkele weken heftig jeukende afwijkingen op haar rechterbil. Haar man heeft zich verbaasd over 'slingerende en kronkelende lijntjes, die in een dag wel 1 tot 2 centimeter langer kunnen worden'. Patiënte is verder gezond en gebruikt geen medicijnen. Ze heeft als hobby werken in de tuin, ofschoon ze (daarbij) wel veel last van haar rug heeft. Het gezin van patiënte bestaat verder uit haar man, twee kinderen en een kat. Zij zijn een maand geleden van vakantie uit Thailand teruggekomen.

Lichamelijk onderzoek
Bij onderzoek ziet u op de rechterbil een eruptie van erythemateuze papeltjes en vesikels. Het meest opvallend is echter het bizarre beeld van kronkelende draden.

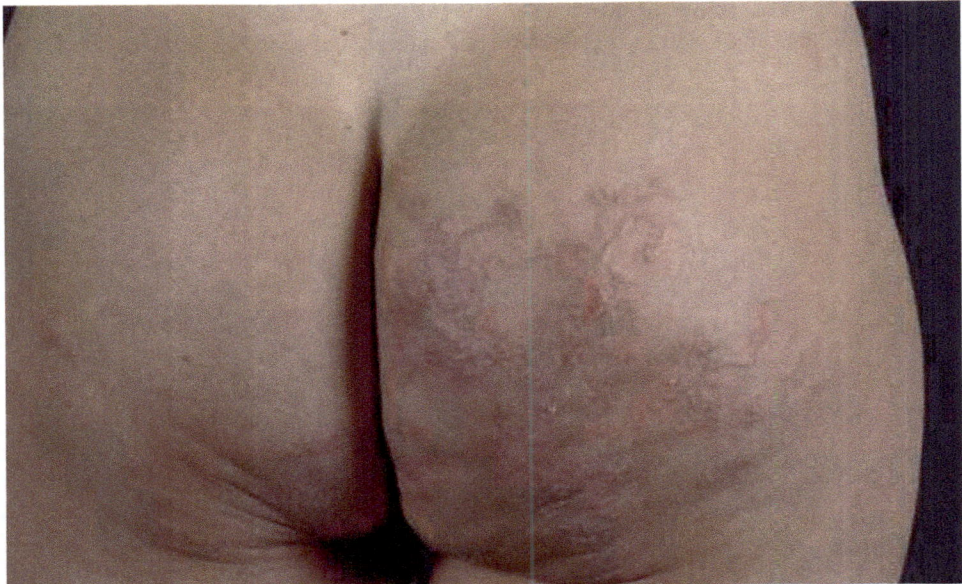

Figuur 37.1

Vragen
1. Aan wat voor soort huidaandoening denkt u?
2. Wat is uw diagnose?
3. Wat is de prognose en welke behandeling stelt u in?

Antwoorden

1. U zou hier moeten denken aan een infestatie van de huid met parasieten.

2. Uw diagnose is CUTANE LARVA MIGRANS. Dit beeld wordt gekenmerkt door migrerende, 'kruipende' laesies (in het Engels: creeping eruption), door de aanwezigheid van bewegende parasieten in de huid. In het merendeel van de gevallen is – althans in Nederland – de veroorzaker een mijnworm, zoals Ancylostoma brasiliense of caninum, afkomstig van honden of katten. De volwassen wormen leven in de darmen van deze dieren en hun eieren komen met de feces op (en in) de grond terecht. Onder gunstige omstandigheden van temperatuur en vochtigheid komen er larven uit de eieren, die de huid kunnen penetreren. Zo kan deze infestatie opgelopen worden door kinderen in een zandbak, door badgasten op het zandstrand, en ook door mensen die in de tuin werken. Uw patiënte heeft veel last van haar rug en gaat daarom bij het tuinieren vaak even op de grond zitten, bijvoorbeeld voor het verwijderen van onkruid! Op deze manier kan ze de infestatie opgelopen hebben, want ook in onze regionen komt de cutane larva migrans voor, vooral in warme zomers. Maar het is veel waarschijnlijker dat ze de larva migrans meegenomen heeft van de stranden van Thailand. De eruptie ontstaat op de plaats van contact met de aarde, meestal de voeten (figuur 37.2), handen of billen. Op de plaats van penetratie ontstaat een niet-specifiek dermatitisbeeld.

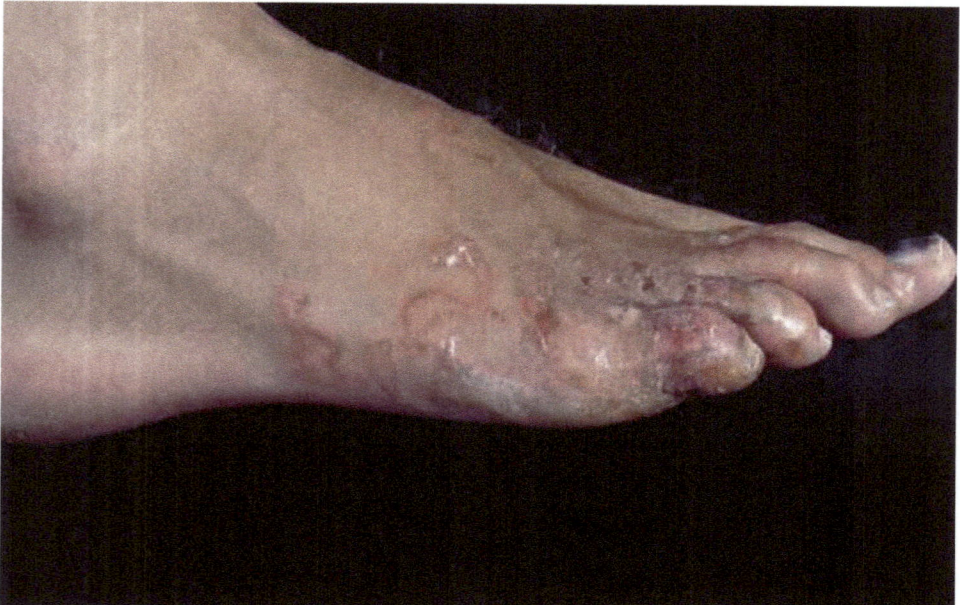

Figuur 37.2
Cutane larva migrans aan de voet.

De larven kunnen daar weken tot maanden blijven liggen, maar ook direct beginnen met kruipen, waarbij ze de karakteristieke gekronkelde draadvormige lichtverheven huidkleurige of roodpaarse laesies met een breedte van ongeveer 3 mm produceren. De snelheid van migratie is enkele millimeters tot centimeters per dag! Vanwege de heftige jeuk wordt altijd gekrabd, waardoor eczematisatie en secundaire infectie kunnen optreden. In een later stadium zijn de draadvormige laesies vaak moeilijk te herkennen door vesikelvorming, schilfering en de efflorescenties die zijn ontstaan door het krabben (figuur 37.3).

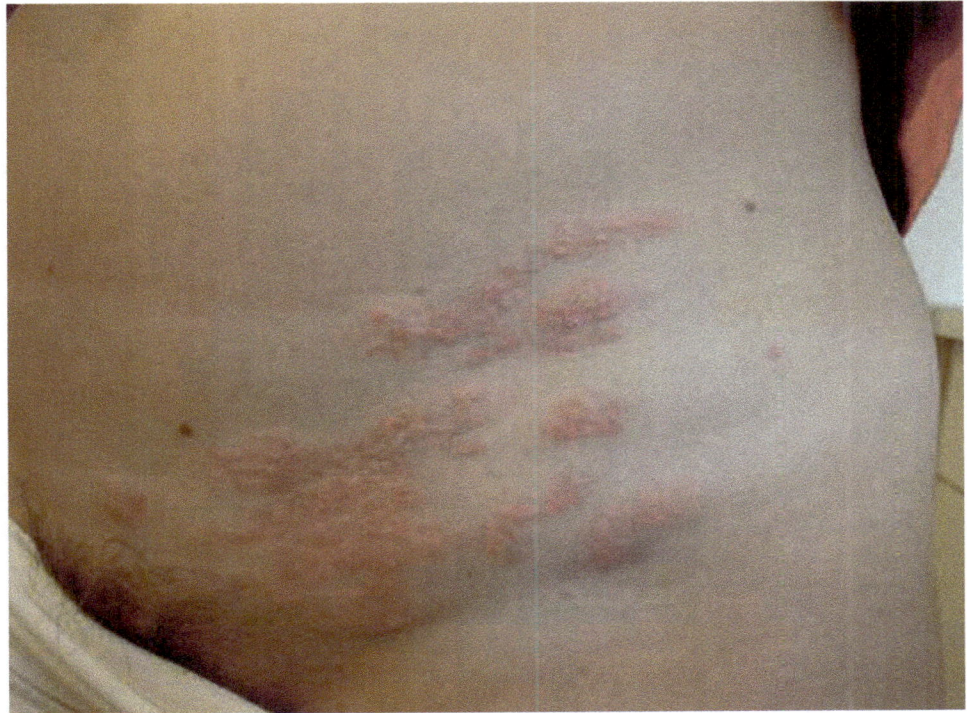

Figuur 37.3
Door vesikels moeilijk te herkennen larva migrans; doet sterk denken aan herpes zoster.

3. Een cutane larva migrans geneest vanzelf wanneer de larve dood gaat. Dat kan, afhankelijk van de veroorzakende parasiet, 4 weken tot enkele maanden duren. U behandelt met ivermectine 200 μg/kg lichaamsgewicht in een eenmalige dosis. Verder ligt het voor de hand om na te gaan of de kat ontwormd moet worden.

Notities

Anamnese

Een jongen van 4 jaar heeft al vanaf de geboorte wijnvlekken op de linkerhelft van het gelaat. De laatste tijd worden de vlekken donkerder. Het kind wordt – ondanks goede begeleiding van de onderwijzeres – gepest op school en bovendien had moeder iets gelezen 'over een eng syndroom of zo'.

Lichamelijk onderzoek

Bij onderzoek ziet u op de linkergelaatshelft multipele grillig begrensde maculeuze laesies met een roodpaarse kleur van wisselende intensiteit. Sommige laesies zijn dicht bij het oog gelokaliseerd.

Vragen

1. U kent deze vasculaire malformatie natuurlijk als een 'wijnvlek'. Wat is de officiële medische benaming?
2. Het oog zelf is niet afwijkend en er zijn alleen op het bovenooglid enkele kleine teleangiëctasieën te zien. Kunnen er toch lokale vasculaire afwijkingen zijn en welke gevolgen kan dit hebben?
3. Wat is het 'syndroom' waarover de moeder gelezen heeft en wat zijn de belangrijkste verschijnselen daarvan?
4. Hoe kunnen naevi flammei behandeld worden?
5. Welk advies geeft u aan de moeder van patiëntje?

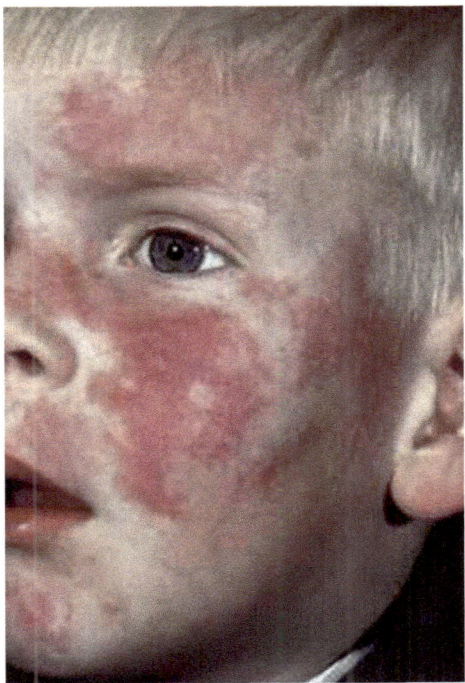

Figuur 38.1

Antwoorden

1. De medische term voor wijnvlek is NAEVUS FLAMMEUS. Dit zijn vasculaire malformaties als gevolg van een ontwikkelingsstoornis; ze worden histopathologisch gekenmerkt door uitzetting (ectasie) van de capillairen in de oppervlakkige dermis en klinisch door persisterend maculeus erytheem.

Wijnvlekken zijn nagenoeg altijd bij de geboorte aanwezig. Hun incidentie wordt wisselend opgegeven als tussen de 0,1 procent en 2 procent. De kleur varieert van bleekroze tot diep rood of zelfs paars en de afmeting van enkele millimeters tot vele centimeters. De meeste wijnvlekken zijn gelokaliseerd op het gelaat (figuur 38.2), gevolgd door het bovenste deel van de romp. Ze kunnen echter overal voorkomen (figuur 38.3), ook op de slijmvliezen. Doorgaans zijn ze unilateraal met een tamelijk scherpe begrenzing in de middellijn. De grootte van de laesies blijft in de jaren gelijk als percentage van het lichaamsoppervlak. Op het gelaat worden ze in de loop van de jaren langzaam progressief donkerder en ook wat verheven en verdikt. Er kunnen ook angiomateuze papels ontstaan in de naevus flammeus (figuur 38.4). Bij 8 tot 15 procent van de patiënten met een naevus flammeus op het gezicht blijken er ook afwijkingen van het oog of de hersenen te zijn.

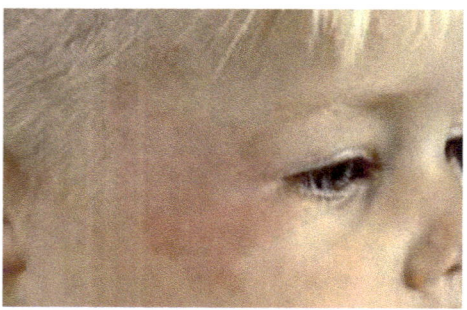

Figuur 38.2
Lichtgekleurde naevus flammeus op de rechterslaap en bij het oog.

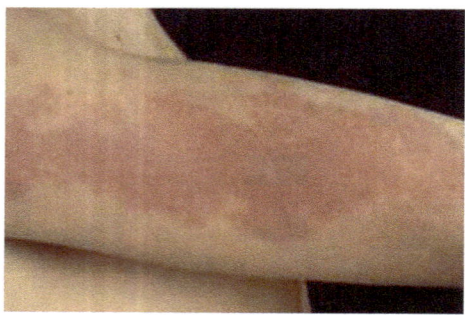

Figuur 38.3
Wijnvlek op de rechterarm bij een volwassen man.

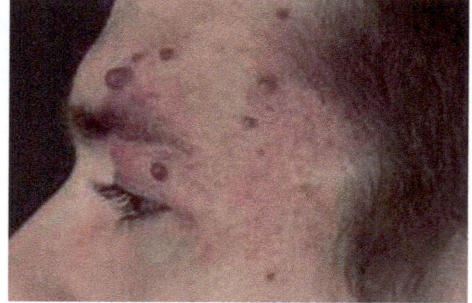

Figuur 38.4
Multipele angiomateuze noduli in een naevus flammeus.

2. Ja, bij patiënten met naevi flammei in het gelaat – en zeker wanneer de oogleden in het proces meedoen – kunnen er in elk onderdeel van de oculaire circulatie afwijkingen aanwezig zijn. Dit geeft frequent (bij 10 procent van de patiënten) aanleiding tot glaucoom. Choroïdale angiomen kunnen amblyopie veroorzaken en op termijn – indien onbehandeld – zelfs blindheid.

3. De moeder heeft ongetwijfeld gelezen over het sturge-webersyndroom. Dit is een aandoening waarbij een naevus flammeus in het gelaat gepaard gaat met een ipsilaterale vasculaire malformatie in de leptomeningen. Er hoeven geen oogafwijkingen te zijn om de diagnose te kunnen stellen, het oog doet slechts in 50 tot 60 procent van de gevallen mee.

De meest voorkomende huidafwijking is een unilaterale naevus flammeus, die grofweg gelokaliseerd is in het verzorgingsgebied van de oog- en maxillaire takken van de nervus trigeminus. De laesie is soms maar enkele centimeters groot, maar is vaker uitgebreid en beslaat het grootste deel van één kant van het gezicht, het behaarde hoofd, de hals en soms andere delen van het lichaam (figuur 38.5). Nagenoeg altijd is een deel van de wijnvlek aanwezig op het voorhoofd en het bovenooglid. Het is onbekend welk deel van deze kinderen ooit verschijnselen van het centrale zenuwstelsel zal ontwikkelen. Meestal (75 tot 90 procent) gaat het om epilepsie, die al in de eerste twee levensjaren optreedt en wordt geprovoceerd door koorts. Herhaalde epileptische aanvallen luiden vaak een snelle neurologische achteruitgang in.

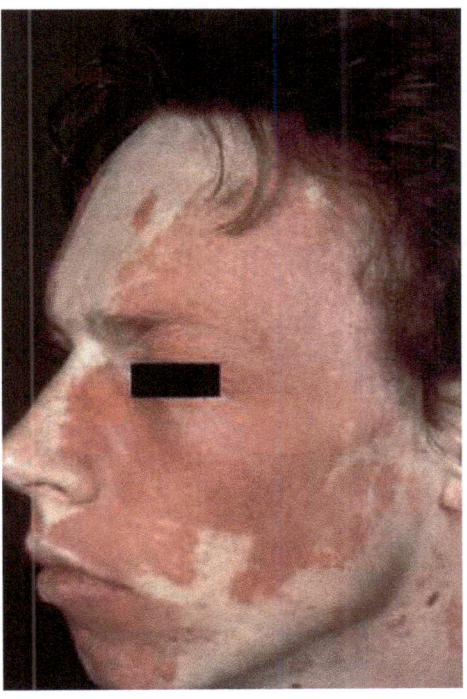

Figuur 38.5
Grote naevus flammeus, ook op het voorhoofd en bovenooglid: sturge-webersyndroom.

4. Wijnvlekken kunnen het beste behandeld worden met een van de lasersystemen die geschikt zijn voor vasculaire laesies. Bij ongeveer 30 procent van de patiënten met een naevus flammeus op het gezicht kan een volledig of bijna volledig verdwijnen van de rode kleur bereikt worden. Meer dan 60 procent van alle met laser behandelde individuen heeft een 'goed' of 'uitstekend' cosmetisch resultaat. Lichter gekleurde wijnvlekken reageren beter dan donkerdere laesies. Naevi flammei in het centrale deel van het gelaat en op de extremiteiten (vooral de meer distaal gelokaliseerde) reageren minder goed. Bij volwassenen zijn doorgaans meer behandelingen nodig dan bij kinderen. Camouflage kan ook uitstekende resultaten geven, die de patiënt (en zijn ouders) tot tevredenheid stemt. Daarvoor kan men het beste contact opnemen met een 'camouflagiste', een schoonheidsspecialiste of huidtherapeute die gespecialiseerd is in camouflagetechnieken. De kosten hiervan zullen meestal door de ziektekostenverzekering vergoed worden.

5. Aangezien ongeveer 10 procent van alle patiëntjes met wijnvlekken op het gezicht leptomeningeale afwijkingen heeft en de kans op oogafwijkingen, waaronder glaucoom, aanzienlijk is, verwijst u dit kind naar de (kinder)neuroloog en de oogarts. Na het afronden van hun onderzoek kan patiëntje desgewenst naar een dermatoloog verwezen worden die ervaring heeft met laserbehandeling van vasculaire afwijkingen.

Notities

39

Anamnese
Een 32-jarige vrouw maakt zich zorgen over een (heel langzaam) groeiend bobbeltje op haar rechterbovenbeen

Lichamelijk onderzoek
U ziet aan de mediale zijde van het rechterbovenbeen een tumortje van ongeveer 8 mm groot. Het halfbolvormige livide paarse centrum heeft enige schilfering en er is een vage pigmentatie aan de rand. De afwijking voelt van opzij vast aan.

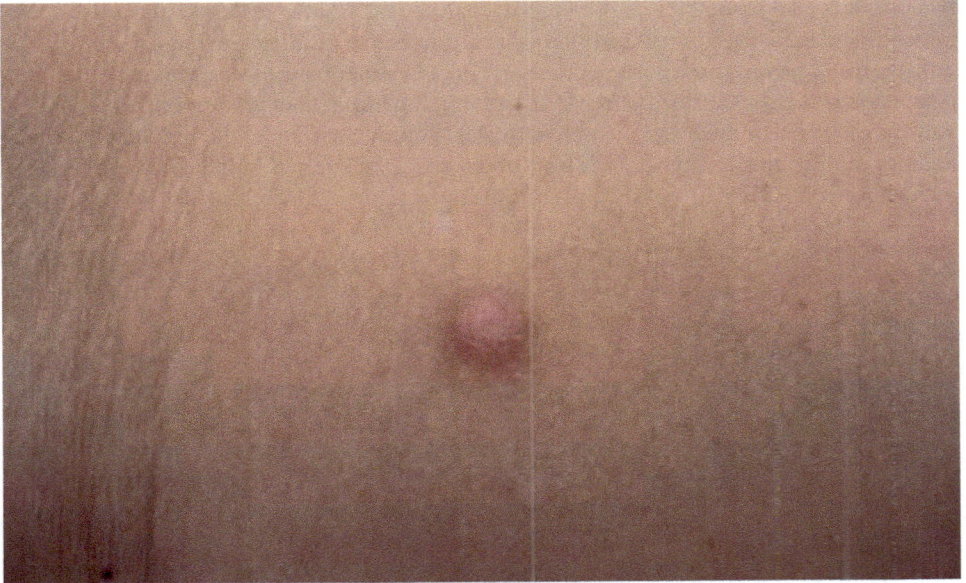

Figuur 39.1

Vraag
1. Kunt u patiënte geruststellen en wat vertelt u haar?

Antwoord

1. Ja, u kunt patiënte geruststellen dat dit een absoluut goedaardige afwijking is die DERMATOFIBROOM heet. Een veelgebruikt synoniem is histiocytoom. De tumortjes ontstaan door benigne proliferatie van op histiocyten en fibroblasten lijkende cellen in de dermis en de oppervlakkige subcutis. De oorzaak is onbekend. Vaak is het een reactief proces op beschadiging van de huid, bijvoorbeeld door een insectensteek. Er wordt echter ook gedacht aan een – benigne – neoplastisch proces.

Een dermatofibroom is een vast aanvoelende gladde of licht schilferende papel, nodulus of nodus, die meestal gelokaliseerd is op de benen of armen van jonge volwassenen. De laesie is huidkleurig, livide paars of bruin (vaak in combinatie). Soms is het centrum ingezonken (atrofisch dermatofibroom), doordat de involuerende onderliggende tumor de epidermis naar beneden trekt (figuur 39.2). De meeste dermatofibromen zijn kleiner dan 2 cm, maar ze kunnen incidenteel (veel) groter worden (figuur 39.3). Meestal groeien de laesies langzaam, maar soms gaat het zo snel dat aan een maligniteit gedacht zal worden. Een belangrijk diagnostisch criterium is het vast aanvoelen van de laesie van opzij, waardoor ook de atrofische varianten goed herkenbaar zijn. Behandeling van deze benigne tumoren is niet noodzakelijk. Chirurgische excisie kan in aanmerking komen wanneer verwijdering uit cosmetische overwegingen gewenst wordt, maar zorg ervoor dat het chirurgische litteken minder opvalt dan het dermatofibroom zelf! Ook kunnen – bij incomplete excisie – recidieven optreden.

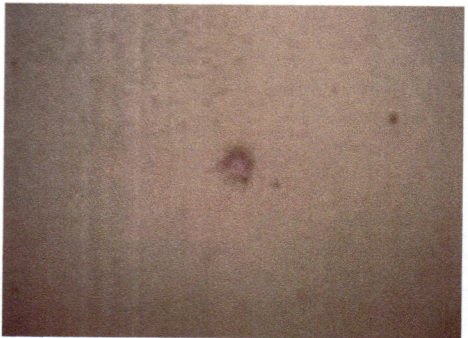

Figuur 39.2
Dermatofibroom met ingezonken centrum (atrofisch dermatofibroom).

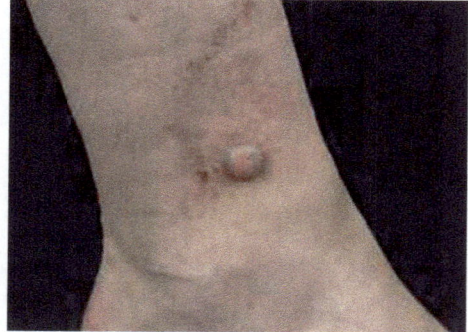

Figuur 39.3
Groot huidkleurig dermatofibroom. De jeuk eraan heeft geleid tot krabben en eczematisatie.

40

Anamnese
U heeft tegenover u twee bezorgde ouders met hun zevenjarige dochter. Zij heeft al vanaf de geboorte een moedervlek op haar linkerbeen. Deze groeit nog wat met haar mee. De reden dat ze nu komen is dat de moedervlek toch duidelijk donkerder wordt en dat er ook steeds meer donkere haren opkomen. In patiëntes gegevens staat dat destijds door de kinderarts de diagnose congenitale melanocytaire naevus gesteld is.

Lichamelijk onderzoek
Bij onderzoek ziet u op de achterzijde van het linkerbovenbeen een nagenoeg egaal bruingekleurde naevus met een grootte van ongeveer 12x10 centimeter en naast vellushaar ook vele terminale donkergekleurde haren.

Vragen
1. Is deze ontwikkeling een reden tot zorg?
2. Hoe vaak komen congenitale melanocytaire naevi voor?
3. Weet u hoe groot congenitale naevi zijn?
4. Wat is de kans op maligne ontaarding?
5. Welk advies geeft u de ouders van patiënte?

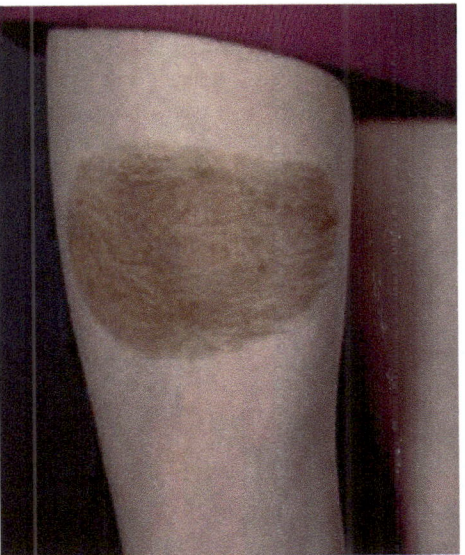

Figuur 40.1

Antwoorden

1. Nee, dit is geen reden tot zorg. CONGENITALE MELANOCYTAIRE NAEVI worden meestal in een periode van jaren groter en donkerder en ontwikkelen donker terminaal haar. Vooral tijdens de puberteit is er vaak een opvallende toename van pigmentatie en beharing. Ook kunnen er verdikkingen ontstaan in de naevi. De kleinere moedervlekken groeien vaak minder snel dan het kind zelf en het oppervlak daarvan wordt dan relatief kleiner.

2. De frequentie van congenitale melanocytaire naevi wordt wisselend geschat op 1 tot 3 procent van alle geboorten. Daarbij zijn nog niet de moedervlekken gerekend die in de eerste vijf levensjaren ontstaan en die klinisch en histopathologisch meer lijken op congenitale melanocytaire naevi dan op de 'gewone' verworven moedervlekken, zoals bijna iedere volwassene die heeft.

3. Congenitale melanocytaire naevi worden – min of meer willekeurig – ingedeeld in klein (<1,5 cm in diameter), middelgroot (1,5-20 cm) en groot (maximale diameter >20 cm). Verreweg de meeste zijn klein, variërend van enkele millimeters tot 1,5 centimeter. Minder frequent zijn de middelgrote moedervlekken (figuur 40.2 en 40.3). De grote naevi (>20 centimeter) krijgen in de literatuur weliswaar de meeste aandacht (vooral vanwege het optreden van melanomen), maar zijn zeldzaam. Soms kan bijna het gehele lichaam aangedaan zijn. Deze naevi worden vaak aangeduid als reuzennaevus of, vanwege hun frequente lokalisatie onderop de rug, in de gordelstreek en op de bovenbenen badpaknaevus. Vaak zijn daarbij ook vele kleinere naevi elders op de huid aanwezig (figuur 40.4). Terwijl het kind groeit wordt het oppervlak onregelmatig tot zelfs wratachtig en kunnen er in de naevus noduli ontstaan. Bij de grote naevi die gelokaliseerd zijn over de wervelkolom zijn er soms neurologische afwijkingen zoals infiltratie van het centrale zenuwstelsel met melanocyten of occulte spina bifida.

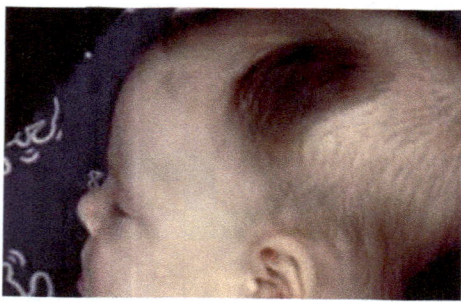

Figuur 40.2
Middelgrote congenitale naevus op het hoofd. Door de aanwezigheid van melanocyten in de haarfollikels is het haar donkerder.

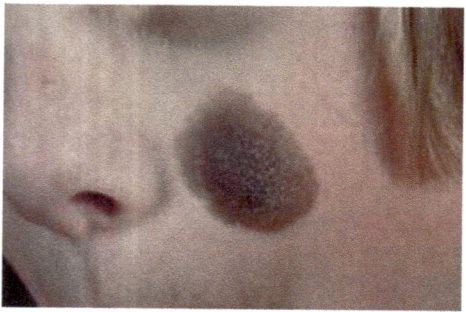

Figuur 40.3
Middelgrote congenitale naevus op de linkerwang.

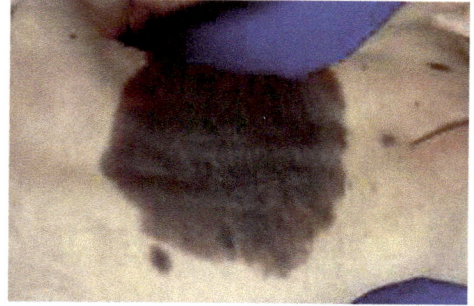

Figuur 40.4
Grote donkere moedervlek op de romp met vele kleinere congenitale naevi.

4. De kans op maligne ontaarding van een congenitale melanocytaire naevus is afhankelijk van de grootte. De grote congenitale melanocytaire naevi (>20 cm) hebben zeker een sterk verhoogd risico op het ontwikkelen van een melanoom. In de helft van de gevallen ontstaat een melanoom al voor de puberteit en omdat maligne degeneratie zelfs al in het eerste levensjaar kan optreden, wordt doorgaans snel en agressief chirurgisch ingegrepen. De kans op melanomen in de kleine en middelgrote naevi is veel kleiner, maar ook aanwezig (figuur 40.5). Melanomen in deze moedervlekken ontstaan altijd na de puberteit, zodat met (eventuele) chirurgische therapie gewacht kan worden tot het kind er zelf aan toe is en lokale anesthesie kan verdragen.

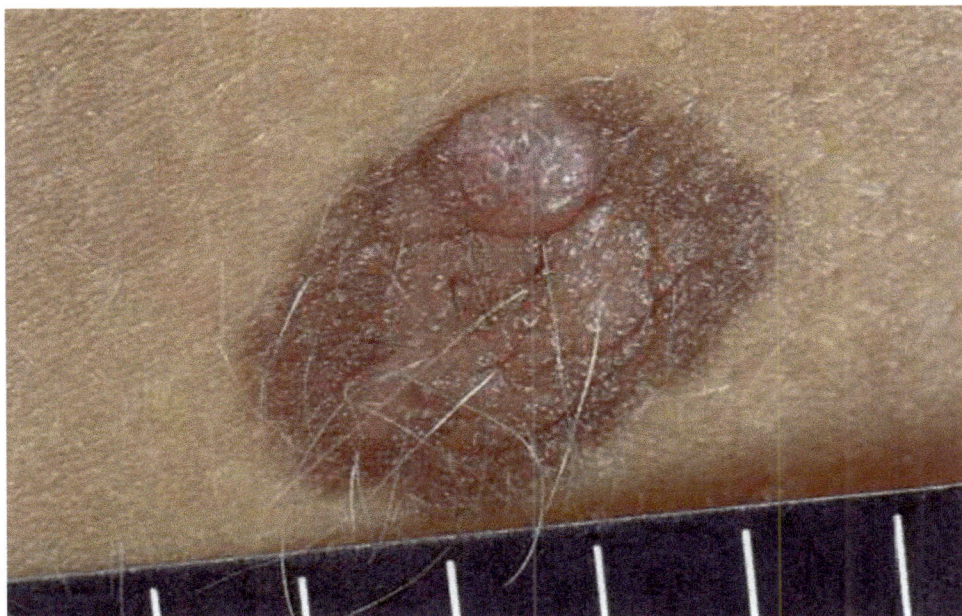

Figuur 40.5
Amelanotisch melanoom in een middelgrote congenitale naevus.

5. U stelt de ouders gerust dat deze ontwikkeling in de moedervlek, het donkerder worden en toename van donker haar erin, helemaal normaal is en geen reden tot zorg. U vertelt dat de kans op kwaadaardig worden klein is, maar dat u graag bereid bent om hun dochter periodiek te controleren. Hou er daarbij rekening mee dat veel melanomen ontstaan in de dermis en dat deze dan beter gepalpeerd dan geobserveerd kunnen worden. Ook kunt u ze aanbieden om een keer de dermatoloog te consulteren, vooral ook met de vraag welke behandelingen er zijn en of die therapeutisch goede en cosmetisch mooie resultaten opleveren.

Notities

41

Anamnese
Een 46-jarige man heeft 'een soort wratjes' op zijn onderbenen. Er komen er steeds meer bij.

Lichamelijk onderzoek
Bij onderzoek ziet u multipele iets gepigmenteerde vlakke hyperkeratotische papeltjes die als het ware op de huid lijken te liggen. Ze kunnen er ook gemakkelijk van afgekrabd worden, zonder dat daarbij bloeding optreedt.

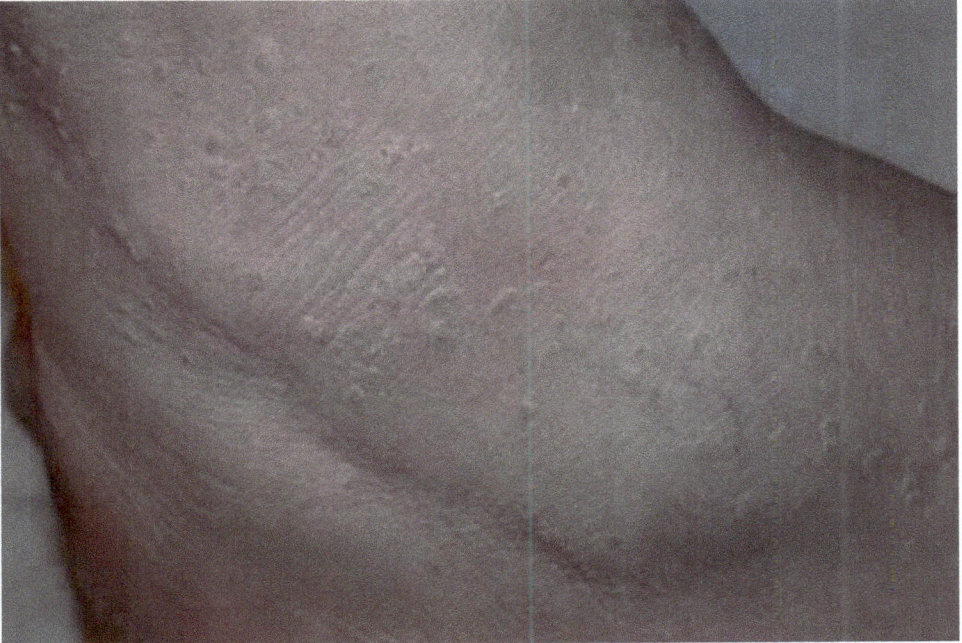

Figuur 41.1

Vragen
1. Waaraan doen deze hyperkeratotische papeltjes u denken?
2. Heeft u een diagnose op dit weinig bekende, maar zeker niet zeldzame beeld?
3. Wat zou u deze patiënt therapeutisch te bieden kunnen hebben?

Antwoorden

1. Deze papeltjes lijken op wratjes = verrucae. De gewone wratten (verrucae vulgares) zijn echter veel dieper in de huid gelokaliseerd en kunnen zeker niet met de nagel verwijderd worden. De verrucae die u zeker kent, die op de huid liggen en gemakkelijk te verwijderen zijn, zijn de verrucae seborrhoicae (seborroïsche wratten, oftewel ouderdomswratten). Die zijn overigens wel vaak meer gepigmenteerd.

2. Deze ruwe papeltjes heten STUCCOKERATOSEN. Het zijn kleine, ruwe, wittige keratotische papeltjes of kleine plaques die meestal multipel voorkomen en gelokaliseerd zijn op de armen en benen, vooral rond de enkels (figuur 41.2). Stuccokeratosen zijn varianten van de seborroïsche wrat. Het beeld komt vooral voor bij individuen van middelbare leeftijd en ouder en met name bij diegenen die veel in de zon geweest zijn. Ook een droge huid lijkt een predisponerende factor te zijn. Het beeld doet denken aan druppels van pleisterkalk (= stuc) die op de grond vallen wanneer een muur gestuukt wordt.

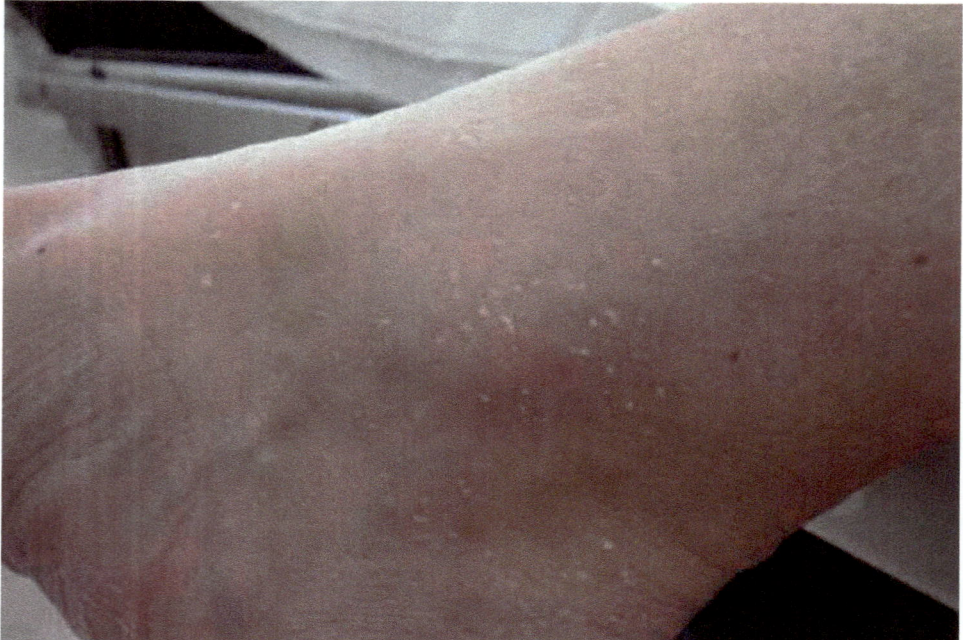

Figuur 41.2
Kleine stuccokeratosen, als gemorste druppels op de vloer bij het pleisteren van een muur (stuukwerk).

3. Vanwege het feit dat de laesies op de huid liggen verwacht u dat voorzichtig bevriezen met vloeibare stikstof een therapeutisch goed en cosmetisch mooi resultaat zal geven. Overigens is de keratose volstrekt onschuldig.

Anamnese

Een 44-jarige vrouw heeft in toenemende mate ontsierende witte vlekken op de bovenzijde van de onderarmen en op de voorzijde van de onderbenen. Deze vallen meer op wanneer patiënte met vakantie is of wanneer ze een 'zonnebankkuurtje' neemt. De vlekken verbranden niet in de zon. In de familie komt geen vitiligo voor. Patiënte is verder gezond, er zijn geen aanwijzingen voor auto-immuunziekten.

Lichamelijk onderzoek

Bij onderzoek ziet u op de strekzijden van de onderarmen en -benen een uitgebreide, min of meer symmetrische eruptie van scherpbegrensde gehypopigmenteerde (lichter van kleur zijnde) en gedepigmenteerde (geheel witte) maculae met een diameter van 2-4 mm. Enkele laesies zijn wat groter.

Vragen

1. Heeft u een naam voor deze vrij onbekende, maar zeer veel voorkomende aandoening?
2. Hoe maakt u onderscheid met vitiligo?

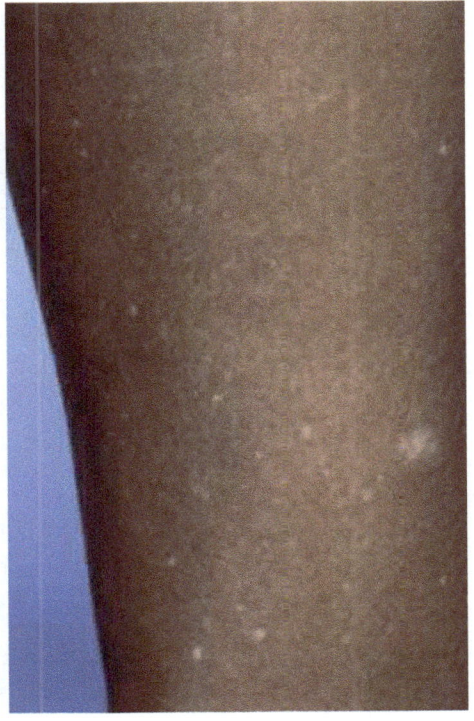

Figuur 42.1

Antwoorden

1. Deze aandoening heeft een beschrijvende naam, HYPOMELANOSIS GUTTATA IDIOPATHICA, letterlijk vertaald 'druppelvormig verminderd pigment van onbekende oorzaak'. Het gaat om hoekige en onregelmatige gehypopigmenteerde of gedepigmenteerde maculae met een diameter van 2-8 mm met incidenteel grotere laesies (figuur 42.2). De vlekken zijn meestal gelokaliseerd op aan zonlicht blootgestelde delen van de armen en benen, maar kunnen ook voorkomen op het gelaat, de hals en de romp. De laesies beginnen te ontstaan vanaf de leeftijd van 20-30 jaar en nemen daarna in aantal en grootte toe. De aandoening wordt bij alle rassen gezien en op latere leeftijd zou bijna de helft van alle mensen wel een of meer van dergelijke vlekken vertonen. In de laesies is de hoeveelheid pigment in de melanocyten afgenomen en ook het aantal melanocyten is verminderd. De oorzaak is onbekend ('idiopathisch'). Overmatige expositie aan zonlicht lijkt een rol te spelen bij patiënten met laesies op de armen en benen (figuur 42.2). Hypomelanosis guttata idiopathica is een volstrekt goedaardige aandoening, maar kan wel als cosmetisch ontsierend worden ervaren.

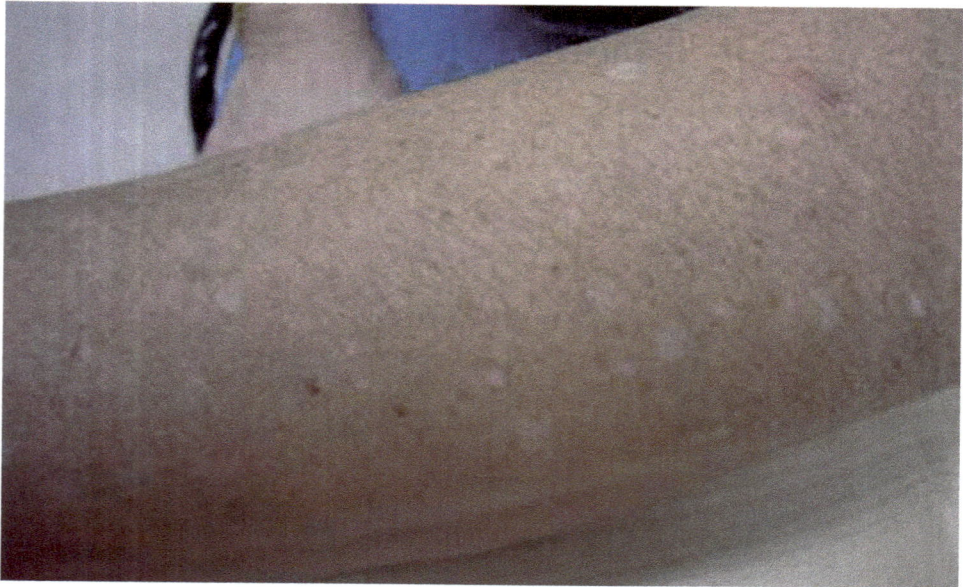

Figuur 42.2
Hoekige en onregelmatige gehypopigmenteerde vlekken op een achtergrond van door zon verouderde huid (dermatoheliosis).

2. Vitiligo komt over het gehele lichaam voor, niet alleen op de armen en benen en ook bij jongere mensen. De laesies zijn altijd scherp begrensd en geheel wit. De vlekken nemen vaak in de loop van de tijd in omvang toe en worden veel groter dan bij de hypomelanosis guttata idiopathica. Een belangrijk discriminerend kenmerk van vitiligo is dat deze laesies zullen verbranden in de zon vanwege de totale afwezigheid van melanocyten in de vitiligolaesies.

43

Anamnese
Een 32-jarige vrouw komt in paniek op uw spreekuur, omdat ze sinds een week haaruitval heeft. 'Het valt met bossen uit, dokter', zegt patiënte, 'als dit zo door gaat dan hou ik geen haar meer over. Doe alstublieft snel iets'.

Lichamelijk onderzoek
Bij onderzoek ziet u dat de haarinplant bovenop het hoofd inderdaad wel erg dun is. Aangespoord door patiënte trekt u aan de haren en u houdt er zo een stuk of 30 in uw hand. Aan de meeste daarvan ziet u een wit vliesje, waarvan u denkt dat het haarwortelzakjes zijn.

Vragen
1. Welke diagnose dringt zich op en welke vragen stelt u om die aannemelijk te maken en een oorzaak te vinden?
2. Hoe ontstaat deze acute en ernstige haaruitval?
3. Wat vertelt u aan patiënte?
4. Hoeveel haren mag een mens per dag 'normaal' verliezen?
5. Deze vorm van haaruitval kent ook een chronische vorm: kent u daarvan mogelijke oorzaken?

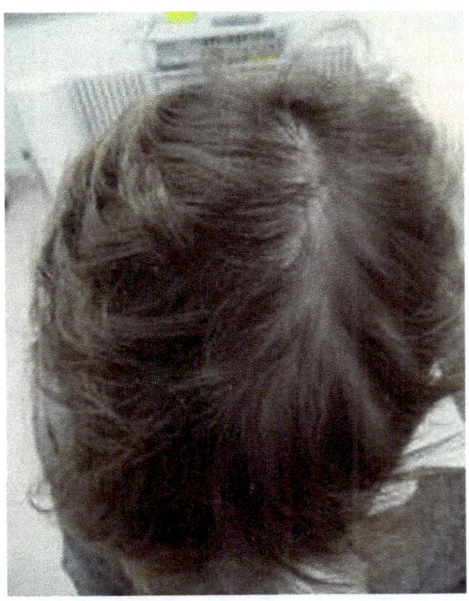

Figuur 43.1

Antwoorden

1. Acuut ernstig haaruitval, gemakkelijk uit te trekken haren met aan het eind een haarwortelzakje doen de diagnose ACUUT TELOGEEN EFFLUVIUM vermoeden. U informeert dus of patiënte in de afgelopen maanden bevallen is, een chirurgische operatie heeft ondergaan, ernstig ziek is geweest, hoge koorts heeft gehad, bloedingen heeft gehad of bloed gedoneerd heeft, gestopt is met de anticonceptiepil of in korte tijd – al dan niet met de hulp van Sonja – sterk door een dieet is afgevallen. Patiënte blijkt 12 weken geleden te zijn bevallen; het was een moeizame en langdurige partus.

2. De haargroeicyclus kent 3 fasen: anageen, katageen en telogeen. De anagene fase is de groeifase en duurt ongeveer 3-5 jaar. Vervolgens komt het haar in de katagene fase (overgangsfase van groei naar rust) die enkele weken duurt. Daarna belandt het haar in de telogene fase of rustfase. Aan het eind van deze telogene fase van gemiddeld vier maanden valt het haar uit. Op dat moment is het nieuwe anagene haar al weer aangelegd in de follikel en herhaalt de cyclus zich. Acuut telogeen effluvium ontstaat doordat er onder invloed van een plotselinge stressfactor voor het lichaam heel veel haren opeens van de katagene naar de telogene fase overgaan, die er dan na enkele maanden massaal uitvallen. Tot deze uitlokkende situaties behoren een bevalling (vooral wanneer die langdurig en moeilijk is geweest), koorts, een chirurgische operatie (figuur 43.3), bloedingen (waaronder bloeddonatie), en sterke beperking van voedselinname (zoals door een 'crashdieet'). Emotionele stress wordt vaak aangehaald als oorzaak voor acuut telogeen effluvium, maar daarvoor is onvoldoende bewijs. Het kan van 2 tot maximaal 5 maanden na de oorzakelijke gebeurtenis duren voordat de haaruitval zichtbaar wordt. De meest voorkomende vorm van telogeen effluvium is post partum telogeen effluvium. Nagenoeg alle vrouwen die bevallen zijn hebben hier mee te maken, maar vaak is de haaruitval bij hen subklinisch. Hetzelfde fenomeen – maar dan in veel minder ernstige mate – doet zich voor wanneer vrouwen stoppen met de anticonceptiepil na langdurig gebruik daarvan. Bij ongeveer 1/3 van de patiënten met acuut telogeen effluvium wordt geen oorzaak gevonden.

Diffuus haarverlies is het enige symptoom van acuut telogeen effluvium. Afwijkingen aan de behaarde hoofdhuid ontbreken. De patiënt merkt de haaruitval vooral op bij het kammen van het haar of het wassen er van. Het aantal haren dat uitvalt varieert van 50 tot 1000 per dag. Bij

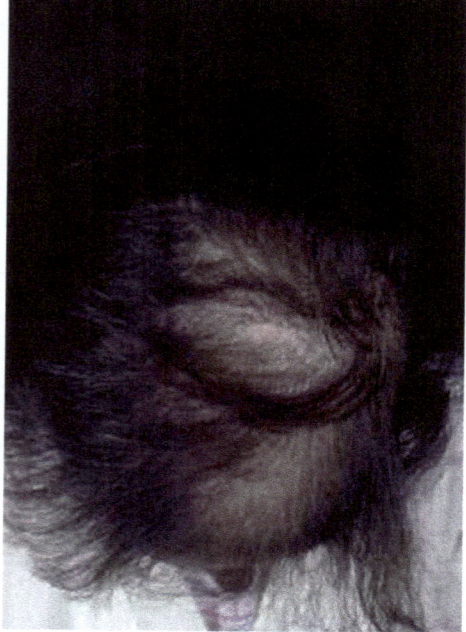

Figuur 43.2
Ernstig telogeen effluvium na een zware operatie.

microscopisch onderzoek zijn de telogene haren goed te herkennen aan de haarwortels, die een knopvormig uiteinde hebben met een 'losse' wortelschede (club hairs) (figuur 43.3). Toch ziet de huisarts of de dermatoloog – ondanks een dramatische beschrijving van de patiënt – vaak geen duidelijke verdunning van het haar. De reden hiervan is dat een vrouw meer dan 20 procent van het haar moet verliezen (sommigen schatten zelfs 50 procent) alvorens een duidelijke verdunning zichtbaar wordt.

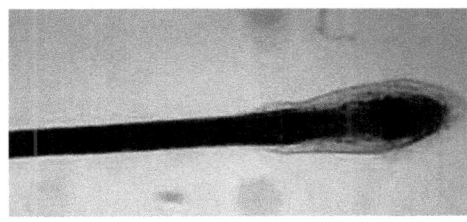

Figuur 43.3
Telogeen haar met een 'losse' wortelschede (club hair).

3. U kunt patiënte geruststellen dat de haaruitval binnen 3-6 maanden zal stoppen, waarna binnen een jaar een spontaan en compleet herstel optreedt. Een effectieve therapie om dit proces te versnellen is er niet, alle haren in de telogene fase zullen eerst moeten uitvallen. Overigens klagen vrouwen er na een bevalling niet zelden over dat hun haar niet meer zo lang wordt als voor de zwangerschap. Dit komt door een fysiologisch kortere anagene (groei-) fase van de haren. Sommigen ervaren naderhand periodiek haarverlies, gelokaliseerd of diffuus. Wanneer post partum telogeen effluvium ernstig is en optreedt na verschillende achtereenvolgende zwangerschappen, kan het herstel uiteindelijk incompleet zijn.

4. Gemiddeld verliest een mens 'normaal' 50 tot maximaal 100 hoofdharen per dag. Als het er meer dan 100 zijn zal de patiënt dat merken, omdat haar zich dan ophoopt in de afvoer van de douche of in de kam of borstel.

5. Telogeen haarverlies kan ook geleidelijk beginnen en lang blijven bestaan. Mogelijke oorzaken voor chronisch telogeen haarverlies (een trichogram is noodzakelijk om dit vast te stellen) zijn onder meer erfelijke en verworven zinkdeficiëntie, geneesmiddelen, HIV/AIDS, hypoproteïnemie, hypo- en hyperthyreoïdie, maligniteiten in een gevorderd stadium, malnutritie / malabsorptie en met name ijzergebrek. Bij ongeveer 30 procent van de patiënten met chronisch (>6 maanden) verlies van telogene haren wordt geen oorzaak gevonden. Dan wordt gesproken van chronisch telogeen effluvium. Dit wordt vooral bij vrouwen tussen de 30 en 50 jaar gezien.

Notities

44

Anamnese
Een 28-jarige man heeft verdikkingen op de gewrichten van alle vingers behalve de duimen. Hij heeft het al heel lang, heeft er geen last van en maakt zich er geen zorgen over, omdat het ook in de familie voorkomt. Sommige mannen in zijn familie hebben echter hele dikke en ruwe plekken op de handen en patiënt vraagt zich af of hij verergering kan tegengaan.

Lichamelijk onderzoek
Bij onderzoek ziet u op de proximale interfalangeale gewrichten van de vingers gladde huidkleurige tot iets rode en enigszins schilferende zwellingen van de huid. De huid voelt verdikt aan en de laesies zijn los van de onderliggende gewrichten.

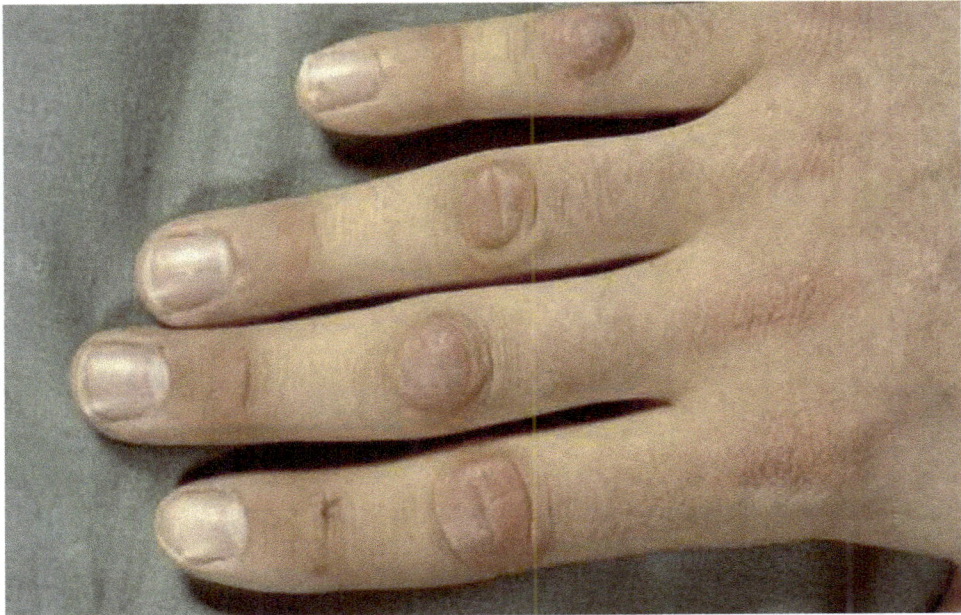

Figuur 44.1

Vragen
1. Wat is uw diagnose?
2. Wat heeft u patiënt therapeutisch of profylactisch te bieden?

Antwoorden

1. U stelt de diagnose KNUCKLE PADS. Dit zijn omschreven verdikkingen van de huid boven de vingergewrichten. De term knuckle pads, waarvoor geen Nederlands equivalent bestaat, is eigenlijk een verkeerde benaming, omdat de meeste laesies op de vingers gelokaliseerd zijn en niet op de knokkels, de metacarpofalangeale gewrichten (figuur 44.2). In het merendeel van de gevallen komt de aandoening sporadisch voor, maar soms – zoals bij deze patiënt – is er sprake van autosomaal dominante overerving. Knuckle pads zijn zeker niet zeldzaam, maar de prevalentie is onbekend omdat de meeste mensen er geen medische hulp voor zoeken.

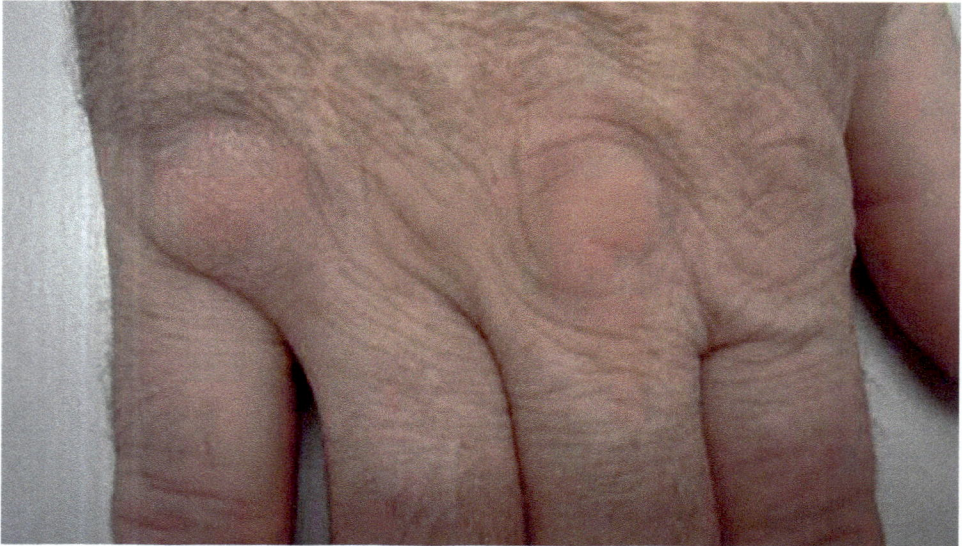

Figuur 44.2
Knuckle pads op de knokkels.

Knuckle pads ontstaan door verdikking en hyperkeratose van de epidermis en hyperplasie van het bindweefsel met verdikte collageenvezels. Klinisch is er sprake van vlakke of licht bolvormige, gladde keratosen met een grootte van 1-1,5 centimeter, die zich in de loop van maanden tot vele jaren zeer langzaam ontwikkelen. Bij sommige patiënten worden de laesies heel dik en vast, maar bij anderen blijven de knuckle pads oppervlakkig. De lokalisatie is vooral op de dorsa van de proximale interfalangeale gewrichten, en veel minder vaak op de knokkels of de distale gewrichten van de vingers. Het aantal vingers dat aangedaan is varieert sterk, de duimen zijn meestal vrij van afwijkingen. De leeftijd waarop knuckle pads ontstaat zou vooral boven de 40 jaar zijn, maar indien erfelijk bepaald, kunnen ze al op kinderleeftijd optreden. Vooral in families met knuckle pads kan er een associatie zijn met de contractuur van Dupuytren.

2. Behalve uw empathie heeft u patiënt niets te bieden, er is geen effectieve behandeling en beïnvloeding van het normale beloop is niet mogelijk.

45

Anamnese
Een 68-jarige man heeft sinds een jaar (of misschien al wel veel langer) een knobbeltje op het voorhoofd. Er verandert niets aan, maar iedereen waarschuwt hem voor huidkanker. Om 'van dat gezeur af te zijn' komt patiënt nu bij u en hij hoopt dat u er iets aan kunt doen.

Lichamelijk onderzoek
Bij onderzoek ziet u een wat glanzend geelroze tumortje van 9x7 mm met teleangiëctasieën links op het voorhoofd. Er is een centrale inzinking met drie uitgezette follikelopeningen. De afwijking voelt vast-elastisch aan.

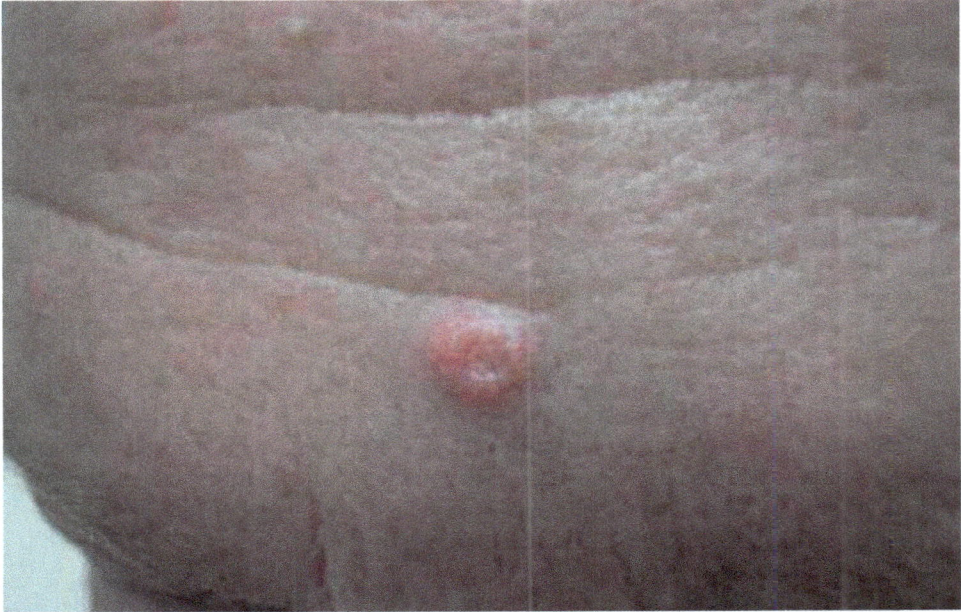

Figuur 45.1

Vragen
1. Wat is uw diagnose?
2. Waarom is dit geen basaalcelcarcinoom?
3. Kunt u er inderdaad iets aan doen?

Antwoorden

1. Deze goedaardige afwijking heet TALGKLIERHYPERPLASIE. Dit komt frequent voor bij mensen van middelbare leeftijd en ouder, waardoor voor deze volstrekt goedaardige afwijking nog vaak de naam seniele talgklierhyperplasie wordt gebruikt. Het zijn geelroze papeltjes met een centrale follikelopening. Vaak zijn ze multipel (figuur 45.2) en gelokaliseerd op het voorhoofd en de slapen. De laesies zijn meestal slechts enkele millimeter in diameter, maar kunnen ook – zoals bij deze patiënt – veel groter zijn.

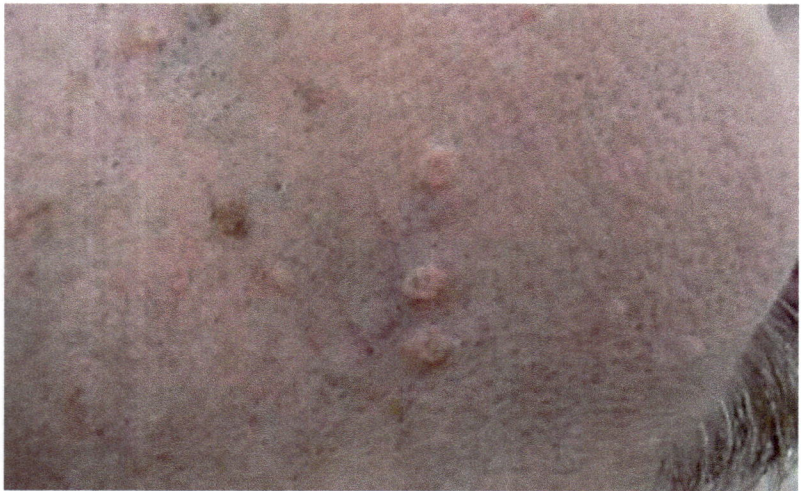

Figuur 45.2
Multipele geelroze papeltjes met centrale inzinking op de rechterwang.

Talgklierhyperplasie komt ook heel veel als fysiologisch verschijnsel voor bij pasgeborenen onder invloed van de androgenen van de moeder. Dit beeld wordt gekenmerkt door multipele monomorfe speldenknopgrote geelwitte papeltjes op de neus, de wangen, de bovenlip en het voorhoofd. Vaak zijn er ook vele milia (gerstekorrels) zichtbaar. Beide afwijkingen verdwijnen spontaan, doorgaans binnen enkele weken.

2. Bij een glanzend tumortje met een opgeworpen rand en teleangiëctasieën moet inderdaad de mogelijkheid van een basaalcelcarcinoom worden overwogen. Het basaalcelcarcinoom voelt echter in de regel wat weker aan dan een talgklierhyperplasie, bloedt gemakkelijker, mist de gelige kleur, heeft in een centrale inzinking vaak een ulceratie (ulcus rodens) en groeit door, zij het langzaam.

3. U kunt de afwijking voorzichtig behandelen met de hyfrecator. Dat kan een aanzienlijke cosmetische verbetering geven, de huid wordt weer vlak. Helemaal normaal wordt de huid echter niet, omdat u de hyperplastische talgklieren niet allemaal kunt verwijderen zonder littekens te maken.

46

Anamnese
Een 46-jarige man heeft sinds enkele dagen een paar erg pijnlijke 'steenpuisten' op zijn linkerbil en bovenbeen. Patiënt vertelt dat het voelt alsof er iets in zit en denkt dat hij het opgelopen heeft in Afrika, waar hij tot twee dagen geleden op safari was.

Lichamelijk onderzoek
Bij onderzoek ziet u drie inflammatoire nodi. In de centrale opening van een van de laesies valt u een wittig bewegend organisme op (figuur 46.2).

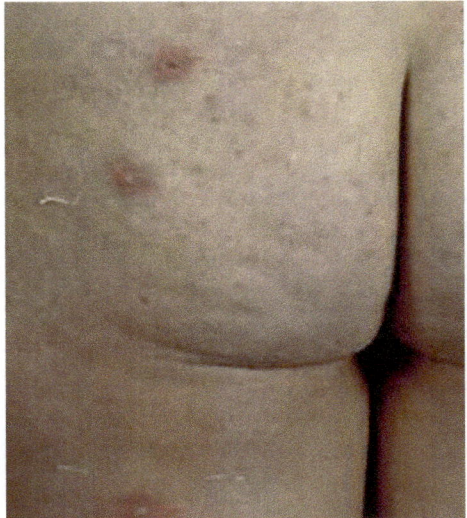

Figuur 46.1

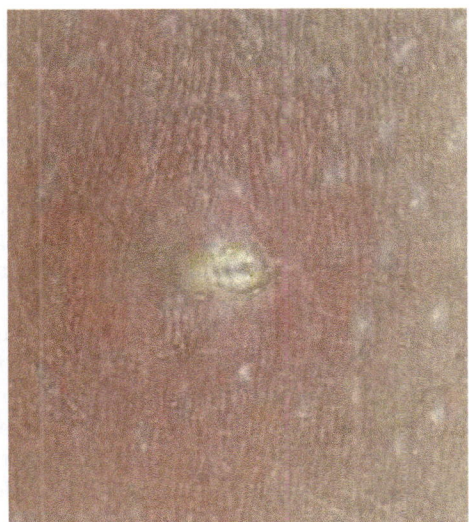

Figuur 46.2

Vragen
1. Hoe heet dit souvenir uit de tropen en welke parasieten veroorzaken het?
2. Hoe denkt u deze laesies te genezen?

Antwoorden

1. Hier is sprake van MYIASIS. Bij myiasis wordt de huid bewoond door de larven van uiteenlopende species vliegen uit de orde der Diptera. Er zijn twee klinische varianten: myiasis in open wonden en de myiasis met furunkels, die deze patiënt opgelopen heeft.

Myiasis in wonden: stinkende open wonden hebben een aantrekkingskracht op aasvliegen, die er graag hun eieren in deponeren. De larven (maden), die uit de eieren komen, voeden zich met vocht en weefsel uit de wond. Ook in Nederland worden met enige regelmaat maden in wonden aangetroffen, vooral bij wat verwaarloosde personen. In warme streken komen dergelijke infecties vaker voor, vooral wanneer de hygiënische omstandigheden te wensen overlaten.

Furunculeuze myiasis wordt meestal veroorzaakt door *Dermatobia hominis* of *Cordylobia anthropophaga*. De *Dermatobia hominis* uit Zuid-Amerika legt haar eieren op een mug, die ze naar een warmbloedige gastheer transporteert. De *Cordylobia anthropophaga* (Tumbu fly) uit Afrika legt eieren op vochtig textiel en op zanderige bodem. De larven kunnen daar 15 dagen zonder gastheer overleven. Bij het dragen van geïnfecteerd textiel of zitten op geïnfecteerde bodem kunnen de larven de huid bereiken en penetreren.

Bij myiasis in wonden ziet men de larven energiek over de wond kruipen. Soms verschuilen ze zich onder ondermijnde wondranden. De larven verspreiden zich vrijwel nooit, zoals larva migrans, onder de huid. Bij de furunculeuze myiasis ontstaat binnen 24 uur na penetratie van de huid door de larve een jeukende soms pijnlijke papel, die groeit tot 1-3 cm in diameter en 1 cm hoog, met centraal een opening (figuur 46.1 en 46.2). Soms zijn er multipele laesies. Door een secundaire bacteriële infectie kan een purulente ontsteking ontstaan.

2. Wanneer de larven zich eenmaal tot vliegen ontwikkeld hebben, vliegen ze uit, waarmee de infestatie ten einde is. Aangezien vrijwel niemand daarop wil wachten, wordt meestal tot behandeling overgegaan. Bij open wonden volstaat het schoonspoelen van de wond. De behandeling van een furunculeuze myiasis is moeilijker. De larve van *Dermatobia hominis* kan nog wel met enige moeite uitgedrukt worden, ofschoon het soms nodig is het punctum zelf chirurgisch te vergroten. De made van *Cordylobia anthropophaga* daarentegen houdt zich met haakjes stevig vast en kan niet zomaar naar buiten gedrukt worden. De parasiet heeft lucht nodig om te ademen. Daarom kan men het beste de opening in de huid afsluiten met vaseline. De made komt dan binnen enkele uren door ademnood omhoog. Met enige behendigheid kan de made dan met een pincet gevangen (figuur 46.3) worden. Ook kan een lidocaïne-oplossing in de basis van de nodulus gespoten worden, waardoor de made omhoog komt. Na verwijderen van de maden genezen de inflammatoire laesies vanzelf.

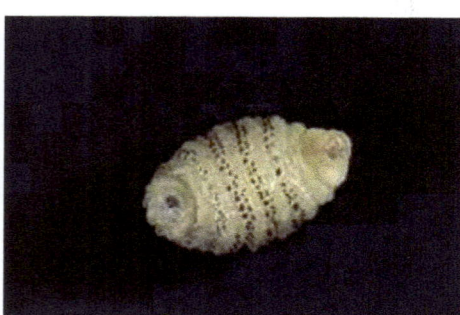

Figuur 46.3
Made verwijderd uit laesie van furunculeuze myiasis.

47

Anamnese
Een 23-jarige vrouw heeft een bobbeltje ontdekt in haar mond.

Lichamelijk onderzoek
Bij onderzoek ziet u in het linker buccale slijmvlies een wittig papeltje, dat bij palpatie zacht aanvoelt.

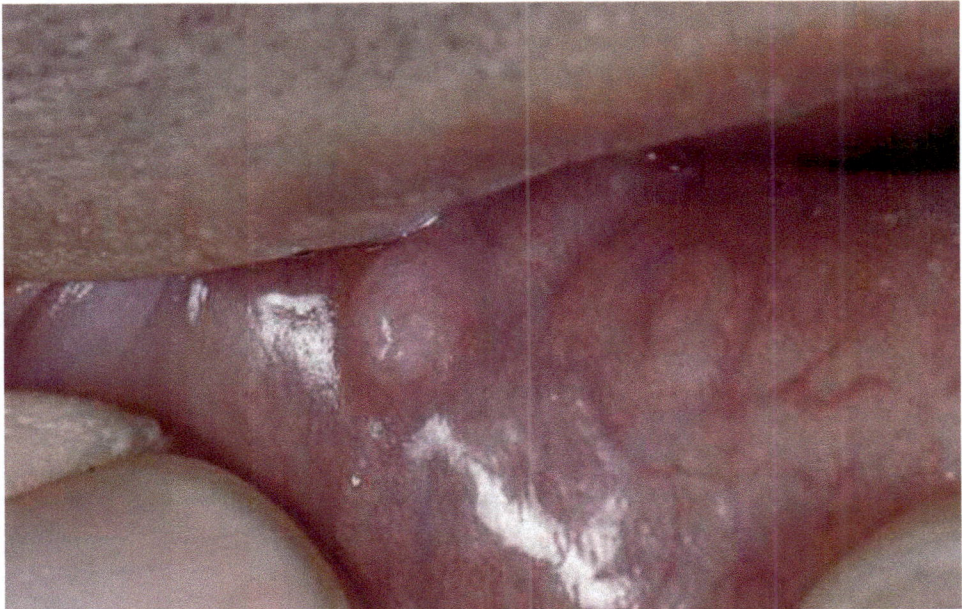

Figuur 47.1

Vragen
1. Wat wilt u nog van patiënte weten?
2. Welke diagnose stelt u?
3. Hoe ontstaan deze zwellingen?
4. Welke behandeling stelt u voor?

Antwoorden

1. U vraagt aan patiënte of ze zich op die plaats in de wang gebeten heeft ('ja, nu u het zegt, dat heb ik inderdaad een tijdje geleden...')

2. U stelt de diagnose MUCOKÈLE.

3. Ofschoon deze aandoening ook wel muceuze cyste of muceuze retentiecyste genoemd wordt, zijn de meeste mucokèles geen echte cysten. Ze ontstaan uit een traumatische onderbreking van een speekselkliergang, meestal door bijten. Mucine lekt dan in het losmazige weefsel van het slijmvlies en kan daar een granulomateuze reactie veroorzaken. Slechts in een enkel geval ontstaat er een echte retentiecyste, wanneer de ductus van de speekselklier wordt geblokkeerd en mucine zich daar achter ophoopt. Mucokèles zijn meestal gelokaliseerd in het slijmvlies van de onderlip (figuur 47.2), soms in de bovenlip of het wangslijmvlies. Het zijn pijnloze koepelvormige, week-elastische, wittige noduli.

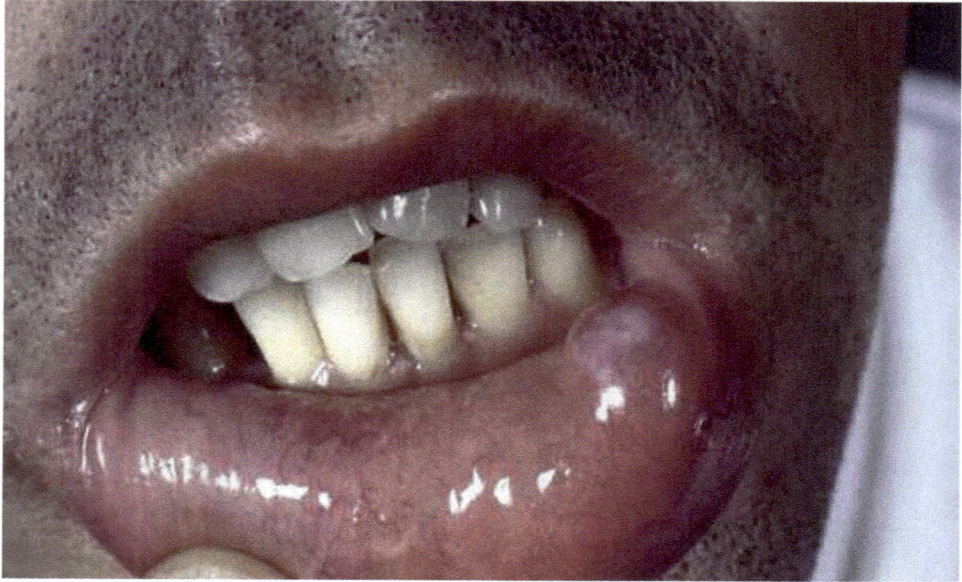

Figuur 47.2
Mucokèle op de klassieke lokalisatie: het slijmvlies van de onderlip.

4. U stelt voor voorlopig geen therapie toe te passen. Patiënte heeft er geen last van en de kans is groot dat de mucokèle vanzelf zal verdwijnen. Op indicatie kan de mondarts een mucokèle exciseren.

48

Anamnese
Een 67-jarige vrouw is bekend met flink overgewicht en diabetes mellitus type 2. Zij heeft al heel lang een bruine verkleuring onder haar oksels. Nu krijgt ze volgens haar man iets soortgelijks in de nek.

Lichamelijk onderzoek
Bij onderzoek ziet u een bruinzwarte verkleuring onder de oksels met papillomatose van de huid en een skin tag (acrochordon). In de nek ziet het er een beetje uit alsof de huid lang niet gewassen is, maar ook daar is een beginnende plooiing van het huidreliëf zichtbaar.

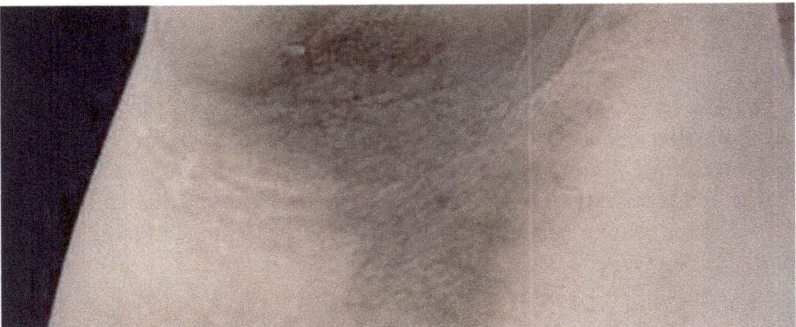

Figuur 48.1

Figuur 48.2

Vragen
1. Aan welke diagnose denkt u?
2. Welke oorzaken kunnen aan dit beeld ten grondslag liggen?
3. Doet u verder onderzoek en wat kunt u patiënte therapeutisch bieden?

Antwoorden

1. De juiste diagnose is ACANTHOSIS NIGRICANS. Dit zeker niet zeldzame beeld wordt gekenmerkt door papillomateuze, gehyperpigmenteerde, hyperkeratotische fluweelachtige plaques in de plooien, vooral de oksels en de nek. Ook in de liezen, de bilspleet, de navel, op de areolae, onder de borsten en zelfs op de handen kan acanthosis nigricans optreden. De aandoening kan zich beperken tot een milde gelokaliseerde verkleuring, maar ook gegeneraliseerd zijn. Meestal is acanthosis nigricans asymptomatisch, maar wanneer de huid gemacereerd raakt zijn de laesies vaak pijnlijk en kunnen onaangenaam ruiken.

2. Acanthosis nigricans wordt onderverdeeld in een benigne en een maligne variant. De benigne variant komt het meest frequent voor bij patiënten die lijden aan obesitas (ook bij veel te dikke kinderen). Daarnaast kan deze variant optreden bij diabetes mellitus type 2, polycysteus ovarieel syndroom, acromegalie en bij het syndroom van Cushing. Bij al deze aandoeningen bestaat er resistentie tegen endogene insuline. De pathogenese van acanthosis nigricans hangt waarschijnlijk samen met de hierbij optredende hoge spiegels van circulerend insuline, er treedt een kruisreactie op en het bindt zich aan de receptoren van de structureel verwante insulineachtige groeifactor (insuline-like growth factor) op keratinocyten en dermale fibroblasten, waardoor de groei van deze cellen gestimuleerd wordt.

De – vrij zeldzame – maligne vorm van acanthosis nigricans treedt als paraneoplastisch verschijnsel bij een interne maligniteit op, meestal een adenocarcinoom van de maag. De afwijkingen zijn uitgebreider en ernstiger dan bij de benigne variant en de pigmentatie is meer uitgesproken. De handpalmen zijn vaak verdikt en de nagels kunnen broos of geribbeld zijn. In de helft van de gevallen doen de slijmvliezen mee en haaruitval komt eveneens voor.

3. Bij patiënten met acanthosis nigricans wordt eerst gezocht naar diabetes en andere mogelijke oorzaken van insulineresistentie. Deze patiënte leidt zowel aan obesitas als aan diabetes mellitus, zodat hier de diagnose acanthosis nigricans benigna gesteld kan worden.

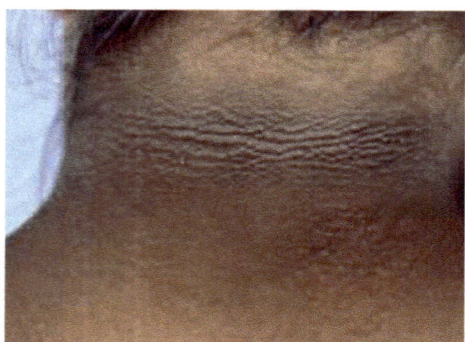

Figuur 48.3
Uitgesproken papillomatose, hyperkeratose en hyperpigmentatie in de nek.

Zijn er bij patiënten met acanthosis nigricans echter geen aandoeningen die de benigne vorm kunnen veroorzaken, dan moet de mogelijkheid van een geneesmiddel als oorzaak worden overwogen (nicotinezuur, orale anticonceptiva, antivirale protease-remmers) of naar een mogelijk onderliggende interne maligniteit onderzoek worden gedaan. De behandeling van acanthosis nigricans bestaat uit het opheffen van de onderliggende oorzaak. Er is geen bewezen effectieve symptomatische therapie bekend.

49

Anamnese
Een 72-jarige man heeft al heel lang een rode vlek op zijn penis. Uw collega heeft hem eerder behandeld met miconazol crème, zonder resultaat. Op grond van de scherpe begrenzing van de rode vlek dacht u aan psoriasis en schreef betamethason zalf voor. Toen dat ook niet hielp, heeft patiënt het er maar bij laten zitten. Sinds een paar maanden is er echter 'wild vlees' opgekomen en patiënt en zijn echtgenote beginnen zich nu zorgen te maken.

Lichamelijk onderzoek
Bij onderzoek ziet u bovenop de glans penis een scherp begrensde, glanzende rode vlek. Op het proximale deel daarvan, in de sulcus coronarius en op de binnenzijde van het preputium is een verheven plaque zichtbaar van zeer vaatrijk weefsel. In de linkerlies voelt u een vergrote lymfeklier.

Vragen
1. Aan welke aandoeningen moet men denken bij een rode vlek op het slijmvlies van de penis?
2. Wat blijkt de rode plek op de penis achteraf te zijn geweest?
3. Welke complicatie is hierin nu opgetreden?
4. Hoe probeert u onderscheid te maken tussen een Queyrat en andere oorzaken van een rode vlek op de penis?
5. Welke lering zou u uit deze casus willen trekken?

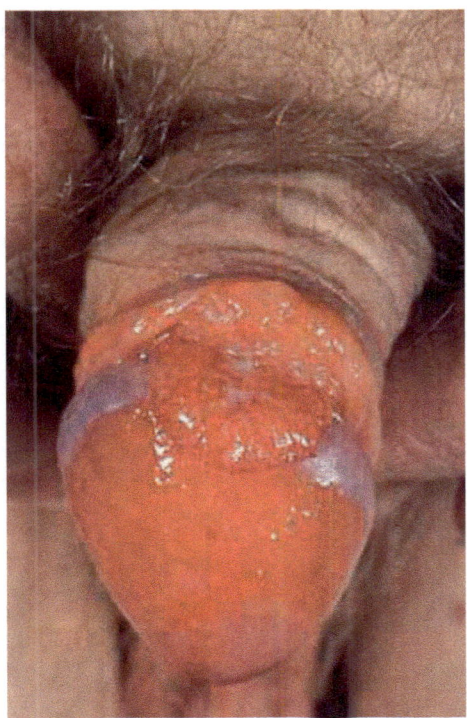

Figuur 49.1

Antwoorden

1. Er zijn diverse aandoeningen die zich kunnen manifesteren met een rode vlek op de glans penis: candidiasis, psoriasis (figuur 49.2), balanitis plasmocellularis van Zoon (figuur 49.3), erosieve lichen planus, erytroplasie van Queyrat en seborroïsch eczeem.

2. Hier is sprake van een ERYTROPLASIE VAN QUEYRAT. Dit is een intra-epitheliaal plaveiselcelcarcinoom (carcinoma *in situ*) van de slijmvliezen. U kent een plaveiselcelcarcinoom *in situ* van de huid waarschijnlijk beter, en wel als morbus Bowen. De klassieke 'Queyrat' is gelokaliseerd op de penis, maar deze maligniteiten kunnen ook voorkomen op de vrouwelijke genitalia, op het slijmvlies van de anus en in de mond. Op de penis is de laesie gelokaliseerd op de glans en/of de binnenzijde van het preputium. Het is een scherpbegrensde, onregelmatige glanzende iets verheven rode plaque; soms ziet men multifocale laesies (figuur 49.4). Het komt vooral voor bij oudere onbesneden mannen. Een overgang naar een infiltratief groeiend plaveiselcelcarcinoom blijkt uit toenemende infiltratie, ulceratie of – zoals bij deze patiënt – tumorgroei. De oorzaak van de erytroplasie is onbekend. In een aantal gevallen kunnen oncogene humane papillomavirussen een rol spelen.

3. Uit dit carcinoma *in situ* (beperkt tot de epidermis) is een plaveiselcelcarcinoom ontstaan, dat zich inmiddels heeft uitgezaaid naar de regionale lymfeklieren.

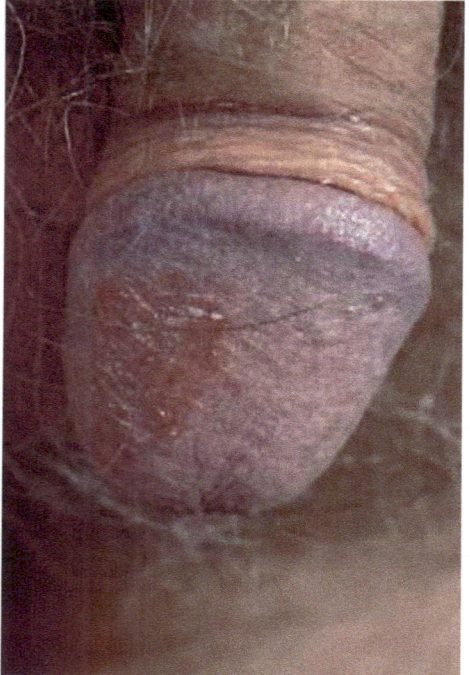

Figuur 49.2
Psoriasis penis: minder felrood, enige schilfering

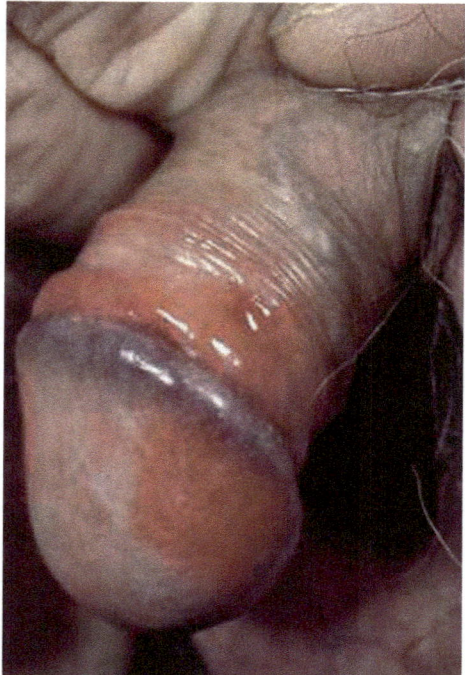

Figuur 49.3
Balanitis plasmocellularis van Zoon: nooit verheven.

4. Indien de vlek een uiting is geweest van psoriasis (figuur 49.2), seborroïsch eczeem of lichen planus (casus 25), is de kans groot dat u elders op het lichaam voor deze aandoening karakteristieke laesies zult vinden. Een balanitis plasmocellularis van Zoon (figuur 49.3) is – in tegenstelling tot een Queyrat – altijd strikt maculeus, dus nooit verheven. Klinisch is het onderscheid echter vaak zeer moeilijk te maken en moet gebiopteerd worden voor histopathologisch onderzoek.

5. In bijna alle gevallen van de erytroplasie van Queyrat is de laesie al behandeld geweest met antimycotica en lokale corticosteroïden voordat de diagnose gesteld wordt. Elke vlek op de slijmvliezen die niet adequaat op lokale therapie reageert dient gebiopteerd te worden voor histopathologisch onderzoek. Het is aan te raden om, wanneer u een patiënt met een dergelijke laesie behandelt, een controleafspraak te maken. U had de patiënt weliswaar verzocht om terug te komen wanneer de afwijking niet zou verdwijnen, maar patiënt heeft zich aan controle onttrokken 'omdat het toch niet helpt' met deze desastreuze gevolgen.

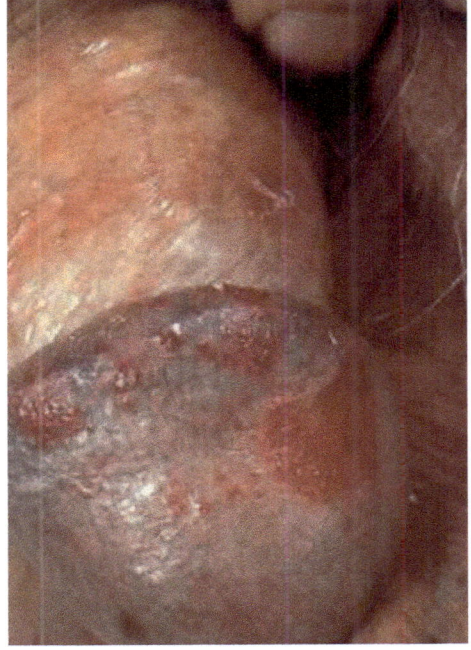

Figuur 49.4
Multifocale erytroplasie van Queyrat.

Notities

50

Anamnese
De echtgenoot van deze 57-jarige in Drenthe wonende patiënte heeft een afwijking ontdekt links op haar rug, een soort ring, die geleidelijk groter wordt. Patiënte is bekend met epilepsie en gebruikt daarvoor carbamazepine. Ze is verder bekend met penicillineallergie.

Lichamelijk onderzoek
Bij onderzoek ziet u links hoog op de rug een 18x9 cm grote ovale laesie, die alleen uit een (onderbroken) erythemateuze en nagenoeg niet verheven rand bestaat. Er is geen schilfering zichtbaar.

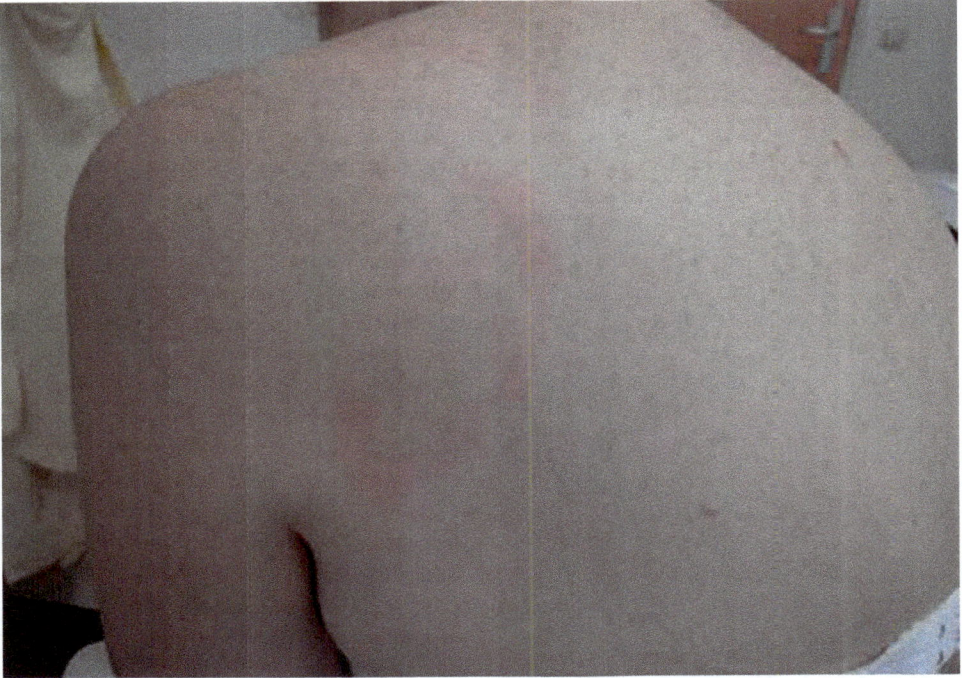

Figuur 50.1

Vragen
1. Welke vragen stelt u?
2. Wat is uw diagnose? Waardoor wordt deze aandoening veroorzaakt?
3. Vraagt u laboratoriumonderzoek aan?
4. Welke therapie stelt u in?
5. Wat kan er gebeuren wanneer u de diagnose mist en/of geen of onvoldoende behandeling instelt?

Antwoorden

1. U vraagt of patiënte zich kan herinneren daar gestoken of gebeten te zijn ('neen'). Vervolgens vraagt u of patiënte wel eens in het bos loopt. Dat doet ze inderdaad, dagelijks zelfs, wanneer ze haar hond uitlaat. Ook werkt ze vaak in haar tuin, die grenst aan een natuurgebied in Drenthe. Patiënte meldt vrijwillig dat ze in een gebied woont waar 'het barst van de teken. Ik moet ze regelmatig bij mijn hond verwijderen'.

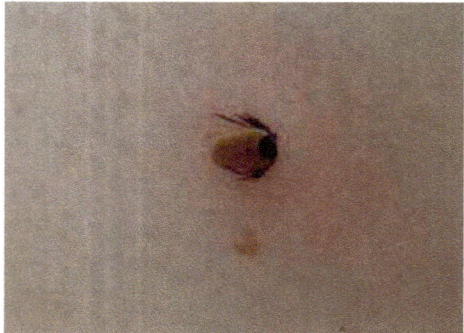

Figuur 50.2
De teek Ixodes ricinus 'in flagrante delictu'.

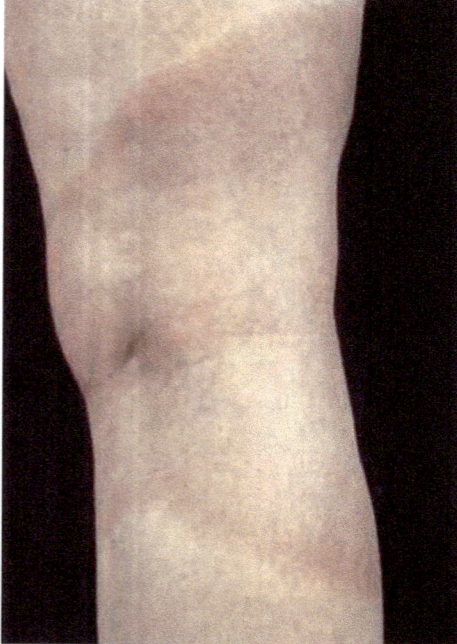

Figuur 50.3
Zeer groot erythema migrans rond de knieholte.

2. U stelt de diagnose ERYTHEMA MIGRANS. Erythema migrans is de meest voorkomende uiting van Lyme-borreliose, een infectieziekte die wordt veroorzaakt door de spirocheet *Borrelia burgdorferi* en die wordt overgedragen door een beet van een besmette teek, de *Ixodes ricinus* (figuur 50.2). Overigens kan slechts ongeveer de helft van de patiënten met erythema migrans zich een tekenbeet herinneren. Na enkele dagen tot soms enkele maanden (gemiddeld 17 dagen) ontstaat het (wegdrukbaar) erytheem dat zich centrifugaal uitbreidt. De grootte van het erytheem op het moment van presentatie wisselt van enkele tot vele tientallen centimeters (figuur 50.3). Soms is centraal nog een urticariële papel of geïnfiltreerd aanvoelende plaque als gevolg van de tekenbeet zelf te zien. In ongeveer 75 procent van de gevallen bleekt het centrum op zodat een ringvormig erytheem ontstaat. In de lies is vaak een ovale vorm en in het gezicht – vooral bij kinderen voorkomend – kan het erytheem lineair zijn. Bij ongeveer een kwart blijft het erytheem egaal rood met een grillige begrenzing die een enkele keer wat geïnfiltreerd aanvoelt (figuur 50.4). De laesies zijn bij de helft van de patiënten wat branderig of veroorzaken enige jeuk. Ongeveer 2/3 van alle gevallen van erythema migrans is gelokaliseerd aan de benen en/of in de liezen. De overige komen in afnemende frequentie voor op de romp, armen, buik en gelaat. Incidenteel zijn er multipele erythemateuze laesies. Patiënten met erythema migrans kunnen ook milde algemene klachten hebben als

hoofdpijn, spier- en gewrichtspijnen of koorts. Kenmerkend voor erythema migrans (in Europa) is dat roodheid het enige verschijnsel is en dat blaasjes, papels, schilfering, purpura en infiltratie slechts zelden aanwezig zijn.

3. Neen, u vraagt geen laboratoriumonderzoek aan. Volgens de *CBO-richtlijn Lyme-borreliose* is de diagnose erythema migrans op klinische gronden te stellen als er – zoals in dit geval – een centrifugaal zich uitbreidende macula of ring >5 cm ontstaat zonder vesikels, papels, schilfering of infiltratie, ongeacht of een tekenbeek is bemerkt. Bovendien is van de patiënten die zich presenteren met erythema migrans gemiddeld slechts 50 procent seropositief voor Borrelia-IgM en/of IgG-antistoffen.

4. U wilt behandelen met doxycycline 2dd 100 mg gedurende 10 dagen, maar u heeft in het Farmacotherapeutisch Kompas gezien dat carbamazepine de halfwaardetijd van doxycycline kan verminderen. De tweede keus – amoxicilline 3dd 500 mg gedurende 14 dagen – komt ook niet in aanmerking, aangezien patiënte allergisch is voor penicilline. Daarom schrijft u – conform het richtlijnadvies – azitromycine 1dd 500 mg gedurende 5 dagen voor. Daarnaast geeft u patiënte het advies om in de bossen en haar tuin kleding met lange mouwen en lange pijpen te dragen (broekpijpen in de sokken) en daarop een tekenwerend middel met diethyl-m-toluamide (DEET) aan te brengen.

5. Onbehandeld erythema migrans zal na verloop van tijd vanzelf verdwijnen. Geschat wordt dat bij 10 tot 15 procent van niet- of onvoldoende behandelde patiënten door disseminatie van de bacterie (late) complicaties van Lyme-borreliose ontstaan. Daarbij kunnen de volgende afwijkingen optreden:
- centraal zenuwstelsel: (meningo-)radiculitis, meningitis, perifere facialisparese, uitval van andere hersenzenuwen;
- gewrichten en spieren: myositis, artritis;
- overige orgaansystemen: carditis, uveïtis, panoftalmitis, hepatitis, orchitis, acrodermatitis chronica atrophicans.

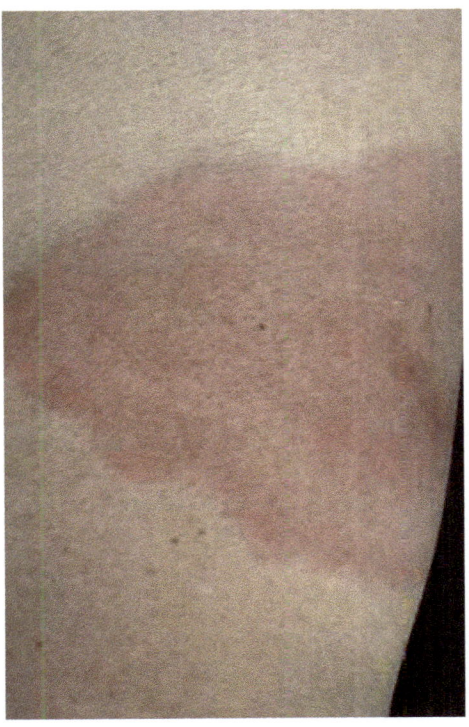

Figuur 50.4
Min of meer egaal rood erythema migrans met grillige begrenzing. In het centrum is de (donkerder) plaats van de tekenbeet zichtbaar.

Website

www.cbo.nl: *CBO-richtlijn Lyme-borreliose.*

Notities

51

Anamnese

Een 20-jarige jongen is door zijn nieuwe vriendin gestuurd, omdat ze vindt dat zijn oksels stinken. Deodorant helpt niets.

Lichamelijk onderzoek

Bij onderzoek ziet u – nadat u eerst instinctief wat teruggedeinsd bent – dat de okselharen omgeven zijn door gelig materiaal, dat niet makkelijk van de haren te verwijderen is.

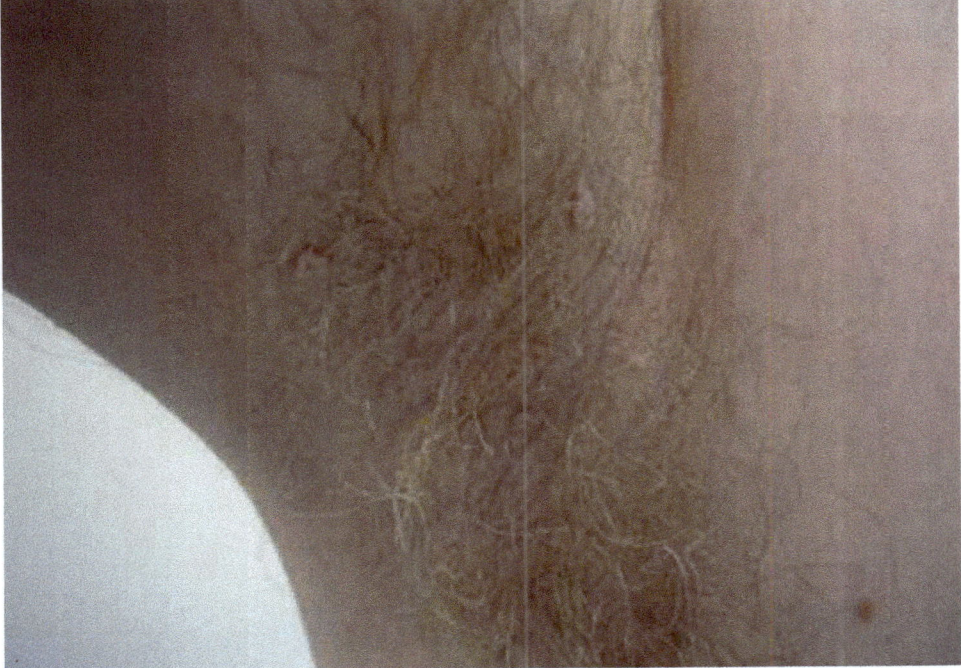

Figuur 51.1

Vragen

1. Hoe heet deze aandoening?
2. Welke therapeutische adviezen geeft u?

Antwoorden

1. Hier is sprake van een TRICHOMYCOSIS AXILLARIS. Dit is eigenlijk een foutieve benaming, omdat de aandoening niet door een schimmel veroorzaakt wordt (trichomycosis = schimmel van de haren). De veroorzakende organismen zijn namelijk aërobe *Corynebacteria*, vaak *Corynebacterium tenuis*. Deze bacteriën zetten testosteron uit het apocriene okselzweet om in onwelriekende moleculen. Het gevolg is een ranzig zure okselgeur, die ook in de kleren gaat zitten en die u al kunt ruiken voordat de patiënt zich uitgekleed heeft. Bij onderzoek blijken de haren dan omgeven door moeilijk te verwijderen materiaal (figuur 51.2), hetzij diffuus, hetzij in knoopjes (nodulair), meestal witgeel van kleur, soms rood of zwart. Bij de meest voorkomende witgele kleur (trichomycosis axillaris flava) lijkt het alsof er 'rijp' op de haren zit. Het materiaal bestaat geheel uit de dicht opeengepakte bacteriën. Ook het zweet kan gekleurd zijn waardoor er vlekken in de kleren komen. Wanneer u de oksel in het donker bekijkt met de Wood-lamp zult u fluorescentie zien. De kleur is afhankelijk van het type porfyrine dat door de bacteriën wordt gevormd. De aandoening komt vooral bij mannen voor (omdat vrouwen vaker hun oksels scheren) en is zeker niet zeldzaam. In een enkel geval kan trichomycosis in het schaamhaar aangetroffen worden.

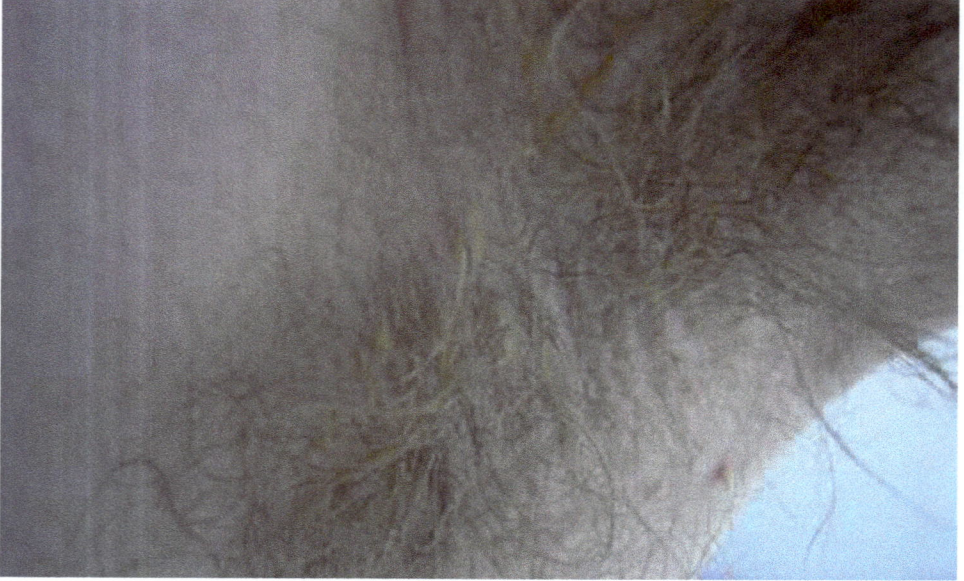

Figuur 51.2
De haren zijn omgeven door een schacht van geel materiaal.

2. U adviseert om de haren af te scheren en de oksels regelmatig te wassen met een antibacteriële zeep (Betadinezeep®, Hibiscrub®, beide voor eigen rekening). Ook kunt u chloorhexidine crème/oplossing FNA voorschrijven. Een antiperspirans is eveneens nuttig. Voor blijvende genezing is een goede hygiëne noodzakelijk. De geur blijft lang in de kleren hangen en die moeten dan ook zeer goed gewassen worden.

52

Anamnese
Een 59-jarige overigens gezonde man heeft al jaren last van een bruine uitslag op zijn benen. Hij heeft er alleen een beetje jeuk aan. Het beeld gaat wat op en neer, maar verdwijnt nooit.

Lichamelijk onderzoek
Bij onderzoek ziet u op de benen, vooral op de scheenbenen, niet-verheven plekken met een bruinrode kleur waarin veel rode puntjes opvallen.

Vragen
1. Wat zijn de rode puntjes?
2. Hoe ontstaat de bruine kleur?
3. Wat is uw diagnose?
4. Van welke veel voorkomende vorm van purpura moet dit beeld onderscheiden worden?

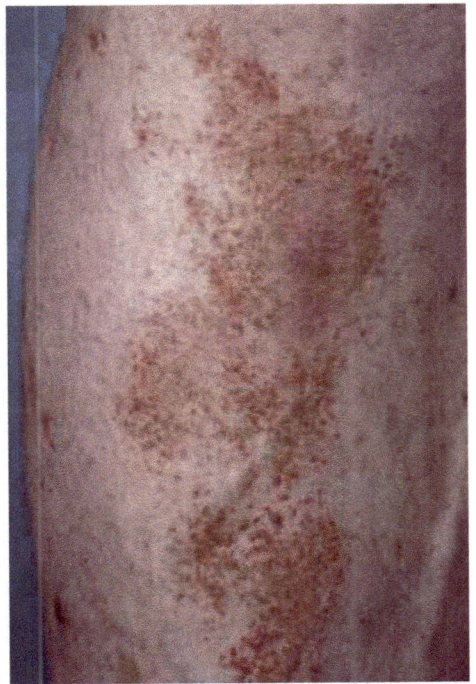

Figuur 52.1

Antwoorden

1. De rode puntjes zijn gelokaliseerde bloeduitstortingen door het uittreden van erytrocyten uit de capillairen, beter bekend als purpura.

2. Wanneer de bloedingen in de huid door het lichaam worden opgeruimd, blijft alleen het ijzer uit de erytrocyten in de dermis achter, vooral in de macrofagen. Dit wordt hemosiderine pigment genoemd en is verantwoordelijk voor de roodbruine kleur.

3. Hier is sprake van PURPURA PIGMENTOSA CHRONICA (PPC). Dit is een groep van aandoeningen die gekenmerkt wordt door de combinatie van purpura en pigment in de huid (in het Engels: pigmented purpuric dermatoses). Het pigment is hemosiderine. Alle aandoeningen in de groep van PPC hebben gemeenschappelijk dat er sprake is van een capillaritis, een steriele ontsteking van de capillairen. Het gevolg hiervan is uittreden van erytrocyten, wat leidt tot het klinische beeld van purpura en hemosiderine pigment. De kenmerken van de verschillende aandoeningen in deze groep zijn specifiek genoeg om ze klinisch van andere vormen van purpura pigmentosa chronica te onderscheiden. Anderzijds is er vaak overlap in symptomen, hebben ze (nagenoeg) dezelfde histopathologie, is van alle aandoeningen de oorzaak onbekend, hebben ze geen medische consequenties en zijn ze doorgaans therapieresistent, zodat we ze hier niet individueel maar als groep zullen behandelen.

PPC komt vooral bij volwassenen voor en vaker bij mannen dan bij vrouwen. Meestal zijn de laesies van PPC gelokaliseerd op de benen. Het gaat om onregelmatige gepigmenteerde plaques die verschillende kleuren kunnen hebben: geel, oranje, paars, roodbruin of bruin (figuur 52.2). Vaak zijn er – vooral in de randen – 'verse' purpura te zien. Sommige laesies zijn annulair (ringvormig) en lichenoïde (vlakke) papels kunnen zichtbaar zijn.

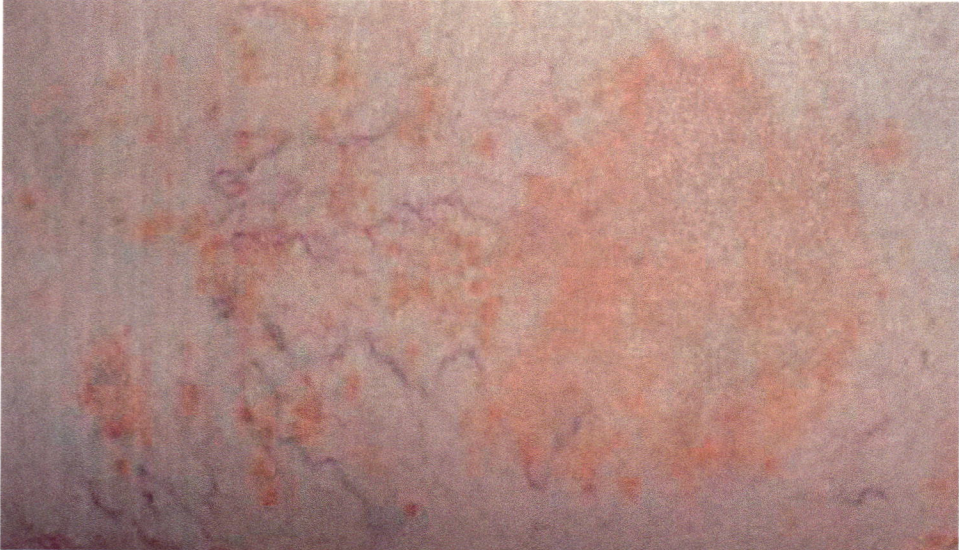

Figuur 52.2
Oranjerode plaques met lichenoïde papels. Hier is weinig purpura te zien.

Soms zijn er slechts enkele plaques aanwezig, maar uitgebreide erupties – ook op andere plaatsen dan de benen – komen veel voor (figuur 52.3).

Bij de meeste patiënten zijn er geen andere symptomen of slechts lichte jeuk. Bij sommigen is er echter een heftige en persisterende jeuk. In het merendeel van de gevallen is PPC chronisch en progressief. Over het algemeen is PPC therapieresistent. Lokale corticosteroïden geven soms enige verbetering, vooral van de eventueel aanwezige jeuk, maar chronische toepassing moet vermeden worden. Bij tevens aanwezige veneuze stasis kunnen steunkousen nuttig zijn om progressie tegen te gaan. Overigens zijn spontane verbetering en zelfs genezing niet zeldzaam.

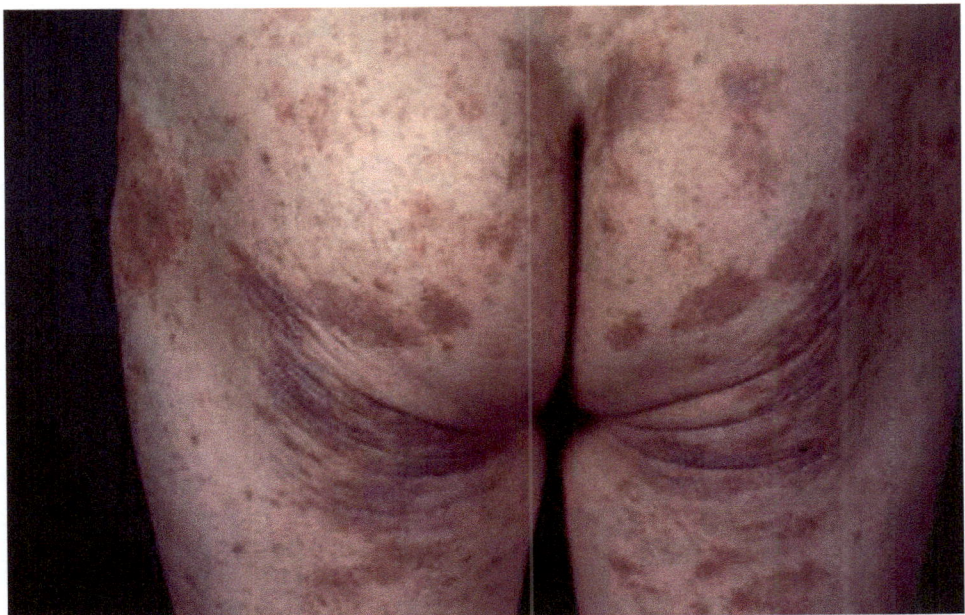

Figuur 52.3
Uitgebreide purpura pigmentosa chronica op de benen en de romp.

4. De belangrijkste differentiële diagnose is stasis purpura. Dit wordt gezien bij patiënten met verhoogde veneuze druk, bijvoorbeeld patiënten met chronische veneuze insufficiëntie, decompensatio cordis of mensen met bewegingsbeperking, zeker wanneer zij antistolling gebruiken. Op PPC gelijkende erupties kunnen ook veroorzaakt worden door medicijnen of voedingsadditiva en ook komen ze voor bij reumatische aandoeningen. Verder staat allergisch contacteczeem door kleding met purpura (vooral bij de jeukende afwijkingen) in de differentiële diagnose.

Notities

53

Anamnese
Een 25-jarige man wil graag dat u een moedervlek links op zijn borst controleert. De afwijking heeft er volgens patiënt altijd al gezeten en verandert eigenlijk niet of nauwelijks, maar hij had een programma gezien over melanomen en toen ging hij zich zorgen maken. Zijn oom heeft namelijk een melanoom gehad en is daaraan overleden.

Lichamelijk onderzoek
Bij onderzoek ziet u 5 centimeter onder de linkertepel een egaal bruine laesie met een papel in het centrum die iets lichter van kleur is.

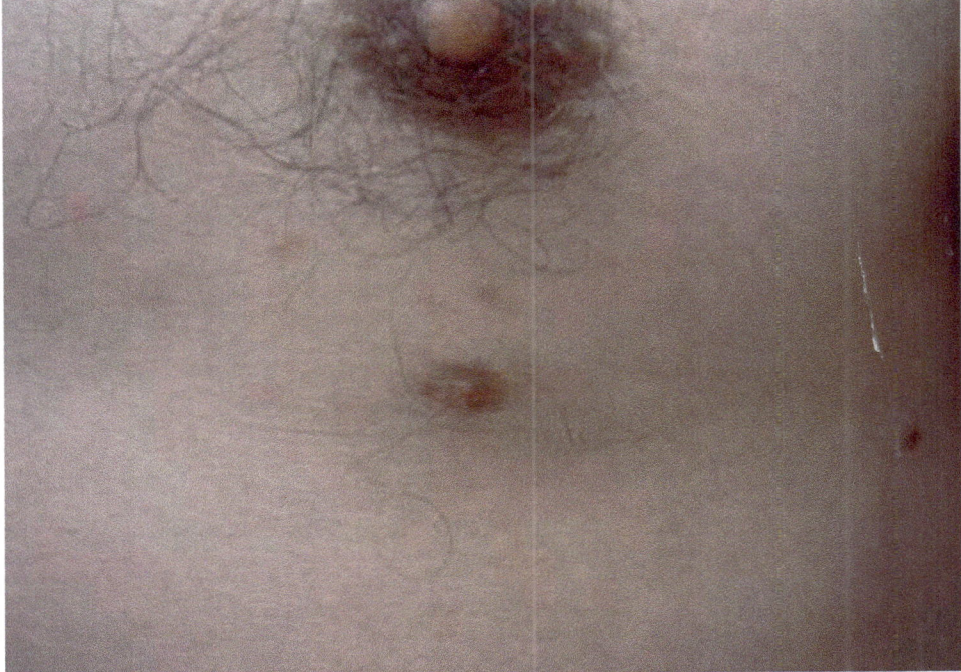

Figuur 53.1

Vraag
1. Wat vertelt u aan de patiënt?

Antwoord

1. U vertelt dat dit geen moedervlek is maar een extra tepel en dat het in het geheel geen kwaad kan. De medische diagnose is POLYTHELIA. Extra tepels zijn embryonale overblijfselen. Ze zijn bijna altijd gelokaliseerd in de melklijn, de lijn tussen de oksel en de lies en met name onder de tepels (figuur 53.2). Als er ook borstweefsel aanwezig is, spreekt men van polymastia. Een extra borst wordt vaker in de oksel gezien. Klinisch wordt polythelia gekenmerkt door een papillomateuze roodbruine papel of nodulus, soms met een centrale inzinking. De tepel kan erectiel zijn en enkele donkere haren hebben. Bij vrouwen kunnen ze in de loop van de tijd wat veranderen en – wanneer er ook borstweefsel aanwezig is – zelfs wat melk afscheiden tijdens de lactatie. De prevalentie van deze volstrekt onschuldige afwijking zou volgens sommige onderzoekers bijna 5 procent zijn, zowel bij mannen als bij vrouwen! Vaak worden de laesies niet als extra tepels herkend, maar gediagnosticeerd als naevi naevocellulares, dermatofibromen of neurofibromen. Een mogelijke associatie met congenitale en erfelijke malformaties van de nieren en de urinewegen is omstreden.

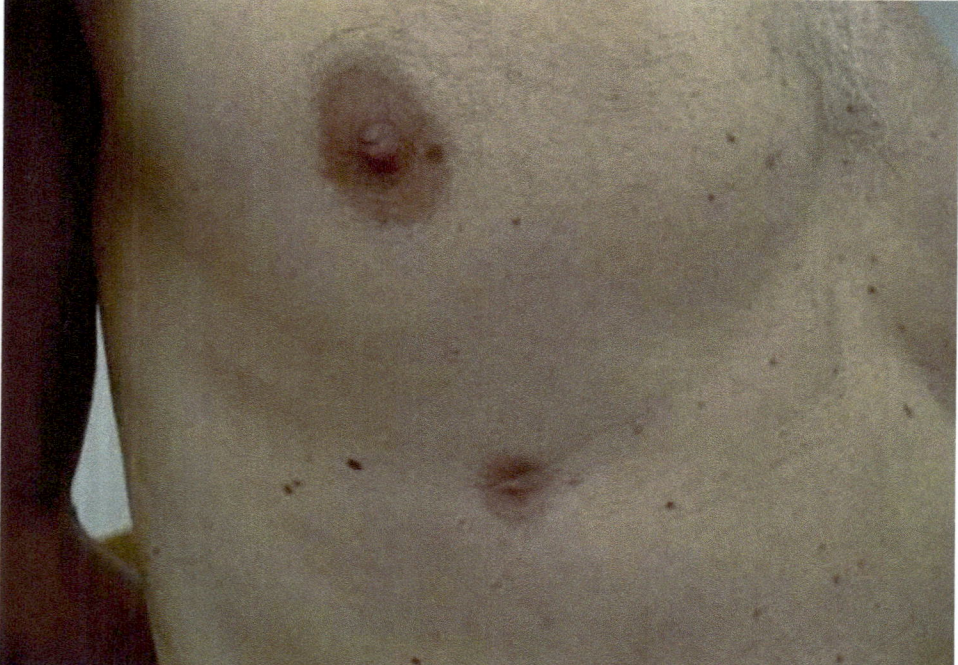

Figuur 53.2
Extra tepel in de 'melklijn' tussen oksel en lies.

54

Anamnese
Een 36-jarige man heeft sinds een jaar een afwijking in de liezen, die wat jeukt en min of meer hetzelfde blijft.

Lichamelijk onderzoek
Bij onderzoek ziet u deze erythemateuze en lichtschilferende afwijking beiderzijds in de liezen.

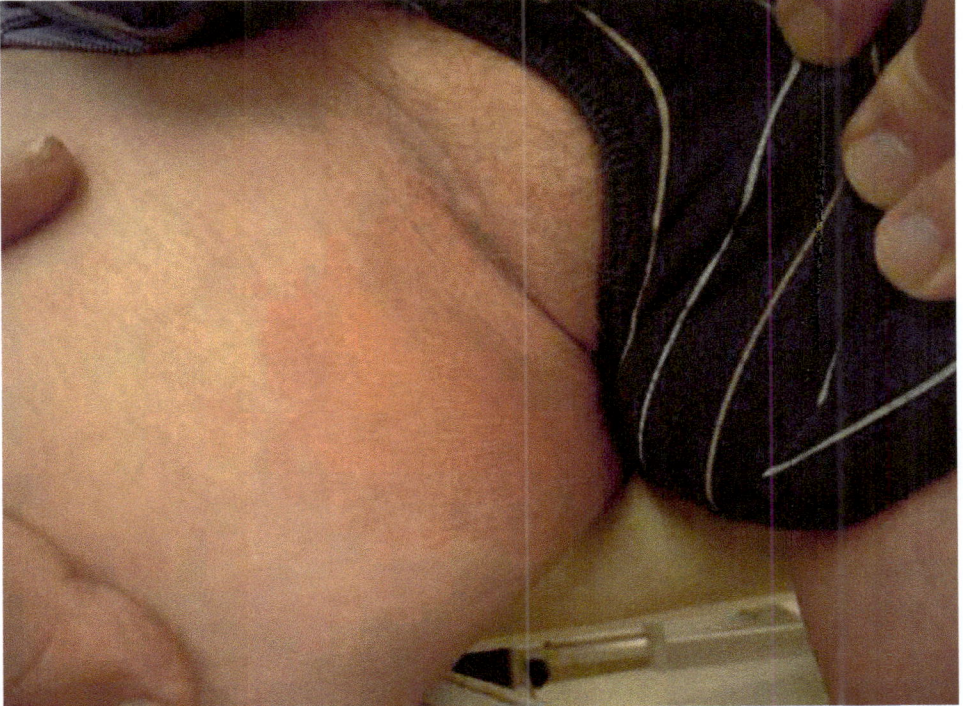

Figuur 54.1

Vragen
1. Noem vijf aandoeningen die een dergelijk beeld met roodheid en schilfering (erythematosquameus) in de liezen kunnen veroorzaken.
2. Wat zijn de klinische kenmerken van de verschillende dermatosen?
3. Hoe gaat u onderscheid maken tussen deze vijf differentieeldiagnostische mogelijkheden?

Antwoorden

1. De vijf bekendste aandoeningen die een beeld van erytheem en schilfering in de liezen kunnen veroorzaken zijn een schimmelinfectie, hetzij met dermatofyten, hetzij met gisten (candidiasis), psoriasis, seborroïsch eczeem en erythrasma.

2. Een infectie met dermatofyten (dermatomycose) in de liezen heeft in zijn klassieke verschijning een geaccentueerde rode en schilferende rand. Ook kunnen pusteltjes zichtbaar zijn. De laesie groeit langzaam centrifugaal (figuur 54.2 en 54.3). Terwijl bij een dermatomycose op het lichaam het centrum vaak geneest (waardoor een ring zichtbaar wordt die de aandoening de naam ringworm heeft gegeven), is dit in de liezen niet altijd het geval.

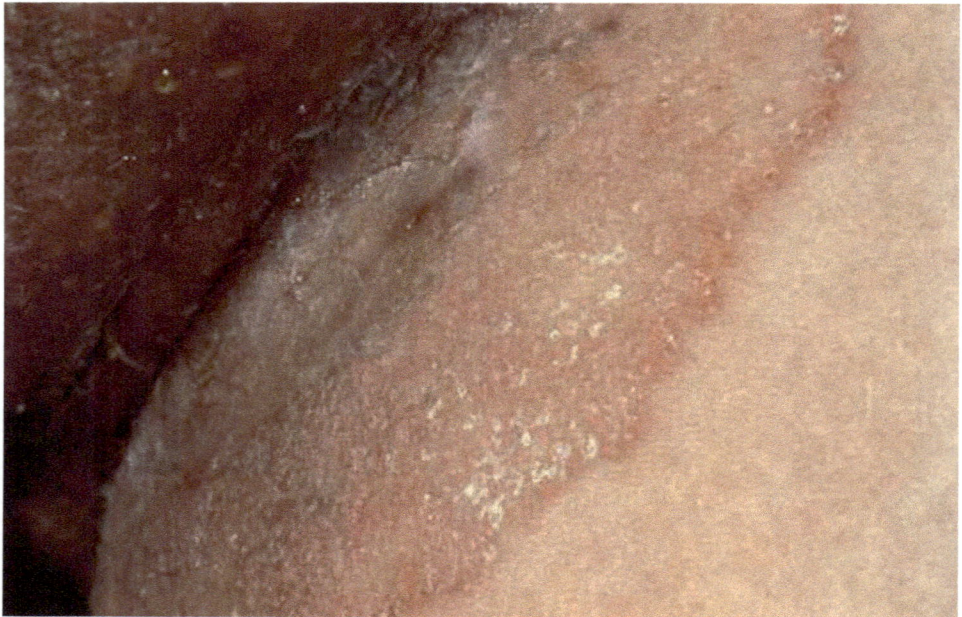

Figuur 54.2
Dermatomycose met geaccentueerde rand en kleine pusteltjes.

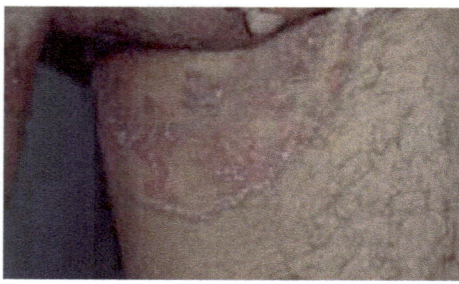

Figuur 54.3
Dermatomycose met prachtige schilferende begrenzing.

Bij een patiënt met een schimmelinfectie in de liezen is er meestal ook een schimmel aan de voeten en in de teennagels (onychomycose) te zien. Een dermatofyteninfectie in de liezen wordt vaak tinea cruris genoemd. Dit is een foutieve benaming, omdat cruris 'van het onderbeen' betekent (vergelijk: ulcus cruris). Beter is tinea inguinalis of dermatomycosis inguinalis.

Een infectie met gisten in de liezen wordt doorgaans veroorzaakt door *Candida*

albicans. Dit beeld wordt eveneens gekenmerkt door een erythematosquameuze aandoening met een geaccentueerde rand met erytheem, schilfering en pustels, maar
– in tegenstelling tot tinea inguinalis –
zijn daarbuiten satellietvlekjes en pusteltjes te zien (zogenaamde 'eilandjes voor
de kust') (figuur 54.4). Bij een vrouw moet dan gedacht worden aan het bestaan van een candidiasis vaginalis. Een candidiasis inguinalis zou volgens sommigen frequenter voorkomen bij patiënten met diabetes mellitus.

Psoriasis wordt gekenmerkt door scherpbegrensde erythematosquameuze lichtverheven plaques, vooral op de knieën, de ellebogen, het sacrum en het behaarde hoofd. De nagels kunnen putjes vertonen, distale onycholyse en subunguale keratose. Wanneer psoriasis is gelokaliseerd in de plooien (navel, onder de mammae, oksels, liezen) zijn de laesies vaak felrood en scherpbegrensd. De karakteristieke zilverwitte schilfering ontbreekt nogal eens, door het vochtige milieu ter plekke (figuur 54.5). In de plooien wordt de aandoening psoriasis inversa (omgekeerde psoriasis) genoemd.

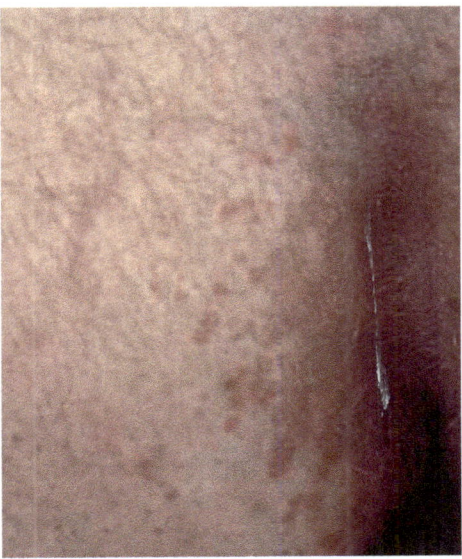

Figuur 54.4
Candidiasis inguinalis met karakteristieke 'eilandjes voor de kust'.

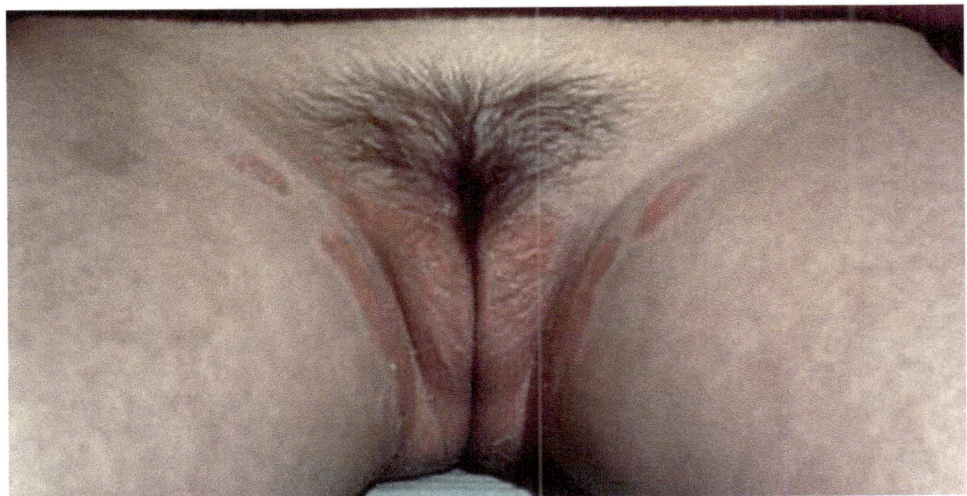

Figuur 54.5
Psoriasis inversa: felrood, iets verheven, scherpbegrensd en weinig schilfering.

Het erytheem van seborroïsch eczeem is minder scherp begrensd dan bij psoriasis en de schilfering is vager en doet door de gelige kleur wat vettig aan (figuur 54.6).

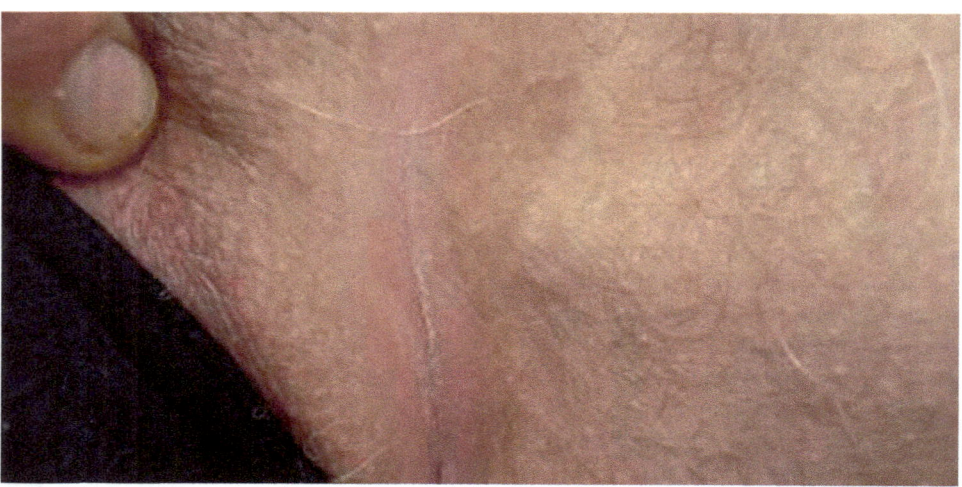

Figuur 54.6
Seborroïsch eczeem in de lies: vaag erytheem, gelige schilfering.

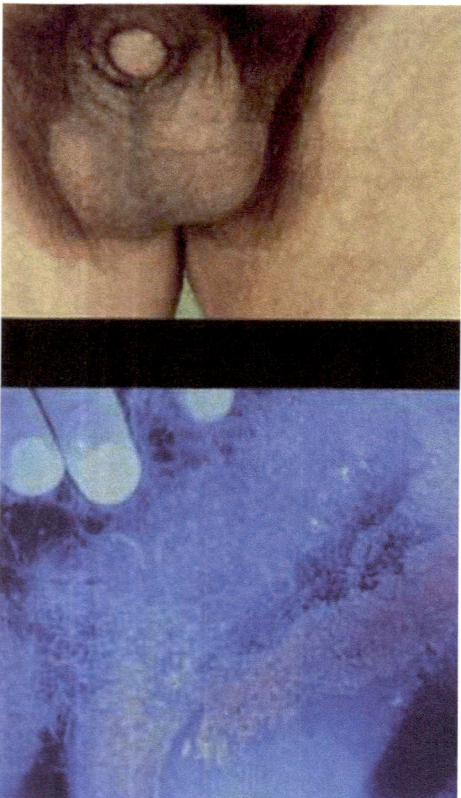

Figuur 54.7
Erythrasma met koraalrode fluorescentie onder blacklight.

De voorkeurslokalisaties van deze aandoening zijn het behaarde hoofd (roos is de mildste vorm van seborroïsch eczeem), de haargrenzen, achter de oren, de wenkbrauwen, de nasolabiaalplooien, het sternum en de plooien. Een erythrasma tenslotte is vaak wat meer bruinig dan rood van kleur en heeft een egale lichte schilfering, niet specifiek aan de rand (figuur 54.7).

3. Om te beginnen kijkt u het hele lichaam van de patiënt na op andere manifestaties van vooral psoriasis, seborroïsch eczeem en een dermato-/onychomycose. Vervolgens bekijkt u de liezen in het donker met de Wood-lamp (ultraviolet licht, blacklight). Wanneer er sprake is van een erythrasma, zult u meestal een koraalrode fluorescentie aantreffen (figuur 54.7). Ziet u deze niet, dan maakt u een KOH-preparaat van de schilferende rand om te zoeken naar schimmeldraden en -sporen. Is dit negatief, dan is de differentiële diagnose psoriasis of seborroïsch eczeem. Op grond van de aanwezigheid van laesies elders en het beeld (scherpe begrenzing bij psoriasis, vaag bij seborroïsch eczeem) zal de diagnose meestal wel met hoge mate van waarschijnlijkheid gesteld kunnen worden.

55

Anamnese
Een 36-jarige man heeft ontdekt dat de vorm van zijn nagels veranderd is.

Lichamelijk onderzoek
Bij onderzoek ziet u dat de nagels een licht concave vorm hebben aangenomen.

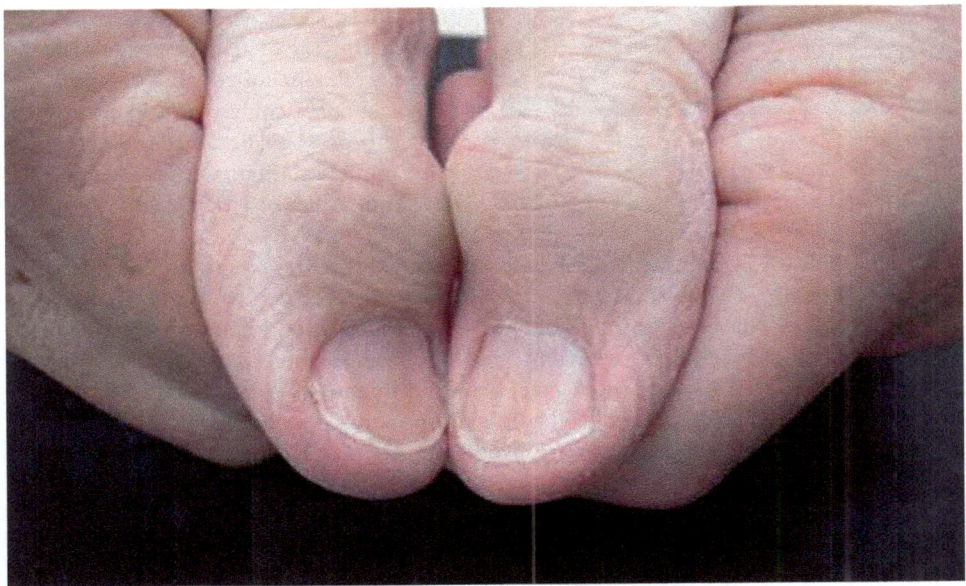

Figuur 55.1

Vragen
1. Hoe heet deze aandoening?
2. Wat zijn de meest voorkomende oorzaken?
3. Welke vragen stelt u en doet u laboratorium onderzoek?

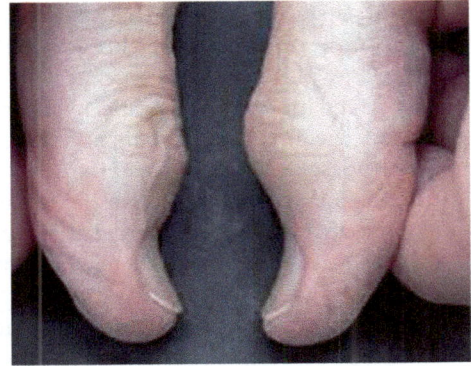

Figuur 55.2

Antwoorden

1. Dit fenomeen heet KOILONYCHIE. Deze naam is afgeleid van de Griekse woorden koilos (hol) en onyx (nagel). Het is het tegenovergestelde van clubbing, het boller worden van de nagels (horlogeglasnagels). Bij koilonychie heeft de nagel een concave vorm, zowel in longitudinale als in transversale richting. Vanwege de holle vorm worden deze nagels ook wel lepeltjesnagels genoemd. Koilonychie komt vaker voor aan de handen dan aan de voeten. Het aantal nagels dat in het proces meedoet varieert van enkele (meestal ook de duim) tot allemaal. De nagelplaat kan – los van zijn holle vorm – normaal zijn, maar ook zacht, verdikt of verdund. In dat laatste geval wil de nagel nog wel eens in het midden splijten, wat ook bij familiaire koilonychie voorkomt (figuur 55.3).

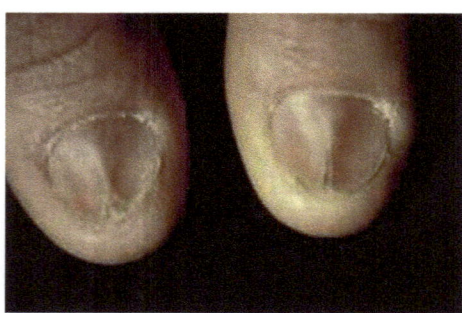

Figuur 55.3
Familiaire koilonychie met centrale longitudinale splijting van de nagelplaat.

2. Bij jonge kinderen wordt met enige regelmaat – min of meer fysiologisch – koilonychie van de grote teennagels gezien. Dat heeft geen consequenties en verdwijnt vanzelf. In veel gevallen is koilonychie een autosomaal dominant erfelijke afwijking. Het wordt verder gezien bij voedingsdeficiënties, met name ijzergebrek met anemie. Soms is koilonychie geassocieerd met het Raynaud-fenomeen of hemochromatose, of is de nagelafwijking het gevolg van trauma. Een dergelijke beschadiging kan chemisch veroorzaakt zijn en optreden bij langdurig contact met water en zeep, bijvoorbeeld bij huisvrouwen, schoonmaakpersoneel of bij kappers. Ook kan het trauma mechanisch zijn, zoals bij typisten en in andere beroepen waarbij de handen en de nagels frequent beschadigd worden (bijvoorbeeld automonteurs, bij wie de nagels ook zachter worden door olie). De lijst van mogelijke oorzaken van koilonychie is lang:
   - idiopathisch: erfelijke and congenitale vormen van koilonychie. Tijdelijke koilonychie van de grote teennagels bij jonge kinderen;
   - verworven: cardiovasculair en hematologisch: ijzergebreksanemie, polycytemie, hemochromatose, coronaire vaatziekte, Raynaud-fenomeen;
   - infecties: syphilis, schimmelinfecties;
   - endocrinopathieën: acromegalie, hypo- en hyperthyreoïdie;
   - trauma: chemisch, mechanisch, nagelbijten;
   - deficiënties: ijzer, cystine, vitamine C;
   - huidaandoeningen: bindweefselziekten, lichen planus, acanthosis nigricans, psoriasis, alopecia areata, porphyria cutanea tarda, ziekte van Darier;
   - overige: carpaletunnelsyndroom, niertransplantatie.

3. U kunt informeren naar de meest voorkomende oorzaken: familiair voorkomen, Raynaud-fenomeen, beroep met risico op chemisch of mechanisch trauma, voedingsdeficiënties. U zou tevens Hb en serum ferritine kunnen laten bepalen.

56

Anamnese

Een 27-jarige man heeft sinds drie dagen twee pijnlijke 'zweren' op zijn penis. Hij is verder gezond en gebruikt geen medicijnen. Patiënt is een week geleden teruggekomen uit Kenia, waar hij met een aantal vrienden op safarivakantie is geweest. Zijn vrouw en hun dochter zijn thuisgebleven.

Lichamelijk onderzoek

Bij onderzoek ziet u twee ulceraties op de penis met een necrotisch centrum en een inflammatoire rode opgeworpen rand. De ulceraties voelen zacht aan en zijn drukpijnlijk. U voelt in de rechterlies een zwelling, die eveneens pijn doet bij palpatie.

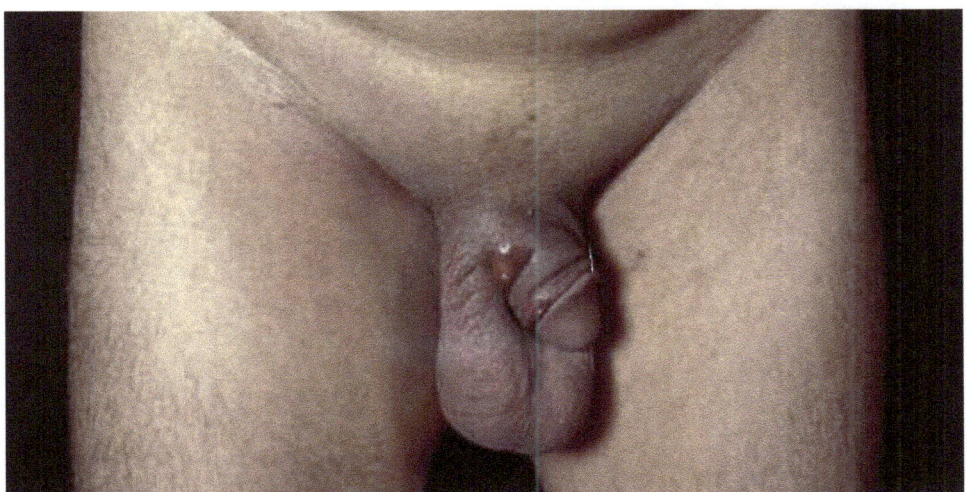

Figuur 56.1

Vragen

1. Aan wat voor soort aandoening denkt u?
2. Welke vragen stelt u?
3. Waarom is dit geen syfilis?
4. Kunt u een of twee aandoeningen noemen die zo'n beeld kunnen veroorzaken als patiënt heeft?
5. Welke adviezen geeft u?

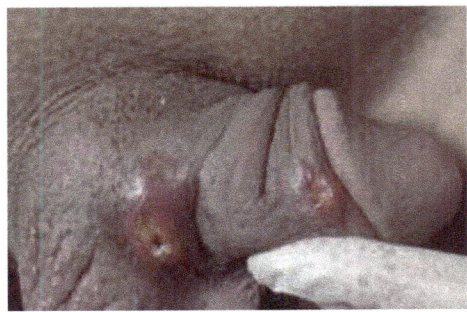

Figuur 56.2

Antwoorden

1. U denkt aan een infectieuze aandoening, die waarschijnlijk seksueel overdraagbaar is.

2. U informeert of patiënt tijdens zijn vakantie onbeschermde seksuele contacten heeft gehad en zo ja, of dat wellicht met een prostituee is geweest (ja, eenmalig, 10 dagen geleden). Verder vraagt u of patiënt na zijn terugkomst geslachtsgemeenschap heeft gehad met zijn echtgenote (neen, gelukkig niet, hij was angstig iets opgelopen te hebben).

3. Bij syfilis is er sprake van één ulcus, dat hard aanvoelt (ulcus durum) en niet pijnlijk is. Bovendien is de incubatieperiode van syfilis 3 weken, terwijl deze bij patiënt een week lijkt te zijn geweest.

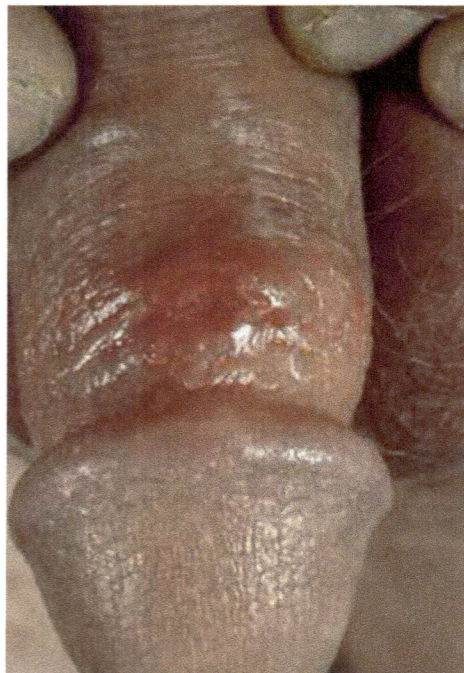

Figuur 56.3
Herpes genitalis: kleine, oppervlakkige, maar pijnlijke ulceraties.

4. U kunt ongetwijfeld herpes genitalis noemen (figuur 56.3). De tweede aandoening die het beeld van pijnlijke genitale zweren geeft – en dit is de aandoening die patiënt heeft opgelopen – is ULCUS MOLLE. Ulcus molle is een seksueel overdraagbare aandoening veroorzaakt door de gramnegatieve bacterie *Haemophilus ducreyi*. Het is endemisch in tropisch Afrika en zuidoost Azië, in India en delen van midden en zuid Amerika. Ook zijn er regelmatig uitbraken in metropolen, vooral in de VS. Het komt veel vaker voor bij mannen dan bij vrouwen en dat weerspiegelt dat het vaak wordt overgebracht door prostituees met multipele mannelijke contacten.

De incubatieperiode varieert van 2-10 dagen. De primaire laesie is een kleine papel die snel overgaat in een pustel en daarna een zacht pijnlijk ulcus wordt (molle = zacht). De ulceratie wordt zonder behandeling steeds groter en heeft een verheven en ondermijnde rand met een necrotisch beslag waaronder zich granulatieweefsel bevindt. Bij mannen is er meestal maar één laesie, die zich bevindt op de penis, vaak onder de voorhuid. Vrouwen hebben multipele ulcera op de labia, bij de urethra en bij de commissura posterior. Anale laesies komen vaak voor, zowel door anaal contact alsook door auto-inoculatie.

In ongeveer 50 procent van de gevallen is er lymfangitis en een zogenaamde bubo, soms gelijktijdig met de ulceratie(s). Dit is een unilaterale, pijnlijke ontstoken zwelling in de lies door een groep van opgezette lymfklieren (figuur 56.4). Na enige tijd begint de zwelling te fluctueren en kan een ruptuur volgen. Daarbij komen grote hoeveelheden infectieus materiaal vrij.

Een patiënt met ulcus molle moet altijd ook op andere seksueel overdraagbare aandoeningen worden onderzocht, met name syfilis en HIV, die gelijktijdig kunnen worden geacquireerd.

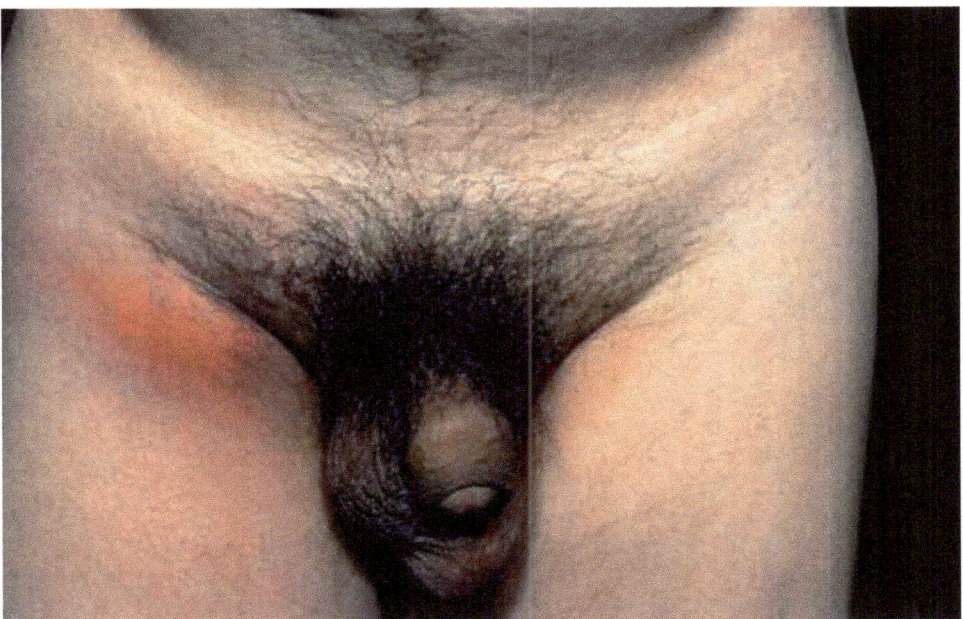

Figuur 56.4
Bubo in de rechterlies: pijnlijke inflammatoire zwelling van lymfeklieren.

5. U biedt patiënt aan om een spoedafspraak voor hem te maken bij de dermatoloog. Verder moet hij zijn vrienden, als die eveneens naar deze prostituee geweest zijn, informeren over de mogelijkheid dat zij ook wat opgelopen hebben. Tenslotte vraagt u nogmaals of hij echt geen gemeenschap met zijn vrouw heeft gehad na terugkomst uit Kenia (ja, toch, één keer) en adviseert u hem en dringt u er bij hem op aan om – bij bevestiging van de diagnose door de dermatoloog – deze zeer onaangename situatie met haar te bespreken.

Website

www.cbo.nl: *CBO-richtlijn Seksueel overdraagbare aandoeningen en herpes neonatorum.*

Notities

57

Anamnese
Een moeder laat haar negenjarige dochter zien die steeds meer kleine 'pukkeltjes' rond beide ogen ontwikkelt.

Lichamelijk onderzoek
Bij onderzoek ziet u multipele geelwitte oppervlakkig gelegen papeltjes met een grootte van 1-2 millimeter op de onder- en bovenoogleden.

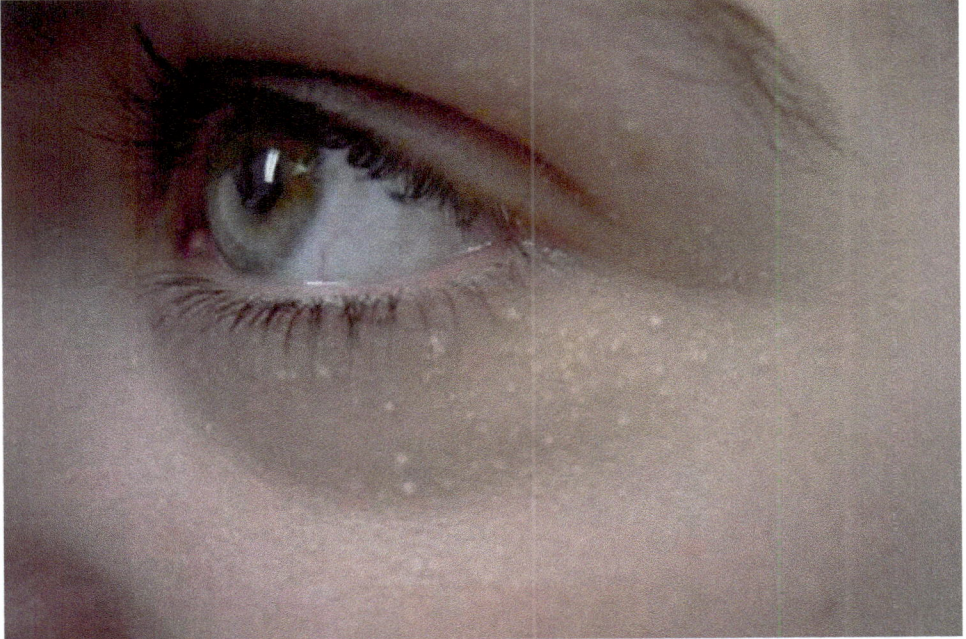

Figuur 57.1

Vragen
1. Wat is uw diagnose?
2. Welke therapie kunt u voorstellen?

Antwoorden

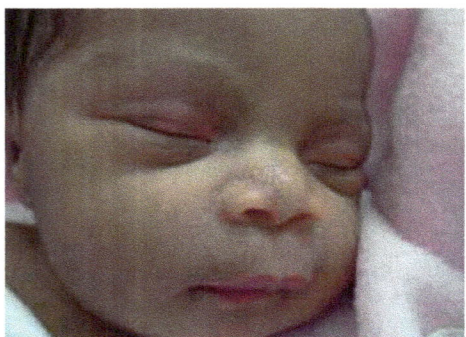

Figuur 57.2
Uitgebreide milia bij een pasgeborene.

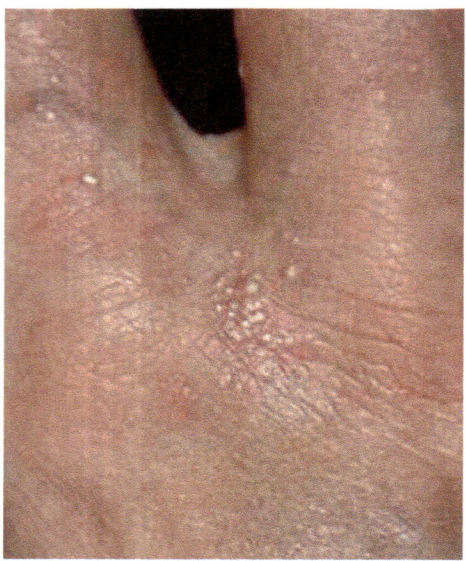

Figuur 57.3
Secundaire milia na genezing van blaren bij bulleus pemfigoïd (parapemphigus).

1. Deze kleine papeltjes heten MILIA (gerstekorrels). Het zijn witte of witgele, 1-3 mm grote papeltjes, die direct onder de epidermis lijken te liggen. Primaire (spontaan ontstane) milia zijn meestal gelokaliseerd in het gelaat, vooral op de wangen en de oogleden. Deze milia zijn subepidermale met keratine gevulde cysten, die ontstaan uit niet-ontwikkelde talgklieren rond vellushaarfollikels. Ze komen veel voor en in elke leeftijdsgroep, vooral bij jongeren. Milia kunnen zelfs al bij de geboorte aanwezig zijn, vooral op de neus, de wangen, de bovenlip en het voorhoofd (figuur 57.2). Hun aantal varieert van enkele tot honderden. Het is erg moeilijk onderscheid te maken met op milia gelijkende papeltjes die vaak bij neonaten op dezelfde plaatsen gelokaliseerd zijn en die een uiting zijn van talgklierhyperplasie geïnduceerd door de androgenen van de moeder (casus 45). Primaire milia ontstaan ook vaak in grote aantallen bij meisjes en jonge vrouwen (eruptieve milia), waarbij volgens sommigen zonnebaden een rol kan spelen.

Secundaire milia ontstaan uit zweetkliergangen of haarfollikels, door oppervlakkige beschadiging van de huid, bijvoorbeeld bij brandwonden (ook door zonnebrand), dermabrasie, chemische peeling en bestralingstherapie. Ook kunnen de blaren van bulleuze dermatosen zoals epidermolysis bullosa, porphyria cutanea tarda (casus 20) en bulleus pemfigoïd (figuur 57.3) genezen met achterlating van milia, vooral aan de randen.

2. Bij pasgeboren kinderen verdwijnen de milia spontaan na enkele weken. Ook de secundaire milia kunnen vanzelf verbeteren of genezen. Een effectieve behandeling van persisterende en ontsierende milia is de epidermis boven het milium met een mesje of een venapunctienaald te inciseren en de cyste inhoud uit te drukken. Recidieven zijn niet zeldzaam. Overigens vereist dit enige handigheid en ervaring en ook gelet op het grote aantal is het raadzaam om aan patiëntje en haar moeder voor te stellen naar een schoonheidsspecialiste of huidtherapeute te gaan.

58

Anamnese
Een 27-jarige zwangere (30 weken) vrouw heeft een snelgroeiende rode zwelling rechts op de borst.

Lichamelijk onderzoek
Bij onderzoek ziet u een rood tumortje met een diameter van 7 mm. Ongeveer de helft is bedekt met opperhuid en er is enig erytheem rondom.

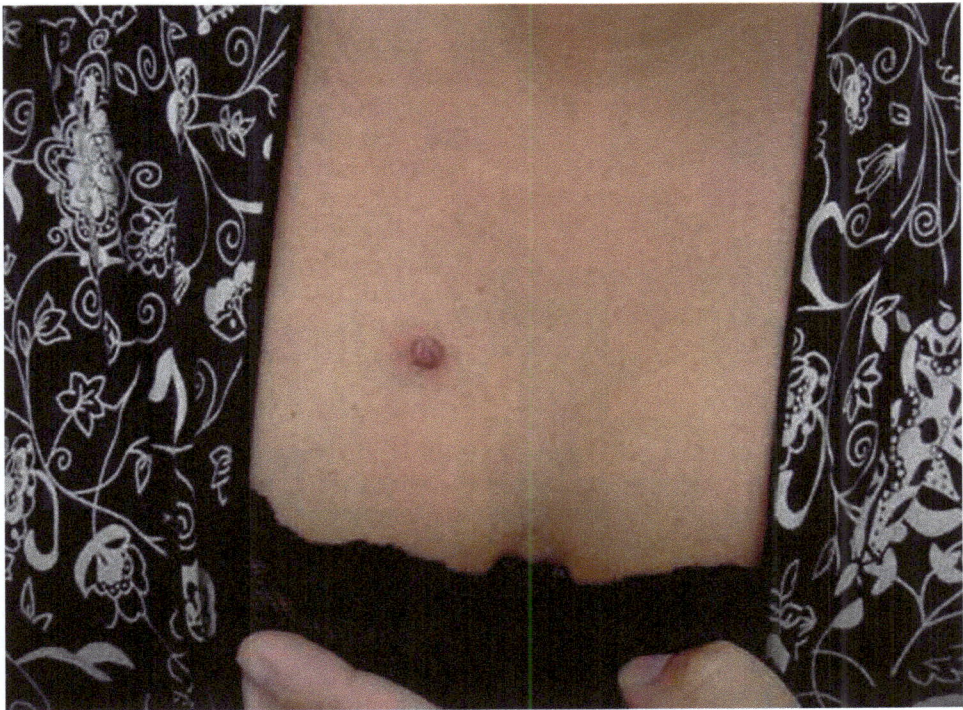

Figuur 58.1

Vragen
1. Aan welke diagnose denkt u direct?
2. Wat is uw differentiële diagnose en wat wilt u nog van patiënte weten?
3. Welk therapievoorstel doet u?

Antwoorden

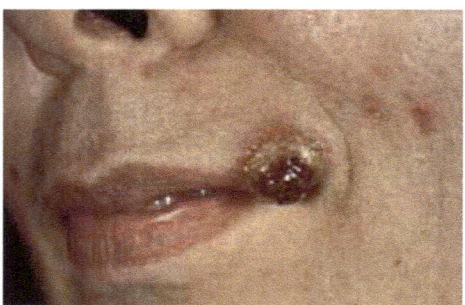

Figuur 58.2
Groot granuloma pyogenicum met crustae en ontstekingsverschijnselen.

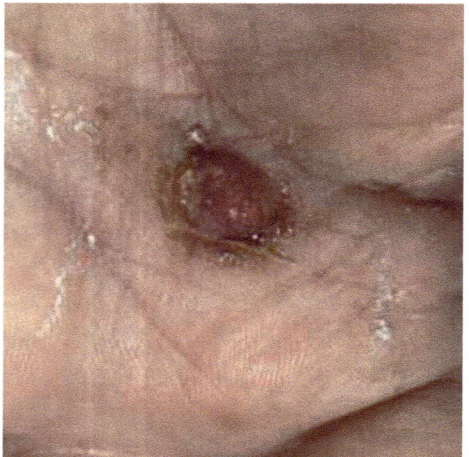

Figuur 58.3
Granuloma pyogenicum in de handpalm.

1. U denkt direct aan een GRANULOMA PYOGENICUM. Een minder gebruikte, maar eigenlijk betere naam is granuloma teleangiectaticum. Het is namelijk een reactieve proliferatie van bloedvaten na een beschadiging van de huid of de slijmvliezen. Een granuloma pyogenicum is een snel ontstane pijnloze zachte, broze rode papel of nodulus meestal kleiner dan 1 cm, die vooral bij jongere mensen gezien wordt. Het tumortje bloedt gemakkelijk, waarna een korst ontstaat. Ook ulceratie en secundaire inflammatoire verschijnselen komen regelmatig voor (figuur 58.2). Soms zijn granulomata pyogenica gesteeld. In de eerste weken groeit het tumortje snel, daarna wordt het niet meer groter. De voorkeurslokalisaties zijn de plaatsen waar het meest beschadiging van de huid optreedt zoals de vingers, handpalmen (figuur 58.3), gelaat, lippen en behaarde hoofd. Het komt ook regelmatig voor op de gingiva bij zwangere vrouwen (granuloma gravidarum, epulis gravidarum).

2. In de differentiële diagnose moet altijd de mogelijkheid van een amelanotisch melanoom worden overwogen, vooral op de vingers. Deze maligne tumor kan zich – in tegenstelling tot andere tumoren – ook zeer snel ontwikkelen. Er moet terdege rekening mee worden gehouden wanneer er aan de basis van het 'granuloma pyogenicum' naevoïde pigmentatie van de huid te zien is. U vraagt derhalve of patiënte een wondje gehad heeft op die plaats (pleit voor granuloma pyogenicum) en of er van tevoren een moedervlek zat.

3. Sommige granulomata pyogenica verdwijnen na verloop van tijd vanzelf. Beginnende laesies reageren soms goed op sterk werkende dermatocorticosteroïden onder occlusie. Excisie is de beste behandeling die de minste kans geeft op een recidief. Een goed alternatief – maar wel met een veel hogere recidiefkans – is verwijdering van het tumortje met een curette (scherpe lepel) gevolgd door elektrocoagulatie van het wondbed. Vanwege de mogelijkheid van een amelanotisch melanoom verdient het aanbeveling om het verwijderde tumortje altijd op te sturen voor histopathologisch onderzoek.

59

Anamnese
De ouders van een baby van 4 maanden zijn heel bezorgd. Het kind had een week na de geboorte in het ziekenhuis een zwelling ontwikkeld voor zijn rechteroor. Ze zijn toen nog even teruggegaan naar de kinderarts, die vertelde dat het een goedaardige zwelling van bloedvaten was. Het kon geen kwaad en het zou na verloop van tijd vanzelf weer verdwijnen. Maar nu is het rode plekje dat er eerder al opzat in korte tijd veel groter geworden.

Lichamelijk onderzoek
Bij onderzoek ziet u een vasculaire afwijking, die u direct herkent.

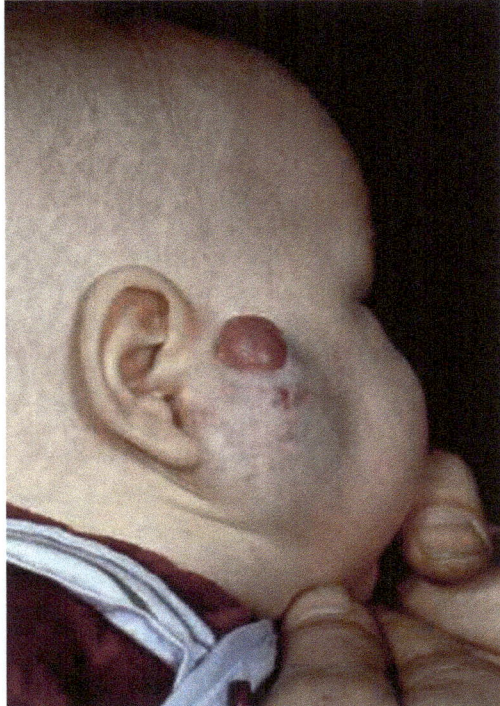

Figuur 59.1

Vragen
1. Wat is uw diagnose?
2. Wat is de prognose van dit soort afwijkingen?
3. Welke complicaties kunnen deze tumoren geven?
4. Wat zijn redenen om patiëntjes met deze aandoening naar de tweedelijn te verwijzen?

Antwoorden

1. U stelt de diagnose HAEMANGIOMA. Hemangiomen zijn goedaardige tumoren van vasculaire structuren. Het zijn de meest voorkomende tumoren op de kinderleeftijd, met een prevalentie van 1 tot 3 procent na de eerste levensdagen, oplopend tot wel 10 procent na een jaar. Onder prematuur geboren kinderen is de prevalentie hoger. De meeste hemangiomen (90 procent) ontstaan in de eerste levensmaand of zijn al bij de geboorte aanwezig, de resterende nagenoeg allemaal voor de leeftijd van 9 maanden. Ongeveer tweederde van deze tumoren is oppervlakkig, 10 procent is diep en de overige hebben – zoals dit patientje (figuur 59.1) – zowel een oppervlakkige als een diepe component (gemengd hemangioom). In Nederland wordt voor de oppervlakkige laesies de term haemangioma fructuosum gebruikt en voor de laesies met een diepe component de naam haemangioma cavernosum.

Oppervlakkige hemangiomen zijn scherpbegrensde, ronde of ovale, zachte, koepelvormige tumoren met een vuurrode kleur (in het Engels strawberry haemangioma, aardbeihemangioom). Het oppervlak kan glad zijn of multilobulair. Incidenteel is er alleen een dunne vasculaire plaque. Vaak hebben de haemangiomata fructuosa ook een diepe component, vooral de wat grotere. Diepe hemangiomen zijn zachte, warm aanvoelende, ronde blauwig doorschijnende zwellingen onder een huid die normaal is of waarop enkele teleangiëctasieën of andere vaatstructuren te zien zijn. Ze kunnen tot ongeveer de helft van hun grootte ingedrukt worden, en na opheffen van de compressie vult de tumor zich weer snel. Ze worden vaak groter en donkerder wanneer het kind huilt. De meeste hemangiomen zijn gelokaliseerd op het hoofd of in de hals, iets minder vaak op de romp, vooral perianaal en op de vulva. Bij 80 procent van de patiëntjes is er slechts één tumor.

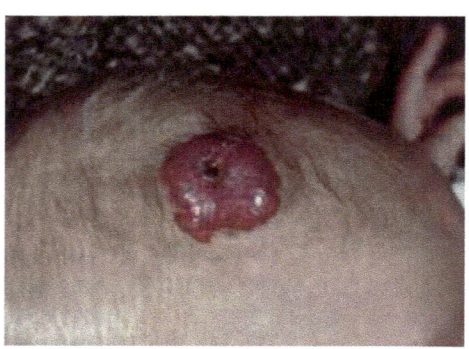

Figuur 59.2
Oppervlakkig hemangioom (haemangioma fructuosum, aardbeihemangioom).

2. In eerste instantie worden de hemangiomen groter (proliferatieve fase) en wel gedurende een periode die varieert van 3 maanden tot 1 jaar (of langer). Daarna treedt in bijna alle gevallen spontane regressie op. De kleine laesies verdwijnen sneller dan de grotere. Uiteindelijk verdwijnt het hemangioom bij 95 procent van de patiënten geheel of bijna geheel. In ¾ van de gevallen is de regressie voltooid voor de leeftijd van 7 jaar. Hoe eerder de verbetering begint, des te sneller de laesie verdwijnt en des te beter het uiteindelijke cosmetische resultaat is. Spontane involutie is te herkennen aan het zachter worden van het hemangioom en aan het ontstaan van gebieden van matgrijze verkleuringen in het centrale deel van de tumor, die geleidelijk aan elkaar groeien en zich naar de rand uitbreiden. Vaak wordt gedacht dat de regressie wordt versneld door ulceratie, maar dat wordt betwijfeld. Nadat de regressie voltooid is, kan de huid weer geheel normaal zijn, maar vaker blijft er lichte atrofie van de huid over met wat teleangiëctasieën. Bij de grotere hemangiomen en bij lokalisatie op de lippen, de oogleden en de romp blijft er vaak wat overtollige, atrofische huid achter.

3. De meest voorkomende complicaties van een hemangioom zijn ulceratie en bloeding. Ulceratie treedt vooral op in de oppervlakkige hemangiomen en nagenoeg altijd in de proliferatieve fase. Het wordt vooral gezien op plaatsen die gevoelig zijn voor trauma en maceratie. Dit is de reden dat vooral de tumoren in de perianale regio gemakkelijk ulcereren (figuur 59.3). Dit kan aanleiding geven tot secundaire infectie, vooral met de voor kinderen gevaarlijke groep A hemolytische streptokokken. Ulceratie wordt nagenoeg altijd gevolgd door littekenvorming. Helaas neigen hemangiomen op de oren, de neus en de lippen ook tot ulceratie, waar het op korte termijn aanleiding kan geven tot permanent weefselverlies en mutilatie.

Bloedingen gaan vaak aan ulceratie vooraf of ontstaan daarin. Het is meestal een geringe hoeveelheid, maar kan ook behoorlijke vormen aannemen. Vaak zijn ouders bezorgd dat hun kind, wanneer ze er 's nachts geen oog op hebben, 'leeg zal bloeden'. Significant bloedverlies treedt gelukkig zelden op. Druk op het hemangioom zal nagenoeg alle bloedingen stoppen.

Hemangiomen op de oogleden kunnen een negatieve invloed op de visie hebben (figuur 59.4). Wanneer de tumor het ooglid (gedeeltelijk) over het oog drukt, kan al zeer snel obstructieve amblyopie optreden. Maar ook wanneer de zichtlijn niet beperkt is, kunnen bij hemangiomen op de oogleden oogheelkundige afwijkingen optreden zoals astigmatisme.

Bij de aanwezigheid van hemangiomen in de hals en op het onderste deel van het gelaat moet men altijd alert zijn op de mogelijkheid van luchtwegobstructie door de gelijktijdige aanwezigheid van een subglottisch hemangioom. Dit kenmerkt zich door een progressieve stridor die zich ontwikkelt tussen de 6 en 12 weken, vooral tijdens het voeden en bij huilen. Hoesten, heesheid en cyanose kunnen ook aanwezig zijn. Acute luchtwegobstructie is het gevolg van een snelle groei of van een bloeding in het hemangioom.

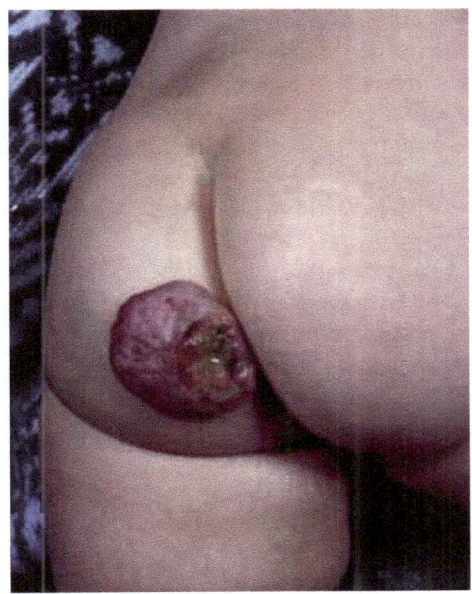

Figuur 59.3
Ulceratie in een (overigens al invcluerend) hemangioom op de linkerbil.

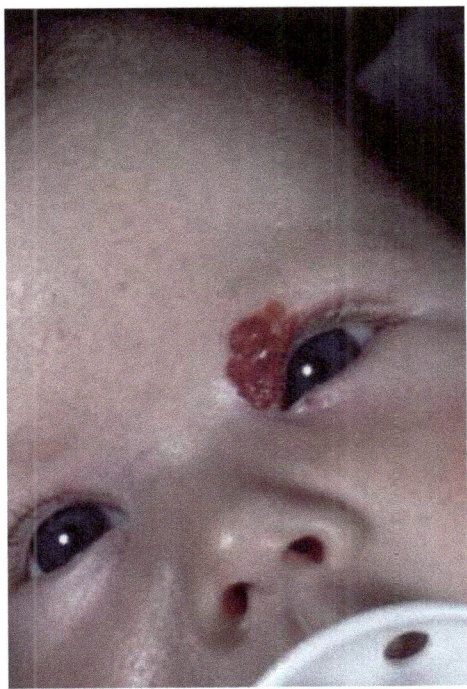

Figuur 59.4
Haemangioma fructuosum op het bovenooglic: gevaar voor oogheelkundige complicaties.

4. Wanneer er geen complicaties zijn of dreigen en geen grote esthetische problemen zijn, kan het best spontane regressie afgewacht worden. Zolang de tumoren nog groeien, is regelmatige controle noodzakelijk, ook voor de gerustheid van de ouders. Verwijzing voor eventuele behandeling is geïndiceerd in de volgende situaties:
- wanneer ulceratie aanleiding geeft tot verlies van weefsel (anders dan haemangiomaweefsel);
- bij lokalisatie op plaatsen waar de kans op ulceratie met weefselverlies groot is: neus, lippen, oren;
- bij lokalisatie op de oogleden;
- bij ernstige cosmetische problemen (grote hemangiomen op het gelaat, kleine op het voorhoofd, de neus, de lippen);
- bij problemen met de voeding;
- bij gevaar voor luchtwegobstructie.

60

Anamnese
Een 18-jarige jongen van Indische komaf heeft sinds een jaar of twee last van – hij heeft zelf de diagnose al gesteld – striae op zijn rug en in de flanken. Het zijn witte lijnen en ze vallen erg op, omdat hij een bruine huid heeft. Er komen er nog meer bij. Patiënt vraagt of hij het kan tegenhouden en of de bestaande littekens verbeterd kunnen worden. Op internet worden namelijk allerlei middeltjes aangeprezen die effectief zouden zijn.

Lichamelijk onderzoek
Bij onderzoek ziet u multipele horizontaal verlopende lineaire atrofische laesies.

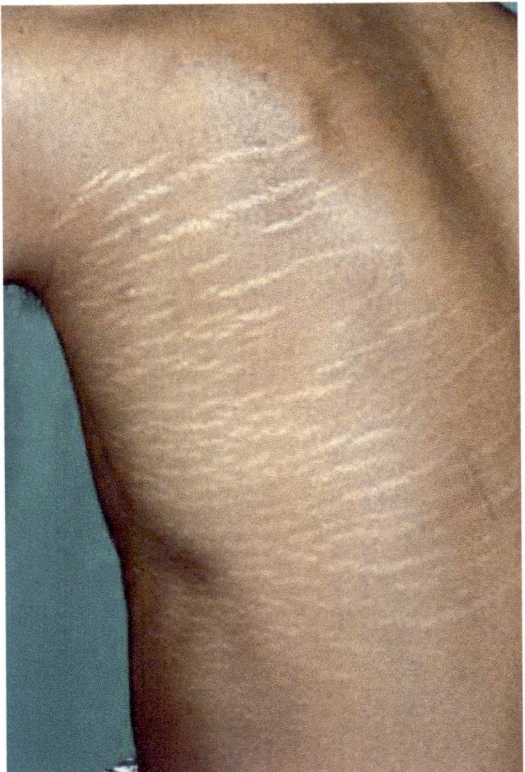

Figuur 60.1

Vragen
1. Wat vertelt u deze patiënt?
2. Welke oorzaken van striae kent u?

Antwoorden

1. U vertelt aan uw patiënt dat het optreden van striae op zijn leeftijd regelmatig voorkomt, dat de oorzaak onbekend is en dat het geen uiting van een ziekte of afwijking is. Verder moet u hem teleurstellen dat er geen mogelijkheid is om verergering van de laesies te voorkomen, dat er geen effectieve behandeling is en dat ook de producten die hij zelf kan kopen geen verbetering zullen brengen.

2. Striae zijn lineaire littekens in de huid. De exacte etiopathogenese is onbekend. Uitrekking van de huid speelt zeker een rol, zoals wel blijkt uit het optreden van striae op de buik bij zwangere vrouwen, op de schouders van jonge gewichtheffers van wie de spiermassa snel is toegenomen en bij individuen die snel in gewicht toenemen. Er zijn vier oorzaken van striae:
   1. fysiologisch in de puberteit;
   2. zwangerschap;
   3. als bijwerking van lokale of orale corticosteroïden;
   4. ziekte van Cushing of het cushingsyndroom.

Striae komen in de puberteit veel voor. Bij jongens zijn ze vaak gelokaliseerd op de dijen en in het lumbosacrale gebied, bij meisjes op de dijen, de billen en de borsten (figuur 60.2).

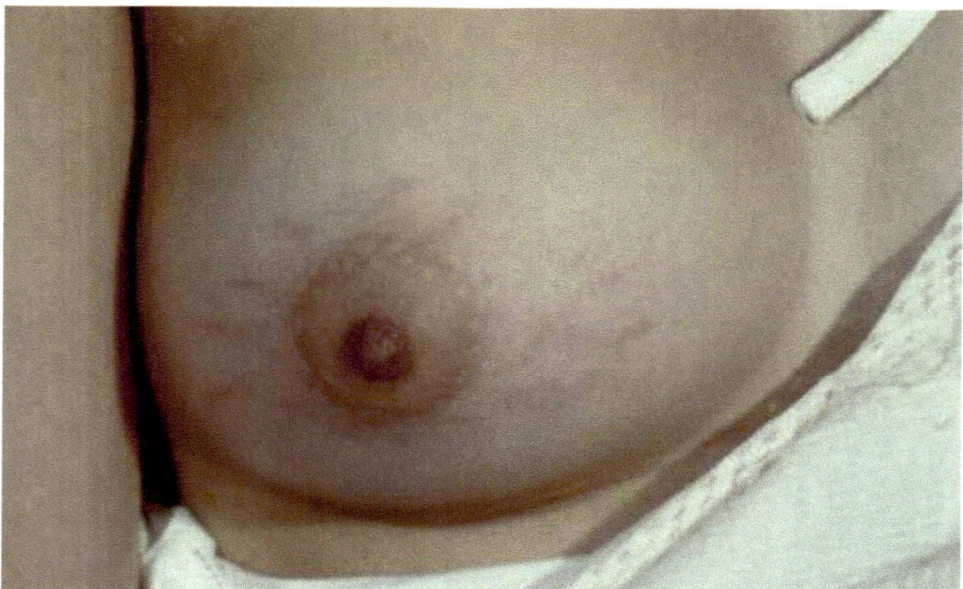

Figuur 60.2
Striae op snelgroeiende mammae in de puberteit.

Ook andere plaatsen zoals de buitenzijde van de bovenarmen of de flanken kunnen striae vertonen. In een vroeg stadium zijn de striae vaak verheven en wat gevoelig, maar al snel worden ze vlak, glad en livide rood of blauwig van kleur (figuur 60.3, striae rubrae). Het atrofische oppervlak kan wat rimpelig zijn. De striae hebben een onregelmatig lineaire vorm, zijn enkele centimeters tot 20 centimeter lang en 1-10 mm breed. Na een aantal jaren worden ze wit en gaan dan minder opvallen (striae albae).

Striae in de zwangerschap worden – logischerwijs – het meest gezien op de buik en de mammae, maar ook de andere lokalisaties van puberteitsstriae kunnen meedoen. Het langdurig gebruik van dermatocorticosteroïden kan eveneens aanleiding geven tot het ontstaan van striae. Ze zijn dan meestal gelokaliseerd in de plooien zoals de oksels, elleboogsplooien (figuur 60.4) en de liezen. Elders treden ze vooral op wanneer langdurig occlusie is toegepast. De ziekte van Cushing of het cushingsyndroom ten slotte kan door zijn overmaat aan glucocorticoïden een uitgebreide eruptie van striae veroorzaken. Die striae zijn dan vaak groter dan de 'gewone' striae en veel uitgebreider, soms zelfs in het gelaat. Overigens is bij een patiënt die zich met striae presenteert een Cushing zelden de oorzaak.

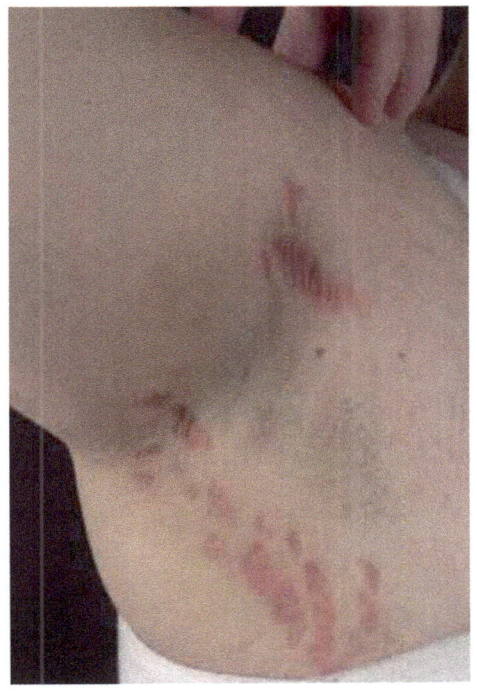

Figuur 60.3
Striae rubrae.

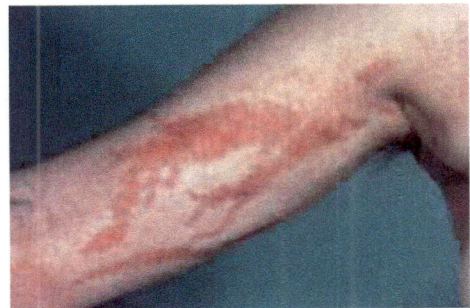

Figuur 60.4
Striae op de arm door langdurig gebruik van lokale corticosteroïden.

Notities

61

Anamnese
Een 53-jarige man heeft al jaren last van heftig jeukende afwijkingen op de handruggen, de armen en de benen. Hij heeft als kind dauwworm gehad. Patiënt vindt zichzelf erg nerveus en slaapt slecht. Daarvoor gebruikt hij oraal temazepam.

Lichamelijk onderzoek
Bij lichamelijk onderzoek blijkt patiënt op de handruggen, de armen en de benen een groot aantal vrij harde papels te hebben. Deze zijn livide (paarsig) van kleur, hebben soms wat witte schilfering en veel papels vertonen krabeffecten (excoriaties).

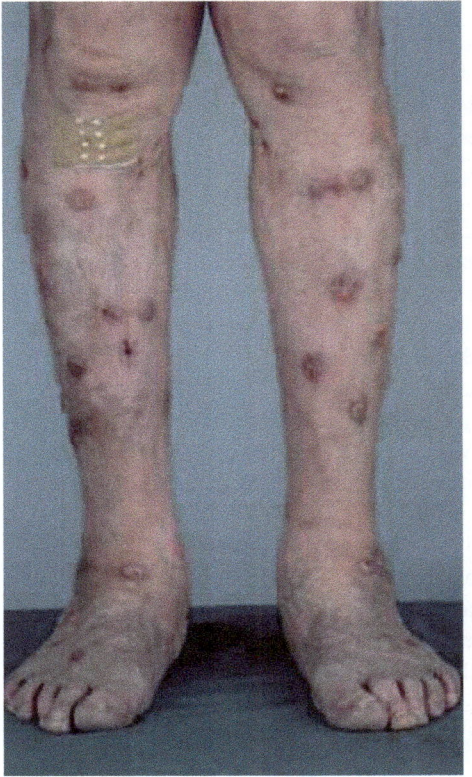

Figuur 61.1

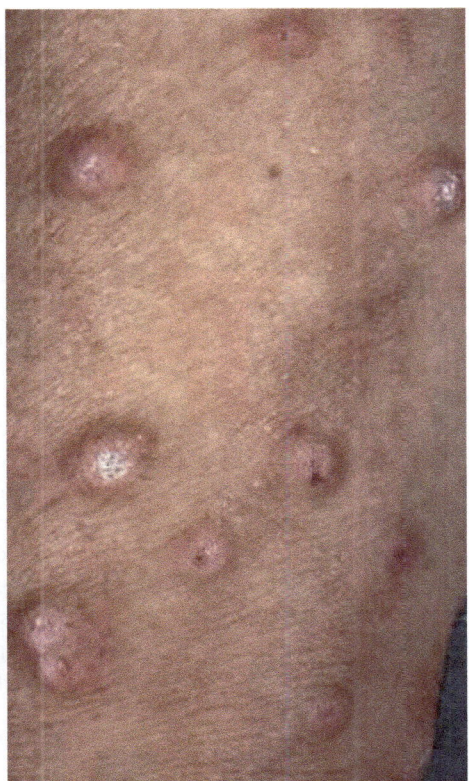

Figuur 61.2

Vragen
1. Met welke aandoening hebben we hier te maken?
2. Wat weet u over de oorzaak?
3. Hoe zou u deze patiënt behandelen?

Antwoorden

1. Dit beeld is kenmerkend voor PRURIGO NODULARIS. Deze aandoening komt zowel bij mannen als bij vrouwen voor, meestal tussen de leeftijd van 20 en 60 jaar. Het begint met kleine papeltjes die heftig jeuken en opengekrabd worden. In de loop van de tijd worden de laesies groter en harder en kunnen 1-3 centimeter grote noduli ontstaan met een wratachtig oppervlak. Schilfering en korsten bedekken recent opengekrabde elementen. Een ringvormige bruine verkleuring wordt vaak gezien rond de papels en noduli (postinflammatoire hyperpigmentatie). De huid is vaak droog. De voorkeurslokalisaties voor de laesies van prurigo nodularis zijn de strekzijden van de armen en benen. Patiënten met deze aandoening lijden onder perioden van heftige ('gekmakende') jeuk.

2. De oorzaak van prurigo nodularis is onbekend. In een aantal gevallen schijnt emotionele stress een bijdragende factor te zijn, maar het is moeilijk om na te gaan of deze de oorzaak of het gevolg is van de huidziekte. Ongeveer 3 op de 4 de patiënten hebben een atopische aanleg.

    Nogal eens ontstaat de aandoening na een insectenbeet of -steek. In het merendeel van de gevallen is prurigo nodularis een weliswaar uiterst onaangename, maar volstrekt onschuldige aandoening. Bij enkele patiënten is er echter sprake van onderliggende aandoeningen die jeuk en op prurigo nodularis lijkende laesies veroorzaken. Hiertoe behoren nierinsufficiëntie, leverziekte, lymfoom en HIV-infectie.

3. De behandeling van prurigo nodularis is vaak zeer moeizaam. Het krabben moet zo mogelijk voorkomen worden, omdat dit het proces en de jeuk verergert. Maatregelen die hiertoe kunnen bijdragen zijn het kort knippen van de nagels, 's nachts katoenen handschoenen dragen en eventueel de aangedane gebieden verbinden. Lokale corticosteroïden worden vaak voorgeschreven, maar zijn meestal niet erg effectief. De jeuk kan oraal behandeld worden met sederende antihistaminica, maar het sedatief effect kan vooral overdag bezwaarlijk zijn. Wanneer de huid droog is (vooral bij atopische patiënten) kunt u een indifferente vette crème voorschrijven zoals cremor vaselini lanette FNA. Het is verder aan te bevelen aandacht te besteden aan de emotionele status van de patiënt. In sommige gevallen kunnen antidepressiva of sedativa nuttig zijn.

    Vanwege het therapieresistente karakter komt verwijzing naar de dermatoloog zeker in aanmerking. Een effectieve therapie voor prurigo nodularis, die in de tweede lijn vaak toegepast zal worden, is bestaling met UVB-straling. Ook reageert de afwijking goed op orale therapie met thalidomide (gevaar voor perifere neuropathie en teratogeniciteit). Ook ciclosporine en azathioprine kunnen effectief zijn, maar na staken daarvan treedt vaak een recidief op.

62

Anamnese
Een 38-jarige vrouw heeft sinds een maand of vijf een afwijking links op de borst waar ze geen last van heeft. Eerst was de huid wat dikker en een beetje paars van kleur, maar de laatste weken is het centrum wit geworden. Patiënte vindt dat de huid stug aanvoelt.

Lichamelijk onderzoek
Bij onderzoek ziet u op de bovenste helft van de linkermamma een grillig gevormde min of meer lineaire afwijking. De rand is wat rood, het centrale gedeelte geelachtig wit (als ivoor). U voelt dat de huid ter plekke wat verhard is.

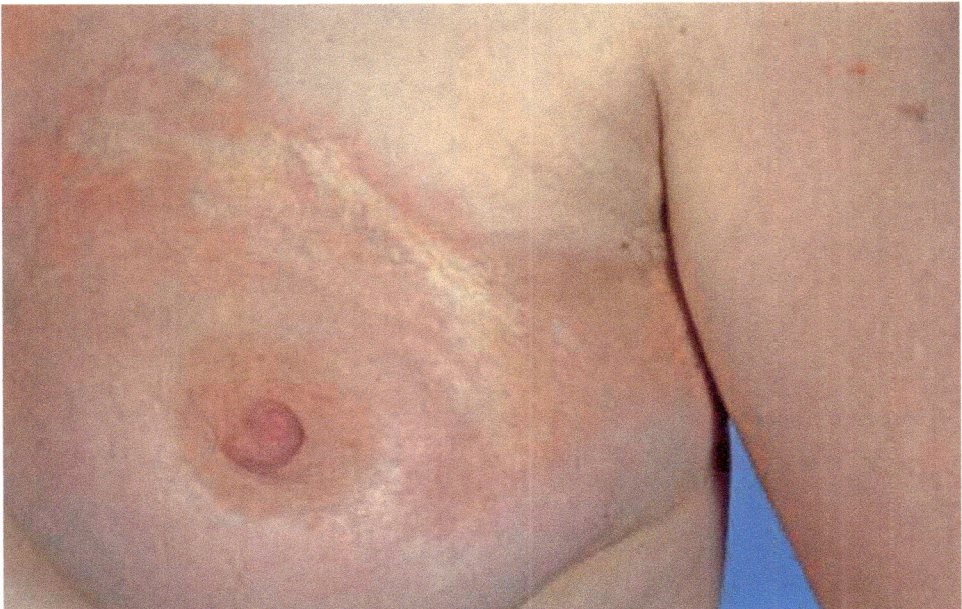

Figuur 62.1

Vraag
1. Aan welke diagnose denkt u?

Antwoord

1. U stelt de diagnose MORPHEA. Dit is een aandoening van onbekende oorzaak, waarbij sprake is van sclerose van de huid. Andere namen zijn gelokaliseerde sclerodermie of omschreven sclerodermie. Morphea wordt tegenwoordig beschouwd als een aparte entiteit en niet meer als een onderdeel of variant van systemische sclerose (ook nog wel sclerodermie genaamd).

Morphea wordt gezien in alle leeftijdsgroepen met een piekincidentie tussen de 20-40 jaar en een vrouw:man verhouding van 3:1. Echt zeldzaam is de aandoening niet, op de leeftijd van 80 jaar is er een prevalentie van 1 op 500. Morphea begint als geïndureerde plaques, die in het begin een paarsige kleur hebben (figuur 62.2). Na een paar weken tot maanden verliezen ze hun kleur, vooral in het centrum, en zien er dan uit als verdikte haarloze ivoorkleurige plekken met een karakteristieke lila rand (lilac ring) (figuur 62.3).

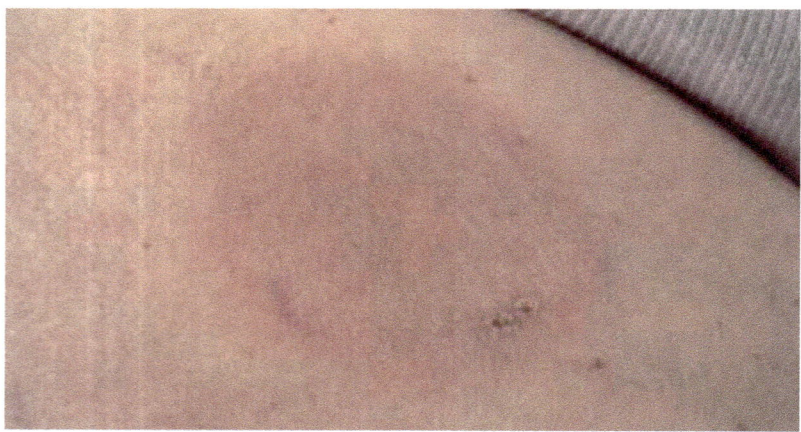

Figuur 62.2
Beginnende morphea: iets verheven plaque met paarse kleur.

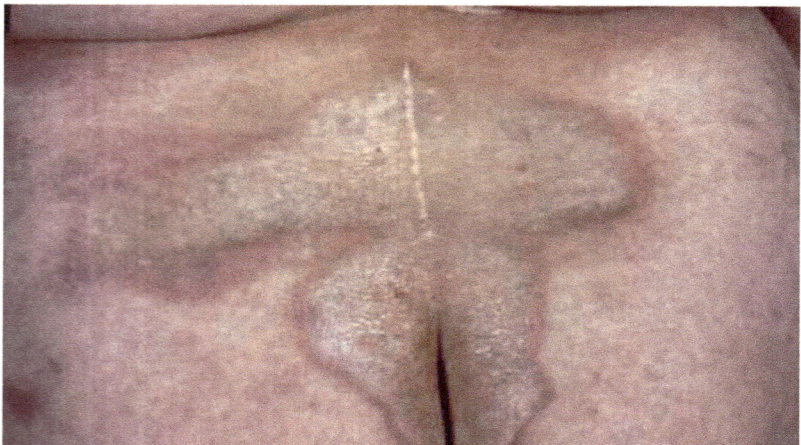

Figuur 62.3
Morphea lumbaal met karakteristieke lila ring (en ivoorwit centrum).

De plaque zit vast aan de diepere weefsels. De laesies zijn rond of ovaal, multipel, bilateraal maar asymmetrisch en 2-15 centimeter in diameter. Ze kunnen op elke plaats van het lichaam optreden. In de loop van de jaren dooft het proces uit en verdwijnt de induratie, en worden de laesies vaak gehyperpigmenteerd, atrofisch en ingezonken (figuur 62.4).

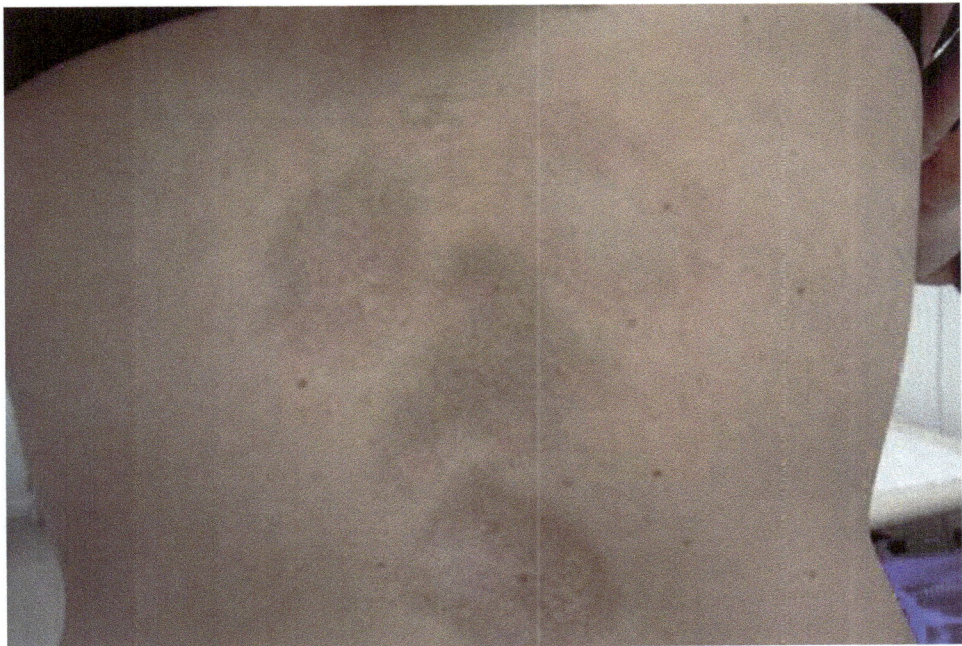

Figuur 62.4
Uitgedoofde morphea: ingezonken gehyperpigmenteerde plaques.

Een klinische variant is de lineaire morphea. Dit is de meest voorkomende vorm op de kinderleeftijd. De afwijking lijkt op de plaque morphea, maar de lila ring is meestal afwezig. Doorgaans is er maar één laesie die gelokaliseerd is op de armen of benen. De sclerose kan zich uitbreiden tot in de onderliggende spieren of botten met groeistoornissen of andere deformiteiten als gevolg. Een zeer tot de verbeelding sprekende vorm is de frontoparietale morphea. In zijn eindstadium is er lateraal op het voorhoofd een lineaire inzinking (groeve) zichtbaar die op het hoofd gepaard gaat met haaruitval (figuur 62.5). Het is net alsof de patiënt een slag met een sabel heeft gekregen, vandaar de Franse naam sclerodermie en coup de sabre. Niet zelden is er een hemiatrofie van het corresponderend deel van het gelaat en de wang met asymmetrie van het gezicht.

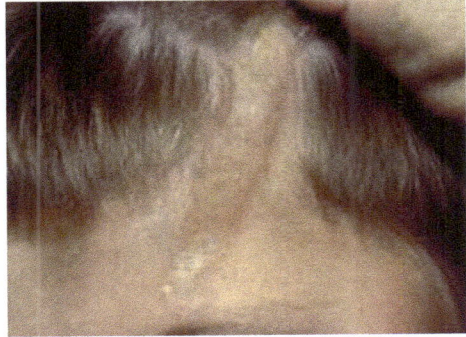

Figuur 62.5
Sclerodermie en coup de sabre.

Notities

Anamnese
Een 48-jarige man heeft een 'gootje' in de nagel van zijn linkerringvinger en vraagt zich af hoe dit komt.

Lichamelijk onderzoek
Bij onderzoek ziet u inderdaad een longitudinale depressie van de nagelplaat.

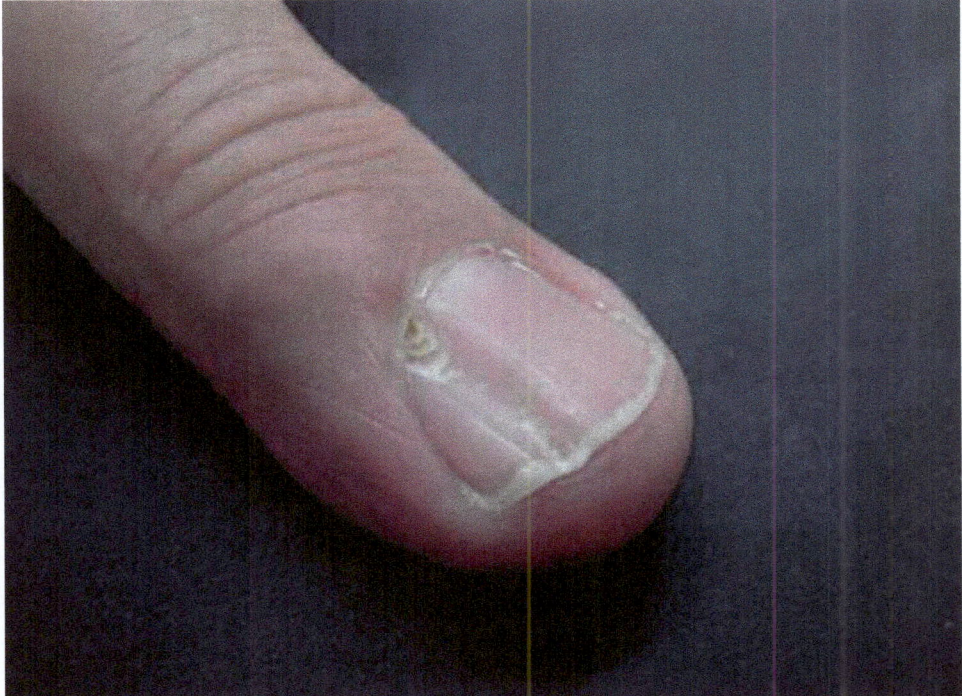

Figuur 63.1

Vragen
1. Valt u nog iets anders op aan deze vinger?
2. Hoe heet deze aandoening?

Antwoorden

1. U ziet een kleine zwelling net proximaal van de nagelriem, die qua lokalisatie overeenkomt met de longitudinale groeve in de nagelplaat.

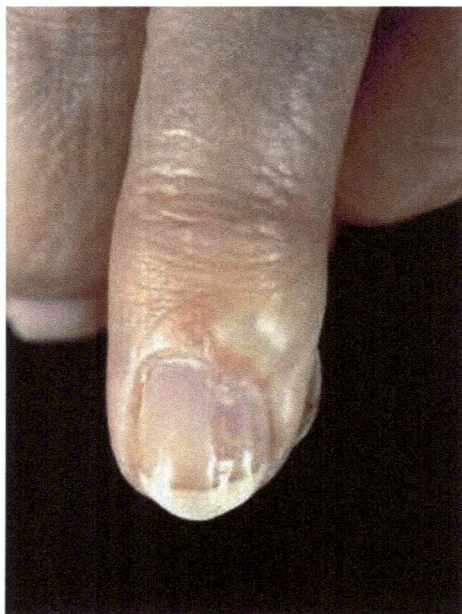

Figuur 63.2
Doorschijnende myxoïd cyste met secundaire nageldepressie.

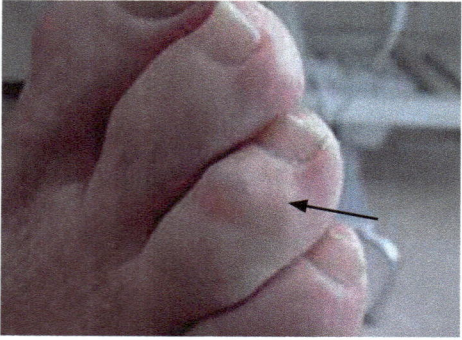

Figuur 63.3
Myxoïdcyste op digitus III van de rechtervoet.

2. Hier is sprake van een MYXOÏD CYSTE. Dit is een goedaardige cysteuze zwelling die eigenlijk een pseudo-cyste is, omdat het tumortje geen cystenwand heeft. Deze zwellingen zijn – soms pijnlijke – noduli die gelokaliseerd zijn op het distale interfalangeale gewricht of tussen het eindgewricht en de nagelriem met een grootte van 0,5-1 cm. In een aantal gevallen zijn ze prachtig doorschijnend (figuur 63.2). Myxoïd cysten zijn gelokaliseerd aan de vingers van de hand, zelden aan de tenen (figuur 63.3). Als ze bij de nagelriem zitten is er nagenoeg altijd een longitudinale depressie ('gootje') van de nagelplaat te zien. Dit fenomeen wordt veroorzaakt door druk van de tumor op de nagelmatrix, waar de nagel gevormd wordt. Wanneer de cyste doorbreekt (trauma, ontsteking) of gepuncteerd wordt, komt er een heldere, gelatineachtige vloeistof vrij. Dit bevestigt de diagnose en verklaart de andere naam voor deze afwijking, digitale muceuze cyste (Engels: digital mucous cyst).

De oorzaak van deze pseudo-cyste is onbekend. Mogelijk hangt het ontstaan samen met degeneratieve veranderingen in het collageen door bijvoorbeeld trauma. Een andere verklaring is dat een myxoïd cyste eigenlijk een uitstulping is van het kapsel van het door artrose gedegenereerde eindgewricht. De behandeling is bij voorkeur chirurgisch. Mogelijke alternatieven (met minder kans op succes en grotere recidiefkans) is cryotherapie of intralaesionale behandeling met triamcinolonacetonide oplossing FNA. Incideren is niet zinvol.

64

Anamnese
Een 68-jarige man heeft een ruwe plek op zijn hoofd. Deze zit er al een halfjaar en verandert niet of nauwelijks.

Lichamelijk onderzoek
Bij onderzoek ziet u een vlakke papel met gelige keratose op het onbehaarde hoofd met een achtergrond van onregelmatige vlekkerige pigmentatie, zoals u die kent van kale oudere boeren. U voelt geen infiltratie.

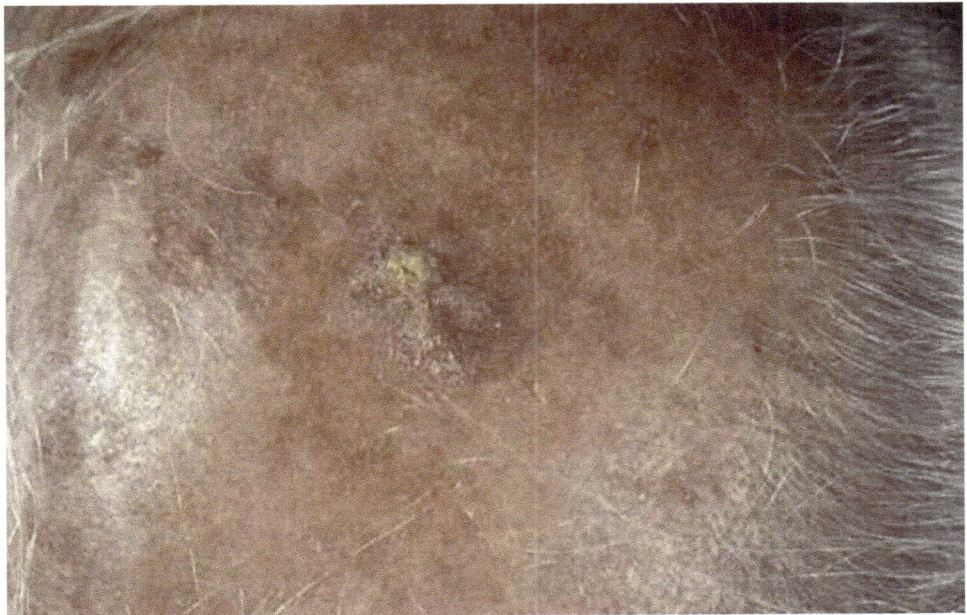

Figuur 64.1

Vragen
1. Welke diagnose stelt u?
2. Bij wie komt deze aandoening het meest frequent voor en op welke lokalisaties?
3. Hoe groot is de kans op maligne degeneratie?
4. Welke therapie stelt u in?
5. Welke andere adviezen geeft u hem nog?
6. Wat zijn voor u indicaties om dergelijke patiënten naar de dermatoloog te verwijzen?

Antwoorden

1. U stelt de diagnose ACTINISCHE KERATOSE. Dit is een premaligne epitheliale aandoening die het gevolg is van overmatige expositie aan ultraviolet (zon)licht. Doorgaans zijn er meerdere laesies en zijn het maculae of papels met een ruw schilferend oppervlak (= keratose), vaak op wat erythemateuze bodem. De verhoorning is wit maar kan ook gepigmenteerd zijn. De meeste keratosen zijn symptoomloos en de laesies variëren in grootte van 3 millimeter tot een centimeter. De kleinere laesies kunnen beter gevoeld worden (ruw oppervlak) dan gezien en worden vaak niet eens door de patiënt opgemerkt. Wanneer men probeert om de keratose, die lijkt op een korst, te verwijderen, gaat dat maar moeizaam en komt er een hyperemische basis tevoorschijn met puntvormige (traumatische) bloedingen.

2. Aangezien actinische keratosen het gevolg zijn van beschadiging van de huid door ultraviolet licht, worden ze vooral gezien bij wat oudere mensen met een licht huidtype en op plaatsen die veel blootgesteld zijn aan zonlicht: gelaat, handruggen, bovenzijde van de onderarmen, en bij mannen op de oren en het onbehaarde hoofd (figuur 64.2). Vergelijkbare actinische schade wordt ook vaak op de onderlip (wederom van mannen) gezien; men spreekt dan van cheilitis actinica (casus 5). Vroeger kwamen actinische keratosen vooral veel voor bij mensen die beroepsmatig in de zon kwamen zoals boeren en zeelieden en bij mensen die lang in de tropen gewoond hadden. Tegenwoordig treedt het echter ook op bij individuen die recreatief (te) veel in de zon geweest zijn en dat zal in de loop van de komende jaren nog toenemen.

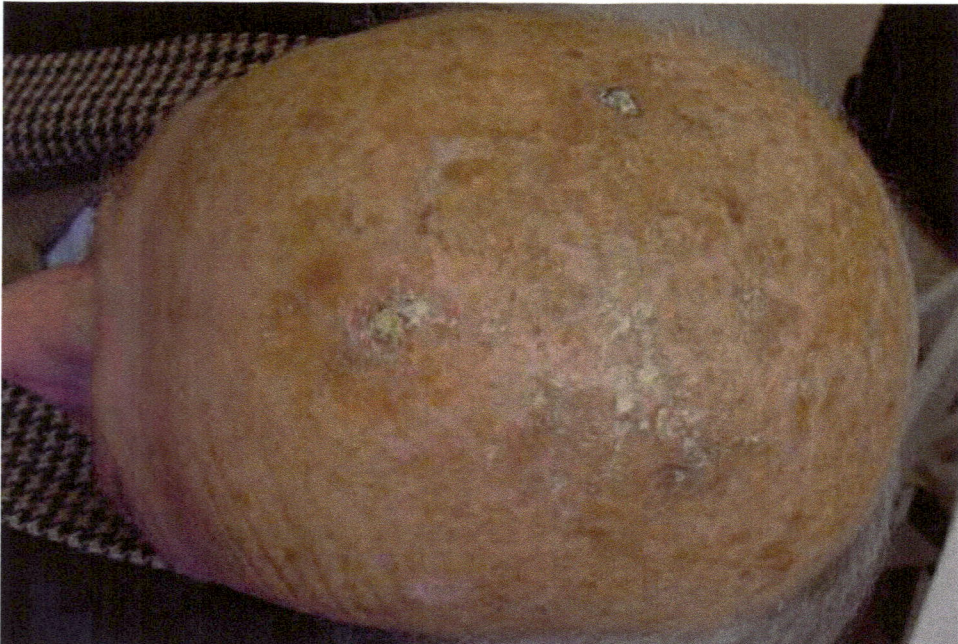

Figuur 64.2
Multipele actinische keratosen op het onbehaarde hoofd.

3. Actinische keratosen kunnen maligne degenereren tot een invasief plaveiselcelcarcinoom. De kans daarop wordt zeer wisselend ingeschat van niet meer dan 0,1 procent tot wel 10-15 procent. Men moet derhalve op de mogelijkheid van kwaadaardig worden bedacht zijn, vooral bij snel groter of dikker (induratie) wordende laesies, toename van inflammatoire verschijnselen, bloeden en gevoeliger worden van de keratosen. Anderzijds kunnen actinische keratosen ook zonder behandeling verdwijnen (en eventueel weer op dezelfde plaats terugkomen).

4. Deze patiënt heeft een stabiele actinische keratose en er zijn klinisch geen aanwijzingen voor het bestaan van een plaveiselcelcarcinoom. Verwijzing naar de dermatoloog is niet noodzakelijk. Deze solitaire keratose kunt u goed behandelen met cryotherapie, dat zowel therapeutisch als cosmetisch goede resultaten geeft. Wanneer er multipele laesies zijn (figuur 64.2) of grotere oppervlakkige keratose (figuur 64.3) is 5-fluorouracilcrème (Efudix®) 2dd gedurende 3-4 weken een goede therapeutische optie. Dit geeft helaas regelmatig aanleiding tot irritatie met erytheem, oedeem, pijn en eventueel erosies. Bij ernstige irritatieve verschijnselen kan de frequentie beperkt worden tot 1x daags en kan eventueel tijdelijk triamcinolonacetonide zalf FNA worden gegeven. Imiquimodcrème (Aldara®) zou hier ook een goede keuze zijn, maar de ervaringen daarmee zijn beperkter, en het (dure) medicament wordt niet vergoed. Wees terughoudend met cryotherapie van grotere of diepere keratosen op een kale schedelhuid die strak en dun is, omdat de resulterende wonden vaak zeer slecht genezen (figuur 64.4)!

5. U adviseert patiënt om de zon zoveel mogelijk te vermijden en een hoed of pet te dragen. Daarnaast raadt u hem aan om elke morgen, voordat hij naar buiten gaat (ook in de winter), een zonnebrandmiddel aan te brengen op zijn hoofd en gelaat dat bescherming biedt tegen zowel UVA- als UVB-straling.

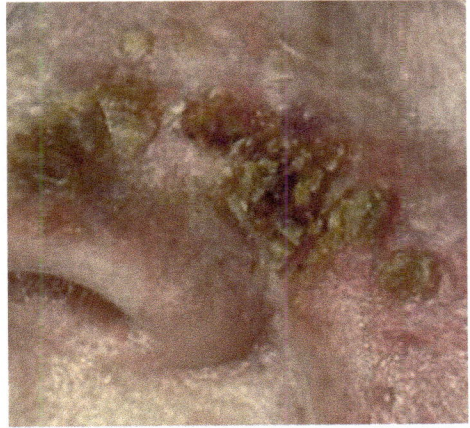

Figuur 64.3
Grote oppervlakkige keratose die beter met 5-fluorouracilcrème dan met cryotherapie behandeld kan worden.

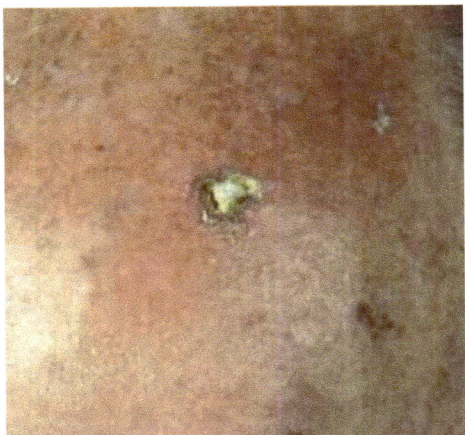

Figuur 64.4
Grote actinische keratose op kale schedel: gevaar voor slechte wondgenezing bij cryotherapie.

6. Redenen om patiënten met actinische keratosen naar de dermatoloog te verwijzen kunnen zijn:
   - een zeer uitgebreide eruptie;
   - dat er telkens nieuwe laesies bijkomen;
   - verdenking op een zich ontwikkelend plaveiselcelcarcinoom;
   - wanneer de patiënt al eerder een maligniteit van de huid heeft gehad.

Anamnese

Een 62-jarige man heeft sinds 2 weken afwijkingen aan zijn onderbenen en voeten. Hij is bekend met reumatoïde artritis en heeft onlangs vanwege toename van gewrichtspijnen twee weken 1dd diclofenac 100 mg oraal gebruikt, die hij nog thuis had liggen.

Lichamelijk onderzoek

Bij onderzoek ziet u aan de voeten en net boven de enkels multipele purpura (puntvormige bloedinkjes) en korstjes. Na verwijdering van de grootste crusta is een ulceratie zichtbaar. Ook zijn er enkele pustels (aangegeven met pijltjes).

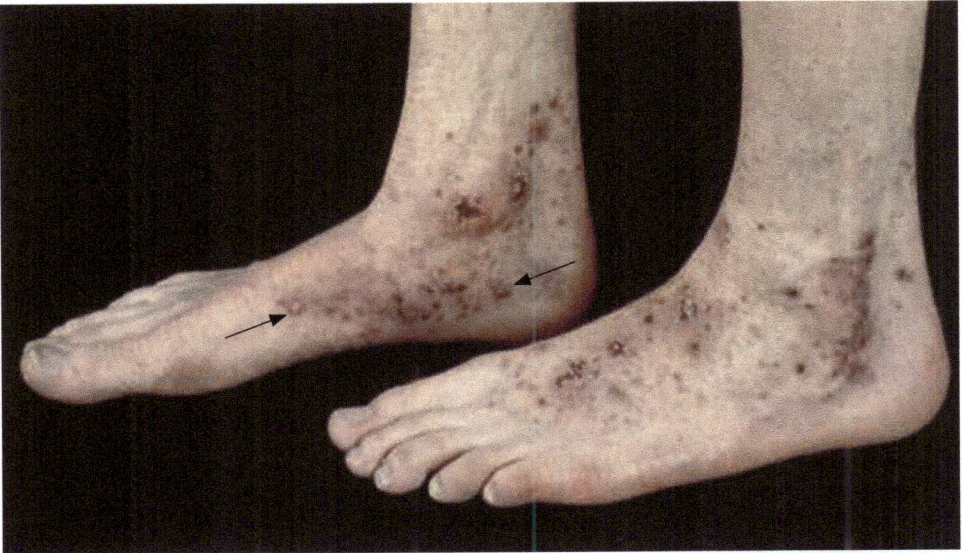

Figuur 65.1

Vragen

1. Aan welke aandoening denkt u?
2. Als uw patiënt een kind was geweest dat kort daarvoor een keelinfectie had doorgemaakt, welke waarschijnlijkheidsdiagnose zou u dan gesteld hebben?
3. Wat is uw beleid?

Antwoorden

1. Vanwege de purpura en de necrose die aanleiding geeft tot de korstjes denkt u aan een vorm van vasculitis, waarschijnlijk LEUKOCYTOCLASTISCHE VASCULITIS. Deze wordt vaak aangeduid met de naam 'vasculitis allergica'. Bij deze aandoening is sprake van afzetting van immuuncomplexen in de wanden van de postcapillaire venulen in de huid. Hierdoor ontstaat een ontsteking die aanleiding geeft tot uittreding van erytrocyten (purpura) en necrose (pustels, crustae). Een groot aantal aandoeningen kan leukocytoclastische vasculitis veroorzaken:
- infecties: viraal (hepatitis B en C, cytomegalie, coxsackievirus, herpes simplex), bacterieel (streptokokken, *Borrelia burgdorferi*), schimmels (*Candida albicans*, dermatofyten);
- auto-immuunaandoeningen: lupus erythematodes, reumatoïde artritis, chronische inflammatoire darmziekten, dermatomyositis, systemische sclerose;
- medicijnen: NSAID's, sulfonamides;
- maligniteiten: lymfomen, leukemie, solide tumoren, gammopathie, cryoglobulinemie;
- voeding: conserveermiddelen, kleurstoffen, natuurlijke salicylaten.

In ongeveer de helft van de gevallen wordt geen oorzaak gevonden.

Het klinisch beeld is zeer wisselend en kan snel veranderen. Het betreft nagenoeg altijd een symmetrische eruptie, vooral van de benen en de voeten. Er is altijd hemorragie (bloeding). De grootte en ernst daarvan is afhankelijk van de grootte en de lokalisatie van de ontstoken bloedvaten. Het klassieke beeld van leukocytoclastische vasculitis is dat van palpabele purpura, verheven paarsrode niet-wegdrukbare papels (figuur 65.2 en 65.3).

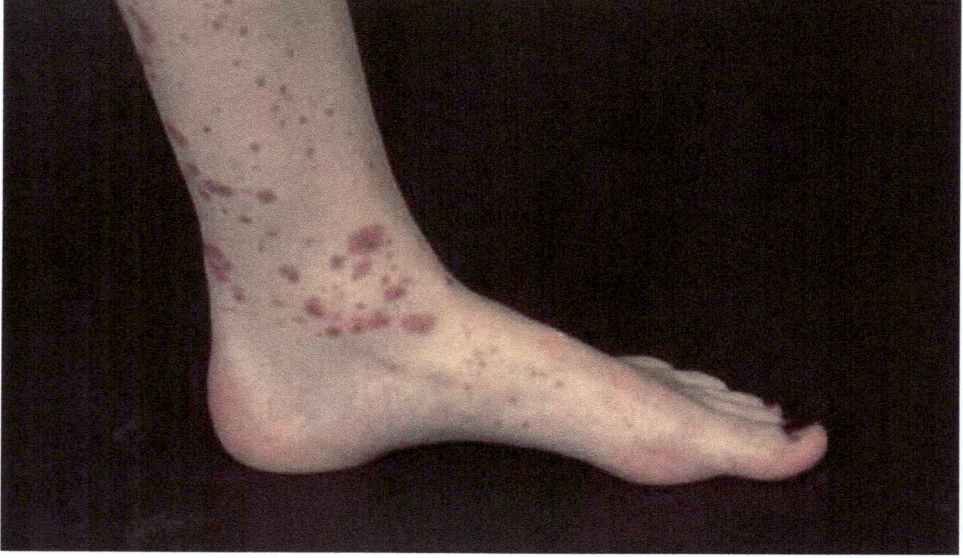

Figuur 65.2
Palpabele purpura.

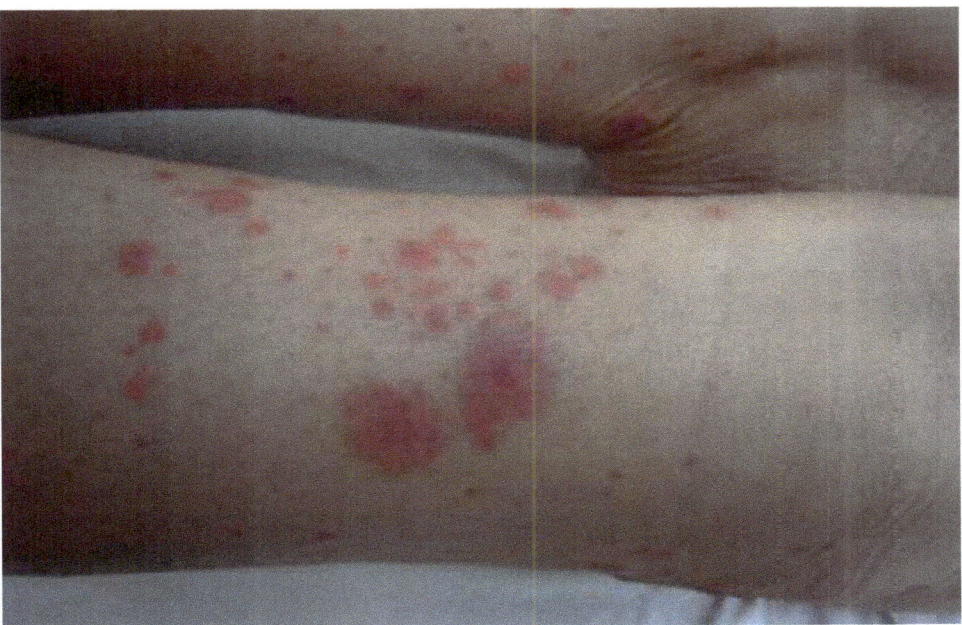

Figuur 65.3
Palpabele purpura.

Afhankelijk van de ernst van de ontsteking kunnen deze overgaan in noduli, vesikels of bullae (figuur 65.4), plaques of pustels met secundaire laesies zoals ulceratie, necrose en postinflammatoire hyperpigmentatie. De benen zijn vaak gezwollen en pijnlijk. Sommige patiënten hebben systemische symptomen zoals koorts, artralgie, myalgie en anorexie.

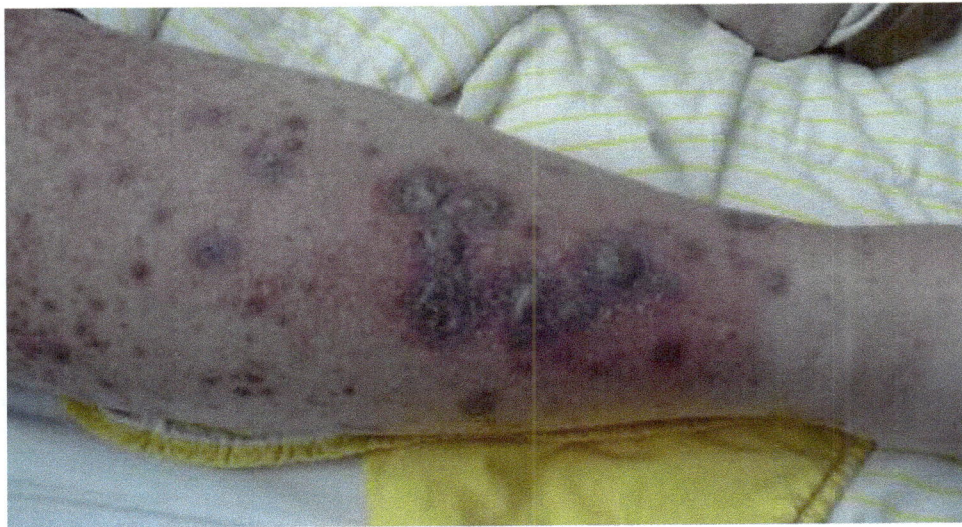

Figuur 65.4
Bullae ontstaan uit palpabele purpura.

Ernstige aantasting van interne organen is zeldzaam, maar vooral de nieren en de darmen kunnen in het proces betrokken zijn. De prognose en het beloop zijn afhankelijk van de onderliggende oorzaak. Kan deze niet opgeheven worden (zoals de reumatoïde artritis bij deze patiënt) dan kan het beloop langdurig zijn en dat geldt ook voor de idiopathische varianten.

2. Bij een kind met dit beeld dat van te voren een keelinfectie heeft doorgemaakt moet u verdacht zijn op Henoch-Schönlein purpura. Dit is een (IgA-dominante) immuuncomplex vasculitis van de huid, de darmen en de nieren die vaak gepaard gaat met artralgieën. In 60 procent van de gevallen volgt deze aandoening op een infectie van de bovenste luchtwegen.

3. De diagnose dient bevestigd te worden door histopathologisch onderzoek van een huidbiopt. Ook dient de patiënt onderzocht te worden op mogelijke betrokkenheid van interne organen. Een snelle verwijzing naar de dermatoloog is aan te raden.

66

Anamnese
Een 16-jarige jongen heeft 'rare afwijkingen' onder zijn voeten ontdekt. Hij heeft er meestal geen last van, maar bij hardlopen irriteert het iets. Ongevraagd geeft patiënt aan nogal last van 'stinkvoeten' te hebben.

Lichamelijk onderzoek
Bij onderzoek ziet u onder de voorvoet een roze verkleuring van de huid. Rond dat gebied zijn kleine putjes te zien in de hoornlaag. Het is net alsof het hele gebied iets ingezonden is ten opzichte van de normale vereelte huid van de voet. Uw neus bevestigt de diagnose van de patiënt: 'stinkvoeten'.

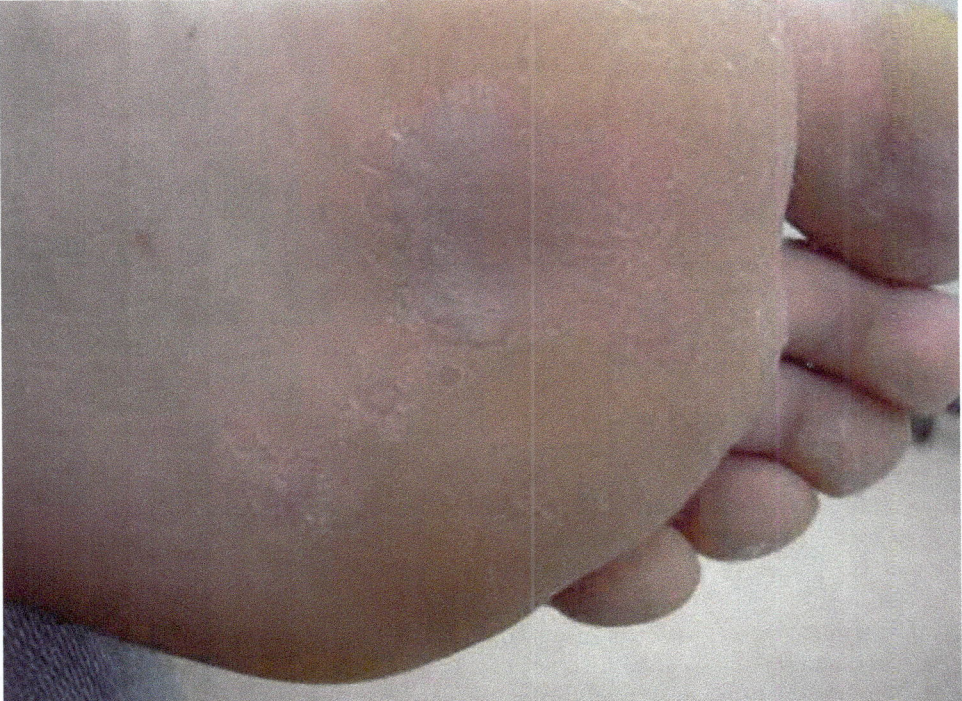

Figuur 66.1

Vragen
1. Wat is uw diagnose?
2. Hoe behandelt u deze aandoening?

Antwoorden

1. Hier is sprake van een zogeheten PITTED KERATOLYSIS (loslaten van de huid met putjes). Dit is een oppervlakkige infectie van de huid van de voeten veroorzaakt door een species van de *Corynebacterium*. De micro-organismen penetreren het stratum corneum (de hoornlaag) van de huid dat zacht is geworden door zweet (gemacereerd). Het is vooral een probleem van mannen en komt veel voor onder militairen, atleten, zwemmers en mensen die beroepshalve occlusief schoeisel of laarzen moeten dragen.
Pitted keratolysis is gelokaliseerd onder de drukpunten van de voet, i.e. de voorvoet en de hiel, waar het stratum corneum het dikst is (figuur 66.2). Ook de huid onder en tussen de tenen doet vaak mee (figuur 66.3). Karakteristiek voor de aandoening zijn 'uitgeponste' putjes in het stratum corneum met een diameter van 2-5 millimeter (figuur 66.3, voorvoet).

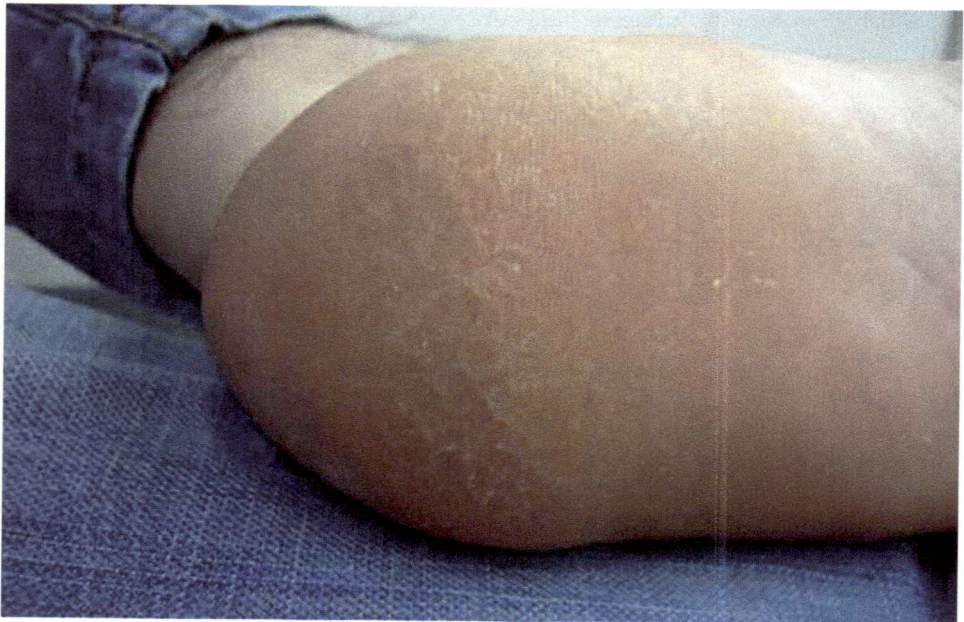

Figuur 66.2
Pitted keratolysis: uitgeponste putjes op de hiel.

Door het samenvloeien van de putjes ontstaan grotere onregelmatige erosies in het stratum corneum (figuur 66.1). De hoornlaag is ook vaak gezwollen en witroze verkleurd door maceratie (figuur 66.4). Behalve bij langdurig lopen (sporten, marcheren) veroorzaakt de pitted keratolysis geen symptomen. Wel is de onaangename geur een probleem.

2. U kunt de bacteriën die pitted keratolysis veroorzaken effectief bestrijden met fusidine-zuurcrème of erytromycinelotion of -gel. Uiteraard moet ook de hyperhidrose worden aangepakt. Goede hygiëne is (ook voor de geur) belangrijk: 2-3dd de voeten wassen met water en zeep, elke dag schone sokken aan en zonodig tweemaal daags, om de dag andere

schoenen dragen (om ze een dag de gelegenheid te geven 'uit te wasemen') en eventueel talkpoeder in de sokken. Lokaal kan voor het naar bed gaan (na koud wassen) behandeld worden met aluminiumchloride oplossing FNA of antizweet crème/vloeistof FNA (bevat aluminiumhydroxychloride). De aluminiumzouten gaan in de uitvoergangen van de zweetklier zitten en belemmeren daardoor de afscheiding van zweet.

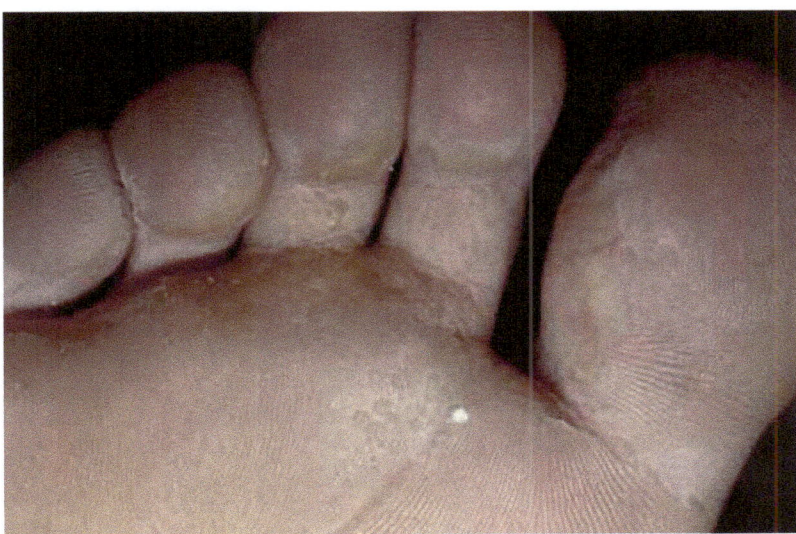

Figuur 66.3
Ook de huid onder en tussen de tenen is vaak in het proces betrokken.

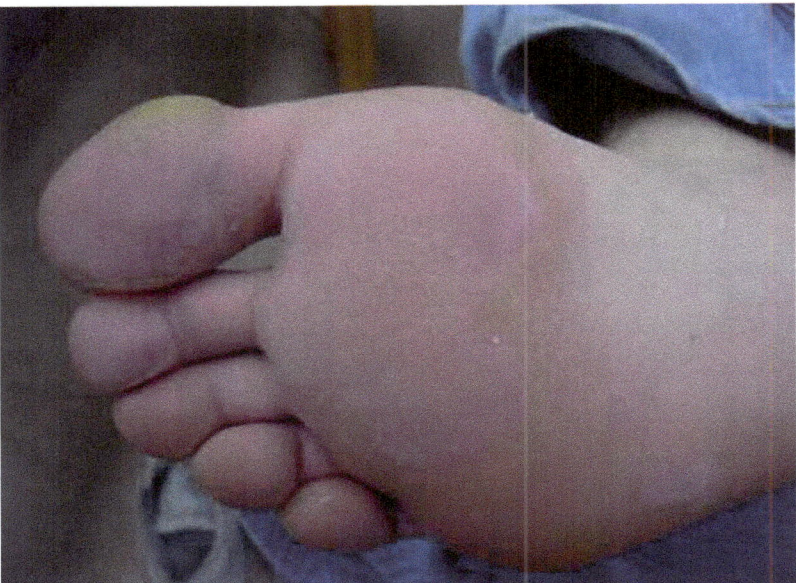

Figuur 66.4
Witroze verkleuring onder de voorvoet door pitted keratolyse en hyperhydrose (maceratie).

Notities

67

Anamnese
Een 12-jarige jongen vertelt enkele pijnlijke aften te hebben. Dat is op zich niets bijzonders, want die heeft hij wel vaker. Maar nu heeft hij ook blaasjes op zijn handen gezien en vlekjes onder de voeten. Hij voelt zich niet helemaal fit, maar ook niet echt ziek. Niemand in de omgeving heeft dergelijke symptomen. Patiënt is overigens gezond en gebruikt geen medicijnen.

Lichamelijk onderzoek
Bij onderzoek ziet u in de mond een grote afteuze ulceratie. In de handpalmen heeft patiënt multipele kleine blaasjes met een rood randje. Onder de voeten kleine rode vlekjes en zeer kleine papeltjes, die beginnende blaasjes zouden kunnen zijn.

Vraag
1. Herkent u deze aandoening, waarvan de naam te maken heeft met de lokalisatie?

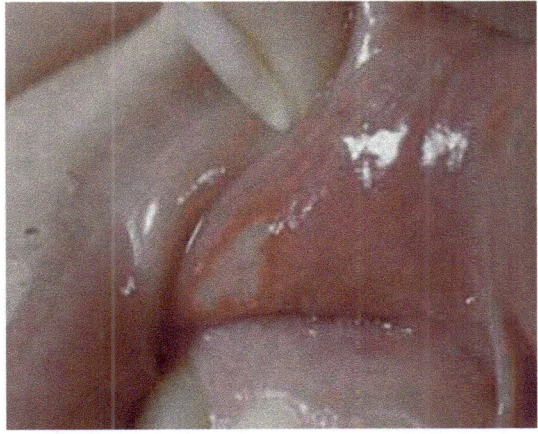

Figuur 67.1

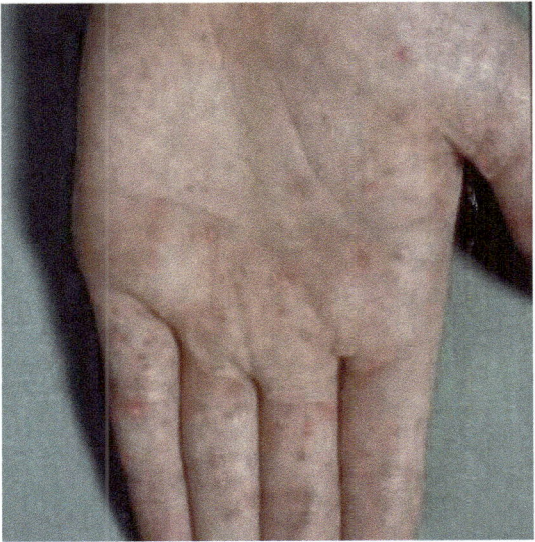

Figuur 67.2

Antwoord

1. Deze aandoening, gelokaliseerd aan de handen, de voeten en in de mond heet beschrijvend de HANDVOETMONDZIEKTE (Engels: 'hand, foot and mouth disease'). Dit karakteristieke beeld wordt veroorzaakt door een humaan enterovirus A species, meestal coxsackievirus A16. Het komt vooral voor bij jonge kinderen, soms in epidemische vorm en vaak in de herfstmaanden. Deze meestal mild verlopende virale aandoening heeft een incubatieperiode van 5-7 dagen en duurt ongeveer een week. Klinisch kenmerkt het beeld zich door blaasjes in de mond, op de handen en de voeten. De patiënt heeft enige temperatuursverhoging die snel verdwijnt. In de mond zijn er slechts enkele blaasjes. Deze gaan snel kapot, waarna oppervlakkige ulceraties ontstaan die vooral bij volwassenen pijnlijk zijn. Blaasjes aan de handen en – minder vaak aan de voeten – zijn maximaal 5 mm groot, grijs, eerder ovaal of lineair dan rond, en hebben een rode areola (figuur 67.3). Ze zijn meestal gelokaliseerd op de strekzijde of de laterale zijden van de vingers of de tenen, maar worden ook gezien in de handpalm en onder de voetzool (figuur 67.2). Vaak zijn er slechts enkele blaasjes, maar het kunnen er ook meer dan 50 zijn. Ze verdwijnen spontaan binnen enkele dagen. Vooral bij kinderen is er soms een uitgebreider papuleus of vesiculeus exantheem, met de billen als voorkeurslokalisatie en soms zelfs gegeneraliseerd. Incidenteel zijn van de handvoetmondziekte complicaties beschreven zoals hyperglykemie, encefalitis, meningitis, longoedeem, myocarditis, paralyse en het guillain-barrésyndroom.

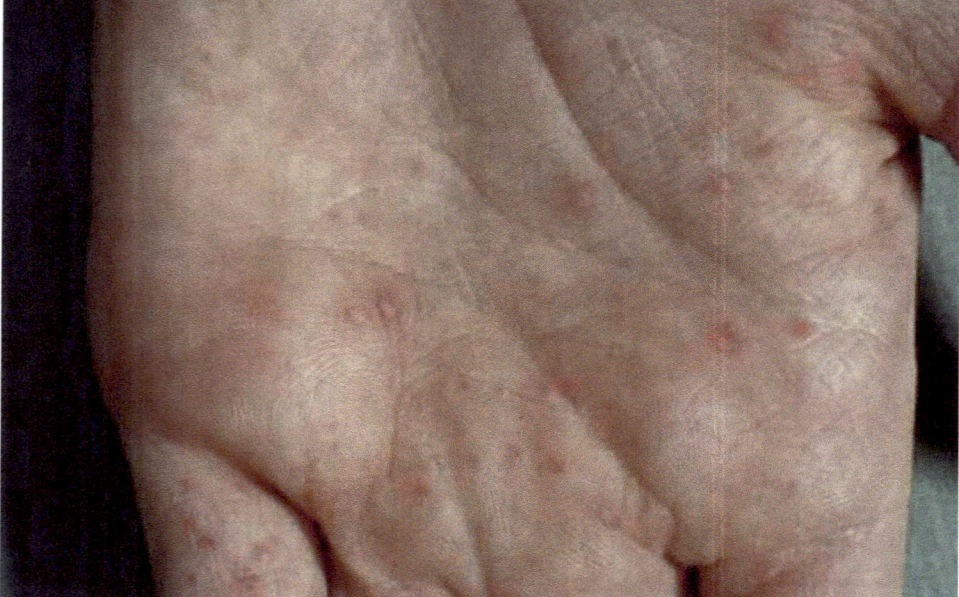

Figuur 67.3
Grijze ovale blaasjes met een rode areola.

68

Anamnese
Een 49-jarige Hindoestaanse vrouw heeft last van branderigheid en jeuk 'van onderen'. Ze heeft al enkele jaren geen gemeenschap meer gehad met haar echtgenoot, omdat 'de vagina te klein is geworden en het pijnlijk is'.

Lichamelijk onderzoek
Bij onderzoek ziet u een witte verkleuring van de gehele vulva. De labia minora zijn gefuseerd. De clitoris is niet meer zichtbaar te krijgen en de introïtus vaginae is nog geen 2 cm in diameter.

Vragen
1. Hoe heet deze aandoening?
2. Welke behandeling adviseert u?
3. Blijft u patiënte controleren en zo ja, waarom?

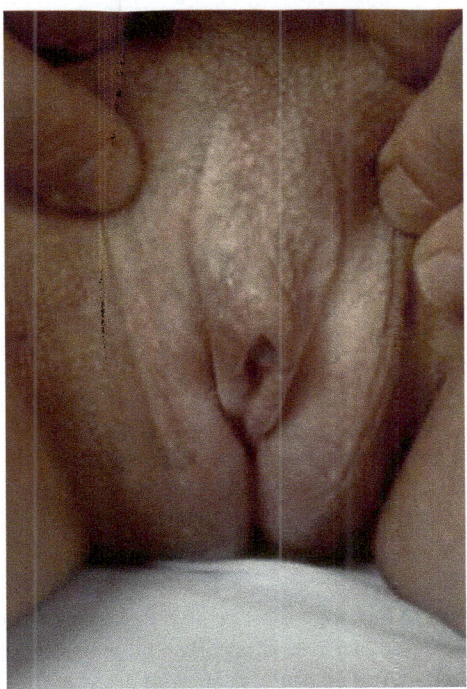

Figuur 68.1

Antwoorden

1. Deze aandoening heet LICHEN SCLEROSUS ET ATROPHICUS (LSA). Deze huidziekte wordt gekenmerkt door kleine witte sclerotische plekjes, die overal op de huid kunnen optreden. Het meest frequent komt LSA – zoals bij deze patiënte – voor in de anogenitale regio bij vrouwen. Bij mannen presenteert LSA zich als verworven phimosis of recidiverende balanitis met witte sclerotische plaques op de glans penis en het preputium en heet dan balanitis xerotica obliterans (figuur 68.2 en 68.3). Niet-genitale LSA wordt vooral gezien op de romp als kleine glanzende ivoor- of porseleinwitte vlekjes en vlakke papels met geaccentueerde haarfollikels, die vaak een hoornplug bevatten (figuur 68.4). Later treedt atrofie op met rimpelig worden van de epidermis. Deze vorm van LSA wordt ook wel de 'white spot disease' genoemd (figuur 68.5).

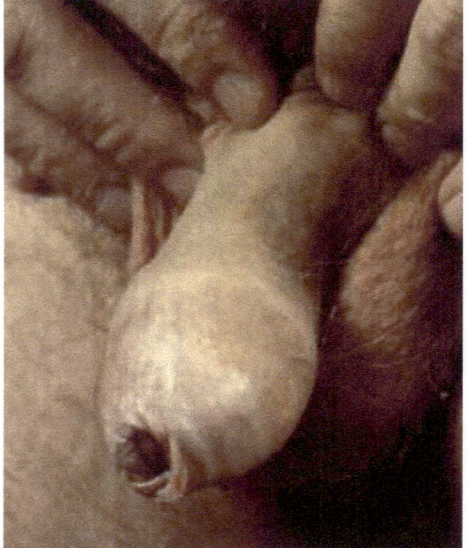

Figuur 68.2
Balanitis xerotica obliterans met phimosis.

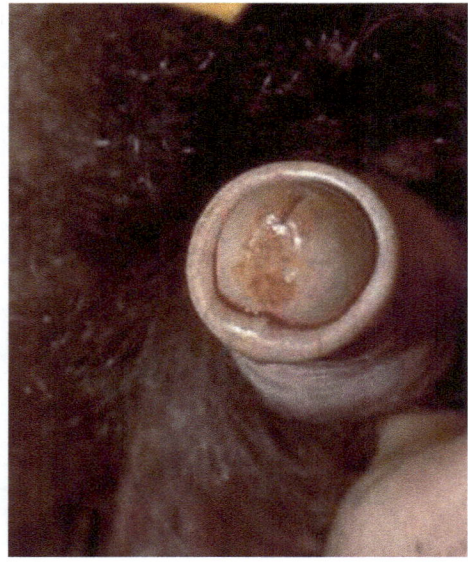

Figuur 68.3
De vernauwde (gescleroseerde) voorhuid kan niet over de glans getrokken worden.

LSA in de anogenitale regio bij vrouwen wordt in twee leeftijdscategorieën gezien: tussen de 45-60 jaar (>80 procent) en bij meisjes jonger dan 13 jaar (<20 procent). De laesies zijn gelokaliseerd op de vulva en rond de anus en kunnen zich uitbreiden tot de huid van de dijen. In het begin zijn er de karakteristieke ivoorkleurige papels met folliculaire hyperkeratose. Later wordt het gebied vlak en het oppervlak glinsterend. Er kunnen teleangiëctasieën, purpura en blaartjes ontstaan, waarschijnlijk als gevolg van beschadiging van de atrofische huid. Door wrijving en vocht kan het oppervlak ook rauw en gemacereerd raken met erosies en zelfs ulceraties. De patiënten klagen meer over branderigheid en pijn dan over jeuk en LSA kan tot aanzienlijke klachten bij de coitus leiden. Atrofie is een prominent kenmerk van anogenitale LSA bij vrouwen, vooral van de labia minora en de clitoris. De clitoris kan achter sclerotisch weefsel verdwijnen en de labia kunnen aan elkaar groeien, waardoor de introïtus vaginae heel klein wordt, wel tot 1 cm in diameter (figuur 68.1). Bij deze groep patiënten is de LSA blijvend. De oorzaak is onbekend, maar er zijn steeds meer aanwijzingen dat het een genetisch bepaalde auto-immuunziekte is.

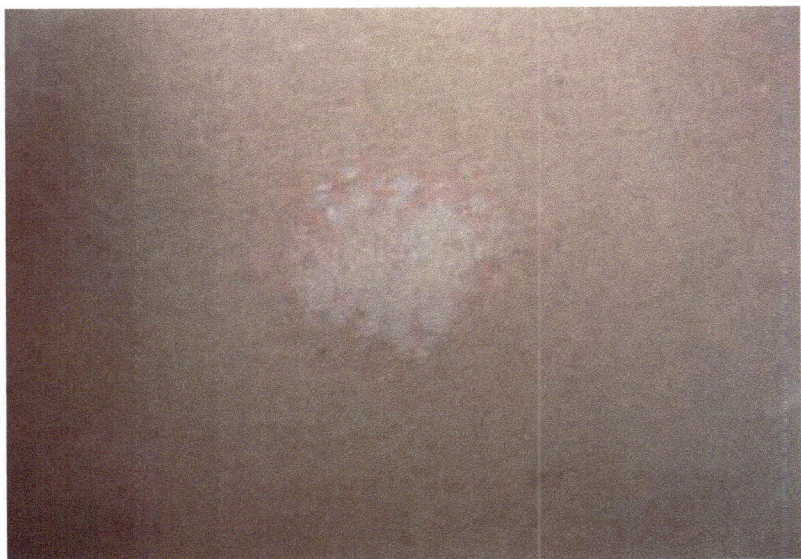

Figuur 68.4
Ivoorwitte plaque door samenvloeien van kleine papeltjes met vele hoornpluggen.

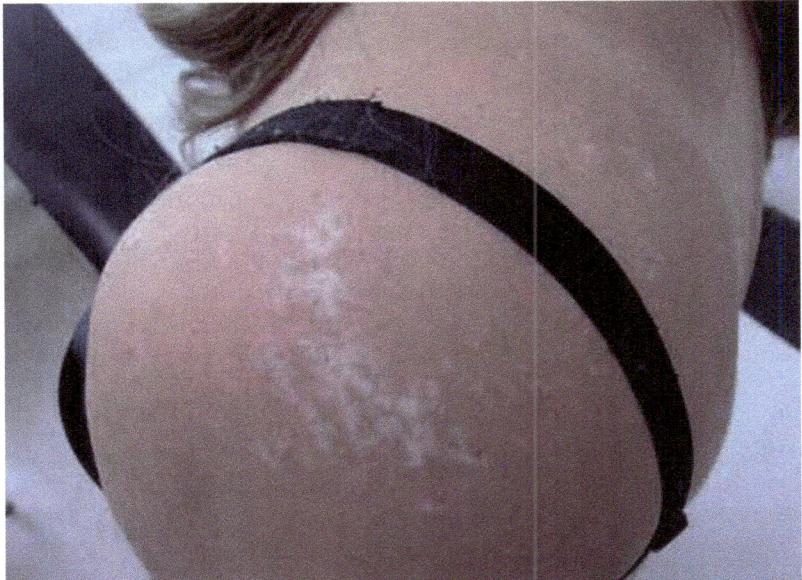

Figuur 68.5
LSA op de linkerschouder en de rug: white spot disease.

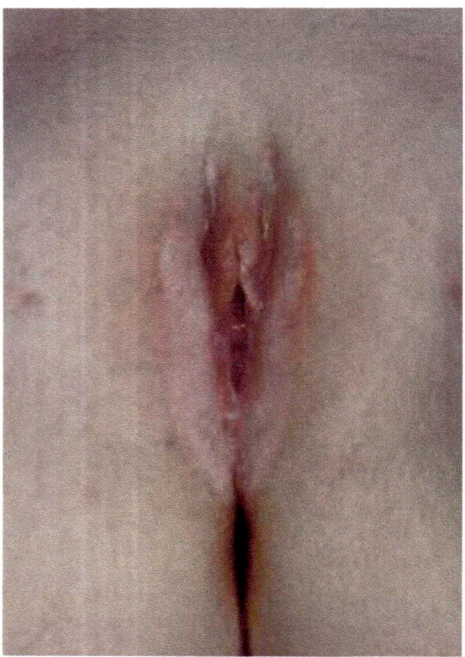

Figuur 68.6
LSA van de vulva bij een 11-jarig meisje.

LSA komt ook – zij het minder frequent – bij meisjes jonger dan 13 jaar voor (figuur 68.6). In ongeveer de helft van de gevallen begint de aandoening tussen de 3 en 6 jaar. Het beeld is nagenoeg identiek aan het beeld bij volwassen vrouwen. Ongeveer de helft van de meisjes klaagt over jeuk. Sommigen klagen over pijn bij het plassen en bij de ontlasting en verwarring met seksueel misbruik komt voor. Niet-genitale LSA-laesies bij jonge meisjes verdwijnen nagenoeg altijd voor de menarche. Van de genitale laesies verdwijnt ongeveer 2/3 rond die tijd. Bij 1/3 persisteert de LSA echter, soms met aanzienlijke atrofie zoals verkleining van de introïtus.

2. U behandelt patiënte met sterk werkende dermatocorticosteroïden in zalfbasis, bijvoorbeeld clobetasolpropionaat, eerst een maand 1dd, daarna een maand 1x per 2 dagen en vervolgens 2x per week. Er is toenemend bewijs dat dit bij anogenitale laesies bij vrouwen niet alleen symptomatische verbetering geeft van jeuk, pijn en branderigheid, maar ook littekenvorming voorkomt. In een aantal gevallen verdwijnen de laesie van LSA zelfs (nagenoeg) geheel. Dat zal hier niet mogelijk zijn en u verwijst patiënte tevens naar de gynaecoloog voor chirurgische interventie.

3. U blijft patiënte – na behandeling door de gynaecoloog – inderdaad controleren. Zij zal naar verwachting namelijk langdurig met de corticosteroïden behandeld moeten worden. Dit kan aanleiding geven tot atrofie van de huid, waartoe de LSA ook van zichzelf al neigt. Bij intermitterende behandeling (1x per 2 dagen of minder frequent) zal atrofie overigens niet vaak optreden. Verder wilt u controleren of er geen toenemende verlittekening optreedt, die tot anatomische afwijkingen en functionele klachten kan leiden. Tenslotte kunnen in LSA van de vulva premaligne en maligne veranderingen ontstaan die resulteren in een plaveiselcelcarcinoom. De kans op een maligniteit wordt momenteel geschat op 5 procent.

69

Anamnese
Een 78-jarige vrouw heeft jeukende afwijkingen aan haar rechteronderbeen.

Lichamelijk onderzoek
Bij onderzoek ziet u op het rechteronderbeen en de rechtervoet diffuus erytheem met fijne en grovere schilfering. Er zijn enkele oppervlakkige erosies en op één plaats lekt er een druppel vocht uit de huid. Het been lijkt wat gezwollen te zijn. Aan het linkeronderbeen ziet u een opvallende bruine verkleuring, schilfering, 'blow-outs' (insufficiënte venae perforantes) en veel ivoorwitte atrofische plekjes.

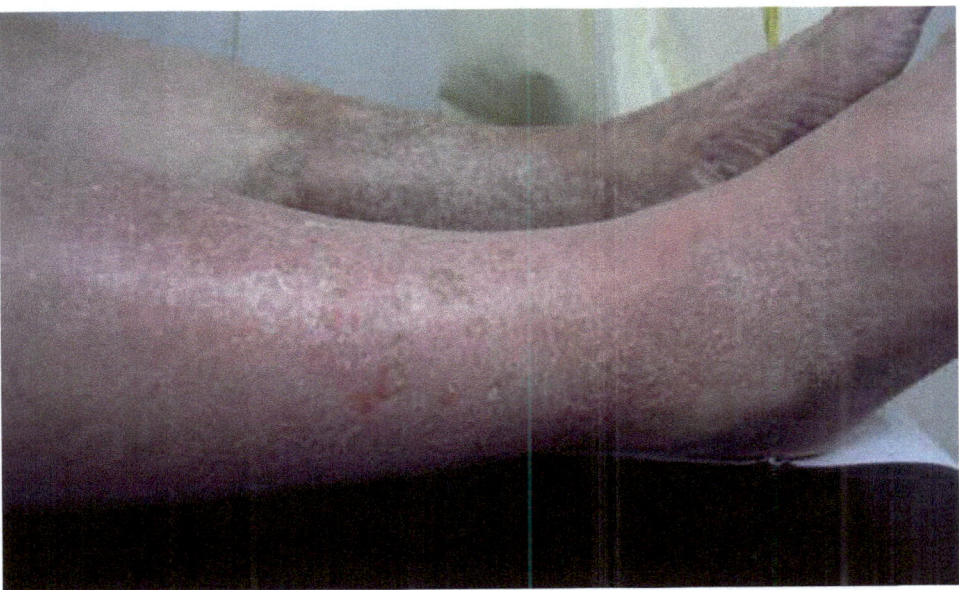

Figuur 69.1

Vragen
1. Aan welke aandoening denkt u direct?
2. Wat is hiervan de oorzaak? Waaraan besteedt u dus aandacht bij anamnese en lichamelijk onderzoek?
3. Welke complicaties kunnen bij dit beeld optreden?
4. Welke aandoeningen staan bij deze aandoening in de differentiële diagnose?
5. Hoe is de behandeling?

Antwoorden

1. U denkt direct aan de mogelijkheid van een HYPOSTATISCH ECZEEM. Een andere naam die hiervoor wel gebruikt wordt is stasis eczeem of stasis dermatitis.

2. De oorzaak van hypostatisch eczeem is veneuze hypertensie. Deze is meestal het gevolg van chronische veneuze insufficiëntie, waaraan vaak – zeker bij vrouwen – een trombose ten grondslag ligt. U vraagt dus of patiënte trombose heeft gehad, of ze 's avonds dikke enkels heeft, u informeert (en kijkt) naar spataderen, naar een corona phlebectatica (ankle flare, figuur 69.2) en of ze ooit open benen heeft gehad. U drukt op de huid om te zien of er oedeem is. Uiteraard wilt u ook graag weten wat er tot nu toe aan gedaan is.

Hypostatisch eczeem wordt gekenmerkt door een erythemateuze, schilferende (figuur 69.3) en vaak exsudatieve eruptie van de onderbenen en de enkels (figuur 69.4).

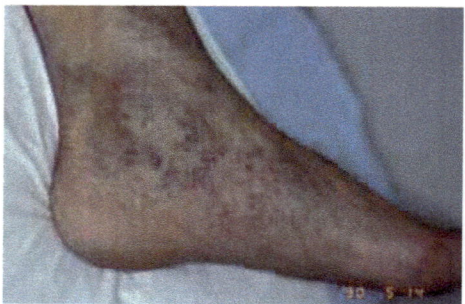

Figuur 69.2
Corona phlebectatica (ankle flare): uiting van chronische veneuze insufficiëntie.

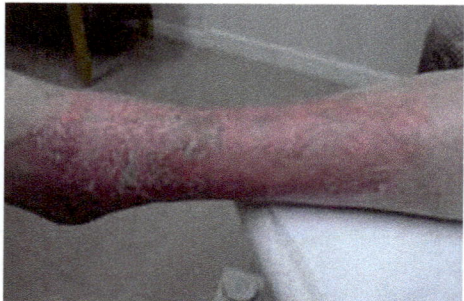

Figuur 69.3
'Rustig' hypostatisch eczeem met erytheem en schilfering.

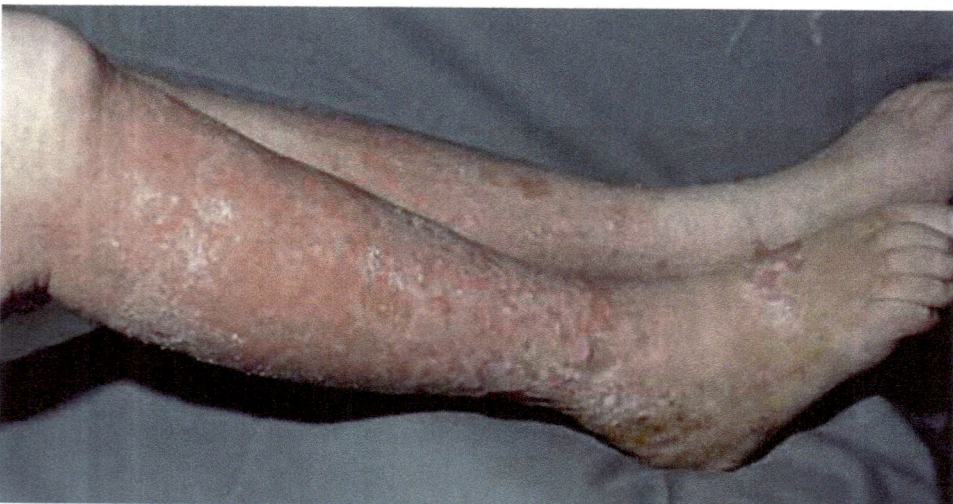

Figuur 69.4
Ernstig dubbelzijdig nattend hypostatisch eczeem met multipele erosies.

Het eczeem kan geleidelijk of plotseling ontstaan. De patiënt is van middelbare leeftijd of ouder en vaker een vrouw dan een man. De verhoogde incidentie bij vrouwen is waarschijnlijk het gevolg van hormonale effecten en de grotere kans dat zij – tijdens of direct na een zwangerschap – trombose hebben gehad. Naast het eczeem kunnen vaak ook andere tekenen van chronische veneuze insufficiëntie gezien worden zoals oedeem, varices, purpura, hemosiderose (figuur 69.1, linkerbeen), atrofie blanche en ulcera.

3. Net als bij een ulcus cruris is er bij een hypostatisch eczeem een verhoogd risico op het ontstaan van allergisch contacteczeem door lokaal aangebrachte geneesmiddelen, huismiddeltjes (balsems) en verzorgende preparaten. De allergenen zijn antibiotica, povidonjodium, clioquinol, lanoline, conserveermiddelen, Perubalsem en parfumgrondstoffen. Een hypostatisch eczeem (zeker wanneer dat gecompliceerd is door een allergisch contacteczeem) neigt tot 'strooien', dat wil zeggen dat er ook elders op het lichaam eczeemplekken kunnen ontstaan. Het eczeem kan zelfs incidenteel generaliseren tot een erytrodermie. Ook secundaire infectie kan gemakkelijk optreden en natuurlijk is er gevaar voor een ulcus cruris.

4. Een eczemateus beeld op deze plaats en in de oudere leeftijdscategorie is meestal – zeker bij gelijktijdig aanwezig oedeem – een hypostatisch eczeem. Bij een erythemateus en schilferend eczeem op deze plaats moet ook gedacht worden aan uitdrogingseczeem oftewel craquelé-eczeem, dat vooral in de winter gezien wordt. Het kan worden herkend aan het typische craquelé-aspect (gebarsten klei) (figuur 69.5). Een schimmelinfectie heeft een geaccentueerde rand en zal nagenoeg zeker ook in de nagels aanwezig zijn. Psoriasislaesies zijn scherp begrensd en kunnen worden herkend aan het kaarsvetfenomeen. Vooral op jongere leeftijd moet aan andere vormen van eczeem gedacht worden zoals atopisch of nummulair eczeem.

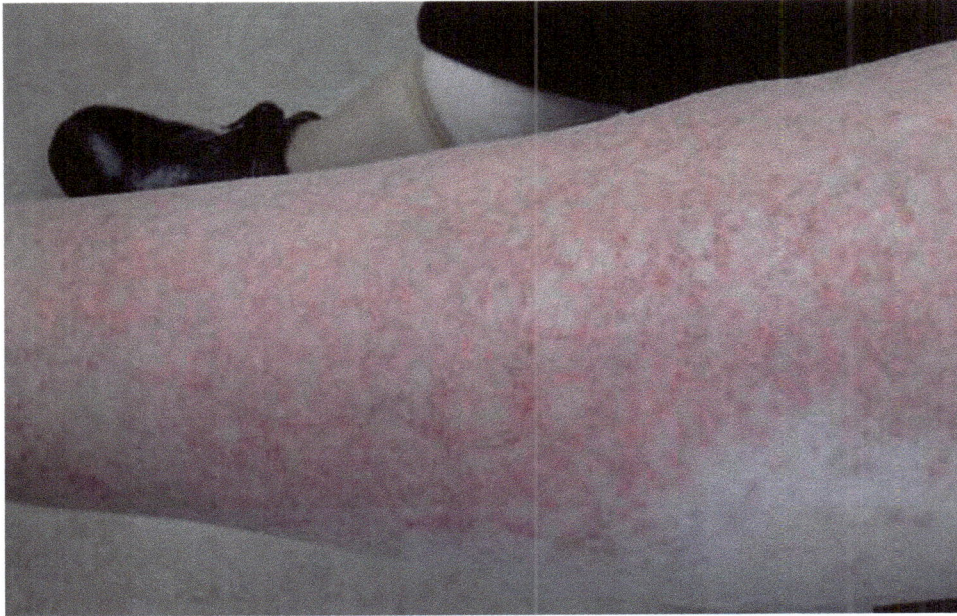

Figuur 69.5
Uitdrogingseczeem met karakteristiek craquelé-aspect ('gebarsten klei').

5. Hypostatisch eczeem is het gevolg van veneuze hypertensie, zodat daaraan aandacht besteed moet worden: zwachtelen, bij zitten zoveel mogelijk met de benen omhoog, patiënten die lijden aan obesitas moeten afvallen en na genezing van het eczeem een therapeutische elastische kous gaan – en blijven – dragen. Wanneer er geen of slechts milde exsudatie is, kan lokaal worden behandeld met corticosteroïden van groep 3 zoals betamethasonvaleraat in een zalfbasis. Uiteraard wordt verbonden en gezwachteld. Bij flinke exsudatie – waarbij er ook vaak een fors oedeem is – worden indifferente paraffinegazen aangebracht en wordt vervolgens verbonden. Heel belangrijk hierbij is dat de benen niet belast worden, dus thuis zo mogelijk met de voeten omhoog. Zwachtelen is belangrijk. Deze patiënten moeten al op korte termijn gecontroleerd worden, want er kunnen gemakkelijk infecties ontstaan in het vochtige milieu wanneer het verband (te) lang blijft zitten. Een goede zwachteltechniek is heel belangrijk, maar zelfs bij een juiste behandeling wil de huid nog wel eens loslaten, waardoor erosies ontstaan (figuur 69.6). Bij tekenen van infectie kan een oraal antibioticum voorgeschreven worden. Lokale antibiotica – vooral de aminoglycosiden zoals neomycine – kunnen sensibiliseren. Povidonjodium kan dat ook, maar de kans daarop is niet zo groot.

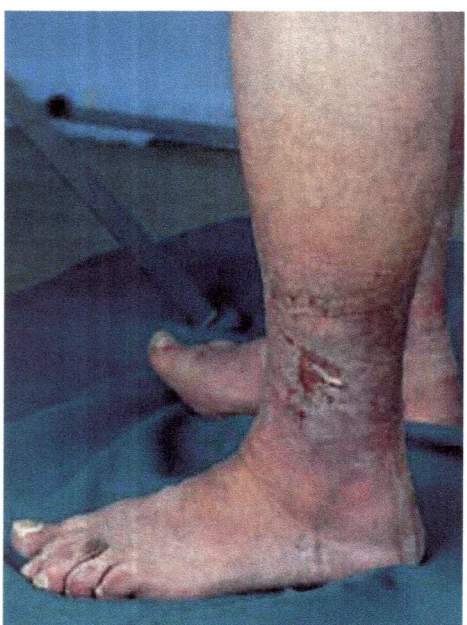

Figuur 69.6
De huid is door het zwachtelen van de onderlaag afgeschoven.

70

Anamnese
Een 74-jarige vrouw heeft rode plekjes bij haar mondhoeken, die soms wat gevoelig zijn. Ze is bekend met diabetes mellitus type 2.

Lichamelijk onderzoek
Bij onderzoek ziet u uitgaande van beide mondhoeken een mild beeld van erytheem, enige schilfering en kleine erosies.

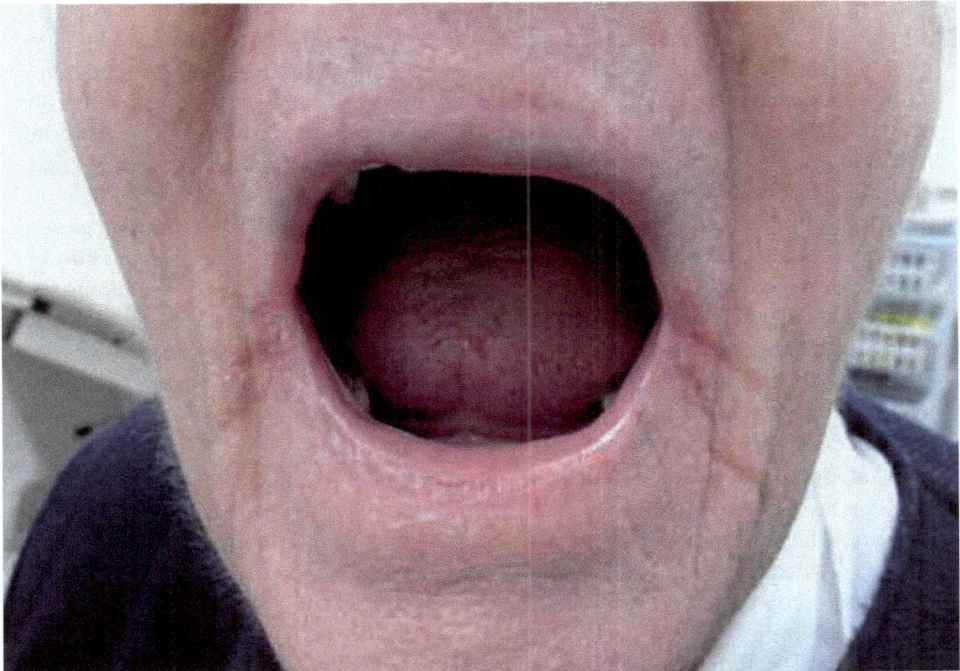

Figuur 70.1

Vragen
1. Wat is uw diagnose?
2. Welke oorzaken kent u van deze aandoening?
3. Welke behandeling stelt u in?

Antwoorden

1. U stelt de diagnose PERLÈCHE. (synoniem: cheilitis angularis). Dit is een ontsteking van de huid van de mondhoek(en) en het aangrenzend slijmvlies van de lippen. De aandoening komt zowel bij kinderen als bij volwassenen voor en wordt gekenmerkt door erytheem, oedeem en schilfering in een of beide mondhoeken en de huid lateraal daarvan. Vaak ontstaan er vanuit de mondhoeken radiair verlopende ragaden in de huidplooien. Ook korsten worden niet zelden gezien, waarbij een gelige korst op infectie met bacteriën duidt en een wittig beslag op overgroei van *Candida*.

2. Er zijn diverse oorzaken van perlèche:
   - Irritatie door speeksel. De meeste gevallen van perlèche ontstaan als ortho-ergisch eczeem (irritatief contacteczeem) door irritatie van speeksel, dat zich ophoopt in de plooien in de mondhoeken en daar de huid macereert. Bij heel jonge kinderen komt dit door kwijlen. Individuen met macroglossie door bijvoorbeeld congenitale hypothyreoïdie en bij het syndroom van Down lopen een verhoogd risico. Bij oudere kinderen en volwassenen zijn het vooral diegenen die van nature wat diepere plooien hebben bij de mondhoeken, die makkelijk perlèche ontwikkelen. Likken verergert de perlèche. Bij ouderen veroorzaakt een slecht passend gebit en de leeftijdsgebonden verslapping van de huid bij de mond ophoping van speeksel in de mondhoeken.
   - Infectieus. Bij het merendeel van de patiënten met perlèche kan *Candida* worden gekweekt. De *Candida* is doorgaans afkomstig van onder het bovenste deel van het kunstgebit. Meestal is deze gist overigens secundair aanwezig. Bij ondervoede kinderen kan perlèche met pustels en fissuren veroorzaakt worden door streptokokken en stafylokokken. Kinderen met atopisch eczeem zijn gevoelig voor perlèche door streptokokken.
   - Traumatisch. Perlèche treedt nogal eens op na een tandheelkundige ingreep, waarbij de mondhoeken beschadigd/geïrriteerd zijn door het langdurig openhouden van de mond en door de handen en de instrumenten van de tandarts.
   - Immunodeficiëntie. Aandoeningen die met weerstandsvermindering gepaard gaan zoals diabetes mellitus en HIV kunnen zich presenteren met perlèche.
   - Voedingdeficiënties. Patiënten met deficiënte voeding (vooral riboflavine, foliumzuur, ijzer en eiwitten) hebben vaak perlèche in combinatie met gladde, glanzende rode lippen. Deze combinatie wordt wel cheilosis genoemd.

3. Deze patiënte heeft diabetes mellitus en draagt een kunstgebit. Het is dus aannemelijk dat *Candida* hierbij een rol speelt. U kunt de perlèche behandelen met miconazol/hydrocortison crème 2dd (miconazol tegen de *Candida*, hydrocortison tegen de ortho-ergische dermatitis). 's Nachts kan daarover eventueel wat zinkolie gedaan worden om de huid in te drogen en te beschermen tegen de inwerking van speeksel (kan patiënte zelf bij de drogist kopen). Het gebit moet 's nachts uitgedaan en goed schoongemaakt worden. De mond kan behandeld worden met miconazol orale gel. Ook is het zinvol dat patiënte contact opneemt met de prothesemaker van haar gebit om te laten bekijken of het kunstgebit nog wel goed past. Perlèche waarbij streptokokken of stafylokokken een rol spelen reageert goed op mupirocinezalf.

Anamnese
De ouders van dit kind, dat een week geleden is geboren, maken zich wat zorgen over een vlek onderop zijn rug en op zijn rechterbil, die al bij de geboorte aanwezig was. De verloskundige heeft ze gerustgesteld dat het niets bijzonders is, maar dat willen ze toch ook graag even van u horen, vooral ook omdat het woord 'mongool' is gevallen.

Lichamelijk onderzoek
Bij onderzoek ziet u een vage grijsblauwe vlek, vooral op het bovenste kwadrant van de rechterbil.

Vraag
Wat vertelt u aan de ouders van dit patiëntje over deze vlek, die u direct herkent?

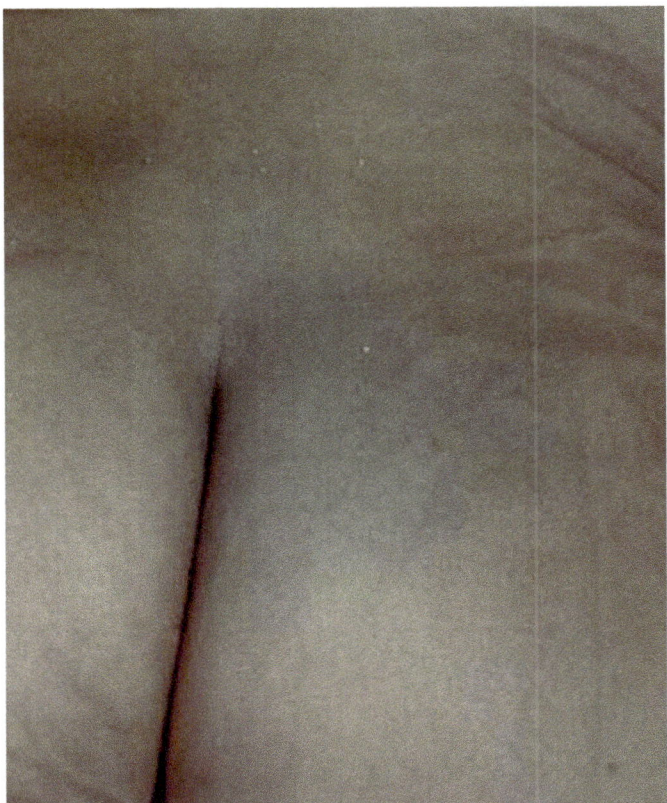

Figuur 71.1

Antwoord

U vertelt, dat de verloskundige gelijk had. Deze vlek is niets bijzonders en kan geen kwaad, ook niet op langere termijn. U legt uit, dat deze vlek een MONGOLENVLEK heet, maar dat dit niets te maken heeft met 'een mongooltje' (syndroom van Down). De naam is ontstaan, doordat >90 procent van de normale kinderen van het mongoloïde (oriëntaalse) ras met zo'n vlek onder op de rug wordt geboren. Het komt ook heel veel voor bij negroïde kinderen. Onder blanke kinderen komt het veel minder frequent voor, maar is het zeker niet zeldzaam. Een mongolenvlek wordt gekenmerkt door een blauwgrijze pigmentatie in de regio sacralis, die bij de geboorte aanwezig is. De pigmentatie is puur maculeus (als een vlek, niet verheven) en meestal vrij vaag. De vlekken kunnen rond of ovaal zijn en soms wel 10 cm groot. Meestal is er maar één vlek, maar er kunnen er ook heel veel zijn (figuur 71.2). Lumbosacraal is de meest voorkomende lokalisatie; bij uitgebreidere laesies kunnen de billen, de flanken, de rug en de schouders ook aangedaan zijn. De pigmentatie neemt na de geboorte nog wat toe, is maximaal rond het tweede jaar en verdwijnt meestal wanneer de kinderen een jaar of 6-7 zijn. De grijsblauwe kleur ontstaat door de aanwezigheid van melanocyten in de dermis. Maligne degeneratie treedt nooit op.

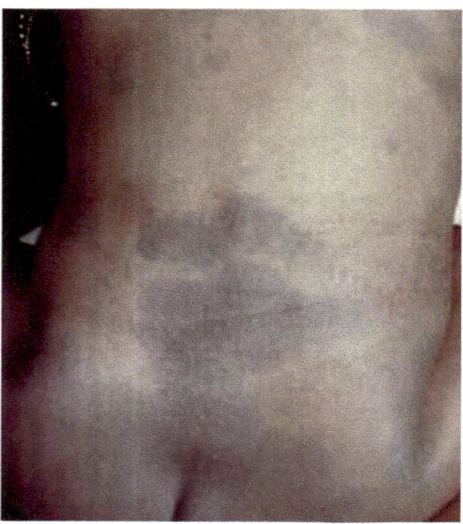

Figuur 71.2
Multipele mongolenvlekken op het sacrum, de rug en in de flanken.

72

Anamnese
Een 36-jarige man vertelt zwarte streepjes te hebben in zijn nagels. Hij moest van zijn vrouw bij de dokter een afspraak maken, maar vindt het zelf maar flauwekul. Hij heeft dit namelijk wel eens vaker en het verdwijnt dan vanzelf.

Lichamelijk onderzoek
Bij onderzoek ziet u in het distale deel van de wijs- en middelvinger van de rechterhand longitudinaal verlopende streepjes. De nagels van de 4e en 5e vinger lijken aan het einde iets los te laten (onycholyse).

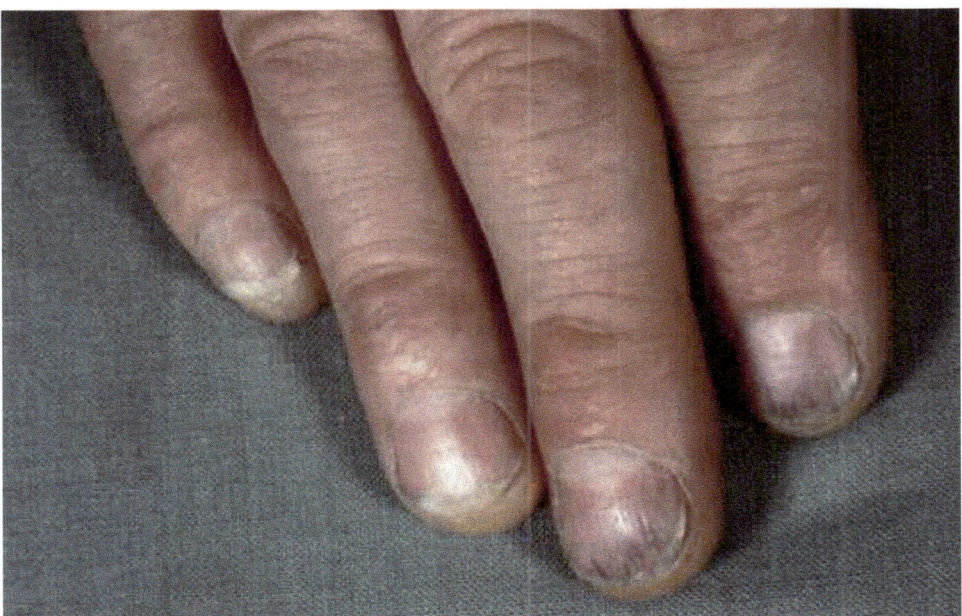

Figuur 72.1

Vragen
1. Wat zijn dit voor streepjes?
2. Wat is de meest voorkomende oorzaak daarvan en welke vragen stelt u derhalve?
3. Kent u nog andere oorzaken van dit fenomeen?

Antwoorden

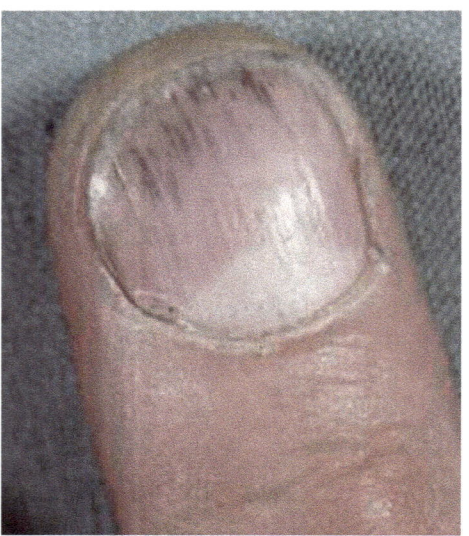

Figuur 72.2

1. Hier is sprake van SPLINTERBLOEDINGEN. Deze ontstaan door extravasatie van bloed uit de longitudinaal verlopende bloedvaatjes van het nagelbed. In het begin zijn ze paarsrood, maar binnen enkele dagen worden ze bruin of zwart. Het bloed hecht zich aan de onderzijde van de nagelplaat en groeit dan met de nagel uit. In ernstige gevallen kan de nagel loslaten van het nagelbed. Splinterbloedingen komen vaker bij mannen voor dan bij vrouwen en meestal aan de nagels van de handen. Bij gezonde personen is meestal slechts één nagel aangedaan, doorgaans in het distale deel van de nagel.

2. Verreweg de meest voorkomende oorzaak van splinterbloedingen is trauma aan de nagel. Dat kan een enkele klap op de nagel zijn, maar ook herhaalde geringe beschadigingen. U informeert dus of hij de nagels flink gestoten of ermee klem gezeten heeft. Indien dat niet het geval is, informeert u naar zijn beroep. Deze patiënt blijkt automonteur te zijn. Aangezien de anamnese verder geheel blanco is, patiënt aangeeft verder gezond te zijn en geen medicijnen te gebruiken en hij het wel eens vaker gehad heeft, ligt een traumatische origine van deze splinterbloedingen voor de hand. Ook de (milde) onycholyse van enkele nagels kan hier zeer goed bij passen. Mocht de betreffende patiënt echter geen beroep hebben, waarin de vingers/nagels getraumatiseerd kunnen worden, dan informeert u naar sport, klussen, tuinieren, hobby's e.d. om eventuele traumata als oorzaak op het spoor te komen.

3. Er zijn andere mogelijke oorzaken (te veel om hier allemaal op te sommen), die in drie categorieën kunnen worden onderverdeeld:
   - huidziekten: splinterbloedingen komen regelmatig voor bij andere afwijkingen in de nagel zoals onychomycose en een psoriasisnagel. Ook wordt het nogal eens aangetroffen bij patiënten met eczeem en bij huidziekten die met vasculitis gepaard gaan;
   - systemische aandoeningen: deze mogelijkheid moet vooral worden overwogen wanneer er in meerdere nagels splinterbloedingen te zien zijn, die pijn geven en meer proximaal in de nagel gelokaliseerd zijn. Het klassieke – maar zeker niet meest voorkomende – voorbeeld is de subacute bacteriële endocarditis. Andere mogelijke onderliggende aandoeningen zijn nierziekten (hemodialyse kan ook splinterbloedingen geven), longziekten, diabetes mellitus, Raynaud-fenomeen, hypertensie, bloedziekten en met vasculitis gepaard gaande reumatoïde artritis;
   - geneesmiddelen: tetracyclines, oncohematologische geneesmiddelen.
   - idiopatisch: tenslotte kunnen splinterbloedingen idiopathisch zijn, i.e. dat geen oorzaak gevonden wordt.

73

Anamnese
Een 73-jarige man wil graag een 'nieuwe neus'. Hij heeft zo langzamerhand genoeg van alle toespelingen op zijn (vermeende) drankgebruik. Los daarvan heeft hij af en toe nog een forse ontsteking op de neus.

Lichamelijk onderzoek
U bekijkt de neus van dichtbij (figuur 73.1).

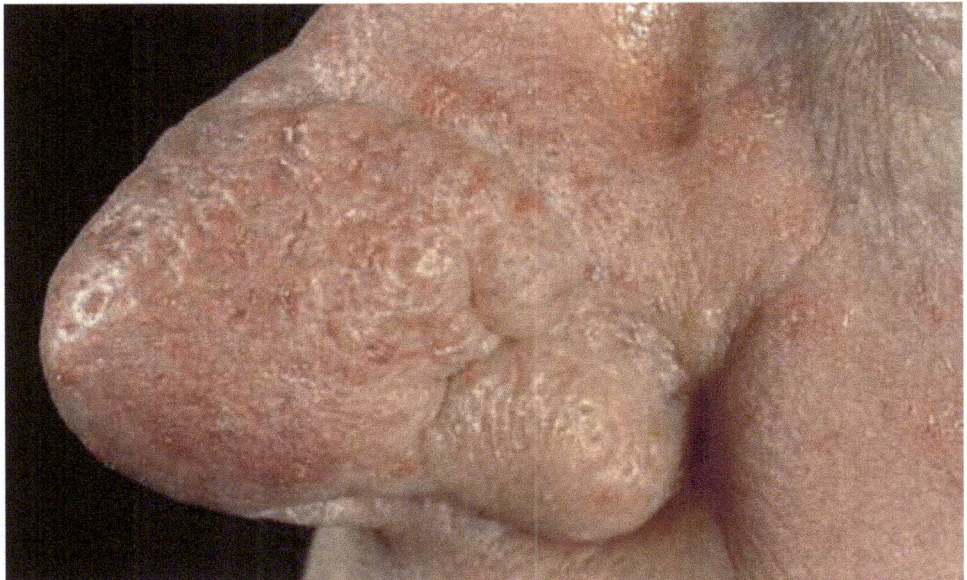

Figuur 73.1

Vragen
1. Beschrijf wat u ziet
2. Wat is uw diagnose?
3. Wat is de oorzaak van deze aandoening?
4. Welke adviezen geeft u patiënt met betrekking tot alcoholgebruik?
5. Wat is uw beleid?

Antwoorden

1. U ziet dat de neus sterk vergroot is met enkele nodulaire zwellingen en een zeer onregelmatig ('hobbelig') oppervlak. De huid is glanzend en vettig. De follikels zijn sterk vergroot en bevatten veelal een keratotische plug. Er zijn geen teleangiëctasieën.

2. U stelt de diagnose RHINOPHYMA in combinatie met rosacea.

3. Rhinophyma wordt doorgaans beschouwd als een complicatie of eindstadium van rosacea. Het komt nagenoeg alleen bij mannen voor. Bij veel patiënten met rhinophyma is er geen rosacea meer aanwezig en sommigen hebben zelfs nooit rosacea gehad. Rhinophyma ontstaat door toename van bindweefsel, hyperplasie van de talgklieren in de neus en lymfoedeem. De talgklieren produceren veel sebum, waardoor de neus er altijd vettig uitziet. De oorzaak van rosacea is onbekend, en dat geldt ook voor de etiopathogenese van rhinophyma.

4. U geeft geen adviezen met betrekking tot alcoholgebruik, althans niet naar aanleiding van deze consultatie. Ofschoon het een wijdverbreide opvatting is dat mannen met rhinophyma wel overmatige drinkers zullen zijn, is die relatie niet bewezen. De algemeen aanvaarde perceptie van alcoholmisbruik maakt de psychologische belasting van deze toch al cosmetisch sterk ontsierende neus nog groter. U vraagt dus niet naar alcoholgebruik (tenzij u daarvoor een goede andere reden heeft), maar zegt iets in de trant van: 'Ja, dat denkt iedereen altijd, maar alcohol heeft helemaal niets met deze aandoening te maken'.

5. Bij deze patiënt is het inflammatoire proces van rosacea nog niet geheel uitgedoofd (anamnese van ontstekingen op de neus) en die zal dus behandeld moeten worden. Het wordt aannemelijk geacht dat adequate behandeling van een inflammatoire rosacea op de neus (figuur 73.2) het ontstaan van een rhinophyma kan remmen. De conventionele therapie voor rosacea (orale en lokale antibiotica) heeft echter geen invloed op het aspect van een al bestaande rhinophyma met uitzondering van oraal isotretinoïne. U heeft hiermee geen ervaring en verwijst patiënt derhalve naar de dermatoloog. Hij krijgt daarnaast nog een chirurgische behandeling om het overtollige bindweefsel te verwijderen, waarbij tegenwoordig vooral gebruik wordt gemaakt van laserchirurgie. Omdat isotretinoïne de wondgenezing kan tegengaan, wordt met de chirurgische ingreep gewacht tot twee maanden na beëindiging van de kuur met dit orale retinoïd.

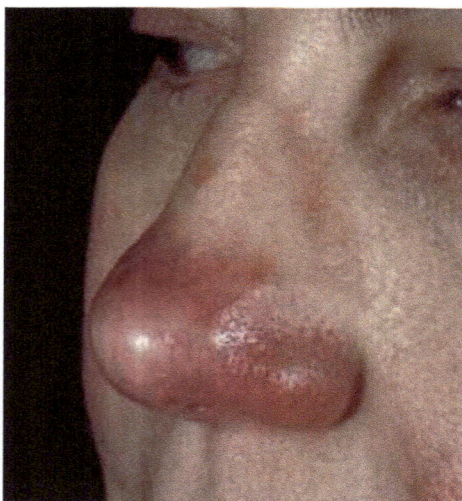

Figuur 73.2
Inflammatoire rosacea van de neus.

74

Anamnese
Een 57-jarige man heeft sinds ongeveer een halfjaar een geleidelijk groeiende afwijking in zijn rechterneusplooi.

Lichamelijk onderzoek
U ziet een huidkleurige plaquevormige, wat glanzende afwijking, die centraal iets ingezonken is. De grootte is 10x7 mm. Met de loep is een enkel adertje zichtbaar.

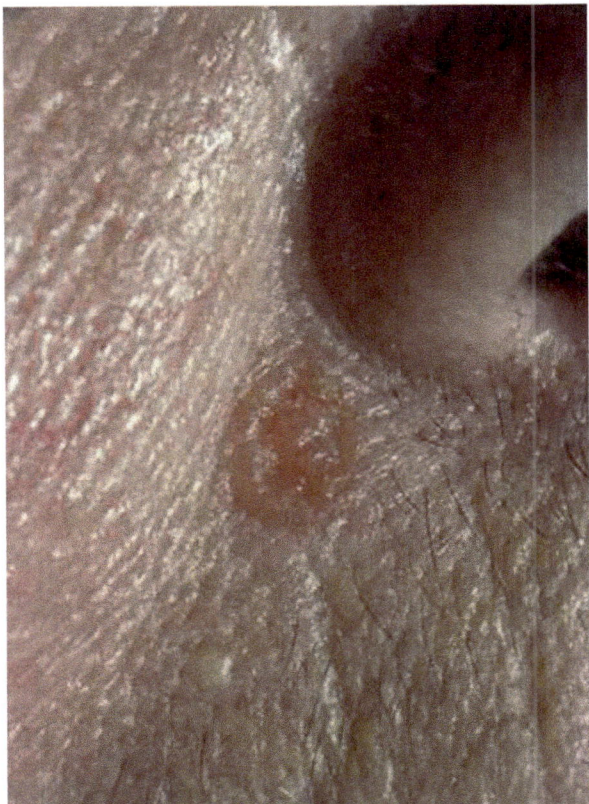

Figuur 74.1

Vragen
1. Wat is uw diagnose?
2. Kunnen deze afwijkingen complicaties geven?
3. Wat stelt u de patiënt voor?

Antwoorden

1. U stelt de diagnose BASAALCELCARCINOOM (synoniem: basocellulair carcinoom). Het basaalcelcarcinoom is de meest voorkomende maligne tumor bij de mens. Het ontleent zijn naam aan de gelijkenis van de tumorcellen met de cellen in de basale cellaag van de epidermis. In het begin zijn basaalcelcarcinomen kleine, doorzichtige of parelmoerglanzende verheven laesies in de huid bedekt met een dunne epidermis waarin enkele uitgezette bloedvaatjes (teleangiëctasieën) te zien zijn (figuur 74.1). De tumor kan ook beginnen als een kleine glanzende erythemateuze vlakke papel of plaque (figuur 74.2), of zelfs als een zeer oppervlakkig wondje. Er zijn vier klinische verschijningsvormen van deze altijd langzaam groeiende tumor: het nodulaire basaalcelcarcinoom, het ulcus rodens, het oppervlakkig basaalcelcarcinoom en het morphea-achtige basaalcelcarcinoom. De nodulaire basaalcelcarcinomen zijn glanzende noduli of plaques, vaak met multipele teleangiëctasieën (figuur 74.3 en 74.4).

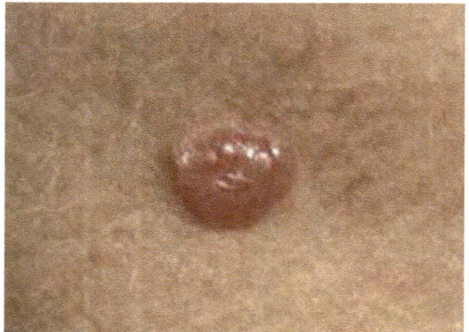

Figuur 74.2
Beginnend basaalcelcarcinoom: erythemateuze parelmoerglanzende papel met teleangiëctasieën.

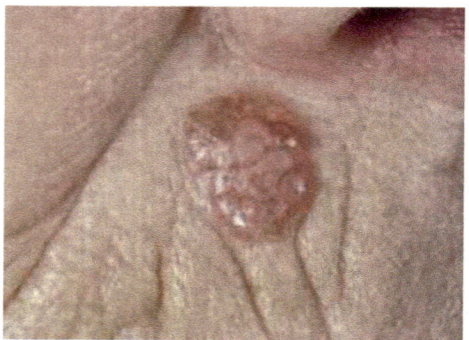

Figuur 74.3
Plaquevormig basaalcelcarcinoom.

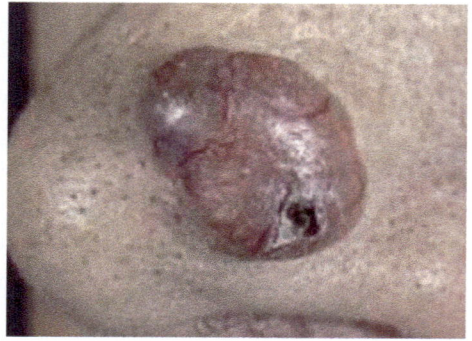

Figuur 74.4
Nodulair basaalcelcarcinoom.

Het ulcus rodens is een plaquevormige, weinig verheven laesie waarin een oppervlakkige ulceratie zichtbaar is (figuur 74.5). Daarop komt dan een korstje, dat er na verloop van tijd weer afvalt en de ulceratie opnieuw blootlegt. Het oppervlakkige (superficiële) basaalcelcarcinoom heeft een horizontale groeiwijze; het centrum kan schilferig en atrofisch worden. De rand behoudt echter meestal het aspect van parelmoerglans, wat vooral goed te zien is bij straktrekken van de laesie. De superficiële basaalcelcarcinomen zijn nogal eens gepigmenteerd (figuur 74.6); ook de andere vormen kunnen pigment bevatten. Het morphea-achtige basaalcelcarcinoom wordt niet zozeer door tumorgroei gekenmerkt, maar is een plaquevormige laesie die maar zeer licht verheven is of zelfs wat atrofisch.

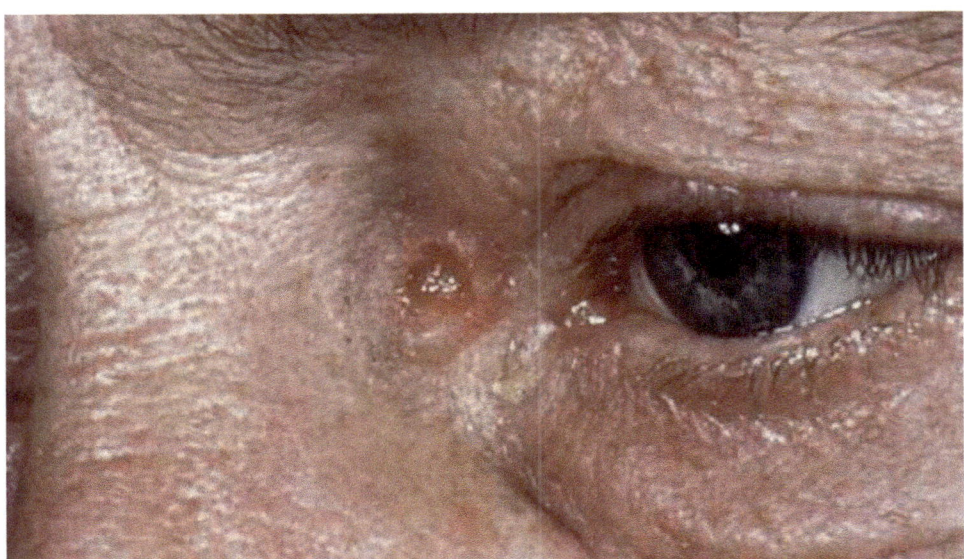

Figuur 74.5
Ulcus rodens met centrale oppervlakkige ulceratie.

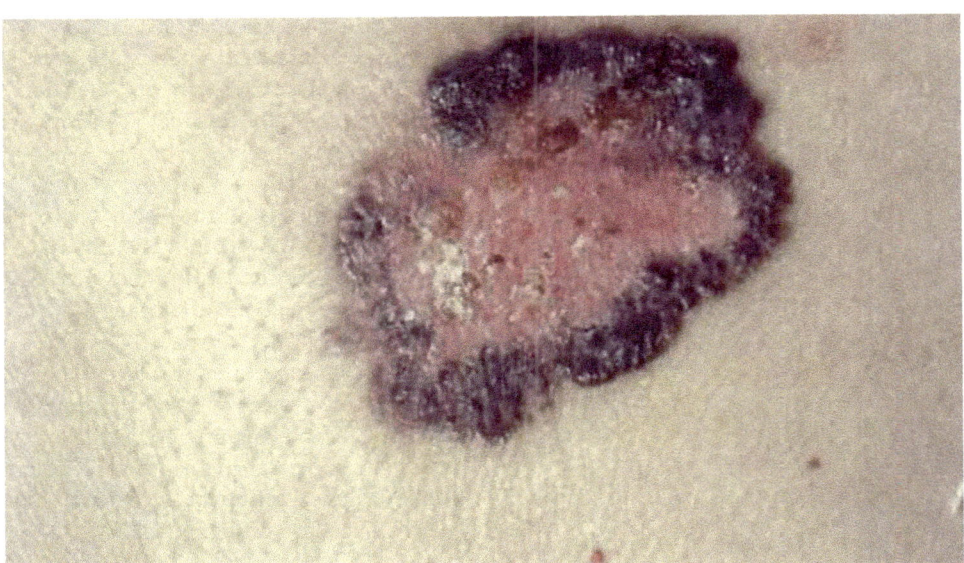

Figuur 74.6
Superficieel basaalcelcarcinoom met gepigmenteerde rand.

De grenzen zijn niet duidelijk zichtbaar. Dit type basaalcelcarcinoom wordt vaak pas laat herkend (figuur 74.7). Bij deze vorm, die morphea-achtig genoemd wordt vanwege de aanwezigheid – net als bij morphea – van dichte fibrose, groeit het tumorweefsel vaak in sprieten diep de dermis is.

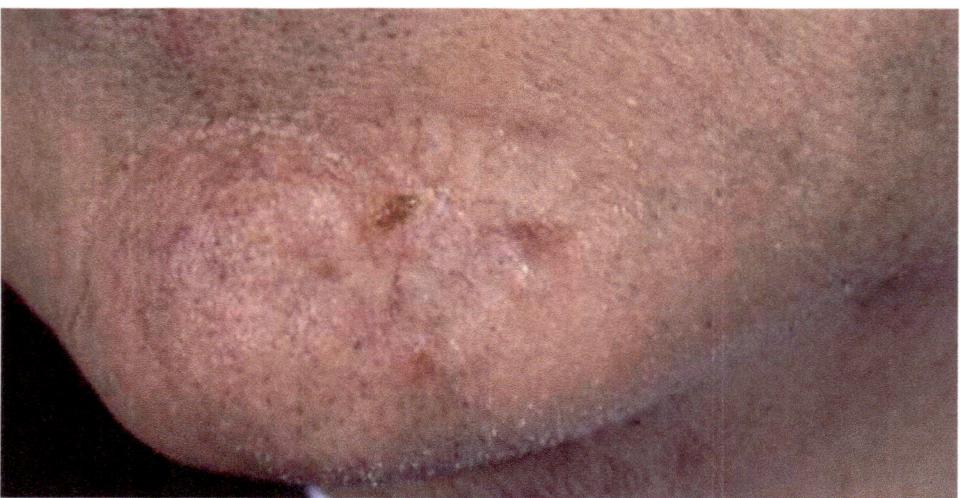

Figuur 74.7
Morfea-achtig basaalcelcarcinoom: vage begrenzing, geen duidelijke tumorgroei.

Basaalcelcarcinomen zijn vooral gelokaliseerd op het hoofd en in de hals, met een voorkeur voor het bovenste centrale deel van het gezicht. De oppervlakkige vormen komen bijna altijd op de romp voor. Het basaalcelcarcinoom kan vaak goed herkend worden aan de parelmoerglanzende rand, opgebouwd uit kleine papeltjes en met teleangiëctasieën. Niettemin is ook bij ervaren dermatologen de diagnostische accuratesse niet hoger dan 65-70 procent.

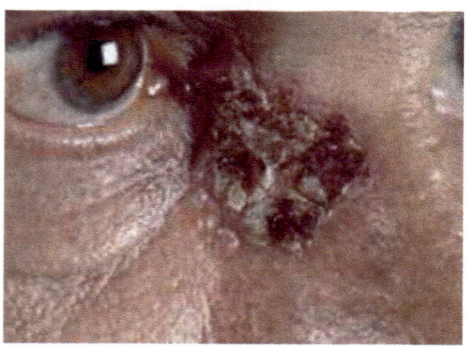

Figuur 74.8
Agressieve lokale tumorgroei in de traanbuis en het ooglid.

2. Ja, dat kan. Metastasering van basaalcelcarcinomen is weliswaar uiterst zeldzaam, maar bij een agressieve groeiwijze, met name de sprietig groeiende, kunnen lokale complicaties optreden zoals weefselverlies en ingroei in belangrijke structuren, vooral rond de ogen, de neus en de oren (figuur 74.8). Er kan – bij langjarig bestaande tumoren – ingroei zijn van tumorweefsel in de periorbitale weefsels, de botten van het gezicht en zelfs in de meningen.

3. Deze tumor dient verwijderd te worden, bij voorkeur chirurgisch, maar zit op een beetje ongelukkige lokalisatie, waar bovendien een wat grotere kans is op incomplete verwijdering en een recidief. U kunt – afhankelijk van uw ervaring en interesse – het basaalcelcarcinoom zelf verwijderen of patiënt hiertoe naar de dermatoloog verwijzen.

Website

www.cbo.nl: *CBO-richtlijn Basaalcelcarcinoom.*

75

Anamnese
Een 89-jarige vrouw vertelt dat er een hoorntje uit haar linkerwang groeit.

Lichamelijk onderzoek
Bij onderzoek ziet u op de linkerwang een hard aanvoelend, hoornachtig uitsteeksel op een normale ondergrond.

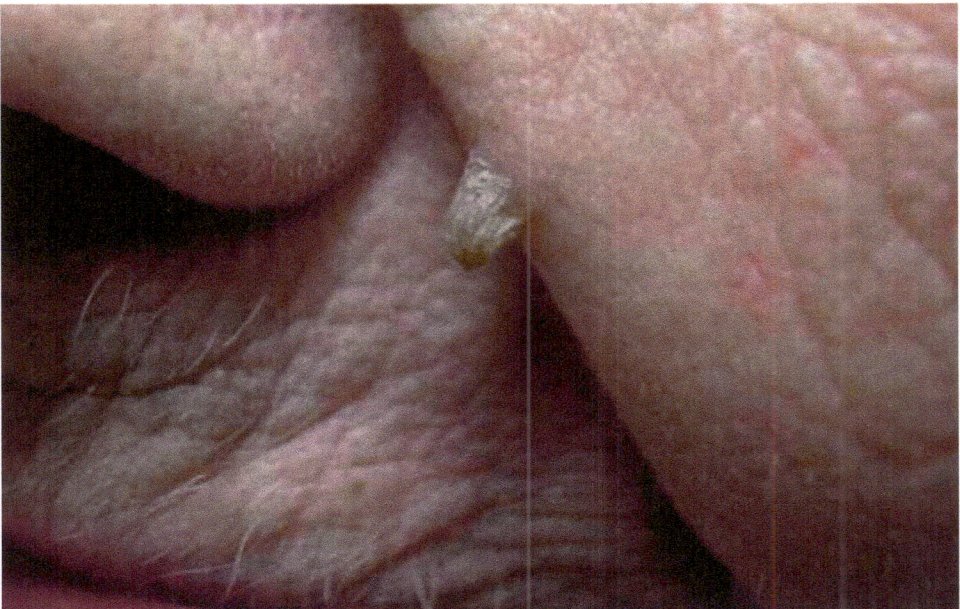

Figuur 75.1

Vragen
1. Hoe worden dergelijke verhoornde uitsteeksels genoemd?
2. Welke onderliggende cutane afwijkingen kunnen deze beelden veroorzaken?
3. Patiënte wil er graag van af. Wat doet u?

Antwoorden

1. Dit karakteristieke beeld wordt beschrijvend CORNU CUTANEUM genoemd ('hoorn van de huid'). Meervoud: cornua cutanea.

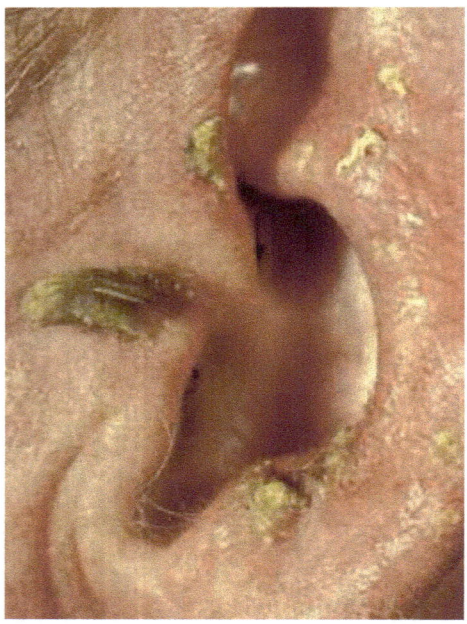

Figuur 75.2
Cornu cutaneum voor het linkeroor met multipele actinische keratosen.

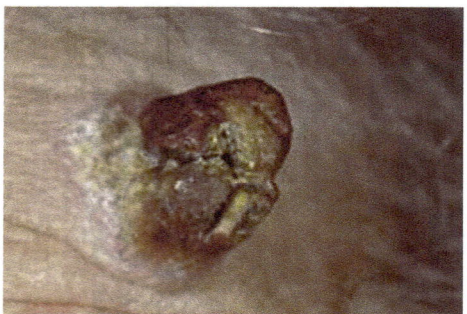

Figuur 75.3
Groot cornu cutaneum met brede en geïnfiltreerde basis: chirurgisch verwijderen en PA-onderzoek.

2. Cornu cutaneum is een klinische diagnose. Het gaat om een harde, gele tot bruine hoorn, die wel 2-4 centimeter lang kan worden. De grotere zijn altijd gekromd. Ze zijn meestal solitair en komen vooral voor op de aan zonlicht blootgestelde delen van de huid, met name het bovenste deel van het gelaat, de oren en de handruggen. Vaak zijn er ook actinische keratosen of zijn er andere tekenen van actinische beschadiging (figuur 75.2). Een cornu cutaneum kan ontstaan uit goedaardige, maar ook uit maligne of premaligne afwijkingen:
  - goedaardig: epidermale naevus, verruca vulgaris, verruca seborrhoica, molluscum contagiosum;
  - premaligne: actinische keratose;
  - maligne: morbus Bowen (plaveiselcelcarcinoom *in situ*), plaveiselcelcarcinoom.

In een aantal gevallen kan men op grond van de leeftijd van de patiënt, de lokalisatie, de toestand van de huid, de anamnese en het beloop een idee krijgen over de primaire afwijking. Bij het merendeel van de patiënten is dat evenwel niet mogelijk. Bij infiltratie en ontsteking aan de basis van het cornu cutaneum moet de mogelijkheid van een maligniteit terdege worden overwogen. Overigens kan ontsteking natuurlijk ook door trauma veroorzaakt worden.

3. Dit is een klein cornu cutaneum op een normale onderliggende huid. U kunt dit hoorntje onder lokale anesthesie met een curette (scherpe lepel) verwijderen en het bloedende (want dat doet het!) wondbed coaguleren. Is er een afwijkende basis te zien, dan kunt u de laesie ook op deze manier verwijderen, maar moet wel histopathologisch onderzoek van het tumortje worden aangevraagd. Bij grotere laesies met een geïnfiltreerde en/of ontstoken basis is chirurgische excisie in toto aan te bevelen (figuur 75.3).

76

Anamnese
Een 35-jarige vrouw heeft sinds ongeveer een halfjaar bruine vlekken in het gezicht. Tijdens haar vakantie in Turkije is alles een stuk donkerder geworden. Het kan niet van cosmetica komen, denkt ze, omdat ze een bekend merk van 'hypoallergene' producten gebruikt.

Lichamelijk onderzoek
Bij onderzoek ziet u op het voorhoofd, de wangen, de kin, de bovenlip en de neus onregelmatige hyperpigmentatie van de huid.

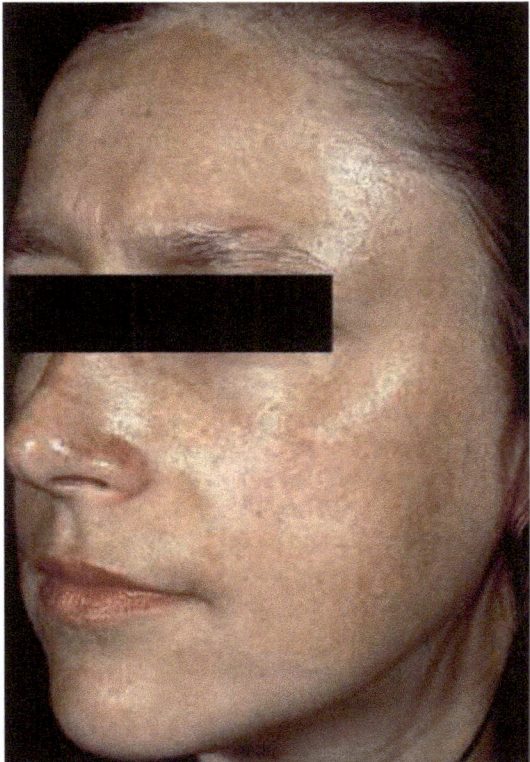

Figuur 76.1

Vragen
1. Welke vragen stelt u aan patiënte?
2. Hoe heet deze onschuldige maar ontsierende aandoening?
3. Welke adviezen geeft u? wat vertelt u over de rol van cosmetica?

Antwoorden

1. U vraagt of patiënte zwanger is, of ze zwanger is geweest (en zo ja, of er toen ook een bruine verkleuring was), en of ze orale anticonceptie gebruikt. Antwoord: 'ik gebruik de pil en nu u het zegt, toen ik 8 jaar geleden zwanger was, had ik het ook wat, maar dat is later vanzelf weggetrokken'.

2. Uw diagnose is MELASMA (μελασ/melas is Grieks voor zwart). Vroeger werd dit chloasma gravidarum ofwel zwangerschapsmasker genoemd, omdat het vooral bij zwangere vrouwen voorkwam. Tijdens de graviditeit wordt melasma beschouwd als een fysiologisch verschijnsel, net als het donkerder worden van de tepels en de linea nigra. Later bleek dat veel vrouwen die orale anticonceptie (van het type combinatiepil) gebruiken ook melasma ontwikkelen. De etiopathogenese van melasma is niet geheel opgehelderd. Oestrogenen zijn zeker van belang, maar omdat het bijna nooit voorkomt bij postmenopauzale vrouwen die met oestrogenen worden behandeld en incidenteel ook bij mannen wordt gezien, kunnen oestrogenen alleen niet de oorzaak zijn. Genetische en raciale factoren zijn eveneens van belang. Melasma wordt namelijk vooral gezien bij vrouwen met een wat donkerdere huid, met name bij oriëntaalse mensen. Ook ultraviolet licht speelt een belangrijke rol. Melasma komt alleen voor op aan het zonlicht blootgestelde delen van het gelaat en de pigmentatie wordt duidelijker en opvallender bij expositie aan ultraviolet licht van de zon of de zonnebank.

Melasma wordt klinisch gekenmerkt door onregelmatige licht- tot donkerbruine verkleuringen (hyperpigmentatie, hypermelanosis) van de bovenlip, de wangen, het voorhoofd en de kin. De pigmentatie is doorgaans bilateraal en vaak symmetrisch.

3. Uw advies is om het gebruik van orale anticonceptie te stoppen en een alternatief met u te bespreken. U waarschuwt patiënte dat het heel lang kan duren voordat de pigmentatie verdwijnt en dat het misschien niet helemaal zal wegtrekken. Daarnaast moet ze zonlicht vermijden, niet meer onder de zonnebank gaan en 's morgens op het gelaat (ook in de winter) een zonnebrandmiddel (beschermend tegen UVA- en UVB-straling) met een hoge beschermingsfactor aanbrengen. U kunt daarnaast hydrochinon crème 2% FNA voorschrijven. Mocht dit na een halfjaar onvoldoende effectief zijn, dan kunt u hydrocortison crème met 4% hydrochinon en 0,03% tretinoïne voorschrijven. Deze crème wordt 's avonds aangebracht (en overdag het zonnefilter) en kan zonodig een halfjaar of langer worden gebruikt. Enige huidirritatie kan optreden. Het is niet waarschijnlijk dat de hydrocortisonacetaat in de crème atrofie veroorzaakt, maar u doet er desondanks verstandig aan patiënte elke 3 maanden daarop (en natuurlijk op het therapeutisch resultaat) te controleren.

Met betrekking tot cosmetica: op melasma lijkende hyperpigmentaties in het gelaat werden vroeger veroorzaakt door contactallergie en fototoxiciteit door cosmetische producten. De oorzakelijke bestanddelen zijn vervangen en het is niet aannemelijk dat cosmetica op dit moment een rol van betekenis spelen bij vrouwen met melasma van het gelaat. U vertelt uw patiënte dat het zeer onwaarschijnlijk is dat haar cosmetica (mede) verantwoordelijk zijn voor de pigmentatie.

77

Anamnese

Tegenover u zit een 32-jarige boze patiënte. Boos, omdat u haar 'verkeerd behandeld hebt'. Twee weken geleden was ze namelijk op het spreekuur voor een plek in de nek (figuur 77.1) en u zei dat dat een schimmelinfectie was. U had haar miconazol crème voorgeschreven en nu zit ze sinds 4 dagen 'helemaal onder' (figuur 77.2). Patiënte is niet ziek en de afwijking jeukt nauwelijks.

Lichamelijk onderzoek

Bij onderzoek ziet u in de nek de erythemateuze plek met randaccentuering, enige schilfering en een genezend centrum, die nog steeds verdacht veel op een dermatomycose lijkt. Daarnaast is er een uitgebreide eruptie van veel kleinere erythemateuze maculae en licht verheven plekjes met enige schilfering op de romp, in de hals en op de armen.

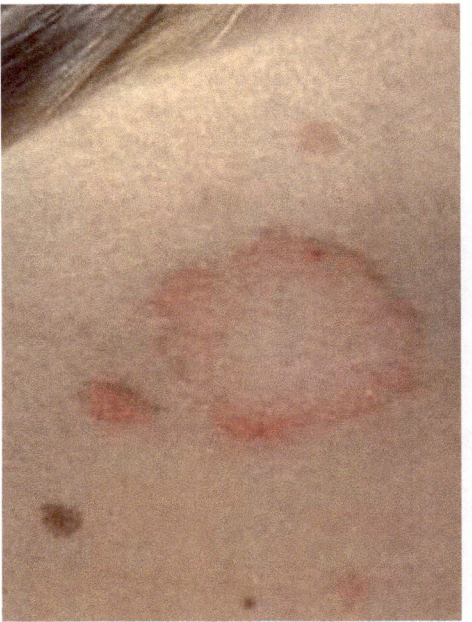

Figuur 77.1

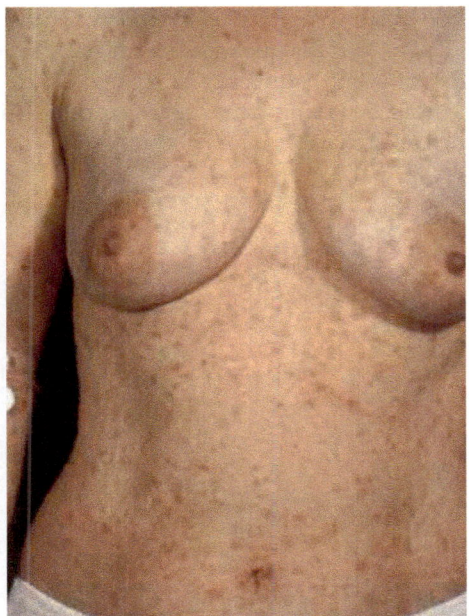

Figuur 77.2

Vragen

1. Wat is uw (herziene) diagnose en hoe heet de plek die u – begrijpelijk maar ten onrechte – aangezien heeft voor een dermatomycose?
2. Kent u andere huidaandoeningen die op dit exantheem kunnen lijken en hoe onderscheidt u die?

Antwoorden

1. U stelt de diagnose op PITYRIASIS ROSEA. De plek in de nek wordt in het Engels met de term herald patch aangeduid, de heraut die aankondigt dat er binnenkort huidafwijkingen bijkomen. De Fransen noemen het de plaque mère, de moederplek. De oorzaak van een pityriasis rosea is waarschijnlijk (post)infectieus, maar het infectieuze agens is niet geïdentificeerd. Het komt vooral voor bij adolescenten en jongvolwassenen tussen de 10-35 jaar. Pityriasis rosea begint in 80 procent van de gevallen met de herald patch, een scherpbegrensde ronde of ovale erythemateuze macula of plaque met lichte schilfering die is gelokaliseerd op een dij, bovenarm, op de romp of in de nek (figuur 77.1) en die in korte tijd zijn maximale grootte van 2-5 centimeter bereikt. Na gemiddeld 5-15 dagen ontstaat het exantheem, dat zich na een dag of 10 niet verder meer uitbreidt. Het is doorgaans gelokaliseerd op de romp, in de hals, op de bovenarmen en de bovenbenen. De laesies zijn kleiner dan de herald patch, ovaal van vorm, rozerood van kleur en veel laesies hebben een fijne 'pityriasiforme' schilfering (figuur 77.3). De wat grotere plekken bleken later centraal wat op en hebben een perifere rand van schilfering (een kraag, in het Frans: colerette), waarbij de vrije schilferrand naar het centrum gericht is (figuur 77.4). In zijn klassieke verschijningsvorm verlopen de lange assen van de ovale vlekjes volgens de splijtlijnen van Langer, zodat er op het bovenste deel van de romp een 'kerstboomconfiguratie' zichtbaar wordt.

Een pityriasis rosea geneest vanzelf, gemiddeld na 3-6 weken, maar het kan ook langer dan 2 maanden duren. Er kan tijdelijk hypo- of hyperpigmentatie achterblijven. Een tweede aanval zou in 2 procent of meer van de gevallen optreden en wel na een periode van enkele maanden tot vele jaren.

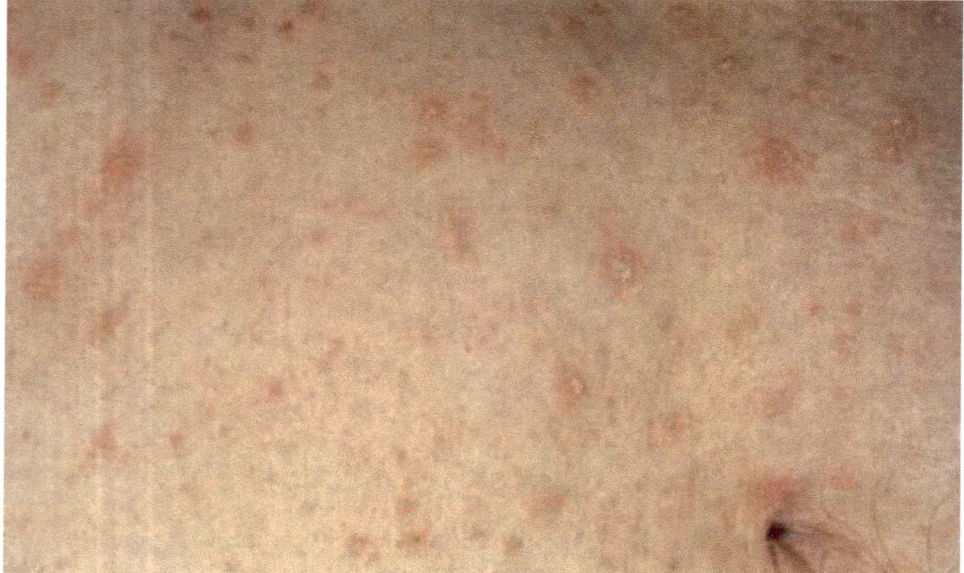

Figuur 77.3
Erythemateuze maculae en laesies met pityriasiforme schilfering.

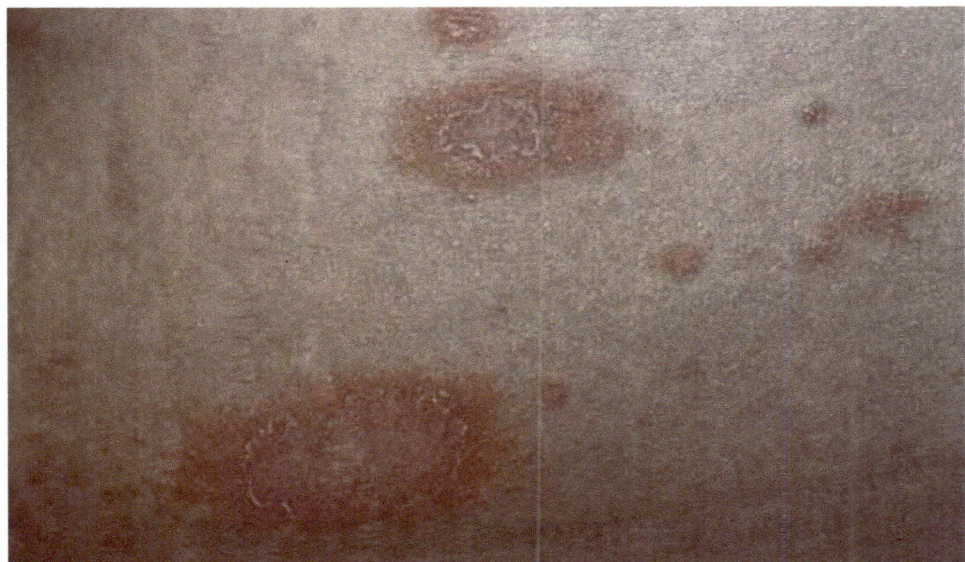

Figuur 77.4
Grotere laesies met coleretteschilfering, naar binnen gericht, met aanduiding van centrale genezing (lichter worden).

2. Een klassieke pityriasis rosea, die begonnen is met een herald patch, na 5-15 dagen gevolgd door een exantheem van kleinere rozerode vlekjes en plekjes die (geheel of gedeeltelijk) de huidlijnen volgen is een klinisch niet te missen diagnose. Wanneer er echter geen herald patch gevonden kan worden (deze is bij 1/5 van de patiënten met pityriasis rosea afwezig) of het beeld is niet kenmerkend voor pityriasis rosea, dan moeten in de differentiële diagnose psoriasis, seborroïsch eczeem, lues II (het tweede stadium van syfilis) en een geneesmiddelexantheem worden overwogen. Een psoriasis die zo snel ontstaat is een psoriasis guttata; de erythematosquameuze laesies daarvan zijn papuleus en bij krabben wordt de schilfering zilverwit (het kaarsvetfenomeen, figuur 77.5). Seborroïsch eczeem ontstaat zelden zo snel als pityriasis rosea en er zijn nagenoeg altijd ook de klassieke laesies op het behaarde hoofd met vettige schilfering te vinden. Lues II (het tweede stadium van syfilis) wordt altijd als voorbeeld genoemd van een exantheem dat verward kan worden met pityriasis rosea. De maculaire syfilide kan inderdaad op pityriasis rosea lijken, maar schilfert niet en jeukt nooit. De papuleuze syfilide is klinisch moeilijk te onderscheiden van een papuleuze pityriasis rosea. Kijk altijd naar de handpalmen, de voetzolen, het mondslijmvlies en naar de geslachtorganen. Bij twijfel kan de luesserologie aangevraagd worden. Bespreek die mogelijkheid overigens voorzichtig met uw patiënten; sommigen kunnen wel eens heel verontwaardigd zijn bij de suggestie van een geslachtsziekte!

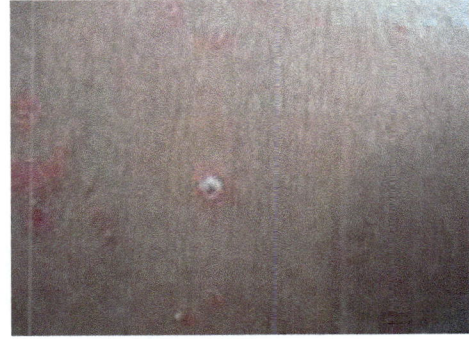

Figuur 77.5
Kaarsvetfenomeen: zilverwitte schilfering bij krabben op een psoriasislaesie.

Notities

78

Anamnese
Een 72-jarige vrouw heeft al langer 'witte vlekken met rode puntjes' aan de binnenkant van de linkerenkel. Ze heeft er nooit last van gehad, maar het begint nu wat pijn te doen.

Lichamelijk onderzoek
Bij onderzoek ziet u net boven de mediale enkel links een onregelmatig beeld van ivoorwitte atrofische vlekjes met rode puntjes. U denkt direct aan purpura, maar de vlekjes zijn goeddeels wegdrukbaar. Er zijn ook diverse kleine (spat)aderen te zien.

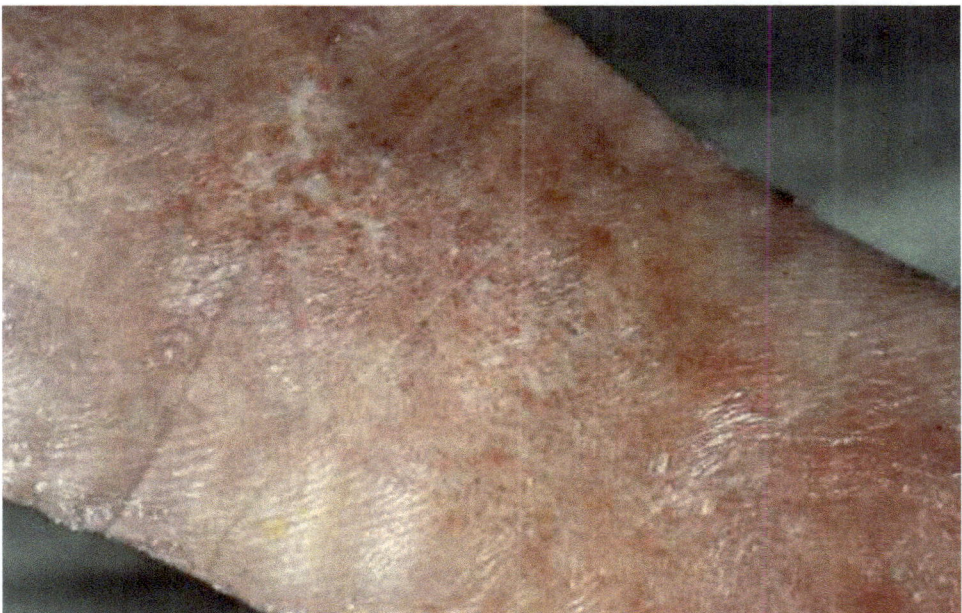

Figuur 78.1

Vragen
1. Hoe heet deze aandoening?
2. Wat is de meest voorkomende oorzaak hiervan?
3. Welke vragen stelt u derhalve en naar welke afwijkingen zoekt u?
4. Waarop bestaat gevaar bij deze aandoening?

Antwoorden

1. Dit karakteristieke beeld heet ATROFIE BLANCHE.

2. De meest voorkomende oorzaak van atrofie blanche is chronische veneuze insufficiëntie. De veneuze hypertensie die hiervan het gevolg is leidt tot uitzetting en kronkelig worden van de capillairen, die in de huid zichtbaar zijn als de rode puntvormige teleangiëctasieën. In deze vaatjes kan trombose optreden, hetgeen de levensvatbaarheid van de huid ondermijnt en aanleiding geeft tot littekenvorming, de atrofie blanche. Rondom de witte gescleroseerde gebieden is vaak bruine pigmentatie zichtbaar (figuur 2). Door de hoge druk in de capillairen treedt extravasatie van erytrocyten op. Het materiaal daarvan wordt geresorbeerd, alleen het ijzer blijft in de macrofagen aanwezig als hemosiderine pigment en geeft aanleiding tot de bruine verkleuring. Er zijn in gebieden van atrofie blanche meestal kleine varices te zien, vaak ook van het type 'blow-out'. Dit zijn insufficiënte venae perforantes, die bijdragen aan de hoge veneuze druk (figuur 78.2, aangegeven met de pijltjes).

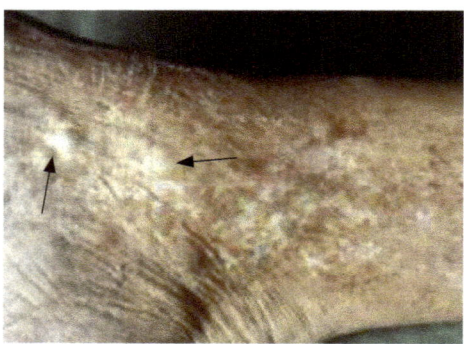

Figuur 78.2
Atrofie blanche met uitgebreide hemosiderine pigmentatie en insufficiënte venae perforantes (pijltjes).

3. U vraagt naar symptomen van chronische veneuze insufficiëntie: heeft patiënte vroeger in dit been trombose gehad, en is er sprake geweest van dikke enkels 's avonds, spataderen, moeheid in de benen, zware benen, rusteloze benen, nachtelijke krampen of een open been? Daarnaast kijkt u naar afwijkingen die kunnen passen bij chronische veneuze insufficiëntie: oedeem, pigmentatie, varices, takkenbosvenen, corona phlebectatica (ankle flare, een waaier van blauwe vaatjes aan de mediale zijde van de voet).

4. Het grootste gevaar is het ontstaan van een ulcus; de kans hierop wordt geschat op ongeveer 1 op 3. Ulcera kunnen het gevolg zijn van trauma in het verlittekende weefsel (stoten, krabben), maar ook trombose van de onderliggende kleine vaatjes speelt daarbij waarschijnlijk een rol. Ze kunnen ontstaan uit een blaartje maar zich ook eerst presenteren als een crusta. Hoe dan ook moeten patiënten met atrofie blanche het aangedane gebied zeer goed beschermd houden om traumatisering te voorkomen (pas op voor slecht passend schoeisel). Een ulcus is vaak heel pijnlijk en moeilijk te behandelen. Bij oedeem dient compressietherapie toegepast te worden en ook het behandelen van insufficiënte perforantes (sclerotherapie, onderbinden) is aan te bevelen.

Anamnese

Een 29-jarige vrouw vertelt dat haar nagels loslaten. Ze is verder gezond, gebruikt geen medicijnen en is niet zwanger. Patiënte heeft geen huidziekten gehad, maar wel eens kale plekken op haar hoofd, die vanzelf verdwenen zijn. Zij is psychologe van beroep. Nagelcosmetica worden niet gebruikt. Ze vindt het heel vervelend, want ze heeft de indruk dat iedereen haar 'op de vingers zit te kijken'.

Lichamelijk onderzoek

Bij onderzoek ziet u afwijkingen aan de nagels van digitus II, III en IV van de rechterhand. Er is een duidelijke nagelloslating van de wijsvinger en de ringvinger te zien tot bijna proximaal. Onder of in de nagel van de ringvinger zijn twee kleine groene plekjes te zien.

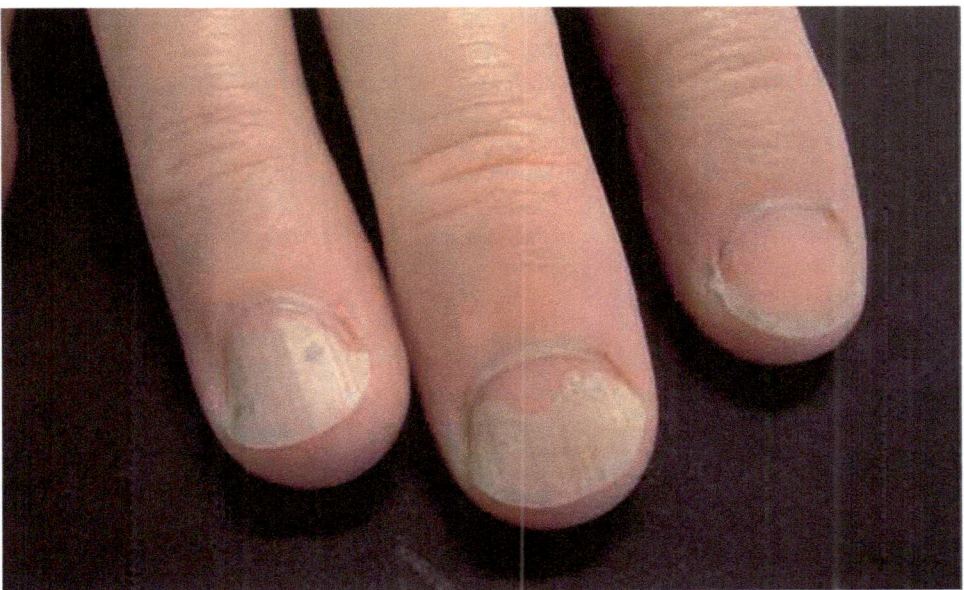

Figuur 79.1

Vragen

1. Hoe heet dit fenomeen?
2. Wat zijn de belangrijkste oorzaken?
3. Wat is de oorzaak bij deze patiënt?

Antwoorden

1. Dit fenomeen heet ONYCHOLYSIS (onyx = nagel, lysis = loslating).

2. Met onycholysis wordt bedoeld dat een of meer nagels loslaten van het onderliggende nagelbed, meestal aan het distale deel, soms aan de zijkanten. Door deze loslating ontstaat een ruimte onder de nagel. Doordat er nu lucht onder de nagel komt verkleurt die geelwit, maar de kleur van de nagel kan ook – afhankelijk van de oorzaak – bruin of geel zijn. In de subunguale ruimte hopen vuil en keratinedebris zich op. De distale onycholysis kan zich naar proximaal uitbreiden tot ze de nagelmatrix heeft bereikt en er een volledige onycholysis is ontstaan.

De lijst van mogelijke oorzaken van onycholysis is lang.
Geselecteerde oorzaken van onycholysis:
- beschadiging: fysisch trauma: manipulatie (het te intensief schoonmaken met een scherp instrument, blijven haken bij lange nagels), beroepsmatig (automonteurs, bouwvakkers); chemisch trauma: langdurig in water, detergentia (schoonmaakpersoneel, huisvrouwen, verzorgenden, kappers, catering);
- oplosmiddelen, nagellakremovers, kunstnagels, cement, sterke zuren en basen;
- infectieus: schimmels, *Candida*, *Pseudomonas*, virussen;
- huidziekten: psoriasis, lichen planus, alopecia areata, vesiculobulleuze dermatosen, atopisch eczeem, contacteczeem (ortho-ergisch, allergisch);
- geneesmiddelen: sommige cytostatica;
- fototoxiciteit door geneesmiddelen (photo-onycholysis): tetracyclines (m.n. doxycycline), PUVA, thiazidediuretica, chloorpromazine;
- systemische oorzaken: lupus erythematodes, hypo- en hyperthyreoïdie, yellow-nail syndrome, zwangerschap, ijzergebrek/anemie, diabetes mellitus;
- congenitaal/erfelijk: pachyonychia congenita;
- idiopathisch.

De belangrijkste oorzaak is beschadiging, hetzij fysisch (lange nagels, beroep), hetzij chemisch. Langdurig contact met water en zeep (huisvrouwen, schoonmaak, verzorging, catering et cetera) kan de nagel als het ware losweken van het nagelbed. Ook bij psoriasis en onychomycose komt regelmatig onycholysis voor. Bij psoriasis is er vaak een gele rand tussen losgelaten wittige nagel en nog vastzittende nagel (met de zalmroze kleur) en zijn er psoriasislaesies elders op het lichaam. Bij een schimmelinfectie is er subunguale hyperkeratose en gele of witte verkleuring van de nagelplaat. Wanneer heel veel nagels plotseling loslaten moet men denken aan een geneesmiddel als oorzaak. Sommige farmaca veroorzaken een photo-onycholysis, waarbij ultraviolet licht nodig is voor de reactie. Bekende voorbeelden daarvan zijn de tetracyclines en de fenothiazines, die ook fototoxiciteit van de huid kunnen veroorzaken.

3. Patiënte is verder gezond, ze gebruikt geen medicijnen en traumatiseert haar nagels niet. Een schimmelinfectie is minder waarschijnlijk: er is geen subunguale keratose, geen gele of witte verkleuring van de nagels, u heeft naar de teennagels gekeken en die waren normaal. Maar als u heel goed kijkt, dan ziet u in de normale nagel van digitus II en de losgelaten

nagel van digitus III een aantal putjes. Putjes in de nagels kent u van psoriasis. U vraagt dus of u patiënte verder mag onderzoeken en u vindt op het hoofd en een elleboog enkele kleine psoriasisplekjes! Overigens kunnen putjes ook bij alopecia areata voorkomen en patiënte heeft een anamnese van kale plekken op het hoofd.

Notities

80

Anamnese
Uw assistente, die vanmorgen de hoge bloeddrukcontroles doet, vraagt u om even naar de armen van een 78-jarige man te kijken. De gepensioneerde boer moet er zelf wat om lachen en zegt 'ach dokter, ik zei al tegen dat meisje dat het niks bijzonders is, maar ik moest het van haar laten zien'.

Lichamelijk onderzoek
Bij onderzoek ziet u verouderingsverschijnselen van de huid in de zin van pigmentverschuivingen en een dunne rimpelige huid. Dat is beperkt tot de onderarmen: zoals bijna alle boeren van zijn generatie heeft ook deze patiënt bij het werk op het land altijd een overhemd met korte mouwen of een vergelijkbaar kledingstuk gedragen. Maar naast de bekende tekenen van dermatoheliosis ziet u ook een uitgebreide eruptie van witte deels atrofische laesies in een bizar lijn- en stervormig patroon.

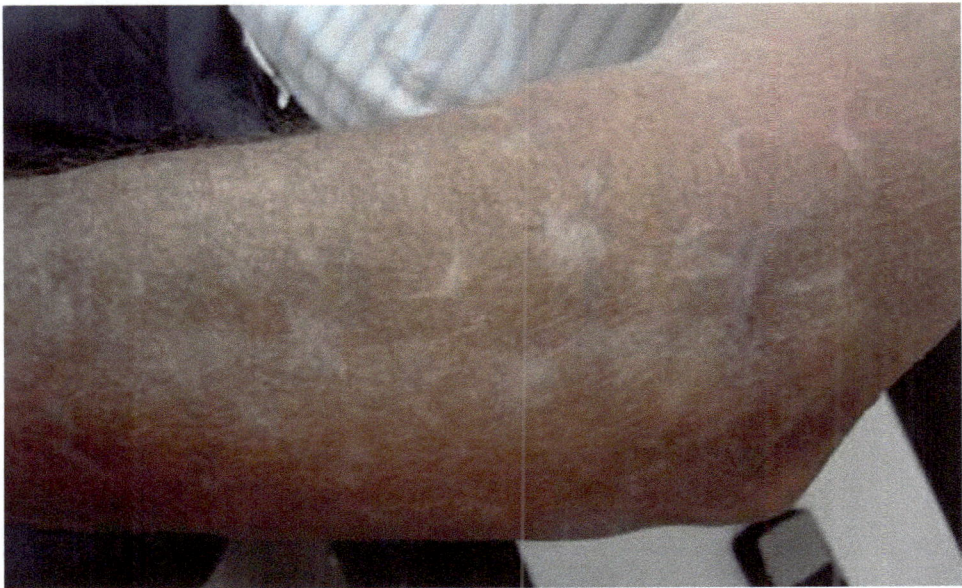

Figuur 80.1

Vraag
1. Wat vertelt u aan de patiënt en uw assistente?

Antwoord

1. U vertelt dat dit littekens zijn die heel vaak gezien worden op de onderarmen van oudere mensen die veel in de zon geweest zijn. De naam van deze aandoening is stellate pseudoscars. Wij stellen hier de Nederlandse naam STERVORMIGE LITTEKENS voor. Ze komen zeer veel voor, vaak samen met seniele purpura (figuur 80.2). Deze littekens (in tegenstelling tot wat de naam pseudoscars doet vermoeden zijn het wel echte littekens) ontstaan als gevolg van milde beschadiging van de huid, bijvoorbeeld stoten, en worden waarschijnlijk altijd voorafgegaan door bloeding in de dermis. De atrofie en verminderde kwaliteit van de epidermis en de dermis die het gevolg is van langdurige expositie aan zonlicht (dermatoheliosis) ligt ten grondslag aan deze verhoogde kwetsbaarheid van de bloedvaten (bloeduitstortingen = seniele purpura) en van de huid (de littekens). Dezelfde littekens kunnen ook gezien worden bij atrophia cutis ten gevolge van het langdurig gebruik van sterk werkende dermatocorticosteroïden. Stervormige littekens zijn allesbehalve zeldzaam: de frequentie wordt in de leeftijdsgroep van 70-90 jaar geschat op 20 procent.

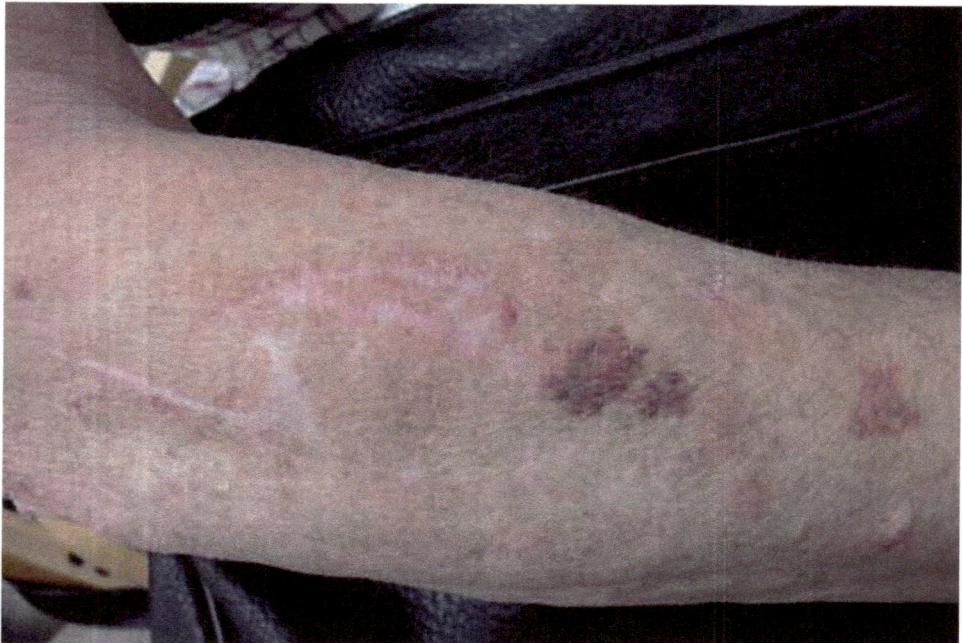

Figuur 80.2
Stervormige littekens en seniele purpura als uiting van dermatoheliosis.

81

Anamnese
Een meisje van 14 jaar laat u haar navel zien. U vraagt of ze het ook nog ergens anders heeft en met enige tegenzin ontbloot ze haar onderlijf.

Lichamelijk onderzoek
Bij onderzoek ziet u in en rond de navel, op de labia en in de liezen een erythematosquameuze aandoening.

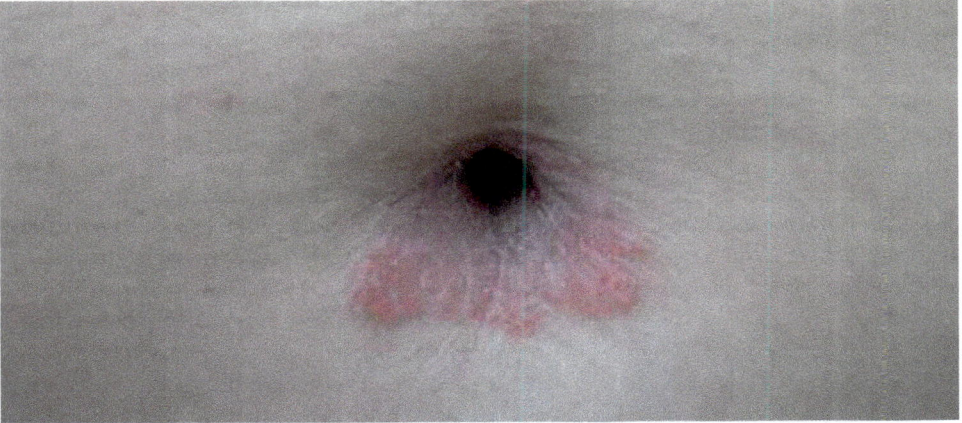

Figuur 81.1

Vragen
1. Welke vraag stelt u aan de moeder van patiënte?
2. Wat is uw diagnose en waarop baseert u die?
3. In hoeverre verschilt de aandoening hier van plekken elders op het lichaam?
4. Valt u verder nog wat bijzonders op aan figuur 81.2?
5. Wat is uw behandeling?

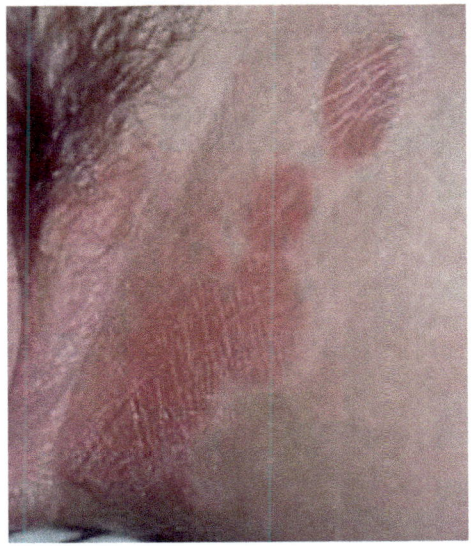

Figuur 81.2

Antwoorden

1. U vraagt aan de moeder van patiënte of er familieleden met psoriasis zijn.

2. U stelt de diagnose PSORIASIS INVERSA. Dit is de vorm van psoriasis vulgaris die gelokaliseerd is in de plooien: oksels, liezen, navel, onder de mammae, buikplooi, bilspleet, achter de oren. Uw diagnose is gebaseerd op de verheven (fel)rode plaques met scherpe begrenzing en diffuse zilverwitte schilfering. Een seborroïsch eczeem kan ook in de liezen en de navel voorkomen. De laesies daarvan zijn echter minder scherp begrensd, minder verheven en niet zo vurig rood. Ook is de schilfering bij seborroïsch eczeem wat gelig en vettiger van aard.

3. Karakteristiek voor psoriasis is de zilverwitte schilfering. In de plooien is die veel minder prominent of zelfs afwezig, doordat de keratose onder invloed van de vochtigheid in de plooien 'afgeweekt' wordt (figuur 81.3).

4. Rond de psoriasisplaques ziet u witte ringen. Deze halo's of ringen van Woronoff worden veroorzaakt door vasoconstrictie.

5. Psoriasis inversa reageert goed op lokale corticosteroïden. De effectiviteit van deze farmaca bij psoriasis berust op hun antiproliferatieve, anti-inflammatoire en vasoconstrictieve werking. Vanwege die laatste eigenschap kunnen deze middelen zeker in het begin dus ook een witte ring rond de psoriasisplekken veroorzaken. In de plooien is het risico op het optreden van atrofie van de huid door het langdurig gebruik van dermatocorticosteroïden verhoogd. U kiest dus niet voor de sterkste preparaten van groep 4, maar voor een representant van groep 3 zoals betamethasonvaleraat. Controleer patiënte tenminste eenmaal na 4 weken. Daarna mag ze nog maximaal 3x per week het preparaat aanbrengen. Zorg er ook voor dat patiënte niet zonder controles herhaalrecepten krijgt. Psoriasis inversa reageert ook goed op de calcineurineremmers tacrolimus en pimecrolimus, maar deze preparaten kunnen wat irriteren en psoriasis is geen geregistreerde indicatie.

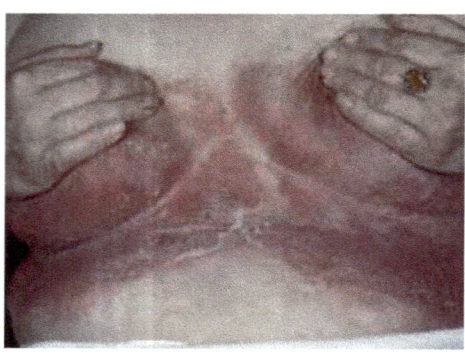

Figuur 81.3
Psoriasis inversa onder de mammae: vurig erytheem, weinig schilfering, scherpe begrenzing.

Websites

www.cbo.nl: *CBO-richtlijn Psoriasis.*
nhg.artsennet.nl: *Standaard Psoriasis.*

82

Anamnese

Een 56-jarige man is al jaren bij u bekend met psoriasis, waarmee het overigens goed gaat. Nu komt patiënt om zijn tenen te laten zien. Hij vertelt 'kalknagels' te hebben en hij heeft gelezen dat dit soort afwijkingen ook bij psoriasis voorkomen. Patiënt is bekend met diabetes type II en gebruikt orale antidiabetica en atorvastatine wegens hypercholesterolemie.

Lichamelijk onderzoek

Bij onderzoek ziet u in zes tenen geelwitte verkleuring van de nagelplaat, vaak duidelijk lineair en aan de rand. Patiënt heeft verder enkele kleine psoriasisplekjes op zijn ellebogen.

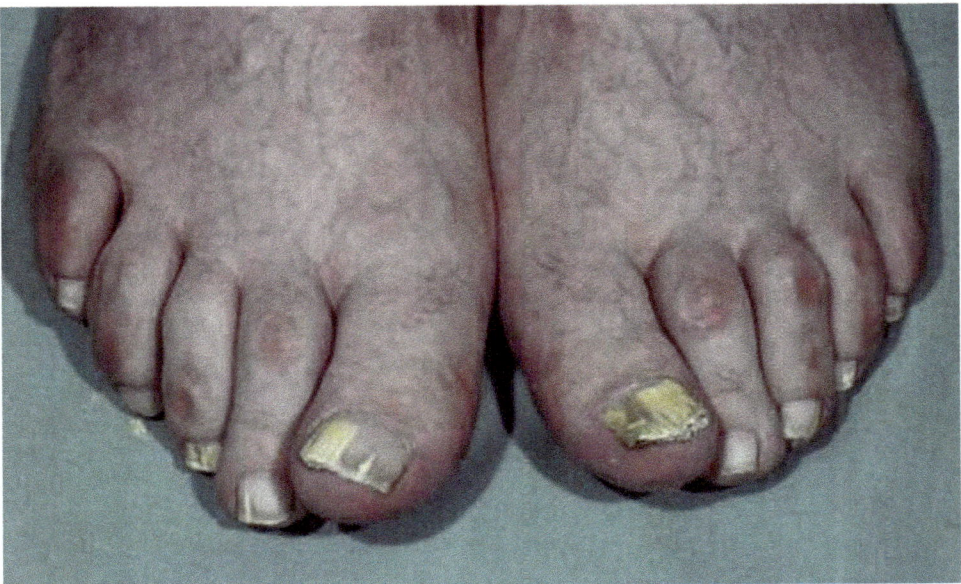

Figuur 82.1

Vragen

1. Wat is uw diagnose?
2. Hoe onderscheidt u deze aandoening van de andere meest bekende oorzaak van 'kalknagels'?
3. Hoe behandelt u deze patiënt?

Antwoorden

1. Hier is sprake van een SCHIMMELINFECTIE VAN DE NAGELS, een onychomycose. Een onychomycose van de teennagels wordt veroorzaakt door dermatofyten, meestal door Trichophyton rubrum of Trichophyton mentagrophytes. Er zijn twee hoofdvormen: (a) de distale en laterale subunguale onychomycose en (b) de oppervlakkige witte onychomycose.

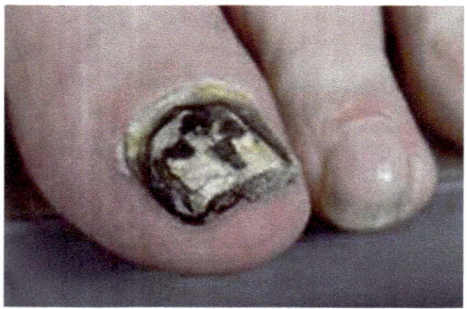

Figuur 82.2
Zwarte verkleuring door schimmelgroei in de nagels.

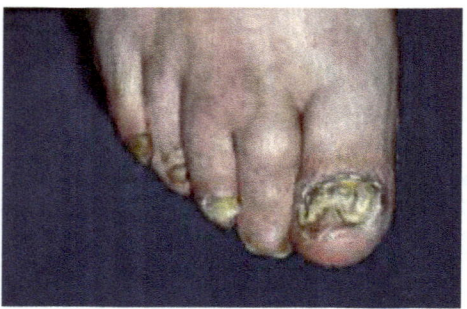

Figuur 82.3
Onychodystrofie door beschadiging van de nagelplaat.

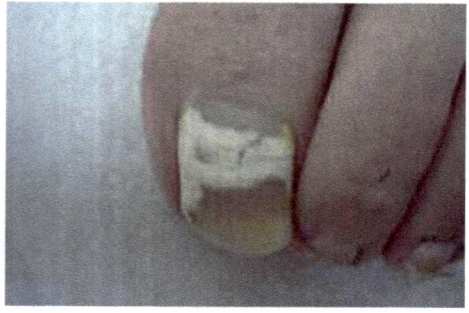

Figuur 82.4
Oppervlakkige witte onychomycose.

a. distale en laterale subunguale onychomycose:
Dit type, waarmee deze patiënt zich presenteert, wordt gekenmerkt door geelwitte strepen en vlekken onder en in de nagelplaat, vaak gelokaliseerd aan de randen van de nagel. In het begin is de infectie gelokaliseerd in het hyponychium (de huid onder het distale deel van de nagel) en is dan zichtbaar door een bijna nog normale nagel. Daarna wordt de nagel zelf aangetast en groeit de schimmel door naar proximaal. De kleur kan dan incidenteel donkerbruin of zelfs zwart worden (figuur 82.2). De nagelplaat wordt dikker en kan scheuren wanneer de nagel omhoog wordt geduwd door ophoping van zachte subunguale hyperkeratose. De infectie kan ook leiden tot uitgebreide beschadiging van de nagel (onychodystrofie) (figuur 82.3). Een onychomycose begint doorgaans in één nagel, maar later worden ook andere nagels aangetast, soms zelfs alle tien.

b. oppervlakkige witte onychomycose:
Bij deze vorm zijn oppervlakkige witte vlekken te zien in de nagels, meestal in het centrum (figuur 82.4). Het is net alsof er poeder op de nagels zit, en deze kan er gemakkelijk van afgekrabd worden. Soms is de gehele nagelplaat door de schimmel aangetast en combinaties met het diepere type van de distale en laterale subunguale onychomycose worden incidenteel gezien.

2. De andere bekende oorzaak van 'kalknagels' is psoriasis unguium. Vooral bij dystrofische nagels kunnen psoriasis en

schimmel van de nagels soms zeer moeilijk van elkaar te onderscheiden zijn. Putjes in de nagels (figuur 82.5) horen bij psoriasis en niet bij een schimmel en dat geldt ook voor het 'olievlekfenomeen', een oranjegele vlek onder de nagel (figuur 82.6).

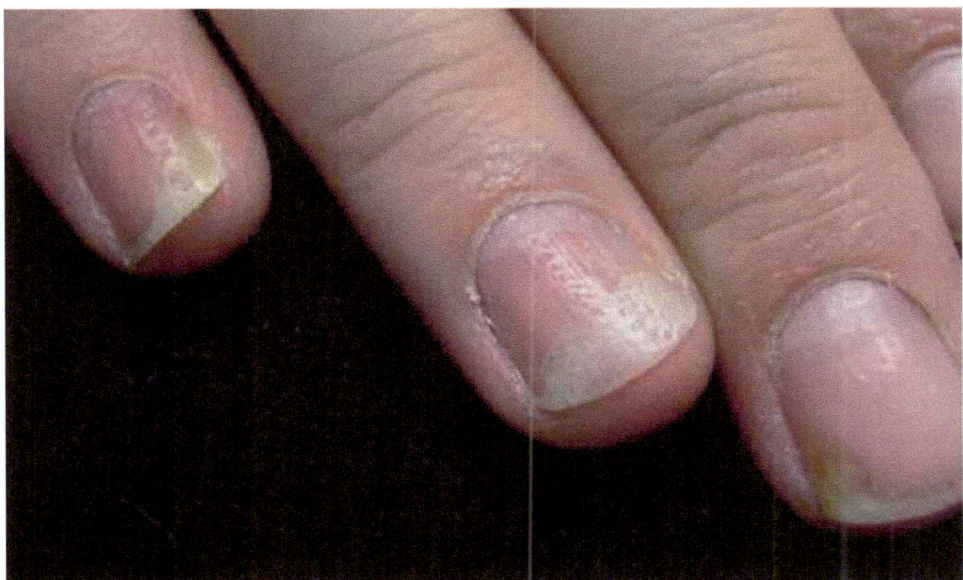

Figuur 82.5
Putjes in de nagels: karakteristiek voor psoriasis (ook distale onycholyse is zichtbaar).

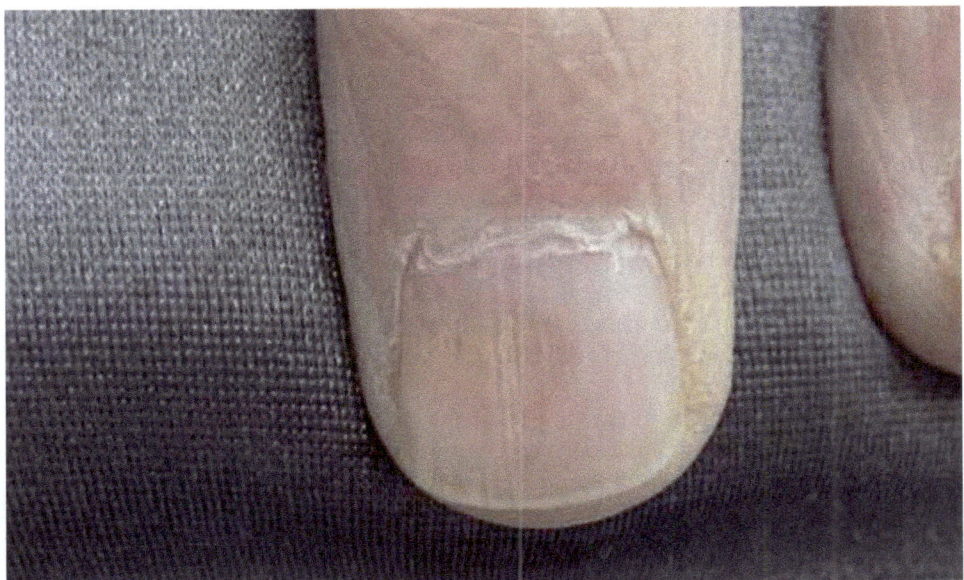

Figuur 82.6
Olievlekfenomeen bij psoriasis: oranjegele vlek onder de nagel.

Overigens was het bij deze patiënt niet moeilijk om de diagnose te stellen: hij had een uitgebreide dermatomycose van de voeten met de karakteristieke schilferende en geaccentueerde rand (figuur 82.7). U heeft hiervan een KOH-preparaat gemaakt (casus 9) en dat was sterk positief. Schimmeldraden in preparaten van nagels zijn vaak zeer moeilijk te vinden met gevaar voor fout-negatieve reacties. Zelfs een kweek van de nagels is niet zelden fout-negatief.

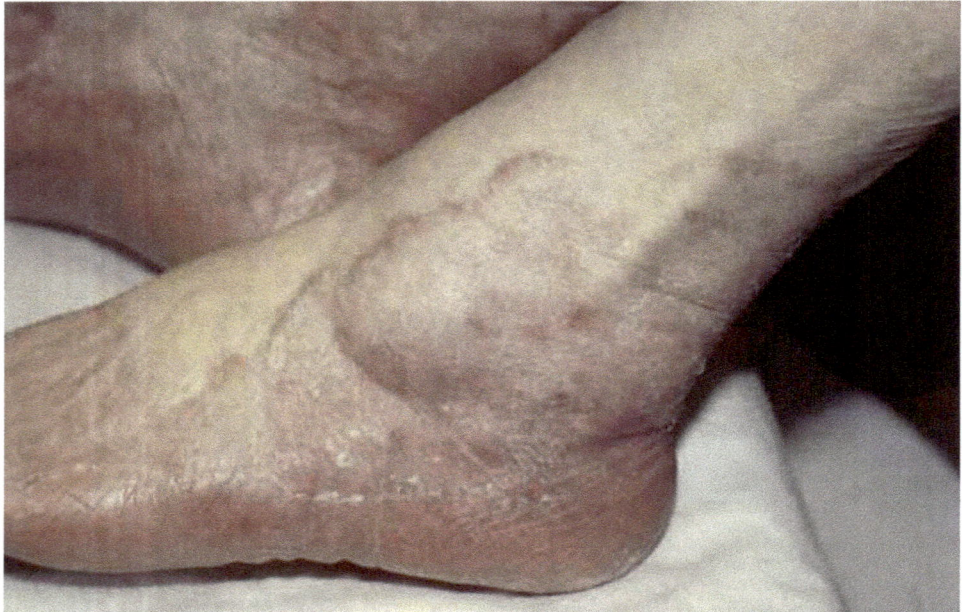

Figuur 82.7
Dermatomycose van de voet (tinea pedis) met karakteristieke schilferende rand.

3. Ofschoon een onychomycose niet altijd behandeld hoeft te worden, is therapie bij deze patiënt met diabetes zeker geïndiceerd. De huid van de voeten moet intact en normaal zijn en als de nagels niet behandeld worden, blijft daarin altijd een bron van besmetting bestaan. Een onychomycose moet altijd oraal behandeld worden. Alvorens u dat evenwel doet, moet de diagnose bevestigd zijn middels een schimmelkweek! Voor orale therapie zijn beschikbaar terbinafine en itraconazol. In dit geval is de keuze niet moeilijk, u kiest voor terbinafine. Itraconazol komt namelijk niet in aanmerking, omdat patiënt ook atorvastatine gebruikt. De combinatie met itraconazol kan leiden tot ernstige toxiciteit met zelfs rabdomyolyse!

De dosering terbinafine is 1dd 250 mg gedurende minimaal 3 maanden, langere behandeling kan nodig zijn. Na drie maanden is overigens nog slechts een kwart van de nagel normaal uitgegroeid. Het succespercentage van orale behandeling met terbinafine zou op ongeveer 80 procent liggen. Bij ouderen ligt dat percentage door de slechtere circulatie in de tenen (met name bij diabetici) zonder enige twijfel aanzienlijk lager.

83

Anamnese

Een 38-jarige man heeft al heel lang een afwijking op zijn tong met 'rode en witte vlekken'. Soms is het iets branderig. Volgens patiënt kan het beeld – 'u zult me wel niet geloven, dokter' – per dag wisselen.

Lichamelijk onderzoek

Bij onderzoek ziet u een tong waarvan sommige delen rood zijn en wat gladder dan normaal, terwijl de resterende tussenliggende delen wit zijn met juist geprononceerde tongpapillen.

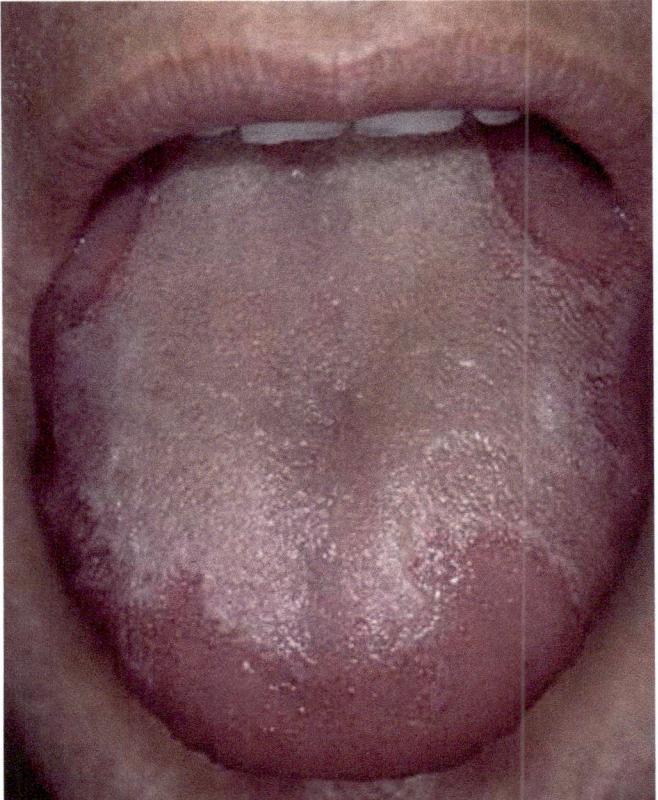

Figuur 83.1

Vragen

1. Hoe heet deze tong en wat vertelt u de patiënt er over?

Antwoord

1. Dit is een LINGUA GEOGRAPHICA oftewel een landkaarttong. Dit is een inflammatoire aandoening van de tong (en soms van het mondslijmvlies) die aanwezig zou zijn bij 3-4 procent van de bevolking. Het komt voor bij beide seksen en in alle leeftijdsgroepen. De oorzaak is onbekend. Veel van deze patiënten hebben ook een lingua scrotalis, een tong met diepe plooien (figuur 83.2 en 83.3). Soms is de familieanamnese positief.

Lingua geographica wordt gekenmerkt door scherpbegrensde rode gebieden met minder papillen, waarbij de tussenliggende delen van de tong juist witter dan normaal zijn met geprononceerde papillen. De rand van de rodere gebieden is vaak geaccentueerd wit (figuur 83.2). Het op een landkaart lijkende patroon van witte en rode gebieden kan per dag en zelfs in de loop van enkele uren veranderen. In de Angelsaksische literatuur wordt de lingua geographica derhalve vaak 'migratory glossitis' (migrerende ontsteking van de tong) genoemd.

De lingua geographica geeft meestal geen symptomen. Soms is de tong wat gevoelig, pijnlijk of branderig, bijvoorbeeld bij het eten van sterk gekruid voedsel. Complicaties zijn er niet. Er is geen effectieve behandeling. Meestal worden periodes van activiteit (kan jaren duren) afgewisseld met tijden waarin de tong (bijna) normaal is.

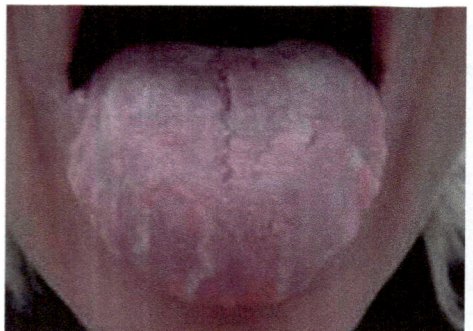

Figuur 83.2
Lingua geographica. Zie ook de groeve zoals bij lingua scrotalis.

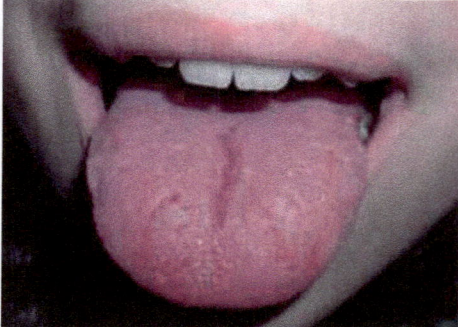

Figuur 83.3
Klassieke lingua scrotalis (ofwel lingua plicata; plicata = geplooid).

84

Anamnese
U bezoekt een 58-jarige vrouw thuis, omdat ze te ziek is om op het spreekuur te komen. Ze heeft sinds enkele dagen een pijnlijke huiduitslag op de rug, de armen en de benen. Patiënte heeft een temperatuur van 39,6 °C en klaagt over spier- en gewrichtspijn. Ook haar ogen zijn geïrriteerd. Ze is bekend met de ziekte van Crohn, waarvoor ze momenteel geen medicijnen gebruikt. Onlangs heeft ze 'longontsteking' gehad, waarvoor op de dokterspost in het weekeinde minocycline werd voorgeschreven.

Lichamelijk onderzoek
Bij onderzoek heeft patiënte een uitgebreide huideruptie, vooral op de rug, minder op de armen en de benen. U ziet papels en plaques, soms met een duidelijke oedemateuze component. Daarnaast blijkt patiënte het beeld van een conjunctivitis te hebben. U prikt bloed voor het spoedlab: BSE 80 mm/uur (0-10), CRP 152 mg/L (0-8), leukocyten 17,2 x 10^9/L (3-10) met in de differentiatie 89 procent neutrofielen, leverenzymen licht verhoogd.

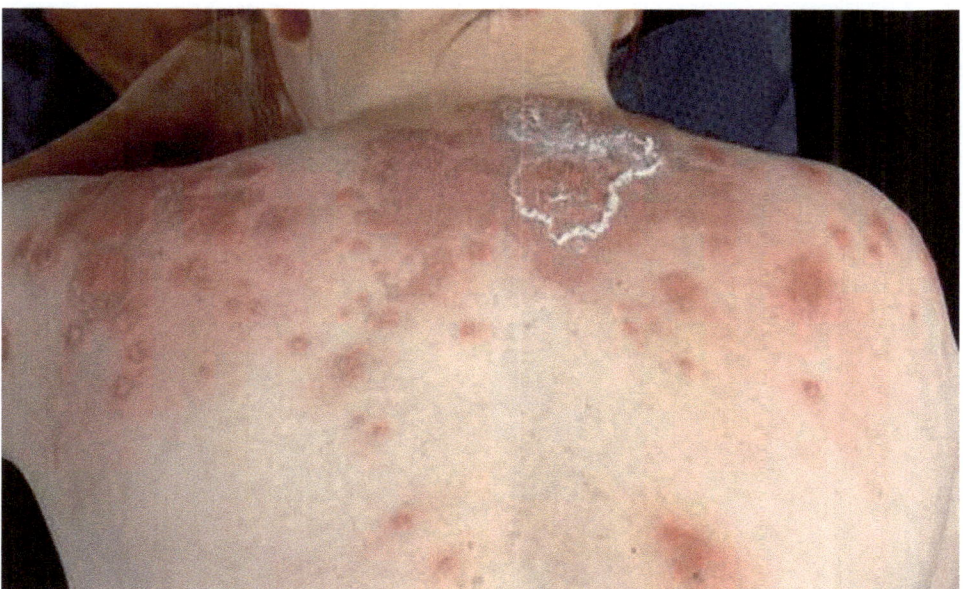

Figuur 84.1

Vragen
1. Aan welke aandoening denkt u?
2. Welke mogelijke oorzaken/onderliggende aandoeningen kunt u noemen?
3. Wat is uw beleid?

Antwoorden

1. U zou kunnen denken aan het SYNDROOM VAN SWEET, oftewel de acute febriele neutrofiele dermatose. Bij deze aandoening is er sprake van koorts, perifere neutrofiele leukocytose en een pijnlijk exantheem van papels, plaques en noduli, histopathologisch gekenmerkt door een dicht neutrofiel infiltraat in de dermis zonder primaire vasculitis.

De huidafwijkingen zijn, samen met de hoge koorts, toename van het aantal neutrofielen en een verhoogde bezinking, kenmerkend voor het syndroom van Sweet. Het exantheem bestaat uit erythemateuze tot dofrode gevoelige papels en noduli die samenvloeien tot onregelmatige plaques (figuur 84.2). De huidafwijkingen kunnen overal optreden, maar worden vooral gezien op de armen, in het gelaat en in de hals en nek (figuur 84.3). Soms zijn er slechts enkele laesies, maar ook kan er een uitgebreid exantheem zijn. Door het prominent aanwezige oedeem in de dermis lijken de laesies soms wel vesiculeus (figuur 84.4).

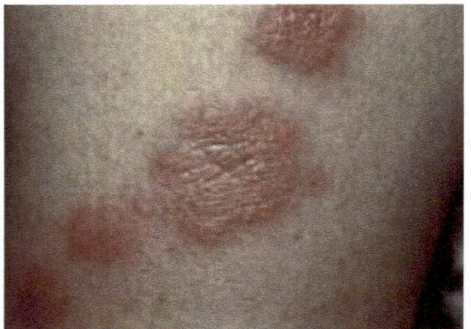

Figuur 84.2
Oedemateuze papels en plaques.

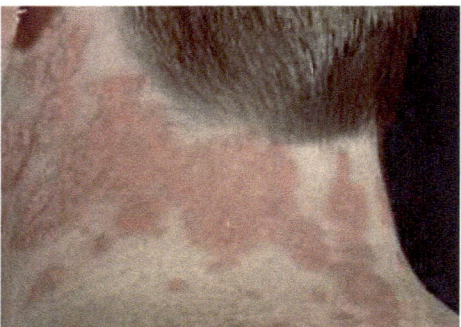

Figuur 84.3
Plaques in de hals en nek, achter het oor sterk oedemateus.

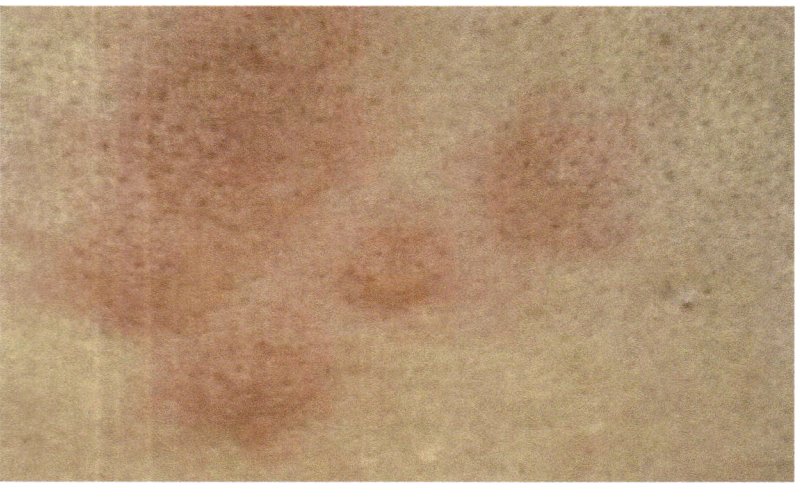

Figuur 84.4
Op vesikels gelijkende laesies door dermaal oedeem.

Op de benen komen soms laesies voor die sterk doen denken aan erythema nodosum (figuur 84.5) (casus 19).

Naast het exantheem kunnen patiënten met het syndroom van Sweet verschillende systemische manifestaties hebben. Behalve koorts hebben de patiënten vaak artralgie, myalgie of artritis. Ook oogafwijkingen zoals conjunctivitis en episcleritis zijn niet zeldzaam en soms ziet men neurologische, long-, nier- of leverafwijkingen. De pathogenese van het syndroom van Sweet is onbekend, maar er wordt vooral gedacht aan een overgevoeligheidsreactie op bacteriële, virale, geneesmiddel- of tumorantigenen (zie het antwoord op vraag 2).

2. Bij de helft van de patiënten wordt geen oorzaak gevonden (idiopathisch). De 'klassieke' Sweet wordt vooral gezien bij vrouwen van middelbare leeftijd. De oorzaak is dan een infectie (luchtweginfectie met streptokokken, darminfectie met *Yersinia*), een inflammatoire darmziekte (Crohn, colitis ulcerosa), en (uiteraard bij jongere vrouwen) zwangerschap. Bij 1 op de 4 patiënten wordt bij verdere diagnostiek een maligniteit aangetroffen. Meestal zijn dat hematologische maligniteiten zoals acute myeloïde leukemie. Er kunnen echter ook solide tumoren van de tractus urogenitalis, de mammae of het maagdarmkanaal aan een Sweet ten grondslag liggen. Tenslotte kunnen sommige medicijnen deze neutrofiele dermatose veroorzaken: granulocytenkoloniestimulerende factor, minocycline, carbamazepine, hydralazine en orale anticonceptiva.

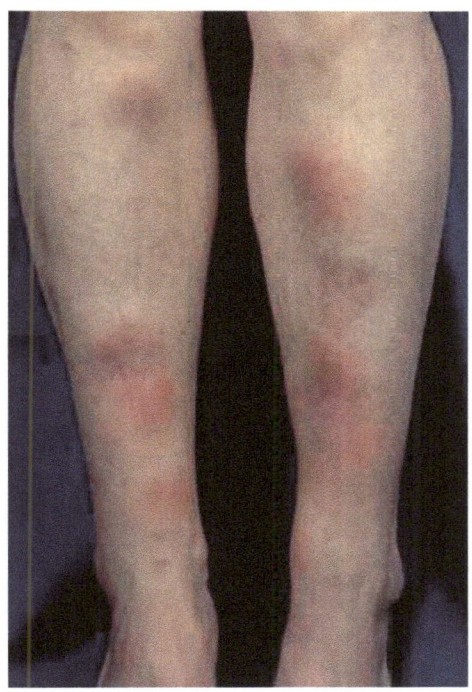

Figuur 84.5
Sweet op de benen: lijkt sterk op erythema nodosum.

3. U belt de dermatoloog voor een spoedverwijzing. Hij of zij zal uw klinische waarschijnlijkheidsdiagnose (met complimenten) bevestigen, een biopt nemen voor histopathologische bevestiging en onderzoek naar de mogelijke oorzaak inzetten. Systemische corticosteroïden zijn de standaardbehandeling voor het syndroom van Sweet, dat daar doorgaans goed en zeer snel op reageert.

Notities

85

Anamnese
Een 32-jarige man getrouwde man laat u, nog voordat u hem kunt vragen plaats te nemen, zijn penis zien vanwege 'jeukende bulten'. Hij heeft een buitenechtelijke relatie en nu is hij bezorgd een geslachtsziekte te hebben opgelopen en die misschien al aan zijn vrouw te hebben doorgegeven.

Lichamelijk onderzoek
Bij onderzoek ziet u op de penis een groot aantal inflammatoire papels.

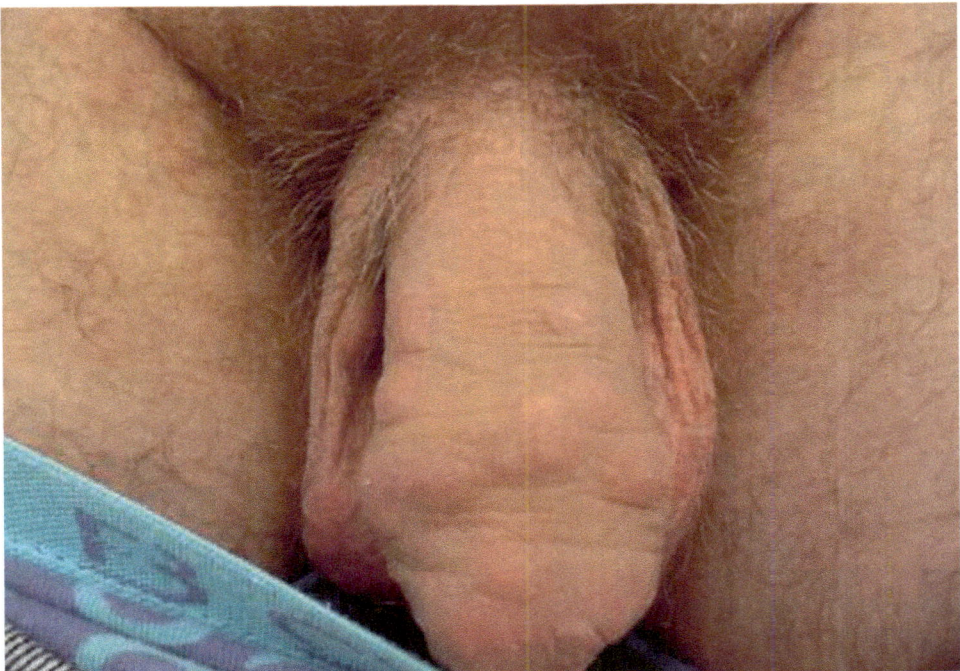

Figuur 85.1

Vragen
1. Waar denkt u direct aan?
2. Wat vraagt u nog aan de patiënt?
3. Wat bekijkt u nog meer en wat denkt u te vinden?
4. Hoe behandelt u deze patiënt?

Antwoorden

1. U zou direct moeten denken aan SCABIES. De penis is een van de voorkeurslokalisaties voor schurft. Inflammatoire papels op deze plaats zijn pathognomonisch voor de infestatie met de schurftmijt *Sarcoptes scabiei* var. *Hominis*.

2. U vraagt allereerst of hij ook elders op zijn lichaam jeukende afwijkingen heeft. Vervolgens informeert u of patiënt met mensen in contact is geweest die jeuk of een jeukende huiduitslag hebben of hadden (antwoord: ja, zijn vriendin), of dat een of meer personen in zijn directe omgeving zulke klachten hebben.

3. Schurft kan zich manifesteren op het gehele lichaam behalve – althans bij volwassenen – op het behaarde hoofd. Derhalve bekijkt u het gehele lichaam, waar u mogelijk een prurigobeeld kunt aantreffen, bestaande uit geëxcorieerde papels of papeltjes (figuur 85.2).

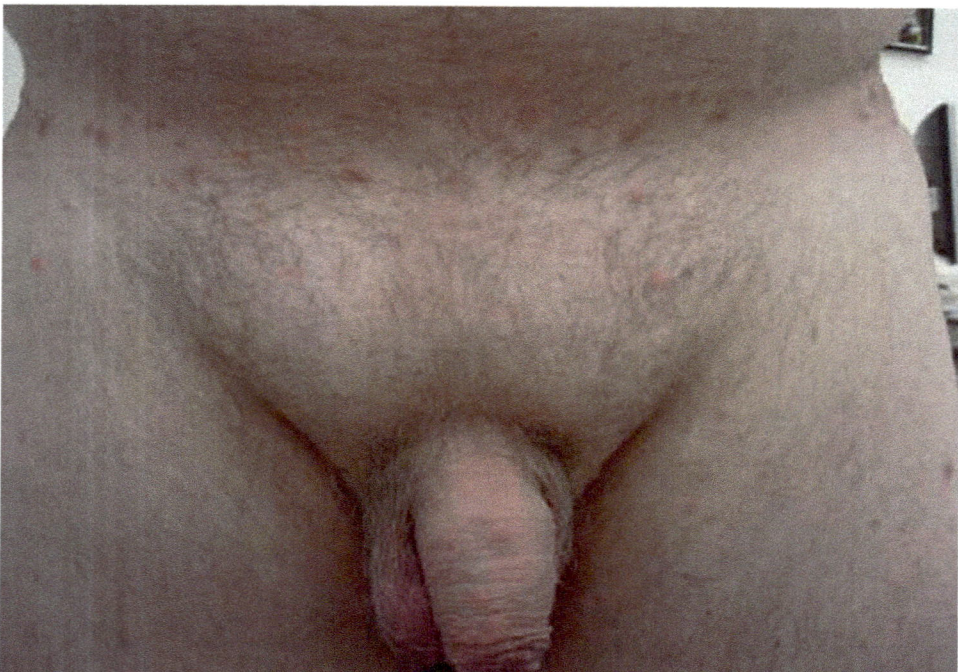

Figuur 85.2
Prurigobeeld (geëxcorieerde papels).

U besteedt speciale aandacht aan de polsen en de handen, vooral de huid tussen de vingers. Daar bestaat de grootste kans om de voor schurft karakteristieke gangetjes te vinden met een klein zwart puntje aan het einde (figuur 85.3). Dat zwarte puntje is de mijt. De diagnose kan bevestigd worden door dit zwarte puntje met een speld of een naald er uit te halen en dat dan met een beetje olie onder het microscoop te identificeren als de mijt.

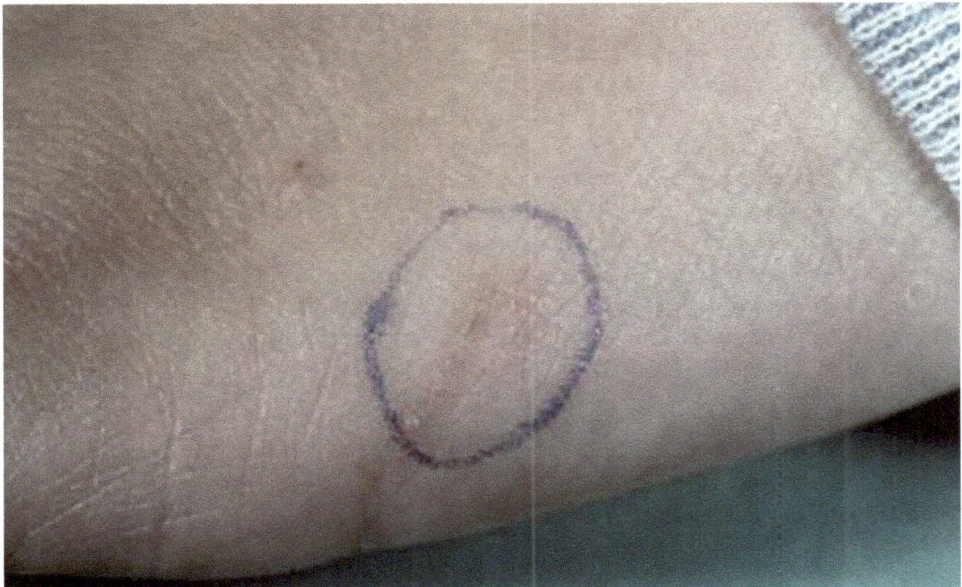

Figuur 85.3
Een voor scabies karakteristiek gangetje.

Lukt dat niet, dan kan de huid van een gangetje (vooral aan het uiteinde) oppervlakkig met een mesjes afgesneden worden om daarvan een KOH-preparaat (20% kaliloogoplossing) te maken. Bij microscopisch onderzoek zullen de sarcoptesmijt en/of de ova van de mijt (figuur 85.4) zichtbaar worden.

4. De therapie bestaat uit een lokale behandeling met permetrinecrème 5% (Loxazol®), dat sinds kort vergoed wordt. Om herinfecties te voorkomen is het van het grootste belang dat niet alleen de patiënt maar ook zijn partner en alle gezinsleden, ook die welke geen jeuk of huidafwijkingen hebben, gelijktijdig behandeld worden.

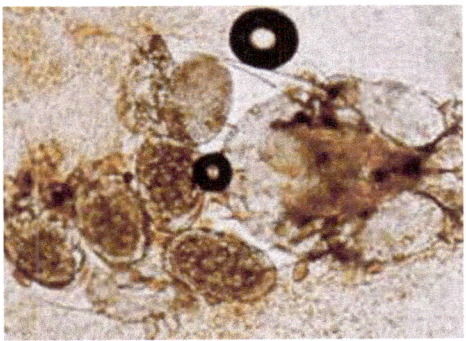

Figuur 85.4
Microscopisch beeld van KOH-preparaat: de sarcoptesmijt (rechts) met de ova e eieren.
De zwarte rondjes zijn artefacten (luchtbelletjes).

Dat geldt in dit geval ook voor zijn vriendin en eventueel haar gezin! De behandeling geschiedt als volgt:
- het gehele lichaam (met uitzondering van het gelaat en het behaarde hoofd) insmeren;
- bij kinderen van 3 jaar en jonger ook het gelaat en het behaarde hoofd behandelen;
- 's avonds insmeren, de volgende ochtend (na 8-12 uur) onder de douche afwassen;
- na het douchen afdrogen met een schone handdoek, schone kleren aantrekken;
- alle kleren die de afgelopen dagen gedragen zijn in de wasmachine wassen;
- de vloer van de slaapkamer stofzuigen, evenals de stoelen en banken van de slaapkamer en de huiskamer;

- de avond volgend op de behandeling in een verschoond bed slapen;
- alle kleren die niet gewassen kunnen worden (zoals jassen) gedurende 4 dagen in een afgesloten plastic zak bewaren.

In principe is de behandeling eenmalig. Wanneer er na een week nog actieve laesies zijn kan eventueel een tweede keer behandeld worden met permetrinecrème. Een goed alternatief is orale behandeling met ivermectine (Stromectol®), dat ook voor de diagnose scabies is geregistreerd. De dosering is eenmalig 200 microg/kg lichaamsgewicht. Een tweede dosis binnen 2 weken kan alleen worden overwogen als er nieuwe laesies ontstaan of als parasitologisch onderzoek positief is. Bij vrouwen die zwanger zijn komt alleen behandeling met benzylbenzoaat smeersel 25% FNA in aanmerking: de veiligheid van permetrine noch ivermectine in de zwangerschap is aangetoond.

Anamnese

De ouders van dit kind van zes maanden komen niet voor een diagnose, die kennen ze al: constitutioneel eczeem. Wat ze willen is een bloedtest om de oorzaak op te sporen. Ze weten eigenlijk al wel zeker dat koemelkallergie meespeelt, maar ze denken ook aan kippenei en aan huisstofmijt. Daarom hebben ze maar vast huisstofmijtwerende hoezen aangeschaft. En, 'oh ja, hormoonzalven willen we absoluut niet!'

Lichamelijk onderzoek

Bij onderzoek ziet u een – ondanks zijn flinke jeuk dapper glimlachende – baby van 6 maanden met een subacuut (erythemateus en schilferend) eczeem op het voorhoofd, de bovenoogleden, de wangen, de kin en de oren. Het bekende 'narcosekapje' is vrij van eczeem.

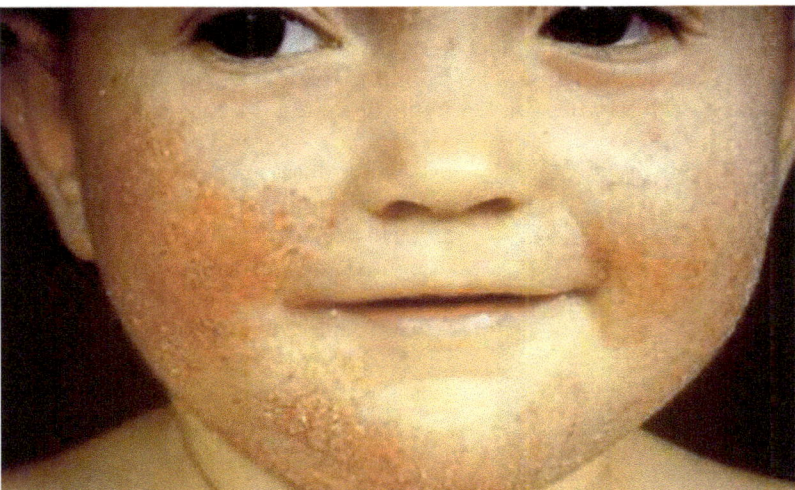

Figuur 86.1

Vragen

1. Wat wilt u nog van de ouders weten?
2. Wat zijn belangrijke criteria om de diagnose constitutioneel eczeem te kunnen stellen?
3. Wat is het normale beloop van het eczeem bij dit soort kinderen?
4. Hoe groot is de kans dat dit kind astma of rinoconjunctivitis zal gaan ontwikkelen?
5. Gaat u inderdaad bloedtests op IgE-antistoffen tegen voedingsmiddelen en huisstofmijt aanvragen?
6. De ouders willen geen hormoonzalven. U schrijft in ieder geval indifferente therapie zoals cremor vaselini lanette FNA of unguentum lanette FNA of iets dergelijks voor en baden met badolie. Geeft u nu een teerzalf of één van de calcineurineremmers tacrolimus of pimecrolimus?

Antwoorden

1. U vraagt naar het voorkomen van constitutioneel eczeem en andere atopische aandoeningen in de familie (ja, vader en diverse familieleden van zijn kant). Daarnaast informeert u naar symptomen die kunnen wijzen op voedselallergie: acute huidsymptomen (urticaria en exantheem), symptomen van het maagdarmkanaal (braken en diarree) en algemene symptomen zoals anafylaxie en ontroostbaar huilen (neen, niets van dat alles).

2. Het hoofdcriterium van constitutioneel eczeem is jeuk. Belangrijke andere criteria zijn:
   - voorgeschiedenis waarbij het eczeem gelokaliseerd was in plooien, zoals in elleboogsplooien, knieholten, nek en/of wreef;
   - persoonlijke voorgeschiedenis van astma of hooikoorts (of bij 1e graadsfamilielid bij patiënten jonger dan 4 jaar);
   - een voorgeschiedenis van een droge huid in het afgelopen jaar;
   - zichtbaar eczeem in de plooien of – bij kinderen jonger dan 4 jaar – eczeem van wangen, voorhoofd en/of strekzijde van de ledematen;
   - begin van de aandoening op een jongere leeftijd dan 2 jaar (dit criterium vervalt als het kind jonger is dan 4).

   Wanneer er jeuk is en aan drie van de vijf andere criteria voldaan wordt, mag de diagnose constitutioneel eczeem gesteld worden. Ook keratosis pilaris (casus 21), een dubbele plooi onder de ogen en wolintolerantie wijzen op een atopische aanleg.

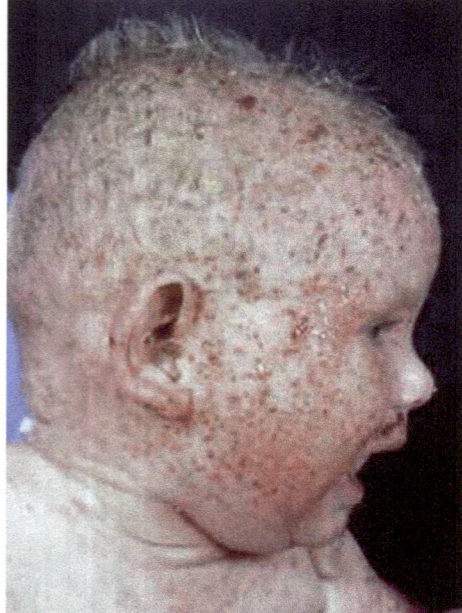

Figuur 86.2
Uitgebreide eruptie van geëxcorieerde papels met erytheem en crustae.

3. Constitutioneel eczeem begint meestal tussen de leeftijd van 2-6 maanden, vooral in het gezicht. Het eczeem wordt gekenmerkt door oedemateuze papels die opengekrabd worden (figuur 86.2), waarna exsudatie optreedt (vandaar de naam dauwworm) en korsten ontstaan. Elk deel van het lichaam kan meedoen, maar het luiergebied is vaak gespaard. Het eczeem verloopt met remissies en exacerbaties. Vanaf de leeftijd van 18-24 maanden verplaatst het eczeem zich naar de elleboogsplooien (figuur 86.3), knieholtes, zijkanten van de nek, polsen en de enkels. Het eczeem jeukt heftig en de papels die op jongere leeftijd gevormd werden worden vervangen door lichenificatie (vergroving van het huidreliëf), ook wel olifantenhuid genoemd, het gevolg van langdurig krabben en wrijven (figuur 86.4). Ook doen de handen op deze leeftijd vaak mee in het proces. Op volwassen leeftijd is de verdeling zoals op de kinderleeftijd, vooral de plooien en op de handen. Gelokaliseerde plekken

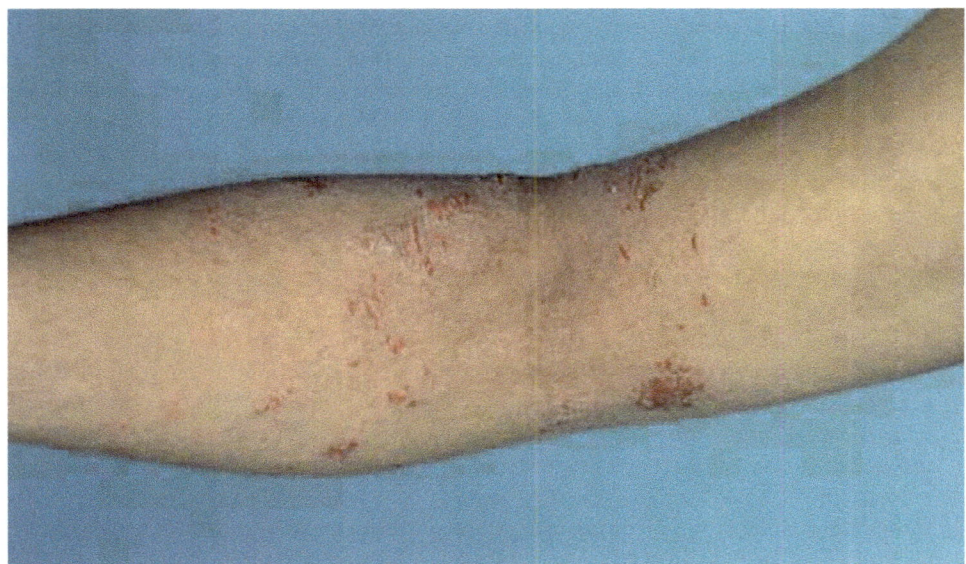

Figuur 86.3
Heftig jeukend eczeem in de elleboogsplooien (bij een volwassene) met multipele krabeffecten.

op de tepels bij vrouwen kunnen verward worden met morbus Paget (casus 11) en eczeem op de lippen is meestal van atopische origine. Een plotselinge verergering met blaasjes en natten moet – op elke leeftijd – doen denken aan de mogelijkheid van een infectie met bacteriën (impetiginisatie) of virussen (eczema herpeticum). Constitutioneel eczeem wordt vaak vanzelf wat beter op de kinderleeftijd, maar heeft de neiging om in de adolescentie weer terug te komen. Ongeveer de helft van de patiënten heeft geen last meer van eczeem tegen de tijd dat ze 13 jaar oud zijn en rond de 80 procent is eczeemvrij op de leeftijd van 20 jaar.

4. Kinderen met constitutioneel eczeem hebben een kans van 30-45 procent op astma en van 15-50 procent op rinoconjunctivitis op de leeftijd van 4-7 jaar. De kans hierop is waarschijnlijk groter als het eczeem ernstig is.

5. Neen, u gaat geen bloedtesten aanvragen. Dat kan zinvol zijn wanneer de anamnese positief is op tekenen van mogelijke acute

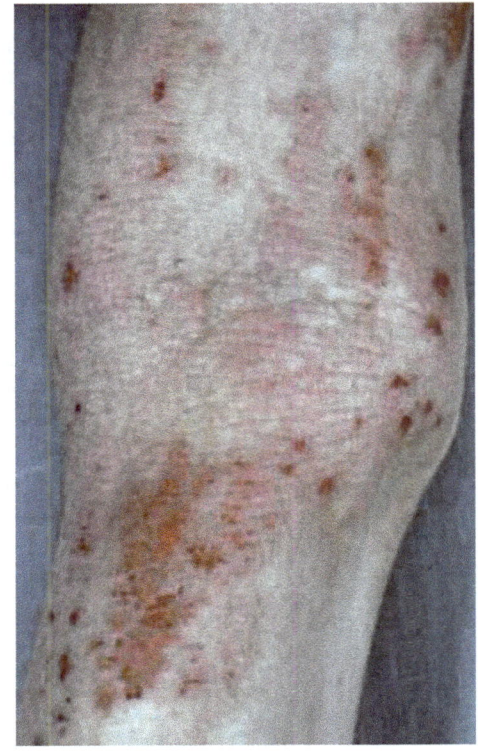

Figuur 86.4
Ernstige lichenificatie, tot bloedens toe opengekrabd.

allergische reacties zoals urticaria, braken, diarree, anafylaxie en ontroostbaar huilen en bij andere manifestaties van het atopisch syndroom zoals astma en rinoconjunctivitis. Dat is bij dit patiëntje niet het geval. Een positieve invloed van een eliminatiedieet op constitutioneel eczeem aan de hand van positieve bloeduitslagen is niet goed aangetoond. Wat betreft bloedtests op huisstofmijt: tot nu toe is in geen enkele studie aangetoond dat huisstofmijtwerende hoezen een gunstig effect hebben op het eczeem bij patiënten met een bewezen IgE-gemedieerde allergie voor huisstofmijt.

6. Neen, u schrijft geen teerzalf voor (weinig effectief, smerig, ruikt onaangenaam) en ook geen tacrolimus (alleen geregistreerd voor kinderen ouder dan 2 jaar) of pimecrolimus. U legt aan de ouders uit dat:
- hormoonzalven zeer effectieve middelen zijn voor de behandeling van constitutioneel eczeem;
- u begrip heeft voor hun bezorgdheid over de veiligheid daarvan, gelet op alle negatieve publiciteit in de pers (maar ook geventileerd door nogal wat artsen, apothekers en hun personeel);
- wanneer hormoonzalven op de juiste manier worden toegepast – en u weet hoe dat moet en daar zult u toezicht op houden – ernstige bijwerkingen niet zullen optreden;
- u weet dat ze het beste met hun kind voorhebben en dat ze daarom juist wel moeten behandelen met hormoonzalven.

Als u even rustig de tijd neemt om dit met de ouders te bespreken en ze goed te informeren, dan zullen slechts zeer weinigen bij hun standpunt blijven, is onze ervaring.

U kunt dit kind triamcinolonacetonide zalf 0,1% FNA 1dd voorschrijven (1dd werkt even goed als 2dd, waarschuw voor vasoconstrictie) en daarnaast indifferente zalf ad libitum. Laat de ouders met het kind na 10 dagen terugkomen; de kans is groot dat de huid er dan weer perfect uitziet. Dan wordt de hormoonbehandeling gestaakt en wordt alleen nog bij verergering enkele dagen gesmeerd. Leg nogmaals uit dat dit ook op lange termijn geen bijwerkingen zal geven. Hou in de gaten hoe vaak herhaalrecepten worden aangevraagd.

Bij ernstiger infecties kan gestart worden met een klasse 3 corticosteroïd zoals betamethasonvaleraat. Sederende antihistaminica zoals hydroxyzine en promethazine voor de nacht kunnen zeer nuttig zijn. Vanwege de – overigens niet bewezen – verhoogde kans op wiegendood mogen deze middelen niet aan kinderen jonger dan een jaar worden gegeven. Er zijn neurodermitis overalls te koop die het krabben verhinderen.

Websites
nhg.artsennet.nl: *NHG-Standaard Constitutioneel eczeem.*
www.cbo.nl: *CBO-richtlijn Constitutioneel eczeem.*

87

Anamnese
Een 26-jarige man heeft sinds 2 dagen een pijnlijke roodheid en zwelling van penis, scrotum en de onderbuik, waar de roodheid verder omhoog trekt. Hij voelt zich ziek en heeft een temperatuur gemeten van 38,7 °C. Patiënt herinnert zich een week daarvoor een krabwondje gehad te hebben op zijn penis. Hij is vrijgezel en hij heeft de laatste maanden geen seksuele contacten gehad. Patiënt is verder gezond en gebruikt geen medicijnen. Hij is niet recent in het buitenland geweest.

Lichamelijk onderzoek
Bij onderzoek (figuur 87.1) ziet u erytheem en oedeem van de genitalia en de onderbuik. De huid voelt warm aan en de laesies zijn gevoelig bij druk. Het scrotum en de testes zijn door de gevoeligheid wat moeilijk te beoordelen, maar u vindt geen duidelijke aanwijzingen voor het bestaan van een hydrocele, een haematocele, epididymitis of orchitis.

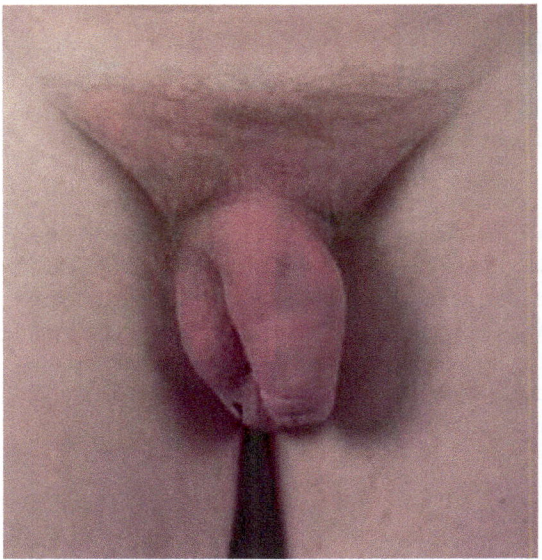

Figuur 87.1

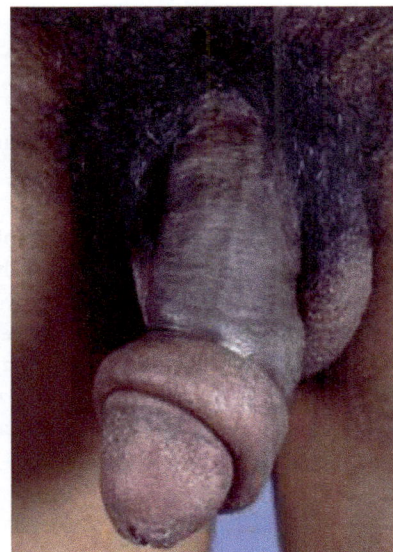

Figuur 87.2

Vragen
1. Wat is uw diagnose op dit acute genitale oedeem?
2. Welke andere oorzaken kent u van acuut oedeem van de mannelijke genitalia?
3. Hoe heet de afwijking op figuur 87.2 en wat zijn daarvan de mogelijke oorzaken?

Antwoorden

1. U denk op basis van de combinatie progressieve cellulitis met oedeem, pijn en koorts bij een patiënt met een wondje in de anamnese en geen 'verdachte' seksuele contacten aan ERYSIPELAS.

2. Er zijn vele oorzaken van acuut oedeem van de genitalia (scrotum en/of schacht van de penis en preputium). Differentieeldiagnostisch is van belang of er sprake is van pijnlijk of niet-pijnlijk oedeem en de aan- of afwezigheid van roodheid. Enkele mogelijke oorzaken zijn:

- Niet-pijnlijk:
  - erythemateus: orchitis, allergisch contacteczeem (met jeuk), ziekte van Kawasaki (kind met koorts en extragenitaal exantheem);
  - niet-erythemateus: venerische urethritis, hernia, hydrocele, Henoch-Schönlein-purpura (kind met palpabele purpura elders), filariasis (recente reis naar Azië, Afrika, Caribisch gebied etc), ziekte van Kawasaki (kind met koorts en extragenitaal exantheem). Indien andere mogelijke oorzaken zijn uitgesloten is er sprake van idiopathisch acuut genitaal oedeem;
- Pijnlijk:
  - erythemateus: epididymitis, orchitis;
  - niet-erythemateus: torsio testis, beklemde breuk (acuut ontstaan, buikpijn, overgeven);
  - ecchymosen (bloeduitstortingen): haematocele;
  - Met erectie: priapisme.

3. Hier is sprake van paraphimosis, ook wel een Spaanse kraag genoemd. Dit is meestal het gevolg van een enigszins nauwe voorhuid, bijvoorbeeld bij lichen sclerosus et atrophicus. Wanneer de voorhuid over de glans wordt getrokken, bijvoorbeeld tijdens gemeenschap of andere seksuele activiteiten, vormt het nauwe preputium een soort tourniquet net achter de sulcus. Hierdoor ontstaat oedeem van de glans en het preputium, dat nu niet meer over de glans getrokken kan worden. Andere mogelijke oorzaken zijn acute contacturticaria (vooral door latex in condooms) en acuut allergisch contacteczeem.

88

Anamnese
Een 27-jarige man trekt de boord van zijn overhemd wat opzij en laat u zijn hals zien.

Lichamelijk onderzoek
Bij onderzoek ziet u een eruptie van bruine licht schilferende vlekjes.

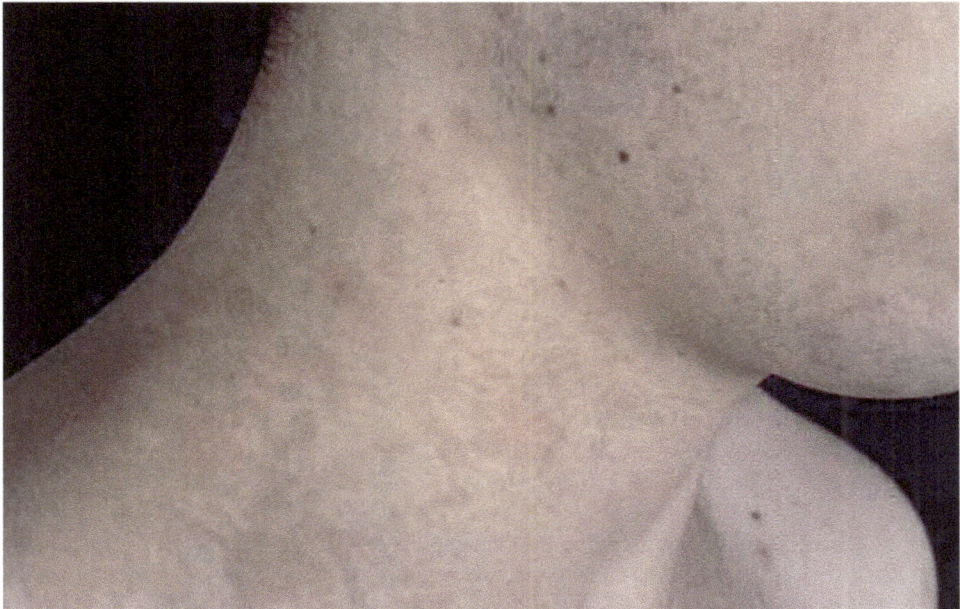

Figuur 88.1

Vragen
1. U heeft meteen al een diagnose in gedachten, maar wat wilt u nog meer bekijken?
2. Hoe heet deze aandoening en wat is de oorzaak?
3. Wat betekent de naam en waar komt die vandaan?
4. Hoe kunt u uw klinische diagnose met laboratoriumonderzoek bevestigen?
5. Patiënt vraagt of hij besmettelijk is voor zijn vriendin: wat antwoordt u?
6. Hoe behandelt u deze patiënt?

Antwoorden

1. U vraagt patiënt om zijn overhemd uit te doen en ziet dan een veel uitgebreidere eruptie van bruine vlekjes op de rug en de borst (figuur 88.2).

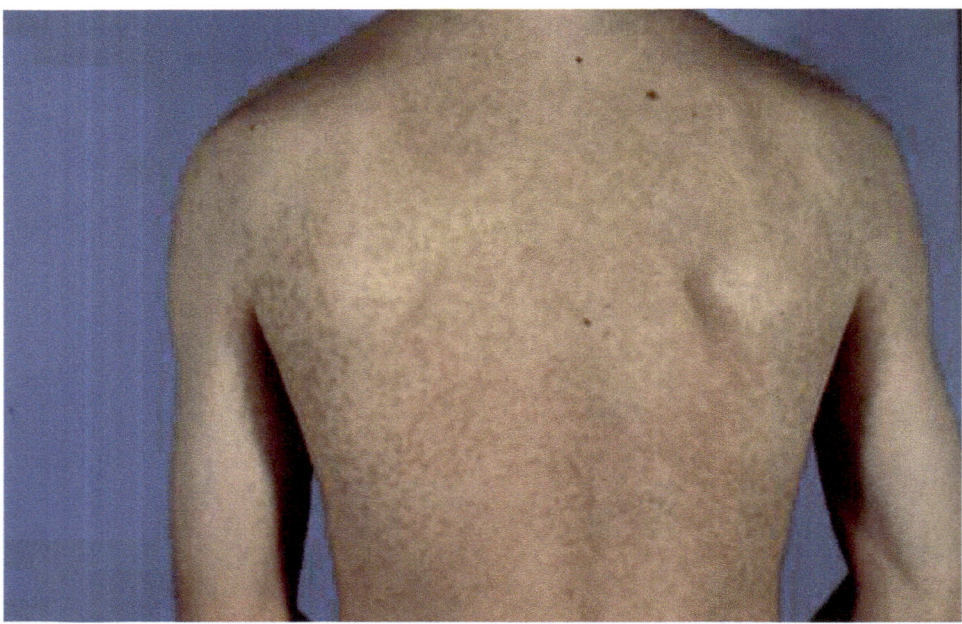

Figuur 88.2
Uitgebreide eruptie van lichtbruine vlekjes op de rug.

2. Deze veel voorkomende aandoening heet PITYRIASIS VERSICOLOR. Het wordt veroorzaakt door een gist van het genus *Malassezia*, waarvan er tenminste zeven in de normale flora van de huid voorkomen, vooral op het behaarde hoofd, het bovenste deel van de romp en de plooien. Op dit moment wordt aangenomen dat de meeste gevallen van pityriasis versicolor worden veroorzaakt door *Malassezia globosa*. De tot voor kort veelgebruikte namen *Pityrosporum ovale* en *Pityrosporum orbiculare* bleken onjuist te zijn. *Malassezia furfur*, die later werd genoemd als veroorzaker van pityriasis versicolor, komt wel als commensaal op de huid voor, maar blijkt niet vaak de veroorzaker van de aandoening te zijn.

Waarom de commensale *Malassezia* bij sommige mensen mycelia gaat vormen, pathogeen wordt en de chronische oppervlakkige infectie pityriasis versicolor veroorzaakt is niet goed bekend. Klimatologische omstandigheden die aanleiding geven tot zweten spelen zeker mee: de aandoening komt veel vaker voor in de tropen (een prevalentie tot 18 procent wordt opgegeven) dan in gematigde klimaten (1 procent).

3. Pityriasis betekent licht schilferend (denk ook aan pityriasis capitis, de officiële naam voor roos op het hoofd). Voor een diffuse lichte schilfering gebruiken dermatologen vaak de term pityriasiforme schilfering. Versicolor is een samentrekking van versus color, de tegenover-

gestelde kleur. Op een lichte huid zijn de vlekjes van pityriasis versicolor namelijk lichtbruin van kleur (dus donkerder dan de normale huid, figuur 88.1 en 88.2), terwijl de laesies op een donkerdere huid juist lichter van kleur zijn (figuur 88.3)! Wanneer mensen met een lichte huid en donkerdere vlekjes in de zon gaan draaien de kleuren om: de normale huid wordt bruin en de vlekjes lichter.

Pityriasis versicolor komt vooral voor bij adolescenten en jongvolwassenen. De primaire laesies zijn scherpbegrensde vlekjes of iets verheven plekjes, hetzij gehypopigmenteerd, hetzij bruingeel of lichtbruin, met fijne schilfering en soms enig erytheem (figuur 88.4). Door samenvloeien van de laesies ontstaan grote velden (figuur 88.5). Pityriasis versicolor is meestal gelokaliseerd op het bovenste deel van de romp, maar spreidt gemakkelijk naar de bovenarmen, de hals en het abdomen. Ook in de oksels, de liezen en op de genitalia kunnen laesies voorkomen. Soms is er heel weinig schilfering, die alleen zichtbaar is door krabben of bij tangentiele tractie van de huid. Hiermee kan men ook goed onderscheid maken met vitiligo, dat nooit schilfert.

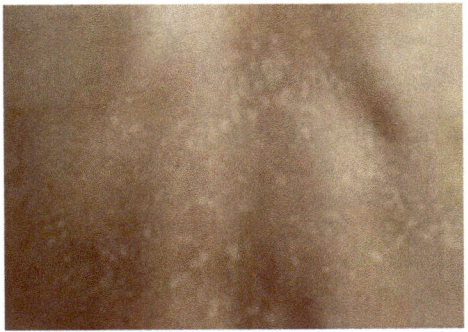

Figuur 88.3
Omgekeerde kleur: witte vlekjes op donkere huid.

Figuur 88.4
Pityriasis versicolor plekjes met lichte pityriasiforme schilfering en zeer milde inflammatie (erytheem) in de beginnende laesies.

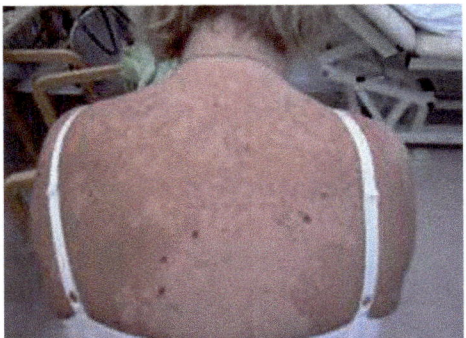

Figuur 88.5
Uitgebreide pityriasis versicolor met grote velden door conflueren van vlekjes.

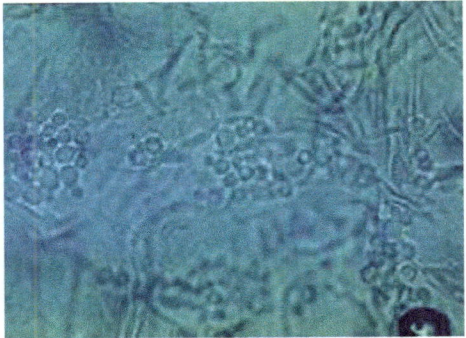

Figuur 88.6
Methyleenblauw preparaat met korte hyphae en sporen in druiventrossen. ('spaghetti and meatballs')

4. U kunt een KOH-preparaat maken van de schilfertjes. Daarin zijn vele korte en dikke hyphae te zien samen met 'druiventrossen' van sporen. Dit beeld staat bekend als 'spaghetti and meatballs' en is karakteristiek voor pityriasis versicolor. Ook kunt u een plakbandje op de schilfers drukken en dat vervolgens bevestigen op een objectglaasje met een druppel methyleenblauwoplossing en vervolgens microscopisch bekijken (figuur 88.6).

5. Het antwoord is neen, hij is niet besmettelijk voor zijn vriendin. Zij heeft namelijk zelf de gist al op haar huid als onderdeel van de normale huidflora. Een *Malassezia* wordt pas pathogeen bij een veranderde relatie tussen commensaal en gastheer (dan wel -vrouw).

6. Antimycotische crèmes 2dd gedurende 2-3 weken (miconazol, ketoconazol, terbinafine et cetera) zijn effectief voor de behandeling van beperkte laesies. Bij een uitgebreidere infectie kan beter worden behandeld met Selsun® (seleensulfide). Er zijn twee mogelijke behandelschema's:
1. onverdund 's avonds aanbrengen op de aangedane huid plus een deel van de normale huid rondom, 's morgens afwassen. Dit moet drie- of viermaal herhaald worden, telkens na een week.
2. met een beetje water aangelengd aanbrengen, na 10 minuten weer afwassen, 1dd gedurende een week.

Nadelen van Selsun® zijn dat het niet vergoed wordt, de onaangename zwavellucht en de mogelijke verkleuring van kleren. Ook ketoconazol shampoo – dat voor deze indicatie niet is geregistreerd – is effectief. Dit moet onverdund aangebracht worden en blijft 10 minuten zitten, alvorens het wordt afgewassen. Applicaties zijn op dag 1, 2, 3 en 8. Bij recidieven wordt de therapie herhaald en kan profylactisch 1x/maand behandeld worden, waarbij ook de haren met de shampoo worden gewassen. Een ander goed alternatief is oraal itraconazol, vooral bij uitgebreide erupties en bij patiënten met frequente recidieven. Het optimale doseringsschema is niet bekend. Het Repertorium adviseert een dosering van 1dd 200 mg gedurende een week. Waarschijnlijk is een dubbele dosering gedurende twee weken effectiever (80-85 procent) en geeft minder kans op recidieven (15-20 procent). Bij de behandeling van patiënten die lichtere vlekken hebben op een donkerdere huid, is het van groot belang dat u vertelt dat deze behandeling de gisten doodt, maar dat de witte vlekken nog wel vier maanden of zelfs (veel) langer kunnen blijven bestaan. Dit betekent dus niet dat de behandeling niet is aangeslagen. Het proces van repigmentatie kan versneld worden door in de zon te zijn of een zonnebankkuur te nemen.

Anamnese
Een 30-jarige vrouw heeft in twee maanden tijd een bruine vlek op de onderlip ontwikkeld, die nu niet meer lijkt te groeien. Haar vader is overleden aan een melanoom.

Lichamelijk onderzoek
Bij onderzoek ziet u een 7x3 mm grote bruine macula, die onscherp begrensd en niet geheel egaal gekleurd is.

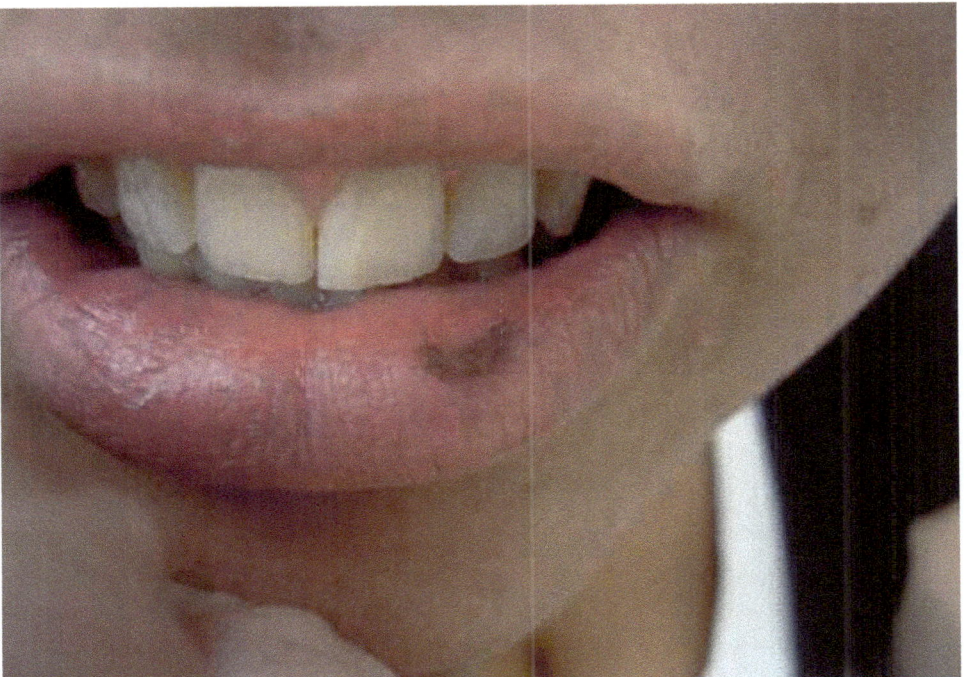

Figuur 89.1

Vragen
1. Kent u de – beschrijvende – naam van deze aandoening?
2. Hoe groot is de kans op maligne degeneratie?
3. Wat adviseert u patiënte?

Antwoorden

1. Deze aandoening wordt beschrijvend aangeduid met de naam MELANOTISCHE MACULA VAN DE LIP (Engels: labial melanotic macule). Deze afwijking komt voor bij ongeveer 3 procent van alle normale personen van het blanke ras, op elke leeftijd. Het zijn verworven, kleine (meestal <1 cm) geheel vlakke, bruine tot bruinzwarte laesies (figuur 89.2). Meestal is de vlek solitair, maar multipele laesies komen eveneens voor. Ze ontstaan in vrij korte tijd, waarna de maculae niet meer verder groeien. Melanotische maculae zijn meestal gelokaliseerd in het centrale 1/3 van de onderlip (figuur 89.2), maar kunnen ook gezien worden op de gingiva, het wangslijmvlies of het palatum (melanotische macula van het mondslijmvlies).

Identieke melanotische maculae komen ook voor op het slijmvlies van de penis en de vulva. Op de vulva worden gepigmenteerde laesies nogal eens bij toeval ontdekt bij een routine gynaecologisch onderzoek en vormen dan aanleiding tot spoedconsultatie van de dermatoloog.

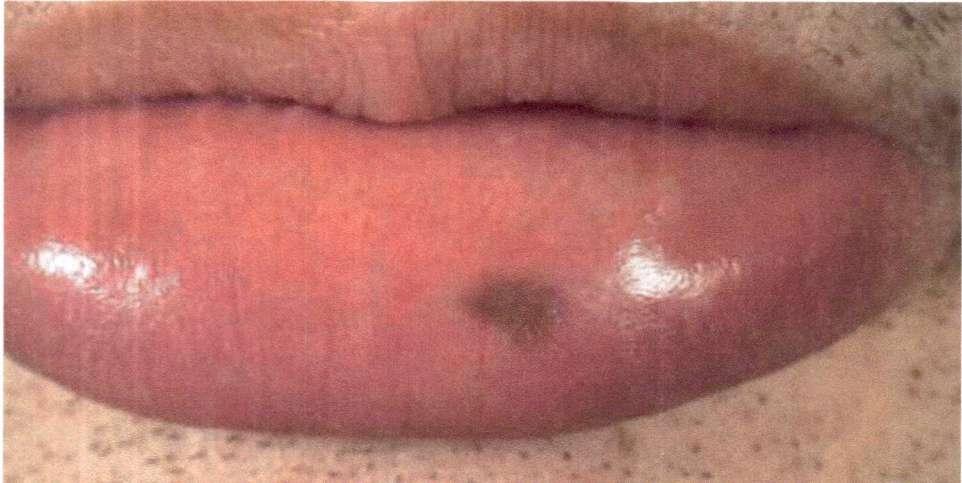

Figuur 89.2
Melanotische macula op het centrale 1/3 van de onderlip.

2. Melanotische maculae degenereren nooit maligne. De pigmentvlek wordt namelijk veroorzaakt door toename van melanine in de cellen van het stratum basale en de lamina propria; er zijn geen naevuscellen.

3. Een melanoom is weliswaar zeer zeldzaam op de lip, maar een beginnend melanoom kan klinisch moeilijk te onderscheiden zijn van een melanotische macula. U noteert derhalve de exacte maten van de vlek en neemt een digitale foto of vraagt patiënte er een te maken, waarbij ze de afstand noteert en de instellingen. U adviseert patiënte om voor de zekerheid een controleafspraak te maken voor na zes weken, maar ook om bij duidelijke verandering in grootte of kleur zonodig eerder terug te komen. Voorzichtig bevriezen met vloeibare stikstof doet de macula doorgaans verdwijnen. Lasertherapie is eveneens effectief. Vrouwen kunnen de pigmentvlek verbergen onder lippenstift.

Anamnese
Een 49-jarige man heeft de spoedlijn gebeld, omdat hij sinds een uur een dikke lip heeft gekregen. Hij is bekend met diabetes type II, waarvoor hij metformine gebruikt. Zijn hypertensie wordt sinds ongeveer een jaar behandeld met captopril/hydrochloorthiazide.

Lichamelijk onderzoek
Bij onderzoek ziet u een flinke zwelling van de onderlip.

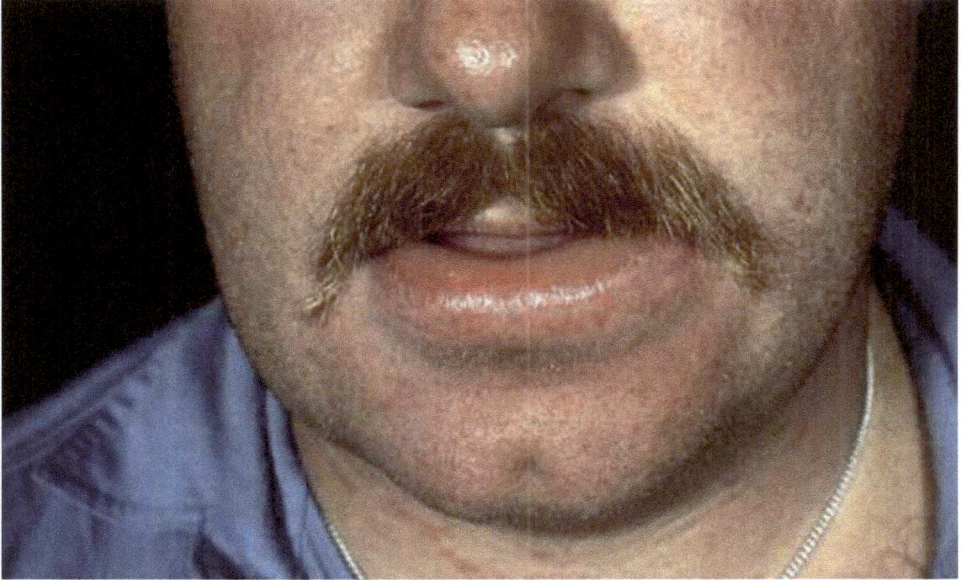

Figuur 90.1

Vragen
1. Welke vragen stelt u aan deze patiënt met angio-oedeem (Quincke-oedeem)?
2. Welke vormen van angio-oedeem kent u?
3. Wat is uw advies aan deze patiënt?

Antwoorden

1. U zou kunnen informeren of de patiënt:
   - slikmoeilijkheden en/of ademhalingsmoeilijkheden heeft;
   - merkt dat de zwelling nog toeneemt;
   - elders zwellingen heeft (gehad): oogleden, oren, genitalia;
   - netelroos heeft (gehad);
   - de laatste dagen aspirine, ibuprofen, diclofenac, naproxen of andere pijnstillers heeft gebruikt (niet paracetamol);
   - atopisch is (atopische patiënten hebben meer kans op – overigens zeldzame – IgE-gemedieerde allergische reacties die aan urticaria en angio-oedeem ten grondslag kunnen liggen);
   - bekend is met allergie voor medicijnen, voedingsmiddelen of andere stoffen;
   - weet dat deze zwellingen in de familie voorkomen;
   - dit al eerder gehad heeft en of er toen een oorzaak van ontdekt is;
   - zelf een idee heeft wat de oorzaak zou kunnen zijn.

2. Er zijn drie belangrijke vormen van angio-oedeem: angio-oedeem als variant van urticaria, angio-oedeem door ACE-remmers en hereditair angio-oedeem.

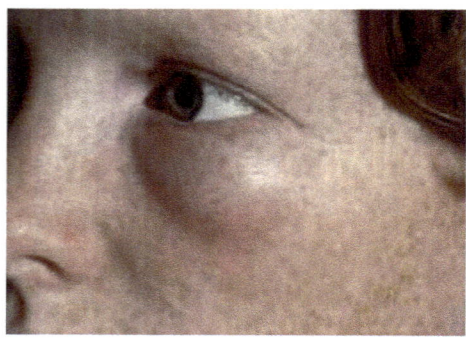

Figuur 90.2
Angio-oedeem van het onderooglid.

Angio-oedeem als variant van urticaria. Dit is een variant van acute urticaria waarbij het oedeem niet – zoals bij urticaria – gelokaliseerd is in de dermis, maar in de subcutane weefsels. Net als bij urticaria wordt bij meer dan de helft van de patiënten geen oorzaak gevonden. De meest voorkomende provocerende factoren zijn bovenste luchtweginfecties en geneesmiddelen, waaronder prostaglandinesynthetaseremmers (NSAID's) en antibiotica. In tegenstelling tot wat doorgaans wordt gedacht zijn allergische en intolerantiereacties op voeding zeldzaam, behalve bij heel jonge kinderen.

Angio-oedeem kan op het hele lichaam voorkomen, maar vooral op de lippen, de oogleden (figuur 90.2) en de genitalia. Ook de tong en de farynx kunnen gezwollen zijn, waardoor slikken en ademhalen moeilijk is. Soms is er maar één zwelling, soms zijn er multipele laesies. Over het algemeen is er geen jeuk. Doorgaans verdwijnen de oedemen binnen enkele uren tot 2-3 dagen. Ofschoon vooral snel opkomende zwellingen van de tong en keel als zeer bedreigend worden ervaren, zijn echte levensbedreigende reacties zeldzaam.

Angio-oedeem veroorzaakt door ACE-remmers. ACE-remmers veroorzaken relatief vaak angio-oedeem, meestal zonder urticaria. In de meeste gevallen ontstaat het oedeem binnen 3 weken nadat de patiënt met de ACE-remmers is begonnen, maar het kan ook pas na een jaar of zelfs later beginnen. De reacties zijn vaak ernstig en de zwelling kan levensbedreigend zijn. Overschakelen op een andere ACE-remmer is geen optie.

Hereditair angio-oedeem. Deze vorm is verantwoordelijk voor ongeveer 5 procent van alle gevallen van angio-oedeem zonder en 1 procent van alle gevallen met urticaria. Het hereditaire angio-oedeem wordt veroorzaakt door een C1-esterasedeficiëntie. Het wordt autosomaal dominant overgeërfd op chromosoom 11. Toch is de familieanamnese niet altijd positief. In meer dan de helft van de gevallen begint de aandoening voor de puberteit. Er zijn recidiverende zwellingen van de huid en slijmvliezen, die vaak gepaard gaan met misselijkheid, braken, koliekpijnen en symptomen van de urinewegen. Abdominale klachten treden ook op zonder oedeem van de huid of de slijmvliezen en dit leidt vaak tot diagnostische interventies. De farynx, larynx en zelfs de bronchiën zijn in het proces betrokken, waardoor levensgevaarlijke situaties kunnen ontstaan.

3. U zoekt in het Farmacotherapeutisch Kompas bij Bijwerkingen van captopril/hydrochloorthiazide (een ACE-remmer!) en ziet dat deze rubriek begint met 'Huidreacties zoals exantheem, 'rash', pruritus, fotosensibiliteit, angio-oedeem'. U adviseert patiënt derhalve direct het gebruik hiervan te staken (en schrijft zonodig een ander antihypertensivum voor).

Notities

91

Anamnese
Een 72-jarige man komt zijn nagels laten zien. Hij heeft een 'dwarse breuk' in alle 20 nagels en is bang dat ze er af zullen vallen. Patiënt had voorheen nooit nagelafwijkingen, noch van de vingers, noch van de tenen, ook geen 'kalknagels'. U heeft deze patiënt 3 maanden geleden bij hem thuis gezien vanwege een forse pneumonie waarbij hij hoge temperatuur had (39,9°C). U heeft hem toen behandeld met antibiotica, waarop hij goed reageerde.

Lichamelijk onderzoek
Bij onderzoek ziet u inderdaad in alle 20 nagels transversaal verlopende breuklijnen. In de nagels van de handen is de breuklijn al opgeschoven tot net distaal van de lunula. De lijnen hebben een boogvorm met de bolle kant naar distaal gericht (net als de lunula).

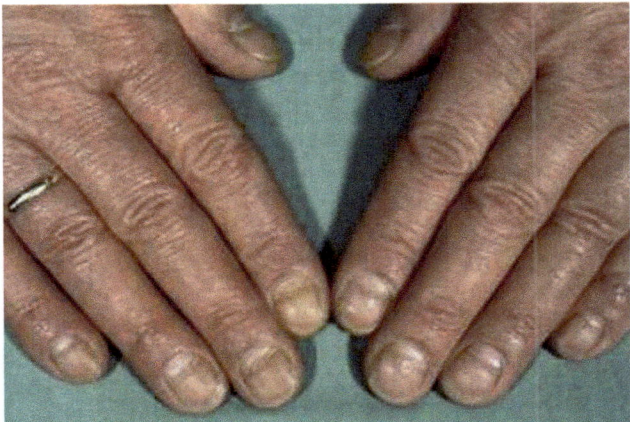

Figuur 91.1

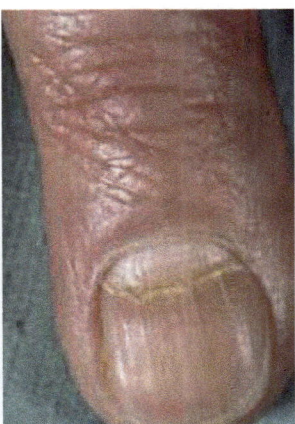

Figuur 91.2

Vragen
1. Hoe heten deze lijnen?
2. Hoe wordt deze nagelafwijking veroorzaakt?
3. Bestaat er een relatie met de doorgemaakte pneumonie en/of met de toediening van antibiotica?
4. Wat kunt u de patiënt over de prognose vertellen?

Antwoorden

1. Dit zijn de LIJNEN VAN BEAU.

2. De oorzaak van deze nagelafwijking is de pneumonie met hoge koorts, de antibiotica spelen daarbij geen rol. De lijnen van Beau zijn transversale depressies in de plaat van alle nagels (vooral de nagels van de duimen en de grote tenen), die het gevolg zijn van een endogeen veroorzaakte tijdelijke remming van de mitotische activiteit in de nagelmatrix, waar de nagelplaat gevormd wordt. De bekendste oorzaak is een koortsende ziekte. De ernst van de ziekteaanval en de duur daarvan bepalen de diepte en de breedte van de depressies in de nagel. Wanneer de activiteit van de gehele matrix gedurende 1-2 weken wordt geremd, beslaat de depressie de gehele nagelplaat en treedt dus een echte barst in de nagels op.

Ook het 'insult' van een langdurige operatie of bevalling kan de mitotische activiteit in de matrix tijdelijk stopzetten of verminderen met lijnen van Beau als gevolg. Dit fenomeen is te vergelijken met telogeen effluvium, de plotselinge diffuse haaruitval enkele weken tot maanden na een operatie, bevalling of koortsende ziekte, door remming van de mitotische activiteit in de haarmatrices.

Ook cytostatica kunnen door hun antimitotische effecten (waardoor ze ook haaruitval veroorzaken) lijnen van Beau induceren. Bij herhaalde kuren ontstaan parallel verlopende depressies (figuur 91.3). Aan de plaats van de lijnen is af te lezen hoe lang geleden de beschadiging is opgetreden. De nagel van de duim groeit geheel uit in ongeveer 6 maanden, bij de grote teennagel kan dat – afhankelijk van de leeftijd – wel 2 jaar duren.

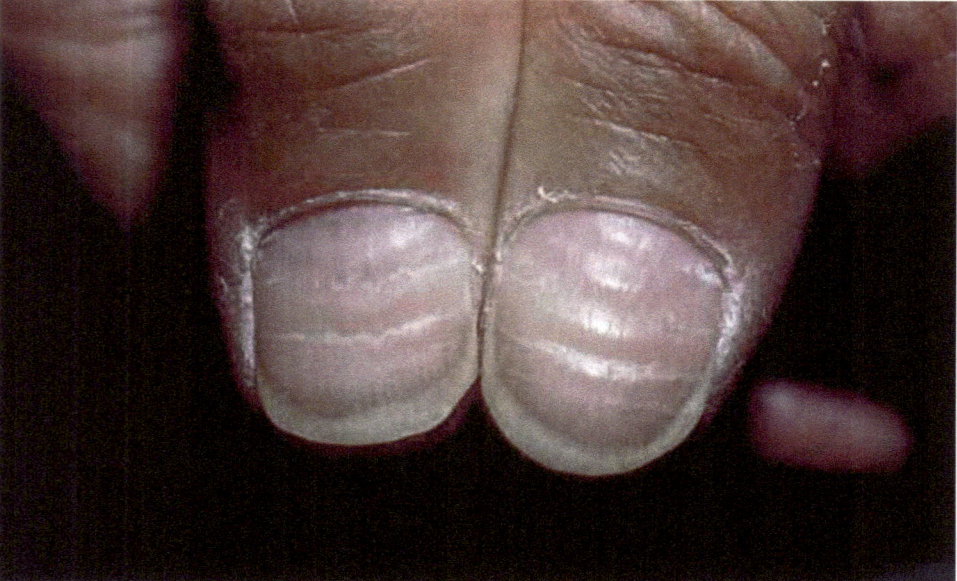

Figuur 91.3
Parallel verlopende lijnen van Beau door herhaalde cytostatica kuren.

De lijnen van Beau beslaan altijd alle nagels en hebben een endogene oorzaak. Als u transversale lijnen ziet op slechts 1 of enkele vingers, zeker als die multipel zijn en niet de gehele breedte van de nagelplaat beslaan, heeft dat een andere oorzaak, zoals trauma aan de nagelriem (bijvoorbeeld manipulatie, agressieve manicure, inflammatie van de nagelriem door infectie of chronisch eczeem) (figuur 91.4).

3. Zoals het er nu uitziet lijkt de depressie in de nagel de gehele nagelplaat te beslaan. Dat betekent dat de nagel, althans het distale – oude – gedeelte, bij het verder opschuiven zal afvallen. Het gedeelte dat proximaal uitgroeit is echter niet afwijkend en u kunt uw patiënt geruststellen dat binnen 5 maanden (handen) respectievelijk maximaal 2 jaar (tenen) de nagels weer normaal zullen zijn.

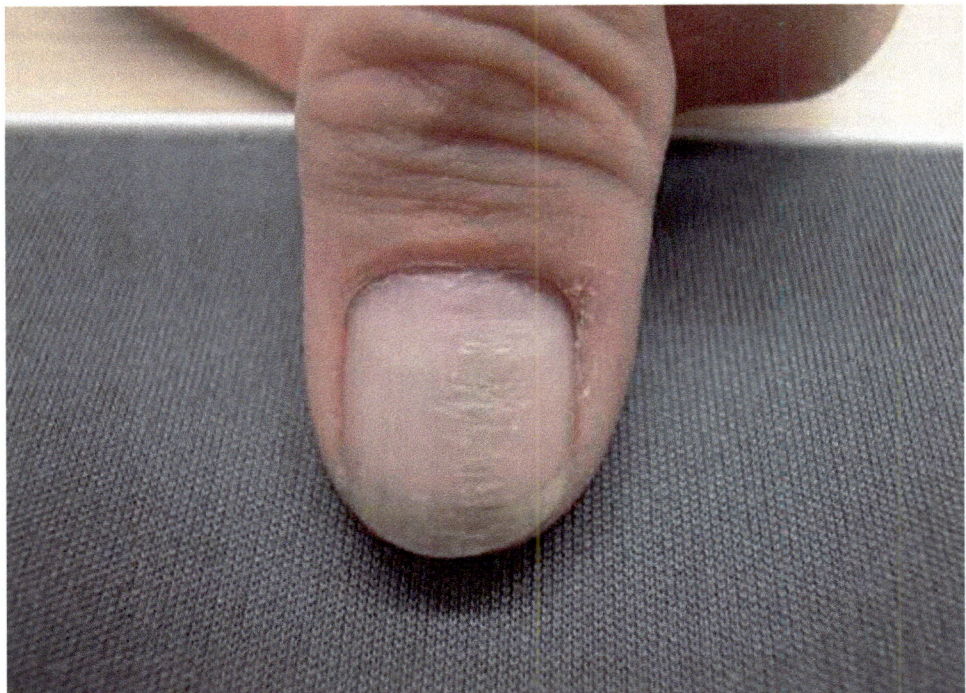

Figuur 91.4
Transversale lijnen door habituele manipulatie aan de nagelriem.

Notities

92

Anamnese
Een 47-jarige man heeft sinds ongeveer twee jaar een plekje op zijn rug, dat geleidelijk wat groter wordt.

Lichamelijk onderzoek
Bij onderzoek ziet u laag op de rug een plaquevormige afwijking met een grootte van 3,4 x 2,2 cm. Het centrum is livide van kleur. De rand is onregelmatig en bestaat uit kleine glanzende, soms wat doorschijnende papeltjes. Net binnen de rand zijn er enkele crustae.

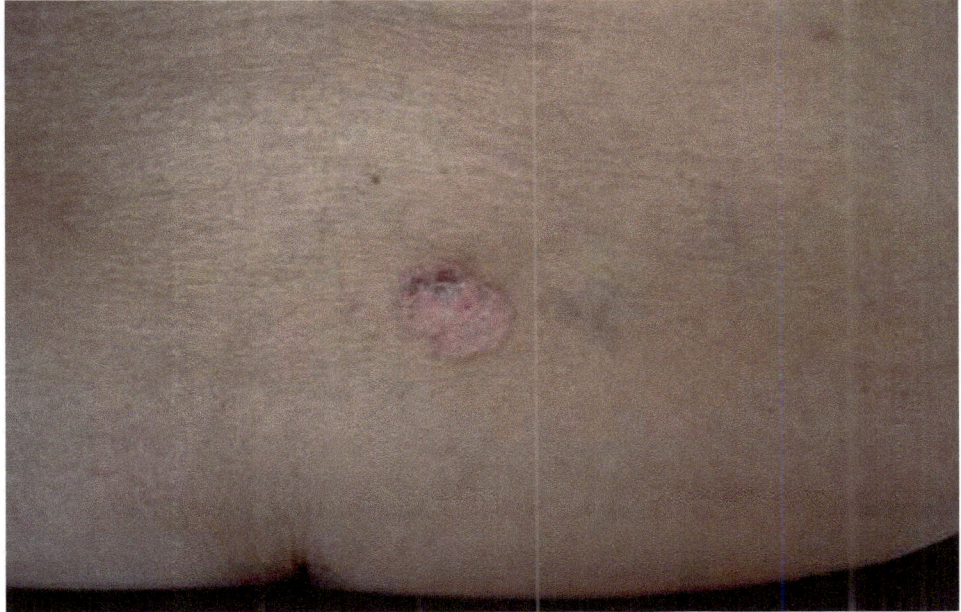

Figuur 92.1

Vragen
1. Welke diagnose stelt u?
2. Wat zijn de risicofactoren voor de afwijkingen, waarvan dit een subtype is?

Antwoorden

1. U stelt de diagnose OPPERVLAKKIG BASAALCELCARCINOOM. Een oppervlakkig basaalcelcarcinoom begint als een klein glanzend papeltje. De tumor groeit langzaam en alleen horizontaal (figuur 92.2). De laesie die daardoor ontstaat wordt meestal begrensd door een iets verheven onregelmatige glanzende rand, die overigens op sommige plaatsen afwezig kan zijn. De epidermis van het centrale gedeelte is vaak atrofisch en licht schilferend (figuur 92.3). Op diverse plaatsen in het centrum kunnen er papeltjes van tumorgroei zijn en deze zijn soms crusteus of erosief. Oppervlakkige basaalcelcarcinomen zijn soms gepigmenteerd (figuur 92.4).

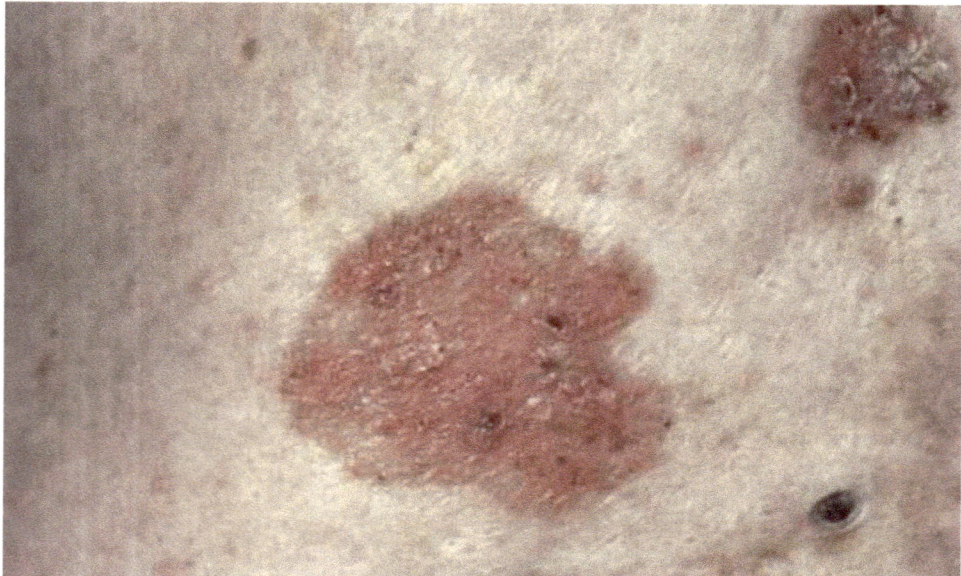

Figuur 92.2
Een oppervlakkig basaalcelcarcinoom groeit alleen horizontaal.

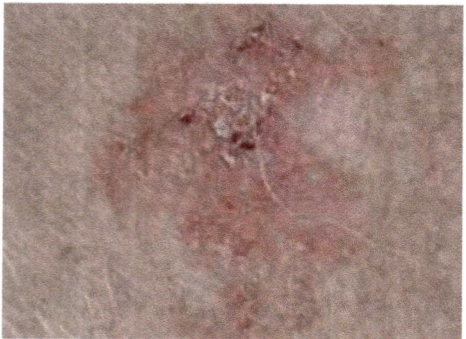

Figuur 92.3
Atrofie en schilfering. De karakteristieke rand ontbreekt geheel.

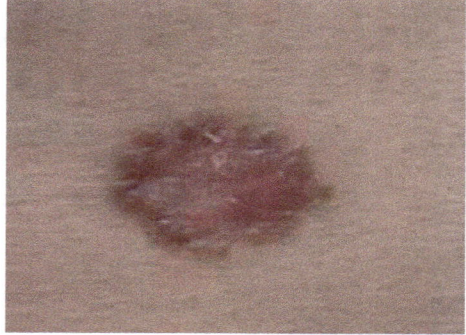

Figuur 92.4
Tumor met gepigmenteerde rand.

Op door de zon beschadigde huid (dermatoheliosis) zijn er vaak meerdere tumoren (figuur 92.5). Deze tumoren zijn klinisch soms moeilijk te onderscheiden van een eczeemplek, psoriasis of de ziekte van Bowen (plaveiselcelcarcinoom *in situ*). Wanneer de huid rond de laesie wat uitgerekt wordt, kan soms de draadvormige glanzende rand beter zichtbaar worden (figuur 92.6).

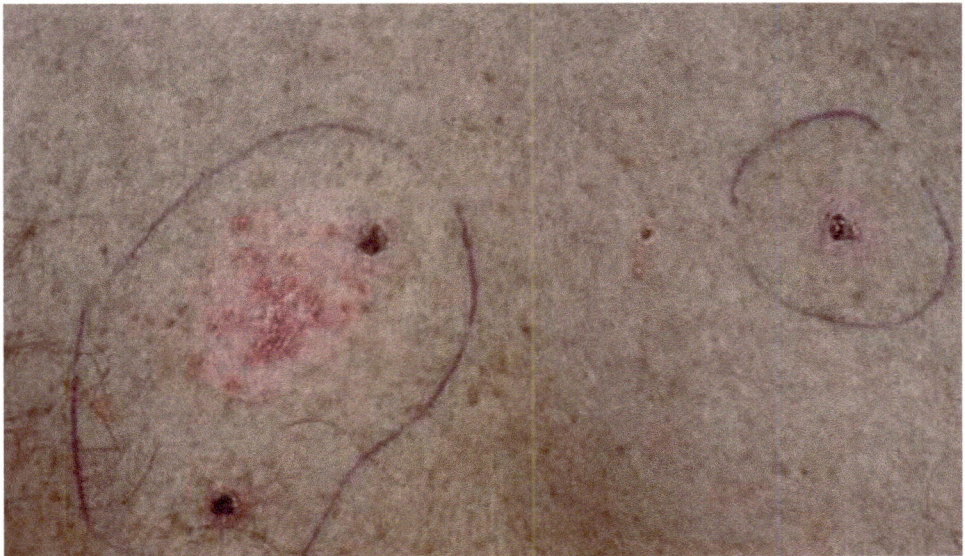

Figuur 92.5
Multipele oppervlakkige basaalcelcarcinomen met crustae.

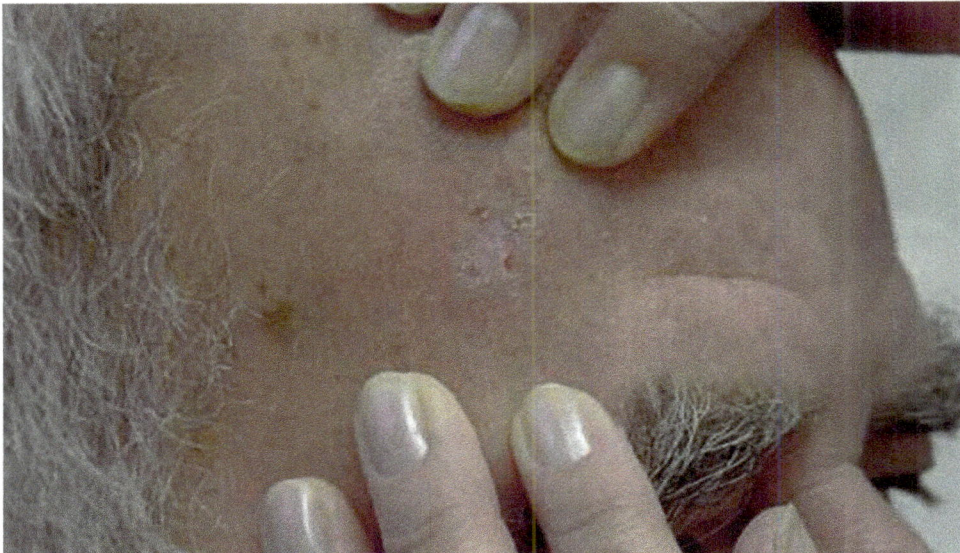

Figuur 92.6
Door uitrekken van de laesie wordt de rand beter zichtbaar.

2. Er zijn verschillende typen basaalcelcarcinoom: nodulair basaalcelcarcinoom, ulcus rodens, morphea-achtig basaalcelcarcinoom en het oppervlakkige basaalcelcarcinoom (casus 74). Ultraviolette straling speelt bij het ontstaan van basaalcelcarcinomen zeker een rol: de prevalentie van deze tumoren neemt in een populatie toe naarmate er meer expositie aan zonlicht is. Toch komt de verdeling van de tumoren niet goed overeen met de delen van de huid die het meest intensief aan zonlicht zijn blootgesteld. Zo komen ze frequent voor op de oogleden, in de neusooghoek en achter het oor, maar juist weinig op de handruggen en de dorsale zijde van de onderarmen. Waarom sommige delen van de huid (on)gevoeliger zijn voor het ontwikkelen van deze tumoren is niet bekend.

Risicofactoren voor het ontwikkelen van basaalcelcarcinomen zijn: sproeten, licht huidtype met blond of rood haar, niet snel bruin worden van de zon, een groot aantal moedervlekken en beroepen waarin men buiten werkt (vooral boeren). Ook zonnebrand op kinderleeftijd is een risicofactor; periodes van intensieve verbranding zijn grotere risicofactoren dan de totale hoeveelheid zonlicht die men in zijn leven krijgt. Een basaalcelcarcinoom kan ook ontstaan in littekens van röntgenbestraling, vaccinatie of een brandwond en in een naevus sebaceus. Bij individuen met een immuunstoornis ontwikkelen basaalcelcarcinomen zich op jongere leeftijd (<40 jaar) en gedragen de tumoren zich agressiever. Er is ook een erfelijke afwijking genaamd basalecelnaevussyndroom, waarbij honderden basaalcelcarcinomen kunnen ontstaan, soms al op zeer jonge leeftijd. In donkergekleurde rassen zijn basaalcelcarcinomen extreem zeldzaam en in oriëntaalse volkeren komen ze aanzienlijk minder frequent voor dan bij blanken.

Website
www.cbo.nl: *CBO-richtlijn Basaalcelcarcinoom.*

93

Anamnese
Een 25-jarige patiënte bezoekt uw spreekuur vanwege jeukende en branderige huidafwijkingen rond de mond en in de neusplooien, die sinds zes maanden bestaan. Ze reageren redelijk goed op de crème die ze van een vriendin heeft gekregen, maar bij staken van het gebruik daarvan komt de eruptie dadelijk weer terug.

Lichamelijk onderzoek
Rond de mond, in de nasolabiaalplooien en in mindere mate op de wangen ziet u een eruptie van kleine papeltjes en pusteltjes, soms op een erythemateuze ondergrond.

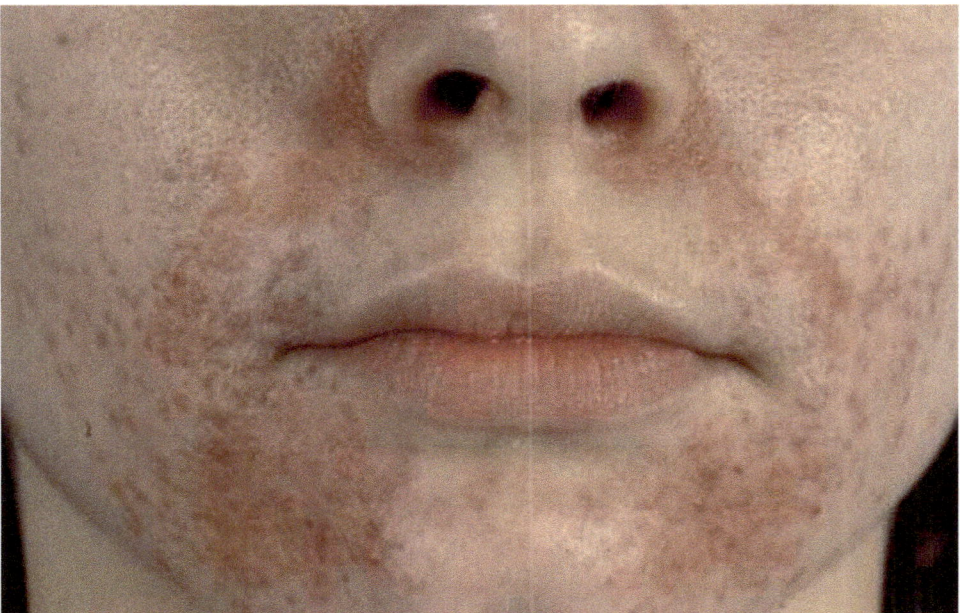

Figuur 93.1

Vragen
1. Wat voor soort crème denkt u dat patiënte van haar vriendin heeft gekregen?
2. Wat is uw waarschijnlijkheidsdiagnose?
3. Hoe onderscheidt u deze aandoening klinisch van acne vulgaris? En hoe van rosacea?
4. Welke behandeling adviseert u deze patiënte?

Antwoorden

1. Patiënte heeft een corticosteroïdenbevattende crème van haar vriendin gekregen.

2. De waarschijnlijkheidsdiagnose is DERMATITIS PERIORALIS. Dit is een aandoening die vooral gezien wordt bij jonge vrouwen. De eruptie bestaat uit kleine papeltjes en pusteltjes, soms met wat roodheid en enige schilfering. De laesies beginnen vaak in de nasolabiaalplooien en breiden zich daarna uit naar het gebied rond de mond en op de kin. De randen van de lippen zijn daarbij vrij van afwijkingen. Soms worden er ook afwijkingen gezien op de wangen, het voorhoofd en de oogleden.

De oorzaak van dermatitis perioralis is onbekend. Het lokale gebruik van corticosteroïden (dermatocorticosteroïden) is meestal een belangrijke etiologische factor. Deze kunnen zowel dermatitis perioralis veroorzaken als bestaande laesies verergeren. Ze zijn bijvoorbeeld voorgeschreven voor een triviale aandoening in het gezicht, zoals mild seborroïsch eczeem in de neusplooien. Het regelmatige gebruik ervan leidt vervolgens tot het ontstaan van de papels en pustels, die wederom behandeld worden met de crème. Dat helpt aanvankelijk wel wat, maar na het stoppen treedt weer verergering op. Dit geeft aanleiding tot min of meer continue gebruik daarvan of het voorschrijven van steeds sterkere corticosteroïdpreparaten. Dermatitis perioralis kan ook ontstaan door orale behandeling met corticosteroïden en bij patiënten die deze geneesmiddelen inhaleren (bijvoorbeeld voor astma). Langdurige toepassing van oogzalf met corticosteroïden kan een soortgelijk beeld geven rond de ogen, de zogenaamde dermatitis periocularis (figuur 93.2).

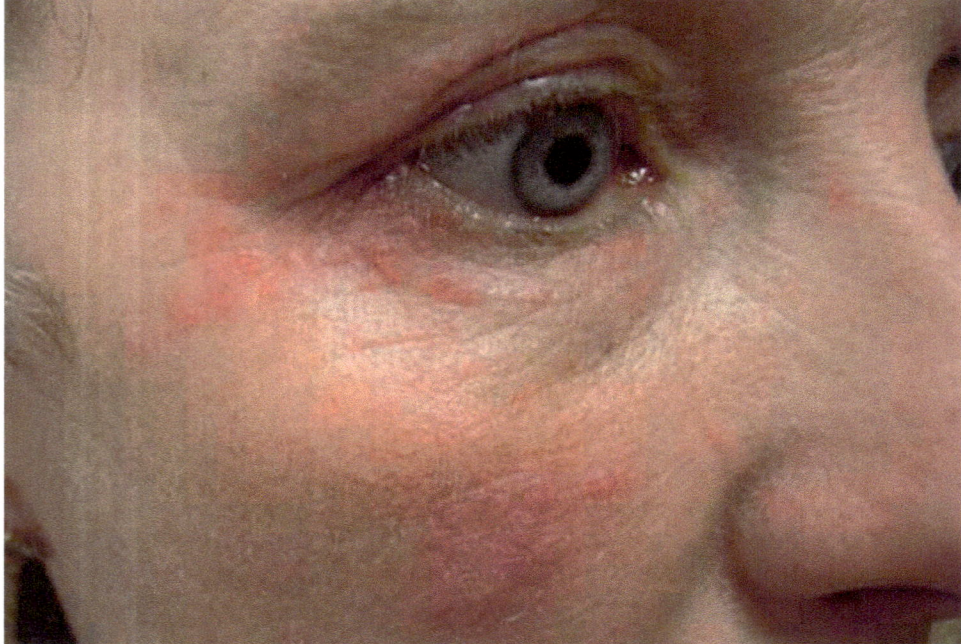

Figuur 93.2
Dermatitis periocularis.

Niet altijd is er bij patiënten met dermatitis perioralis sprake van gebruik van dermatocorticosteroïden. In deze gevallen wordt meestal geen oorzaak gevonden. Ook kan dermatitis perioralis incidenteel bij kinderen optreden, zowel bij meisjes als bij jongens.

3. Bij acne vulgaris zult u comedonen (mee-eters) zien. Rosacea wordt net als dermatitis perioralis gekenmerkt door papels en pustels, maar deze zijn doorgaans groter en meer inflammatoir. Bij rosacea zijn de wangen de voorkeurslokalisaties en zijn de patiënten wat ouder. Een belangrijk onderscheid is dat er bij rosacea – in tegenstelling tot dermatitis perioralis – meestal teleangiëctasieën zichtbaar zijn.

4. Het belangrijkste onderdeel van de behandeling is dat de patiënte stopt met het gebruik van de lokale corticosteroïden. Omdat daarna vaak snel een verergering optreedt en de patiënten weten dat zo'n exacerbatie goed reageert op het corticosteroïdpreparaat, zullen velen geneigd zijn om de behandeling te hervatten. Goede uitleg is daarom nodig om dit te voorkomen. Eventueel kan tijdelijk een zwakker corticosteroïd, zoals hydrocortisonacetaat 1%, worden gegeven. Het gebruik van cosmetica ter plekke kan tijdelijk beter gestaakt worden.

Lokale therapie met metronidazol crème 1% gedurende 8 weken of langer is meestal effectief. Dat geldt ook voor pimecrolimuscrème 1%. Eventueel kan een oraal tetracyclinepreparaat (tetracyclinehydrochloride, doxycycline) gedurende vier weken (of zonodig langer) worden voorgeschreven. Recidieven treden na afdoende therapie niet vaak op.

Notities

94

Anamnese
Een 46-jarige man komt op uw spreekuur omdat hij sinds een jaar of twee in toenemende mate last heeft van aanvallen van een rood gezicht. 'Mijn vrouw maakt er grappen over en zegt dat ik in de overgang ben, dokter.' U vraagt door en patiënt blijkt ook wisselend last te hebben van diarree en hartkloppingen. Verder vertelt patiënt gezond te zijn. Hij gebruikt met enige regelmaat acetylsalicylzuur voor hoofdpijn.

Lichamelijk onderzoek
Wanneer patiënt op uw verzoek zijn overhemd uitdoet, wordt u geconfronteerd met een uitgebreide monomorfe symmetrische eruptie van bruine vlekjes en vlakke papels op de romp. Desgevraagd vertelt patiënt dat dit er al minstens 10 jaar zit en geleidelijk iets uitbreidt. Hij heeft er weinig last van, maar soms jeukt het wat en als hij er een keer aan krabt of overheen wrijft, dan ontstaat er een 'blaasje zoals van een brandnetel'.

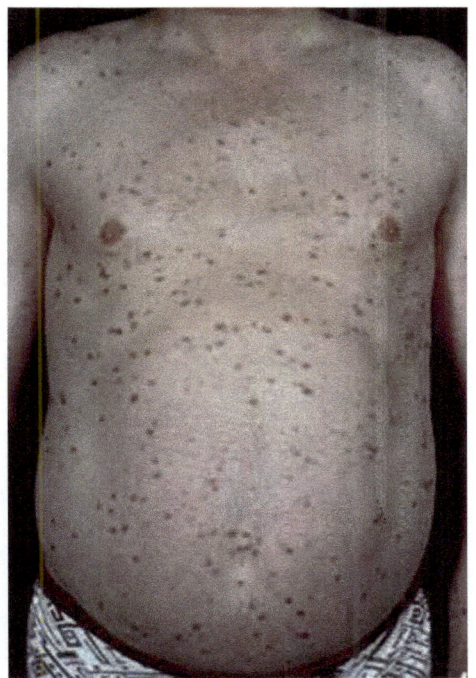

Figuur 94.1

Vragen
1. Hoe heet deze huidaandoening?
2. Kent u daarvan nog andere vormen?
3. Is er een relatie tussen de dermatose en de symptomen waarvoor patiënt uw advies vraagt?
4. Wat is de prognose?
5. Welk advies geeft u aan deze patiënt?

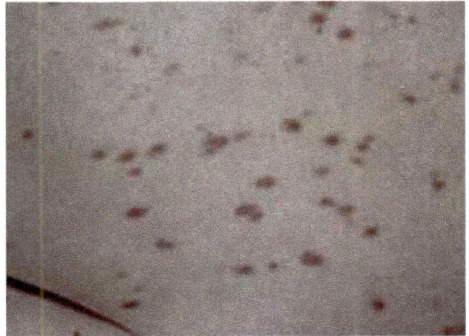

Figuur 94.2

Antwoorden

1. Deze huidaandoening heet URTICARIA PIGMENTOSA.

2. Urticaria pigmentosa is een vorm van mastocytose. Mastocytose wordt gekenmerkt door ophopingen van mestcellen, meestal in de huid en soms in andere organen, vooral het beenmerg en het maagdarmkanaal. De twee belangrijkste vormen van cutane mastocytose zijn urticaria pigmentosa en het mastocytoom.

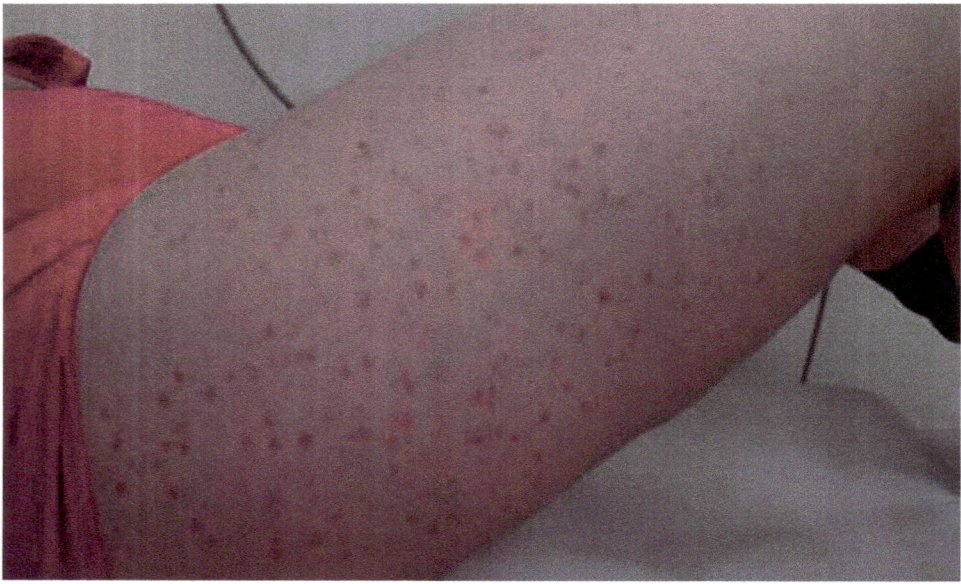

Figuur 94.3
Roodbruine vlekjes van urticaria pigmentosa bij een 12-jarig meisje.

Figuur 94.4
Urticatie door wrijven: het teken van Darier.

Urticaria pigmentosa op de kinderleeftijd ontstaat in meer dan 80 procent van de gevallen voor de leeftijd van 6 maanden. De volwassen variant begint tussen de leeftijd van 20 en 40 jaar. Er zijn bruine, lichtbruine of roodbruine maculae (figuur 94.3), maculopapels, plaques of noduli, die symmetrisch verdeeld zijn en vooral op de romp en de bovenbenen gelokaliseerd zijn, maar – met uitzondering van het gezicht, het hoofd, de handpalmen en de voetzolen – overal kunnen voorkomen. Wanneer er enkele minuten overheen gewreven wordt, ontstaat er een kwaddel door mestceldegranulatie, het zogenaamde teken van Darier (figuur 94.4).

Het mastocytoom is een solitaire mestcelophoping, die alleen voorkomt bij (jonge) kinderen. Het betreft rode, roze of gelige noduli of plaques die 3-4 cm groot kunnen worden (figuur 94.5). Het teken van Darier is doorgaans sterk positief (figuur 94.6); bij wrijving kunnen zelfs blaren optreden.

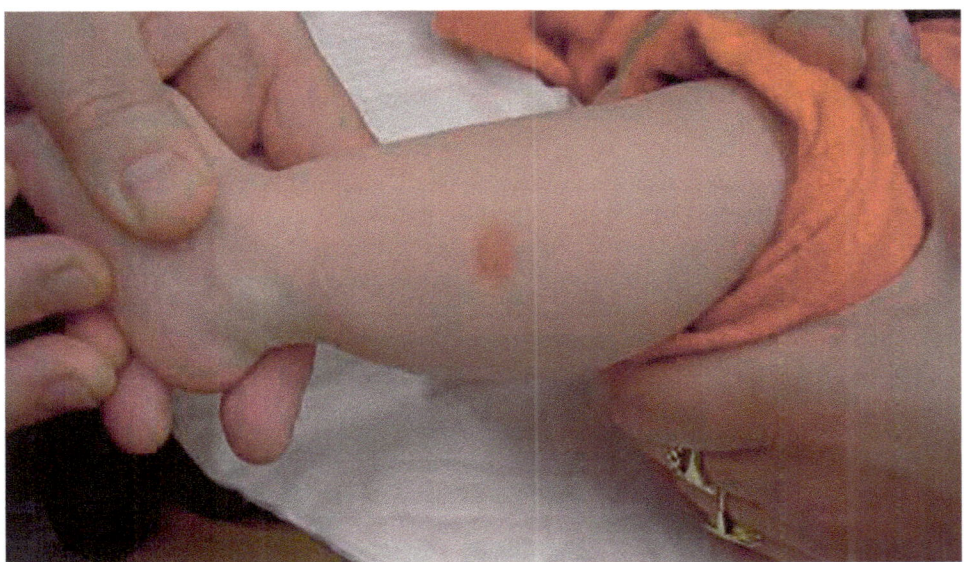

Figuur 94.5
Mastocytoom: solitaire cutane ophoping van mestcellen.

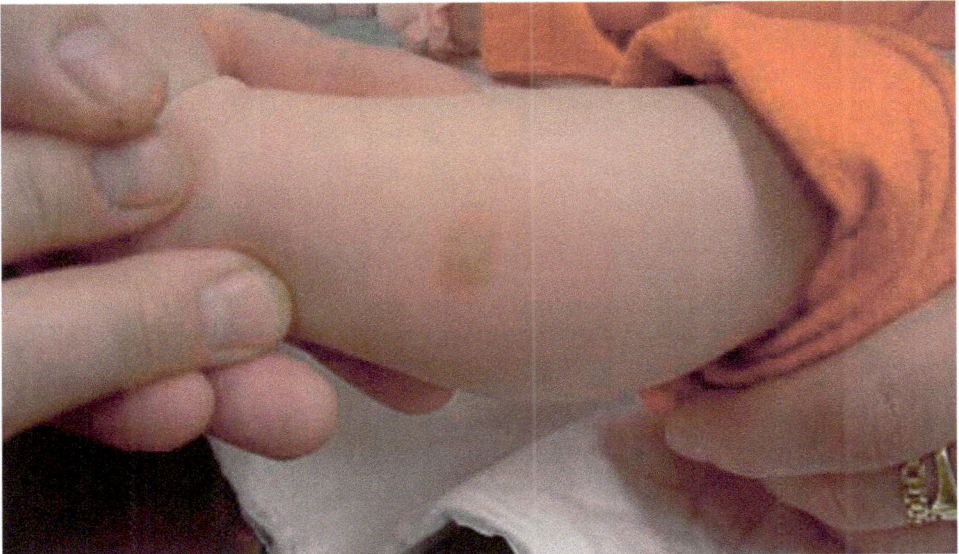

Figuur 94.6
Sterk positief teken van Darier in het mastocytoom.

3. Het is heel wel mogelijk dat er een verband bestaat tussen de huidaandoening van deze patiënt en de symptomen waarvoor hij eigenlijk kwam. Ongeveer 50 procent van de volwassen patiënten met urticaria pigmentosa heeft last van symptomen door het vrijkomen van histamine en andere vaatactieve stoffen uit mestcellen. De mate waarin dit optreedt is afhankelijk van de hoeveelheid mestcellen in het lichaam en hun neiging om te degranuleren. Meer dan de helft van de volwassenen heeft ook ophopingen in het beenmerg en eventueel andere organen (systemische mastocytose). Dit kan (maar hoeft niet altijd) aanleiding geven tot misselijkheid, overgeven, diarree, hartkloppingen, hypotensie, flauwvallen (syncope), hoofdpijn, dyspnoe, piepende ademhaling of vermoeidheid.

4. Mastocytomen verdwijnen nagenoeg altijd spontaan binnen enkele jaren. De prognose van urticaria pigmentosa is afhankelijk van de leeftijd. Wanneer de eruptie op kinderleeftijd begint, zal die in de helft van de gevallen in de adolescentie verdwenen zijn. Systemische mastocytose komt op de kinderleeftijd niet vaak voor. Bij de adulte vorm zal in 90 procent van de gevallen de eruptie persisteren. Systematisering is frequent (>60 procent), maar dit hoeft niet altijd tot symptomen van histaminerelease te leiden. Maligne degeneratie komt voor, maar is zeer zeldzaam.

5. Vanwege de toenemende symptomen van histaminevrijzetting ligt verwijzing naar de dermatoloog (en via hem/haar naar de internist) voor nadere analyse van systematisering voor de hand. U kunt patiënt in de tussentijd alvast op proef behandelen met (H1) antihistaminica. Daarnaast moeten stimuli voor mestceldegranulatie worden vermeden. Mestceldegranulatie kan gestimuleerd worden door:
− wrijven, massage, afdrogen;
− extreme temperaturen (sauna);
− alcohol;
− prostaglandinesynthetaseremmers (acetylsalicylzuur, diclofenac);
− bijen- en wespensteken;
− door IgE-gemedieerde allergische reacties (latex, schaal- en schelpdieren, vis);
− polymyxines zoals colistine;
− radiocontrastmiddelen (vooral die welke jodium bevatten);
− plasmavervangers (dextran);
− opiaten (codeïne, morfine);
− middelen voor algehele anesthesie (anticholinergica, niet-polariserende spierverslappers).

Omdat ook acetylsalicylzuur mestceldegranulatie kan stimuleren, geeft u het advies hiermee te stoppen en paracetamol te gebruiken tegen de hoofdpijn.

Vooral bijen- en wespensteken kunnen tot ernstige histaminerelease leiden, ook bij patiënten die geen IgE-gemedieerde overgevoeligheid daarvoor hebben. Daarom is het verstandig dat patiënten met mastocytose een noodset bij de hand hebben met 2 tabletten van een H1 antihistaminicum zoals clemastine of cetirizine en een dubbele set EpiPen.

95

Anamnese
Een 7-jarige jongen heeft sinds een halfjaar een 'ring rond mijn mond'. Het jeukt niet, maar schrijnt wat. Vaseline helpt wel wat, maar patiënt vindt het smeren daarmee vervelend: het is te vet en glimt zo erg.

Lichamelijk onderzoek
Bij onderzoek ziet u een dofrode maculeuze verkleuring van de huid met enige schilfering, die inderdaad de mond als een (onderbroken) ring omsluit.

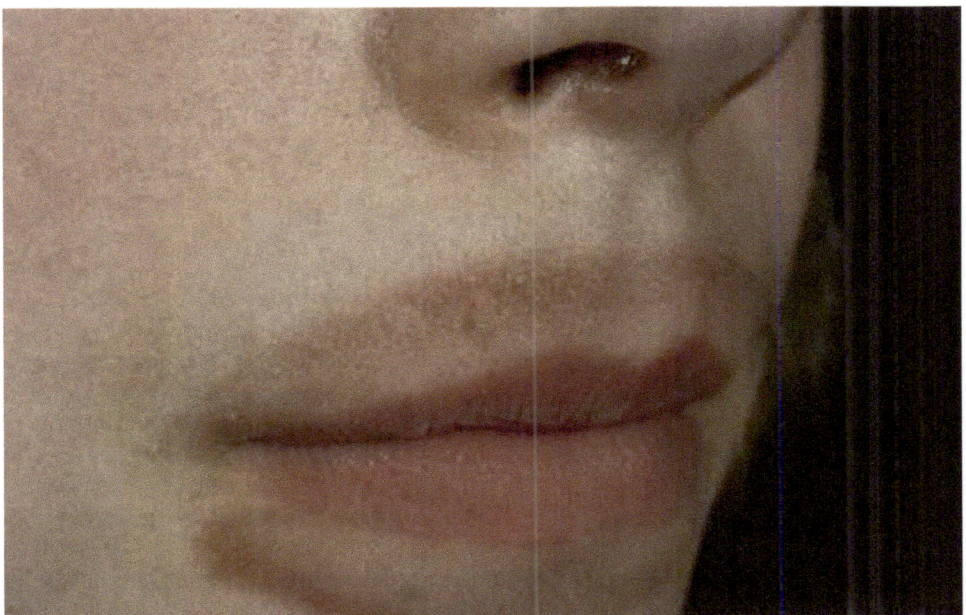

Figuur 95.1

Vragen
1. Welke vragen stelt u aan patiënt en zijn moeder?
2. Wat is uw diagnose?
3. Hoe lost u dit probleem op?

Antwoorden

1. Om te beginnen informeert u of patiënt er regelmatig aan likt met zijn tong (patiëntje: 'neen', moeder: 'ja hoor, dat zie ik hem wel regelmatig doen'). Daarnaast wilt u graag weten of hij atopisch is en vraagt dus naar het voorkomen van dauwworm, astma en hooikoorts bij patientje en zijn familie (zijn oudere broer heeft dauwworm gehad). Tenslotte vraagt u of zijn lippen schraal of pijnlijk zijn of jeuken (ja, schraal) en of hij een droge huid heeft.

2. U stelt de diagnose op ECZEEM DOOR LIKKEN. Door de continue expositie aan speeksel en de mechanische irritatie van het likken ontstaat dit ortho-ergische eczeem. Het wordt vooral gezien bij kinderen met atopisch eczeem of een atopische aanleg, omdat hun huid en lippen vaak wat droog, geïrriteerd en jeukerig zijn. Dat is de reden dat ze gaan likken. Het speeksel verzacht even, maar bij opdrogen verergert de irritatie, dus likken ze er opnieuw aan et cetera, en de patiënt komt al snel in een vicieuze cirkel terecht. Bij deze patiënt is er alleen dermatitis van de huid rond de mond. Meestal doen de lippen echter ook in het proces mee en dan spreekt men van lip-lick dermatitis (of cheilitis), waarvoor wij de Nederlandse naam eczeem van de lippen door likken voorstellen (figuur 95.2). Wanneer er kloofjes, korstjes en/of bloedinkjes zichtbaar zijn op de lippen of de huid rondom, dan is het waarschijnlijk dat de patiënt er ook nog op een andere manier aan manipuleert, bijvoorbeeld door bijten, kauwen, zuigen, trekken of knijpen.

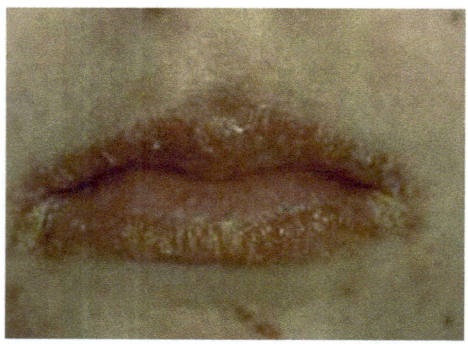

Figuur 95.2
Ernstig eczeem van de lippen door likken.

Bij volwassenen (en in voorkomende gevallen ook bij kinderen) moet men bij een dergelijk beeld nog de mogelijkheid van een contactallergie overwegen (allergische contactcheilitis), bijvoorbeeld door overgevoeligheid voor een bestanddeel van tandpasta, lippenstift (cosmetisch, verzorgend of bescherming tegen de zon) of van een lokaal geneesmiddel (zoals tegen herpes simplex).

3. Belangrijk is dat de moeder en de patiënt goed geïnformeerd worden over de aard van de aandoening en de wijze waarop deze is ontstaan en wordt onderhouden. Maak duidelijk dat zolang patiënt blijft likken het probleem zal blijven bestaan! Lokaal wordt behandeld met triamcinolonacetonide zalf 0,1% FNA (niet de crèmebasis, maar de vette zalfbasis) 2dd gedurende 14 dagen. Waarschuw dat de huid daarvan wit kan worden, maar dat dit vanzelf wegtrekt (als de vasoconstrictie erg is en lang aanhoudt kunt u hydrocortison zalf FNA geven). Tussendoor mag hij onbeperkt smeren met bijvoorbeeld cacaoboter, unguentum lanette FNA of cremor vaselini lanette FNA. Laat patiëntje na 14 dagen terugkomen; de kans is groot dat de huid er weer perfect uitziet. Daarna moet patiënt uiteraard wel de lippen en de huid rondom indifferent blijven invetten en niet weer in zijn oude gewoonte van likken terugvallen.

Anamnese

Een 43-jarige vrouw heeft een gelige verkleuring van alle nagels van de handen en de voeten. Soms zijn de nagels brokkelig en ook vallen er stukken van af. Patiënte heeft de indruk dat de nagels erg langzaam groeien. U heeft haar enkele maanden geleden gezien met oedeem van de linkerenkel, waarvoor geen oorzaak werd gevonden. Daar heeft ze nog steeds last van.

Lichamelijk onderzoek

Bij onderzoek ziet u een gelige verkleuring van de nagels, vooral distaal. De nagel van de linkerduim is brokkelig en van de linkerwijsvinger afgebroken. Ook loopt er een breuklijn door de nagel van de linker grote teen.

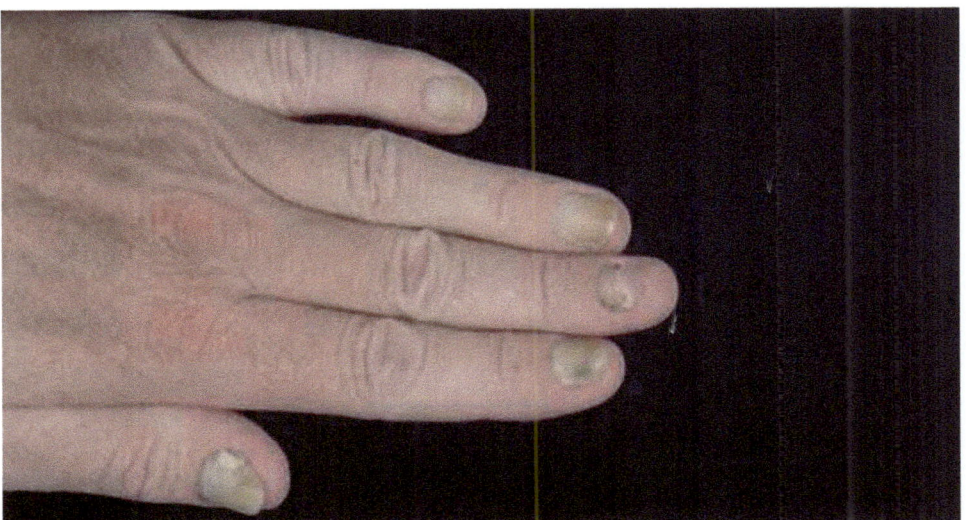

Figuur 96.1

Vraag

1. Kent u deze aandoening?

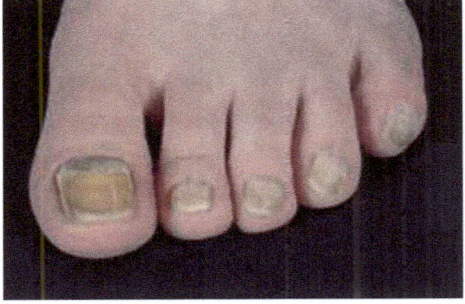

Figuur 96.2

Antwoord

1. Dit is een zeldzaam beeld dat het YELLOW-NAIL SYNDROME wordt genoemd. Deze nagelafwijking wordt gekenmerkt door een gele verkleuring van (bijna) alle 20 nagels. De gele kleur ontstaat door verdikking van de nagels. Soms is er een groenige waas zichtbaar, mogelijk door infectie van de nagelplaat (figuur 96.3). De lunulae zijn afwezig, de cuticula (het kleine stukje huid dat van onder de nagelriem over de nagelplaat heen schuift) vermindert of verdwijnt en er is een toegenomen kromming (bolling) van de nagels in zowel de lengte- als de breedterichting (figuur 96.4). Ook kan onycholyse gezien worden, eventueel gevolgd door afbreken van de nagel (figuur 96.1). De groei van de nagels is sterk verminderd (0,1-0,25 mm/week voor de nagels van de hand; normaal minimaal 0,5 mm). De oorzaak hiervan is dat het stroma van de nagelmatrix, waar de nagelplaat gevormd wordt, is vervangen door dicht bindweefsel. De nagelafwijkingen zijn meestal permanent.

Bij veel patiënten met het yellow-nail syndrome is er sprake van lymfoedeem of van een aandoening van de luchtwegen (chronisch recidiverende infecties van de luchtwegen of de sinussen met bronchiëctasieën en fibrose). Het lymfoedeem is meestal gelokaliseerd in de benen, vooral bij de enkels en ontstaat soms pas maanden na het zichtbaar worden van de nagelverkleuring. Minder vaak is er oedeem van de handen, het gezicht of gegeneraliseerd oedeem. Er kunnen anatomische afwijkingen aan de lymfevaten zijn zoals atresie, hypoplasie of varicositas. De gele verkleuring van de nagels kan een onderliggende lymfevatafwijking aan het licht brengen, maar omgekeerd ontwikkelt slechts een klein deel van de patiënten met een congenitale atresie van de lymfevaten het yellow-nail syndrome.

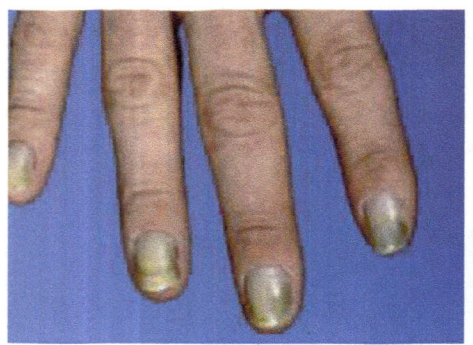

Figuur 96.3
Groenige kleur van de nagels.

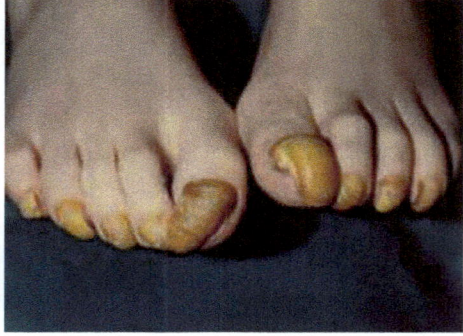

Figuur 96.4
Uitgesproken yellow-nail syndrome met diffuse gele verkleuring en toegenomen longitudinale en transversale kromming.

97

Anamnese
U wordt verzocht visite te maken bij een 17-jarig meisje, omdat ze erg ziek is en een 'gevaarlijk uitziende' uitslag op haar gezicht heeft. U kent haar al vanaf de babyleeftijd met constitutioneel eczeem. De laatste jaren had ze hoofdzakelijk nog eczeem op het gelaat. Het langdurige gebruik van corticosteroïden had een lichte hypertrichose veroorzaakt en er was ook een neiging tot atrofie van de gelaatshuid. Daarom heeft u haar twee maanden geleden tacrolimuszalf voorgeschreven, waarop ze redelijk reageert.

Lichamelijk onderzoek
Bij onderzoek ziet u een indrukwekkend en inderdaad alarmerend beeld op het gelaat, vooral rond het linkeroog en in de hals, bestaande uit roodgele blaasjes, die gedeeltelijk kapot zijn (erosies) en voor een deel indrogen met korstvorming, en uit pustels. De huid rondom het linkeroog is erythemateus en flink gezwollen. In het oog zelf ziet u geen inflammatoire veranderingen. U voelt links in de hals duidelijk vergrote lymfeklieren. Patiënte heeft een temperatuur van 38,7 °C.

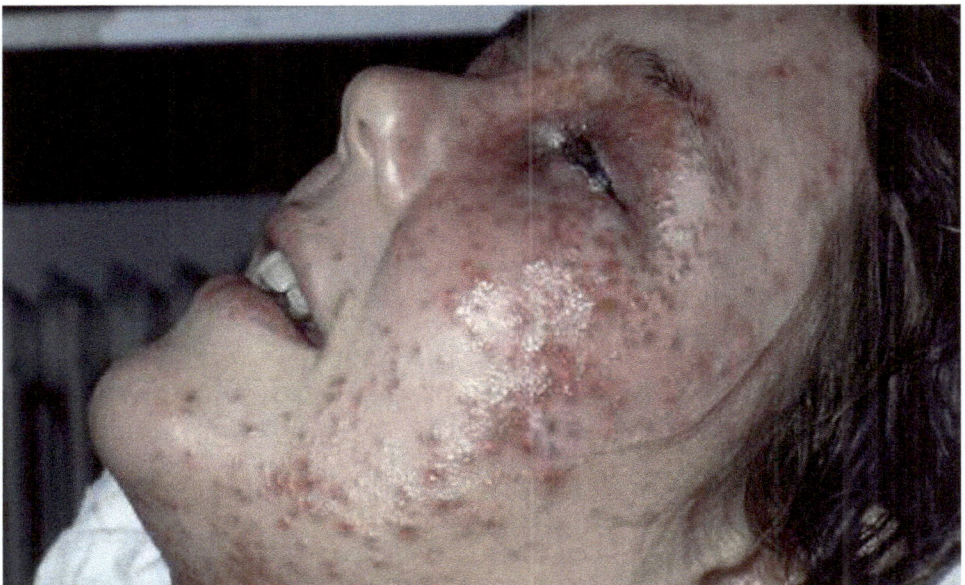

Figuur 97.1

Vragen
1. Wat wilt u nog van patiënte en haar moeder weten?
2. Wat is uw diagnose?
3. Welke behandeling stelt u voor?

Antwoorden

1. U vraagt of patiënte wel eens koortsblaasjes heeft gehad (neen) of dat iemand anders in de omgeving onlangs een koortslip had (ja, moeder laat een korstje op haar lip zien).

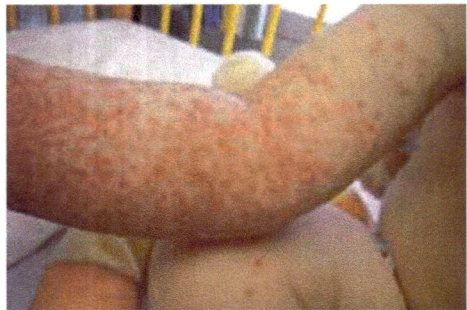

Figuur 97.2
Uitgebreid eczema herpeticum bij een kind met constitutioneel eczeem.

2. U stelt de diagnose op ECZEMA HERPETICUM. Dit is een uitgebreider dan normale cutane infectie met HSV-1 (koortsblaasjes) bij patiënten met een bestaande huidafwijking, nagenoeg altijd constitutioneel eczeem. Deze regelmatig voorkomende infectie kan beperkt van omvang zijn, maar ook zeer uitgebreid (figuur 97.2) tot zelfs gegeneraliseerd. Bij de meeste gevallen van eczema herpeticum is er sprake van een primaire herpesinfectie, die – zoals bij deze patiënte – wordt geacquireerd van een gezinslid of iemand anders uit de directe omgeving; ongeveer 20 procent van de patiënten heeft al eerder een herpes gehad. De ernstiger gevallen van eczema herpeticum (die ook wel worden aangeduid met de term Kaposi's varicelliforme eruptie) treden vooral op bij patiënten met ernstig eczeem, maar de infecties worden ook gezien bij individuen met mild of zelfs geheel rustig eczeem. Volgens sommigen predisponeert immunosuppressieve behandeling met dermatocorticosteroïden en – zoals in deze casus – tacrolimus tot eczema herpeticum.

Het beeld van eczema herpeticum – dat op elke leeftijd kan optreden maar met name bij patiënten tussen de 10-30 jaar – wordt gekenmerkt door het gedurende 5-7 dagen aanvalsgewijs optreden van groepen blaasjes die snel pustuleus worden en soms hemorragisch. Veelal ontstaan hieruit monomorfe erosies, waarbij aan de randen van de erupties dan nog intacte blaasjes of pustels te zien zijn. Het gezicht is vaak fors oedemateus, vooral het losmazige bindweefsel rond de ogen. Na 2-3 dagen worden de patiënten ziek met (hoge) koorts. De regionale lymfeklieren zijn vergroot. Na een dag of 5 neemt de koorts weer af en drogen de blaasjes en pustels in tot crustae. Deze – en de erosies – genezen langzaam, meestal zonder of met zeer geringe permanente littekens. In uitzonderlijke gevallen treedt een levensbedreigend gegeneraliseerd eczema herpeticum op. Recidieven zijn niet zeldzaam maar doorgaans milder dan de primaire eruptie. Een uitgebreide herpes simplex infectie van de huid kan ook gezien worden na een trauma of cosmetische procedures aan het gezicht, zoals een brandwond, dermabrasie of lasertherapie.

3. Beperkte erupties van eczema herpeticum genezen vanzelf. Vanwege de uitgebreidheid van deze aandoening en de lokalisatie zo dicht rondom het linkeroog stelt u een orale kuur met het antivirale middel aciclovir voor (famciclovir en valaciclovir zijn voor deze indicatie niet geregistreerd). Om zomogelijk te voorkomen dat het oog geïnfecteerd raakt, schrijft u ook aciclovir oogzalf voor. Uiteraard waarschuwt u dat deze aandoening voor anderen besmettelijk is en dat patiënte erop moet letten dat ze het virus niet per ongeluk verspreidt naar andere delen van haar lichaam.

98

Anamnese
Een meisje van 8 jaar heeft in 2 weken tijd een zwelling ontwikkeld van haar linkeroorlel, waar ze geen last van heeft. Patiënte is goed gezond en gebruikt geen medicijnen.

Lichamelijk onderzoek
Bij onderzoek ziet u een gladde zwelling van de linkeroorlel en de onderste helft van de helix met een roodachtige livide kleur.

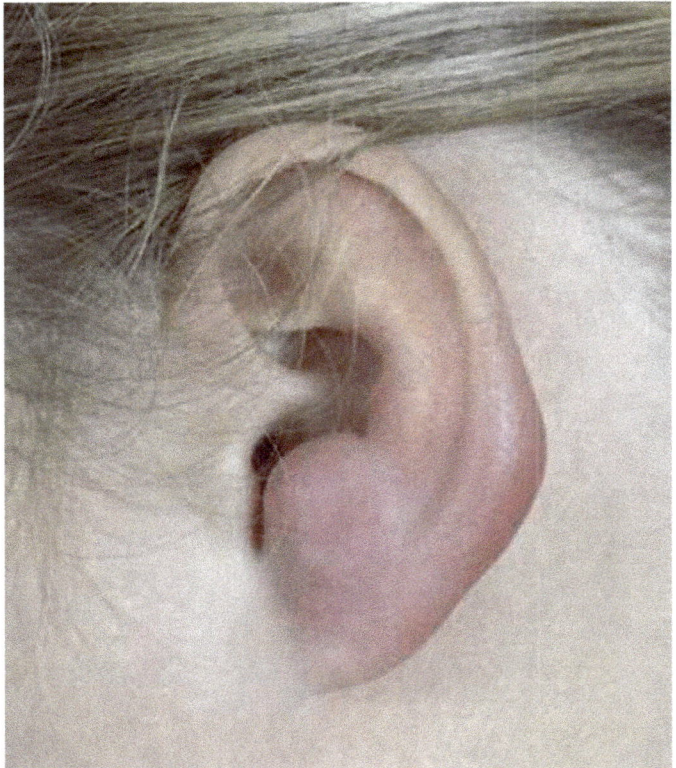

Figuur 98.1

Vragen
1. Welke vragen stelt u?
2. Heeft u een diagnose op dit beeld?
3. Vraagt u laboratoriumonderzoek aan?
4. Hoe behandelt u deze aandoening?

Antwoorden

1. U vraagt of patiëntje op die plaats of in de buurt van het oor is gebeten door een teek (ja) en of ze een rode groter wordende ring heeft (gehad) op de huid (neen).

2. U stelt de diagnose BORRELIA-LYMFOCYTOOM. Deze goedaardige zwelling wordt veroorzaakt door een infectie met *Borrelia burgdorferi*, de spirocheet die verantwoordelijk is voor de ziekte Lyme-borreliose. In het merendeel van de gevallen ontwikkelt zich bij Lyme-borreliose de welbekende zich naar perifeer uitbreidende rode ring, het erythema migrans (casus 50), maar in 2-3 procent van de gevallen uit het zich als een Borrelia-lymfocytoom. Deze aandoening, die ook vaak lymphocytoma cutis wordt genoemd, wordt gekenmerkt door een of meer gladde blauwrode pijnloze noduli of plaques van één tot enkele centimeters groot. Er zijn twee duidelijke voorkeurslokalisaties: de oorlel (figuur 98.2) en helix bij kinderen en de tepelhof bij volwassenen (figuur 98.3 en 98.4). Op de tepel kan de blauwrode kleur ontbreken zodat de tepel alleen verdikt en drukpijnlijk is en vast aanvoelt (figuur 98.5).

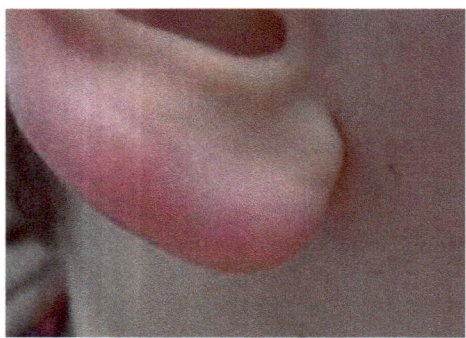

Figuur 98.2
De oorlel, klassieke lokalisatie van het Borrelia-lymfocytoom bij kinderen.

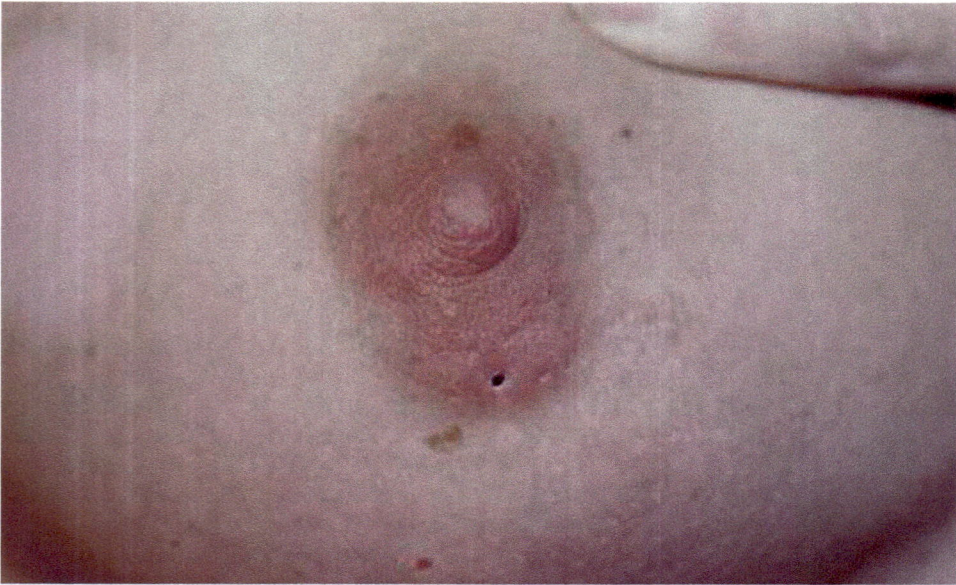

Figuur 98.3
Lymfocytoom op de tepelhof.

Andere lokalisaties zijn de neus, het scrotum (figuur 98.6), de schouders en de bovenarm. Tachtig procent van de patiënten weet zich een tekenbeet te herinneren op de plaats van of op enige afstand van het lymfocytoom. Dat kan al vele maanden geleden zijn. In een kwart tot de helft van de gevallen is een erythema migrans voorafgegaan of nog aanwezig op het moment van het onderzoek. Neuroborreliose en artritis zijn bij enkele patiënten met het lymfocytoom gelijktijdig aanwezig.

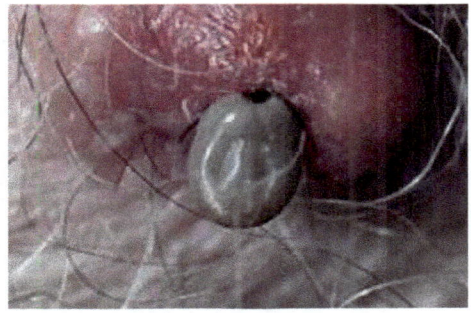

Figuur 98.4
De teek *Ixodes ricinus* bijt zich vast in een tepel.

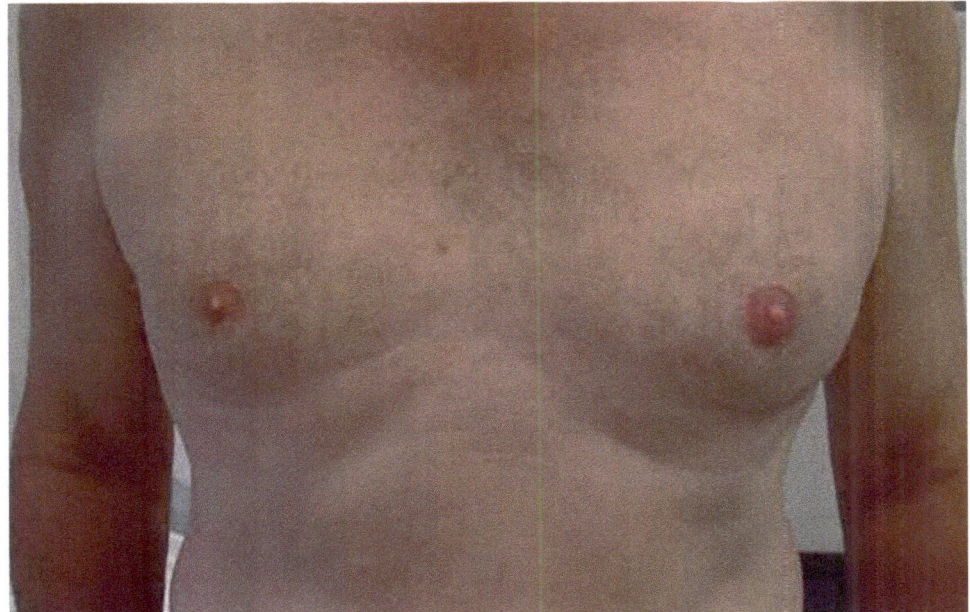

Figuur 98.5
Drukpijnlijke zwelling van de linkertepel en areola.

3. Wanneer patiënte – zoals in dit geval – weet dat ze gebeten is door een teek, mag de diagnose op grond van het karakteristieke beeld en de anamnese gesteld worden en is bevestiging door het aantonen van een positieve Borrelia-serologie niet nodig. Dat geldt ook wanneer de patiënt een erythema migrans heeft gehad of nog heeft in de buurt van de voor Borrelia-lymfocytoom verdachte afwijking, of andere manifestaties van Lymeborreliose aanwezig zijn. Is dit niet het geval, dan kan de Borrelia-serologie aangevraagd worden; in 70 procent van de gevallen zullen tegen *Borrelia burgdorferi* gerichte antistoffen aanwezig zijn.

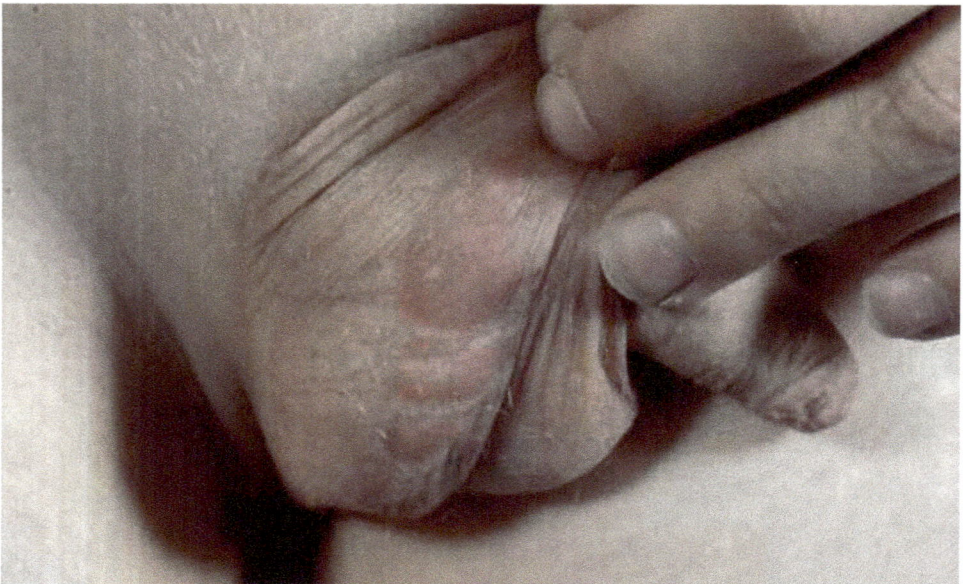

Figuur 98.6
Borrelia-lymfocytoom op het scrotum.

4. Een Borrelia-lymfocytoom wordt volgens de *CBO-richtlijn Lyme-borreliose* behandeld met doxycycline 2dd 100 mg gedurende 10 dagen. Dat kan bij dit patientje echter niet, omdat ze jonger is dan 9 jaar, een contra-indicatie voor tetracyclines. U schrijft derhalve amoxicilline 3dd 250 mg (of beter nog 30 mg/kg) gedurende 14 dagen voor. Overigens verdwijnen Borrelia-lymfocytomen onbehandeld na een aantal maanden ook spontaan.

Website
www.cbo.nl: *CBO-richtlijn Lyme-borreliose.*

99

Anamnese
Een 14-jarig meisje heeft al een halfjaar 'kleine bobbeltjes' rond de mond. De laatste 2 weken zijn er opeens veel bijgekomen en ze jeuken nu, wat eerder niet het geval was.

Lichamelijk onderzoek
Bij onderzoek ziet u op het gezicht en vooral rond de mond een groot aantal bruingele vlakke papeltjes en er is enig erytheem.

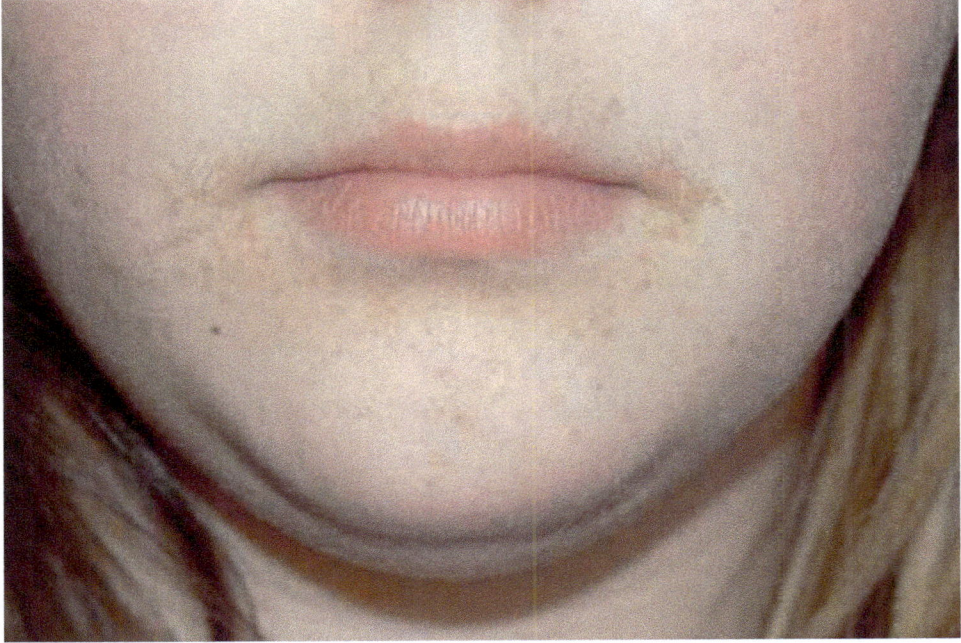

Figuur 99.1

Vragen
1. Wat is uw diagnose?
2. Welke behandeling stelt u voor?

Antwoorden

1. U herkent dit beeld direct als VERRUCAE PLANAE (platte wratten). Omdat deze vooral voorkomen bij kinderen en adolescenten worden ze ook vaak verrucae planae juveniles genoemd. Ze worden – net als 'gewone' wratten – veroorzaakt door het humane papillomavirus (HPV), vooral van de subtypen HPV-3 en HPV-10. Het zijn gladde, vlakke, lichtverheven ronde of polygonale huidkleurige tot geelbruine papeltjes. De grootte varieert van 1-5 mm en het aantal van enkele tot vele honderden. De voorkeurslokalisaties voor platte wratten zijn het gelaat (vooral bij kinderen), de handruggen (vooral bij volwassenen, figuur 99.2) en de knieën en scheenbenen. Soms groeien ze aan elkaar tot grotere plaques of – karakteristiek voor verrucae planae – een lineaire laesie in een krabwondje (figuur 99.3) (pseudoköbnerfenomeen door auto-inoculatie).

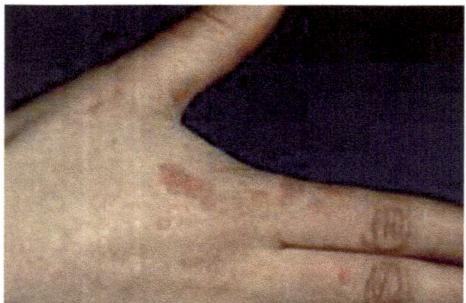 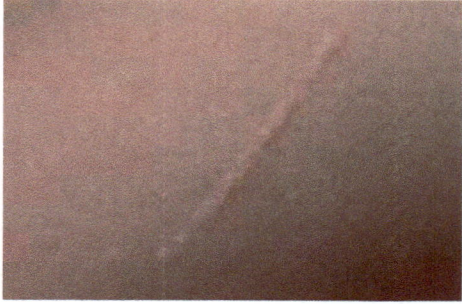

Figuur 99.2
Multipele platte wratjes op de handrug en de vingers.

Figuur 99.3
Lineaire laesie in een krabwondje.

2. Net als gewone wratten zullen verrucae planae na verloop van tijd vanzelf verdwijnen. Dit wordt vaak vooraf gegaan door ontsteking van de wratjes met jeuk, roodheid en zwelling van de verrucae. Ook lijken er dan opeens veel nieuwe bij te komen, maar dat zijn door de immuunreactie opgezwollen wratjes die al wel aanwezig waren, maar eerder niet opgemerkt zijn. Gelet op de anamnese is het zeer wel mogelijk dat bij deze patiënte dit proces al in gang gezet is. U legt dit uit en adviseert om even aan te zien of de wratten inderdaad vanzelf verdwijnen. Mocht dat niet het geval zijn, dan kunt u tretinoïne crème 0,05% 1-2dd voorschrijven (begin met 1dd). Er moet rekening mee gehouden worden dat dit wel flinke irritatie kan geven, hetgeen overigens de kans op therapeutisch succes zal vergroten. Vaak zijn er teveel laesies voor cryotherapie en cauterisatie is riskant vanwege mogelijke littekenvorming.

100

Anamnese
Een 32-jarige vrouw komt vanwege een huidafwijking op haar buik. Zij denkt dat het komt van de warmwaterkruik, die zij tijdens haar menstruaties enkele malen per dag gedurende een half uur op haar buik aanbrengt vanwege heftige pijn en krampen.

Lichamelijk onderzoek
Bij onderzoek ziet u een vaag beeld van erytheem in een netwerkconfiguratie (reticulum) op de buik. De huid rond de navel is slap en er zijn nog wat striae van haar graviditeit van een jaar geleden.

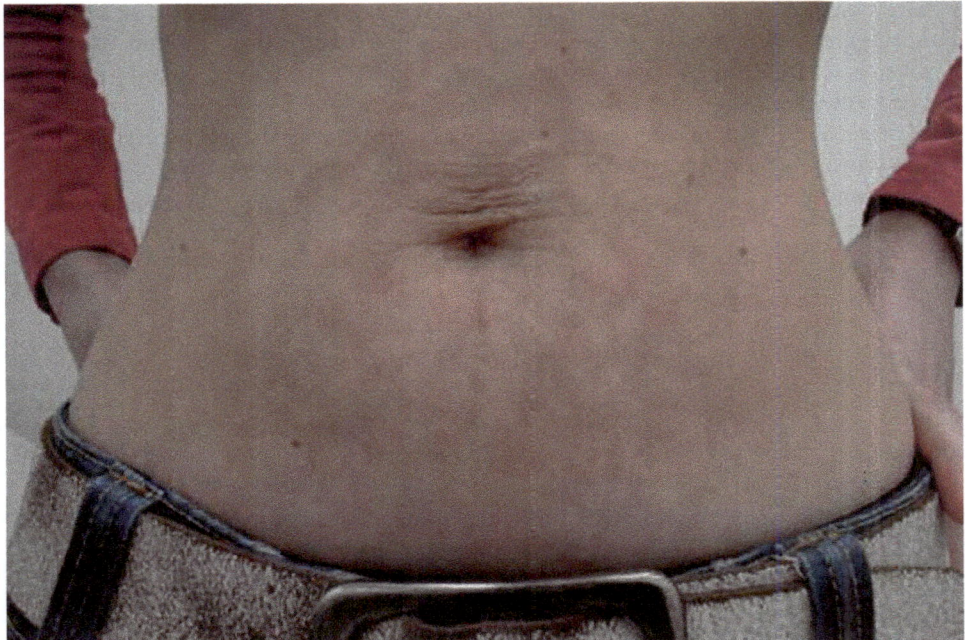

Figuur 100.1

Vragen
1. Bent u het met patiëntes diagnose eens?
2. Welke medische term geeft u aan deze eruptie?
3. Is er een effectieve behandeling?
4. Kent u nog een andere reticulaire aandoening van de huid?

Antwoorden

1. Ja, patiëntes veronderstelling dat deze uitslag veroorzaakt wordt door haar gewoonte om tijdens menstruele periodes enkele malen per dag een warmwaterkruik op de buik aan te brengen is correct.

2. Patiënte heeft een vroeg stadium van ERYTHEMA AB IGNE, wat vanuit het Latijn vertaald kan worden als roodheid door vuur. Erythema ab igne is het gevolg van langdurige of herhaalde expositie aan infraroodstraling (warmte) op de huid. Het kan beschouwd worden als een milde selectieve verbrandingsreactie van de meest kwetsbare delen van de huid aan het einde van het cutane vasculaire netwerk.

De vroegste verandering van expositie aan warmtestraling is een vaag reticulair patroon van erytheem, dat vanzelf weer verdwijnt. Herhaalde blootstelling aan warmte leidt tot een duidelijker roodheid, waarbij er aanzienlijke ontstekingsverschijnselen kunnen zijn, soms zelfs met blaren. Later ontstaat het voor deze aandoening zo kenmerkende beeld van reticulaire pigmentatie (figuur 100.2), eventueel met hyperkeratose. Bij nauwkeurige inspectie kunnen er vaak teleangiëctasieën gevonden worden en atrofie van de opperhuid. In ernstige gevallen is er vaak diffuse pigmentatie met keratose en atrofie, waarbij het karakteristieke netwerk alleen nog aan de randen te zien is (figuur 100.3).

De pigmentatie blijft maanden tot soms jaren aanwezig. In zeer langdurig bestaande laesies is incidenteel de ontwikkeling van maligniteiten, vooral plaveiselcelcarcinomen, waargenomen.

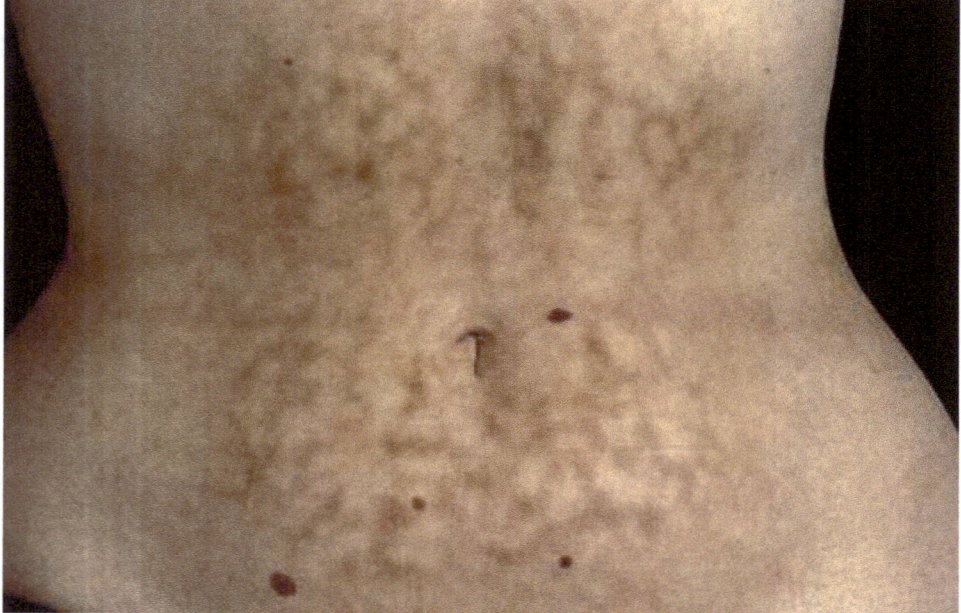

Figuur 100.2
Erythema ab igne: klassieke reticulaire pigmentatie.

Erythema ab igne kan op elke leeftijd en overal op het lichaam optreden wanneer warmte op de huid wordt aangebracht voor opwarming, vermindering van pijn of door werkomstandigheden. Vroeger werd het veel gezien op de scheenbenen bij vrouwen die de gewoonte hadden om met hun benen heel dicht bij de kachel of bij een open vuur te zitten. Sinds de introductie van de centrale verwarming is de aandoening veel minder frequent geworden, maar ouderen die de gewoonte hebben om 's avonds met een hete kruik voor de benen naar bed te gaan kunnen nog erythema ab igne ontwikkelen. Ook de autoverwarming kan bij vrouwen de oorzaak zijn, wanneer de hete luchtstraal gericht is op de benen. Verder zijn verwarmingselementen en warmwaterkruiken die worden aangebracht voor vermindering van pijn in de buik of chronische rugpijn soms verantwoordelijk. Daarnaast kan erythema ab igne een beroepsdermatose zijn, bijvoorbeeld bij bakkers en arbeiders in metaalgieterijen. Een moderne oorzaak van de afwijking op de bovenbenen is de laptop die sommige vrouwen bij het typen op hun bovenbenen hebben. Bij oudere vrouwen die in een huis zonder centrale verwarming wonen en erythema ab igne van de benen hebben moet de mogelijkheid van hypothyreoïdie (waardoor ze het koud hebben) overwogen worden.

3. Er is geen effectieve behandeling, het beloop zal moeten worden afgewacht. Patiënte was zelf al gestopt met het aanbrengen van de warmwaterkruik.

4. Een andere reticulaire eruptie is livedo reticularis. Dit is een voorbijgaande reactie op kou, waarbij constrictie van de arteriolen en dilatatie van de venen in de diepe dermale vaatplexus optreden, leidend tot de cyanotische netvormige verkleuring. Bij opwarming verdwijnt het karakteristieke netwerk weer. Vanwege zijn gelijkenis met geaderd marmer wordt het beeld ook wel cutis marmorata genoemd (figuur 100.4 en casus 24).

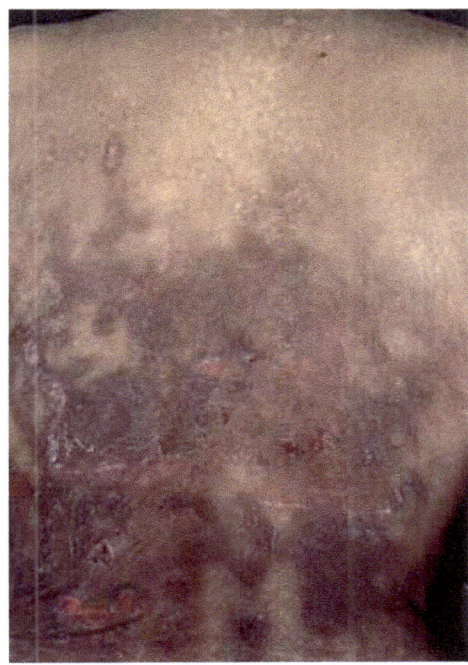

Figuur 100.3
Zeer uitgebreide eruptie met alleen aan de randen nog een reticulum.

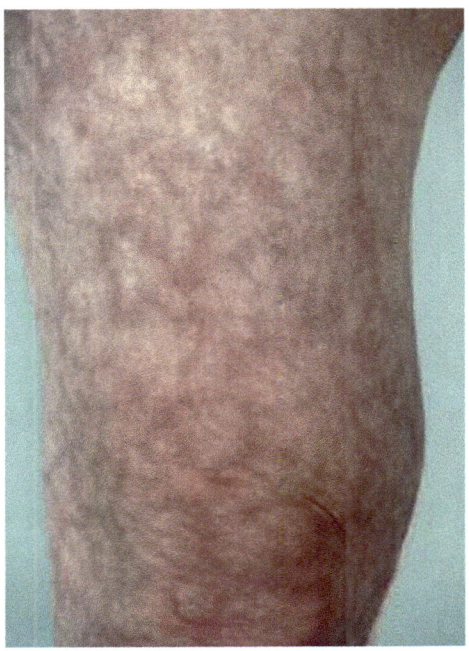

Figuur 100.4
Livedo reticularis: geen pigmentatie, maar een blauwrood vasculair reticulum.

Notities

101

Anamnese
Een 62-jarige man vertelt dat zijn nagels steeds boller worden en zijn vingertoppen steeds dikker.

Lichamelijk onderzoek
Bij onderzoek ziet u inderdaad bolle nagels van alle 10 vingers en een verdikking van de distale falangen.

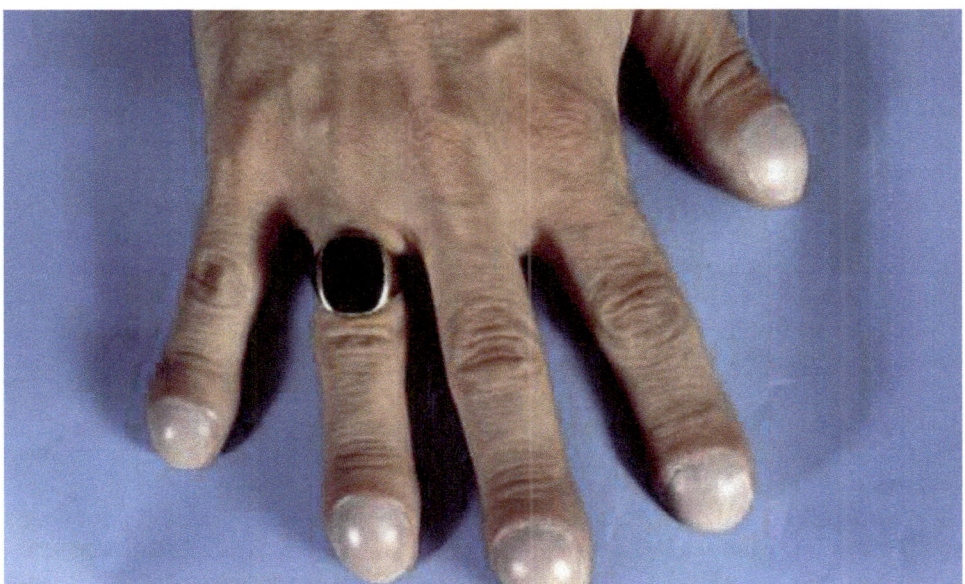

Figuur 101.1

Vragen
1. Hoe heet dit zeer karakteristieke beeld?
2. Wat is de bekendste oorzaak?
3. Kent u ook andere aandoeningen die hiervoor verantwoordelijk kunnen zijn?

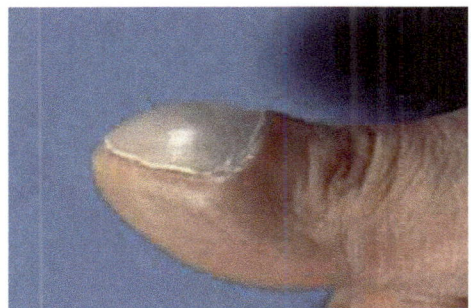

Figuur 101.2

Antwoorden

1. Dit zijn TROMMELSTOKVINGERS. De nagels worden horlogeglasnagels genoemd. Dit fenomeen, dat in het Engels 'clubbing' wordt genoemd, werd al door Hippocrates beschreven bij patiënten met empyeem. Het wordt ten eerste gekenmerkt door toename van de bolling van de nagels, zowel in de lengte- als in de breedterichting en ten tweede door het groter worden van de vingertoppen door hypertrofie van zacht weefsel in de distale falangen.

De verandering in de vorm van de nagel treedt meestal geleidelijk op en is pijnloos. Het ontstaat door toename van vascularisatie in de nagelmatrices, waar de nagelplaat gevormd wordt. Dit is ook verantwoordelijk voor een vroeg fenomeen van clubbing, namelijk een abnormale beweeglijkheid van de basis van de nagel. Die kan een beetje naar voren en achteren bewogen worden, alsof de nagel op een oedemateus kussentje drijft. Niet zelden is er lokale cyanose zichtbaar. Soms begint clubbing in één hand, maar uiteindelijk zijn alle vingers en nagels in het proces betrokken.

2. In 80 procent van de gevallen is er sprake van een afwijking van de longen, die meestal aanleiding geeft tot hypoxie. Tot de verantwoordelijke bronchopulmonale aandoeningen behoren bronchiëctasieën, abcessen en cysten, emfyseem, chronische stuwing door rechtsdecompensatie, sarcoïdose, astma bij kinderen en infecties. Daarnaast kunnen tumoren in de thorax een rol spelen, zoals primair of metastatisch longcarcinoom, tumoren van pleura of mediastinum, ziekte van Hodgkin en lymfomen. In het geval van maligne tumoren kan clubbing gepaard gaan met hypertrofie van de armen en benen (net zoals bij acromegalie), pijnlijke artropathie van de grote gewrichten van de benen en perifere neurovasculaire afwijkingen zoals cyanose en paresthesieën. Dit syndroom wordt hypertrofische pulmonale osteoartropathie genoemd.

3. Een groot aantal aandoeningen is beschreven in associatie met trommelstokvingers, zoals cardiovasculaire afwijkingen (decompensatio cordis, Raynaud-fenomeen), MDL-afwijkingen (kanker, colitis ulcerosa, actieve chronische hepatitis, cirrose) en hematologische ziekten (polycytemie). Daarnaast zijn er zijn erfelijke en congenitale vormen van clubbing bekend, soms als syndromen in associatie met andere anomalieën. Tenslotte kan de aandoening idiopathisch voorkomen, i.e. dat geen onderliggende oorzaak gevonden kan worden.

Anamnese
Een 17-jarige jongen heeft een kale plek op zijn hoofd. Het zit er eigenlijk al vanaf de geboorte, maar nu wordt het oppervlak wat ruwer

Lichamelijk onderzoek
U ziet een min of meer lineaire kale plek van 7 x 2,5 cm. Daarin bevindt zich een licht verheven plaque met een rozegele kleur met wat kleine papillomateuze uitstulpingen.

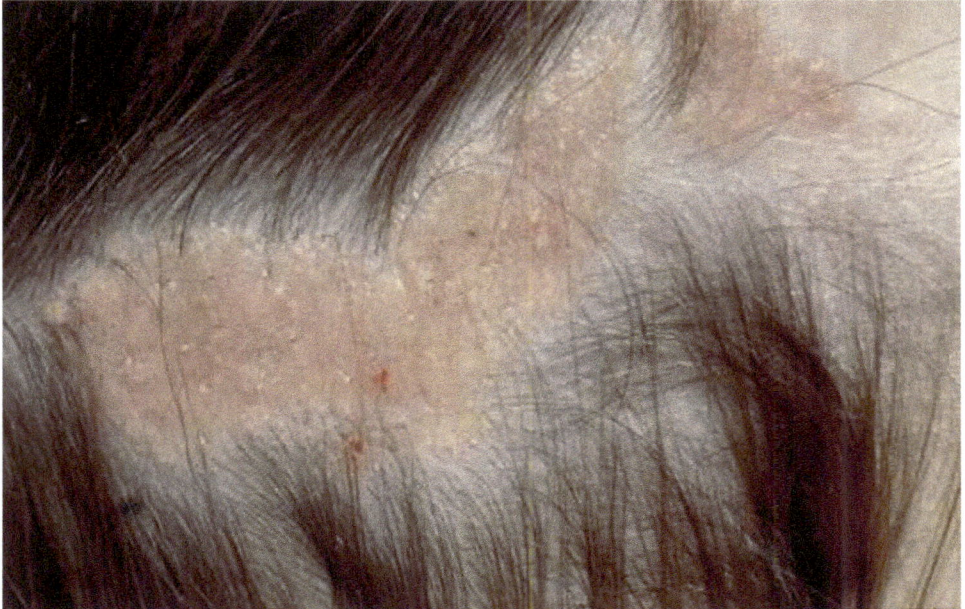

Figuur 102.1

Vragen
1. Welke diagnose stelt u?
2. Heeft deze afwijking alleen cosmetische implicaties?
3. Wat is uw advies aan deze patiënt?

Antwoorden

1. U stelt de diagnose NAEVUS SEBACEUS. Dit is een epidermaal hamartoom (een aangeboren afwijking in de huid met een abnormale verhouding van de normale componenten daarvan) dat hoofdzakelijk bestaat uit talgklieren. Hamartomen komen voor bij 1 op de 350 neonaten. Naevi sebacei worden gekenmerkt door omschreven, licht verheven, paarsige, gele, oranje of bruine plaques met een glad of fluweelachtig oppervlak. De laesies kunnen rond zijn, ovaal of lineair met een lengte van kleiner dan 1 tot meer dan 10 cm. Doorgaans is een naevus sebaceus solitair. De meeste naevi sebacei zijn gelokaliseerd in het hoofd-halsgebied, vooral op het behaarde hoofd, het gebied rond de oren, op de slapen en in het centrale deel van het gelaat. Naevi sebacei op het behaarde hoofd hebben geen haren en de meeste (ouders van) patiënten komen vanwege de kale plek (figuur 102.2). In de periode na de geboorte vallen ze over het algemeen weinig op en veranderen niet tot in de puberteit, wanneer ze dikker en meer verheven worden. Dat is de reden dat – zoals ook in deze casus – patiënten vaak op die leeftijd op het spreekuur komen. Geleidelijk aan worden de naevi op volwassen leeftijd meer nodulair.

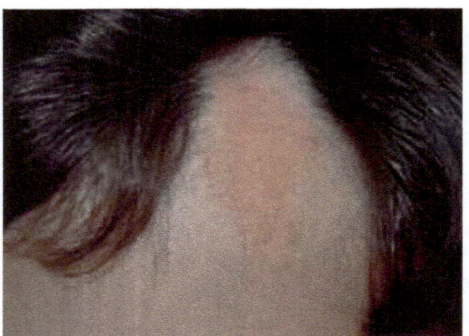

Figuur 102.2
Vlakke naevus sebaceus met grote kale plek.

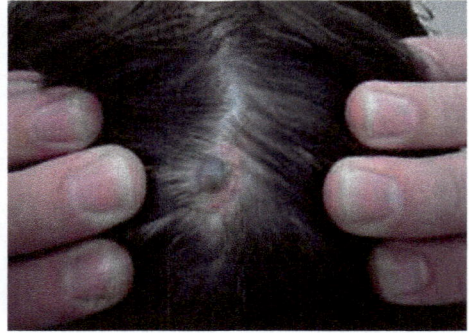

Figuur 102.3
Goedaardig trichoblastoom in een naevus sebaceus.

2. In een naevus sebaceus kunnen maligne tumoren ontstaan. De kans daarop is niet exact bekend, men schat dat het risico daarop <5 procent bedraagt. De meest voorkomende maligniteiten zijn basaalcelcarcinomen. Hun frequentie is in het verleden echter overschat door verwarring met andere – goedaardige – tumoren zoals trichoblastomen (figuur 102.3). Andere mogelijke maligniteiten die in een naevus sebaceus kunnen optreden zijn plaveiselcelcarcinoom en carcinomen van talgklieren en van apocriene origine. Het merendeel van deze tumoren is weinig agressief. Meestal doet een dergelijke maligne ontaarding zich op middelbare leeftijd voor, maar incidenteel in de puberteit of zelfs op kinderleeftijd.

3. Een naevus sebaceus van deze grootte bij een patiënt van deze leeftijd of ouder kan uitstekend behandeld worden met excisie en primair sluiten van de wond. Het cosmetische probleem is dan opgelost en de patiënt hoeft zich geen zorgen te maken over het op termijn ontstaan van een maligniteit. U verwijst patiënt naar de (plastisch) chirurg.

103

Anamnese
U kent de jongen tegenover u al van jongs af aan met ernstig constitutioneel eczeem. Nu heeft hij allemaal korsten rond zijn mond, volgens zijn ouders zijn dit koortsblaasjes. Het kind is er niet ziek bij.

Lichamelijk onderzoek
Bij onderzoek ziet u – naast het bekende eczeem – een uitgebreide eruptie van bruinrode crustae rond de mond en op het linkerbovenooglid.

Vragen
1. Welke diagnose stelt u?
2. Welke twee vormen van deze aandoening kent u en waardoor worden ze veroorzaakt?
3. Wie worden vooral getroffen door deze aandoening en hoe frequent of zeldzaam is het beeld?
4. Kunnen bij deze oppervlakkige dermatose complicaties optreden?
5. Welke adviezen geeft u?

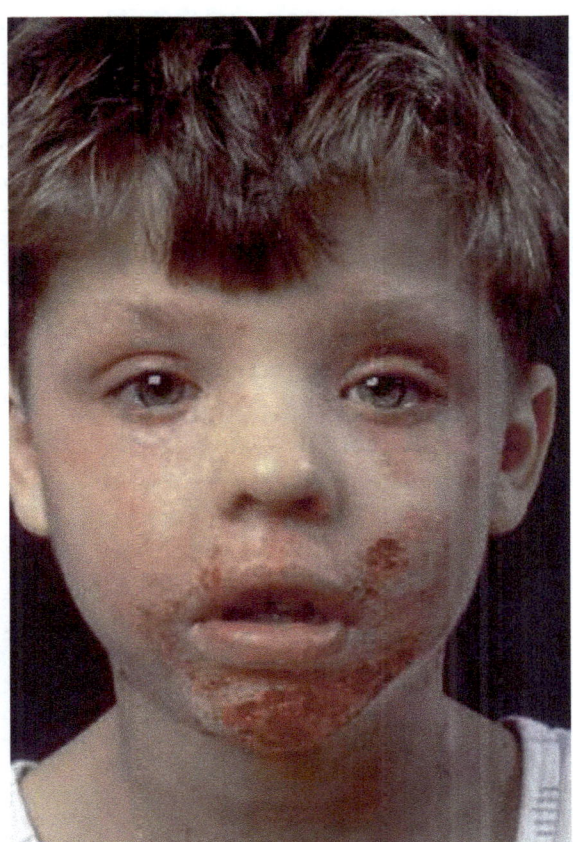

Figuur 103.1

Antwoorden

1. U stelt de diagnose IMPETIGO.

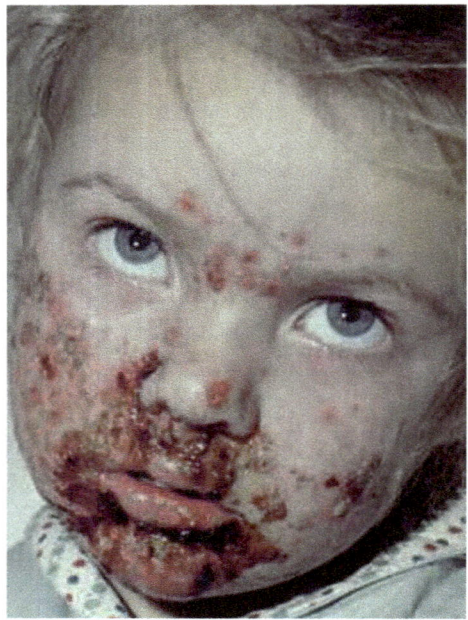

Figuur 103.2
Uitgebreide impetigo contagiosa met bruine en gele crustae. Tussen de ogen zijn enkele intacte blaasjes te zien.

2. Er zijn twee vormen: impetigo vulgaris en impetigo bullosa. Impetigo bullosa wordt veroorzaakt door *Staphylococcus aureus*. Impetigo vulgaris kan worden veroorzaakt door streptokokken, door *Staphylococcus aureus* of door een combinatie van beide bacteriën.

Bij impetigo vulgaris (synoniem: impetigo contagiosa) zijn er zeer dunwandige blaasjes op een erythemateuze basis. Ze barsten zo snel open dat er zelden intacte blaasjes worden gezien, alleen flarden van epidermis aan de rand van oppervlakkige erosies. Het exsudaat droogt in en vormt gele en bruine crustae (figuur 103.2). Er is een onregelmatige perifere uitbreiding van de laesies zonder centrale genezing en meestal zijn er multipele afwijkingen die aan elkaar groeien. Na verloop van tijd vallen de korsten er vanzelf vanaf en het onderliggende erytheem verdwijnt zonder littekens achter te laten. In ernstige gevallen kan de patiënt koorts hebben, ziek zijn en regionale lymfeklierzwelling vertonen.

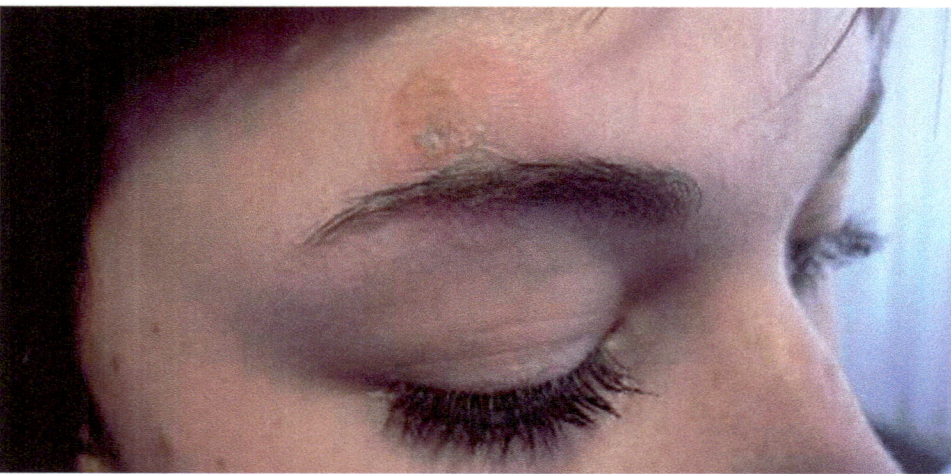

Figuur 103.3
Impetigo bullosa met grotendeels nog intact blaardak.

De infectie kan overal optreden met het gelaat (vooral rond de neus en mond) en de extremiteiten als voorkeurslokalisaties. Op het gelaat spreekt men van 'krentenbaard'. Meestal treedt na 2-3 weken spontane genezing op, maar het kan ook (veel) langer duren.

Bij impetigo bullosa worden de blaren 1-2 centimeter in diameter of (veel) groter en gaan pas na 2-3 dagen kapot (figuur 103.3 en 103.4). De inhoud is eerst helder en later troebel. Na het openbarsten ontstaan dunne bruinige vlakke crustae op de erosies. Door perifere uitbreiding en centrale genezing ontstaan annulaire en polycyclische vormen. Vaak is er slechts een beperkt aantal laesies, maar uitgebreide erupties zijn niet zeldzaam. Ook bij deze variant is het gelaat een voorkeurslokalisatie; regionale lymfadenitis is zeldzaam.

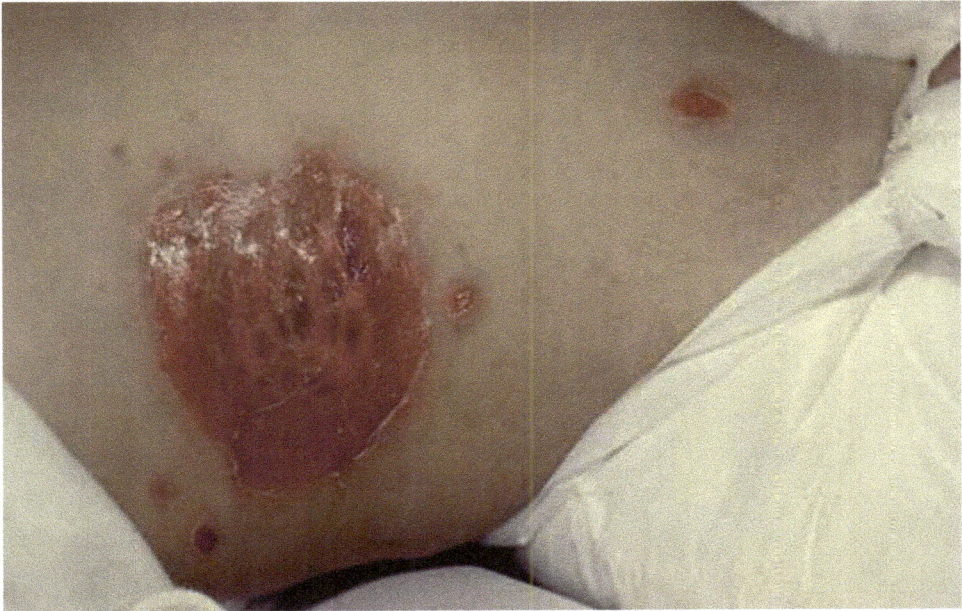

Figuur 103.4
Impetigo bullosa: groot erosief oppervlak met aan de rand flarden van het blaardak.

3. De meeste gevallen van impetigo worden bij kinderen gezien. Vooral kinderen met atopisch eczeem zijn gevoelig. Ook ontstaat impetigo vaak na een wondje of een insectensteek en kan het jeukende aandoeningen zoals scabies (casus 85) compliceren. De incidentie in Nederland was bij personen van <18 jaar in 2001 ongeveer 20 per 1000, met een piekincidentie tussen de 6-11 jaar. De meeste infecties worden gezien in de zomer en het najaar. In het zuiden van Nederland is de incidentie 2 keer zo als in het noorden, wat verklaard wordt door overdracht van *Staphylococcus aureus* van varkens op mensen: in het zuiden zijn veel meer varkensboerderijen dan in het noorden.

4. Infectieuze complicaties komen – in afwezigheid van ondervoeding of systemische ziekte – niet vaak voor; in een enkel geval kunnen streptokokken de diepere weefsels binnendringen en daar een – potentieel ernstige – cellulitis veroorzaken. Tot de niet-infectieuze (post-infectieuze) complicaties van impetigo veroorzaakt door streptokokken behoren roodvonk, urticaria en erythema multiforme, maar niet acuut reuma. Impetigo is nog steeds de meest

frequente oorzaak van poststreptokokken acute glomerulonefritis, maar de incidentie is de laatste jaren sterk afgenomen, mogelijk door een betere en vroegere behandeling van impetigo.

5. U bespreekt de aard en het besmettelijke karakter van de aandoening met de ouders. Volgens de *NHG-Standaard bacteriële huidinfecties* kunt u fusidinezuurcrème 3 dd gedurende maximaal 14 dagen voorschrijven. Om resistentie voor dit waardevolle antibioticum te voorkomen kunt u ook behandelen met mupirocinezalf 2-3dd gedurende 10 dagen. Bij onvoldoende verbetering en bij ernstige uitgebreide infecties schrijft u flucloxacilline 3dd 500 mg gedurende 7 dagen voor (kinderen 40-50 mg/kg lichaamsgewicht/dag). Bij allergie voor penicilline komt azitromycine 1 dd 500 mg gedurende 3 dagen in aanmerking; kinderen krijgen 10 mg/kg lichaamsgewicht/dag gedurende 3 dagen.

Website

nhg.artsennet.nl: *NHG-Standaard Bacteriële huidinfecties.*

Anamnese

Een 32-jarige vrouw heeft sinds enkele jaren in toenemende mate last van 'gerstekorrels' rond de ogen. Ze is bekend met familiair bepaalde hyperlipidemie en hypercholesterolemie. In de familie komen deze afwijkingen rond de ogen niet voor.

Lichamelijk onderzoek

Bij onderzoek ziet u beiderzijds op de onder oogleden en minder op de bovenoogleden, vooral mediaal, een stuk of 10 gladde papeltjes, deels bolvormig, deels plat en huidkleurig tot iets bleek.

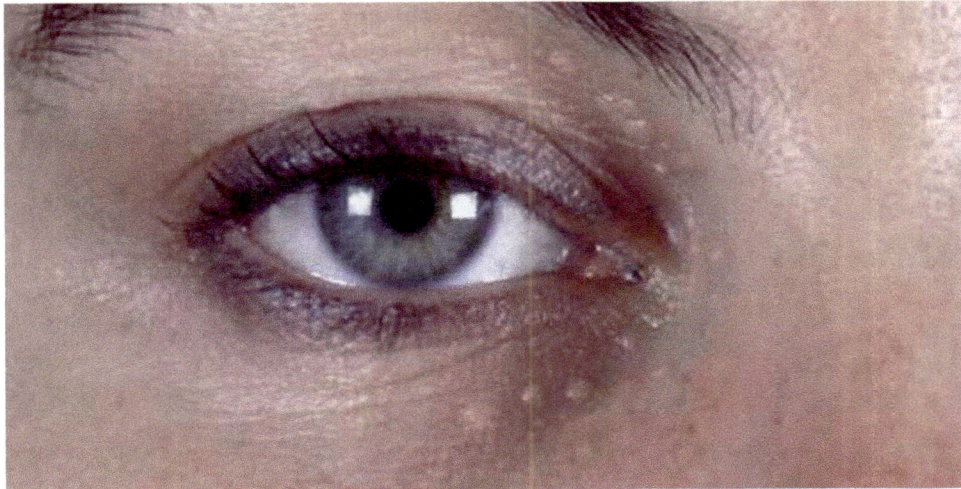

Figuur 104.1

Vragen

1. Kunt u enkele aandoeningen noemen voor de differentiële diagnose?
2. Hoe maakt u onderscheid tussen de diverse mogelijkheden?

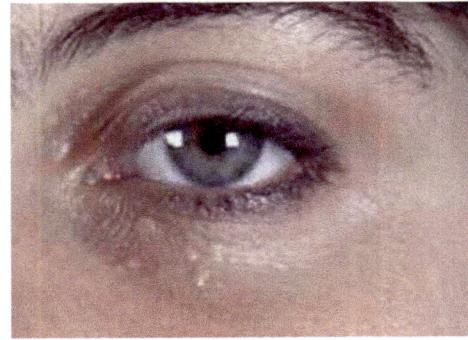

Figuur 104.2

Antwoorden

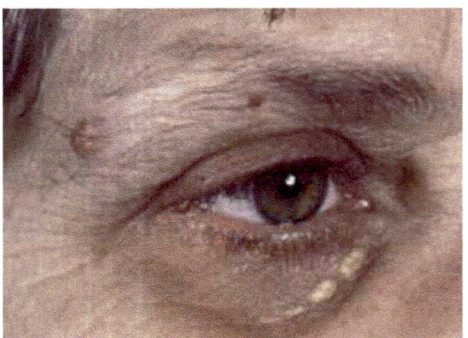

Figuur 104.3
Beginnende xanthelasmata: duidelijke gele kleur.

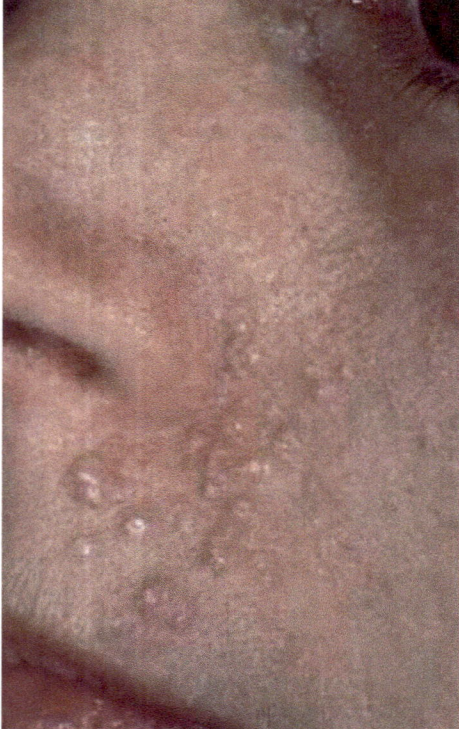

Figuur 104.4
Huidkleurige tricho-epitheliomen in de nasolabiaalplooien.

1. U zou hier kunnen denken aan syringomen, verrucae planae (casus 99), xanthelasmata, milia (gerstekorrels, casus 57) en tricho-epitheliomen.

2. Bij deze patiënte is er sprake van SYRINGOMEN. Dit zijn de meest voorkomende goedaardige adnextumortjes uitgaande van zweetkliertjes. Ze komen vooral voor op de onderoogleden van jonge vrouwen en zijn bijna altijd multipel en symmetrisch. Het zijn kleine gladde, bolvormige of vlakke dermale papeltjes die meestal kleiner zijn dan 3 mm. Hun kleur is huidkleurig of iets gelig, soms zien ze er doorschijnend en cysteus uit.

Verrucae planae zullen meestal na enkele jaren spontaan verdwenen zijn of zich veel meer hebben uitgebreid.

Xanthelasmata beginnen ook als kleine gele papeltjes op de boven- en onderoogleden, maar groeien naar perifeer en vloeien samen tot karakteristieke gele tot geelwitte plaques (figuur 104.3). Gelet op patiëntes vetstofwisselingstoornis moet deze mogelijkheid overigens nadrukkelijk worden overwogen.

Milia zijn altijd bolvormig, wit of witgeel en zijn veel oppervlakkiger gelegen dan de syringomen met alleen een overliggende epidermis (casus 57).

Tricho-epitheliomen zijn benigne adnextumortjes uitgaande van de haarfollikels. Ook dit zijn multipele bleke papeltjes van enkele millimeters groot. Ze komen rond de ogen voor, maar vooral ook in de nasolabiaalplooien (figuur 104.4). Ze ontstaan vaak al op de kinderleeftijd, nemen toe in de puberteit en blijven daarna onveranderd. De aandoening wordt autosomaal dominant overgeërfd, zodat de familieanamnese vaak positief is.

105

Anamnese
Een 34-jarige vrouw is bekend met de ziekte van Crohn. Drie weken geleden had ze op haar rechterkuit een pijnlijke afwijking met erytheem en pustels. U dacht aan een bacteriële infectie en behandelde met povidonjodiumgazen en oraal amoxicilline/clavulaanzuur. Dat leek even te helpen, maar nu vertelt patiënte een 'gat in het been' te hebben, dat erg pijnlijk is. Zij denkt dat u 'de verkeerde medicijnen' heeft voorgeschreven.

Lichamelijk onderzoek
Na verwijderen van het verband dat patiënte zelf heeft aangebracht ziet u een 3x2 cm groot ondiep ulcus met een goeddeels necrotische bodem en een donkergekleurde rand.

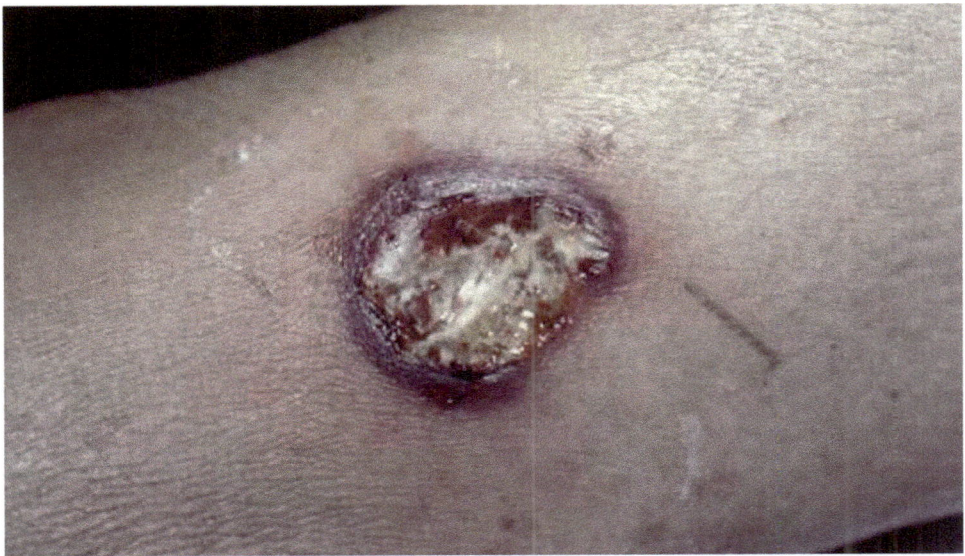

Figuur 105.1

Vragen
1. Welke rol heeft de door u voorgeschreven therapie bij het ontstaan/verergeren van deze aandoening gespeeld?
2. Heeft u op dit beeld een diagnose?

Antwoorden

1. Uw therapie heeft geen enkele rol gespeeld. Noch lokale therapie met povidonjodium, noch orale therapie met penicilline zal een cutane ulceratie tot gevolg hebben.

2. De diagnose van dit – tamelijk zeldzame – beeld is PYODERMA GANGRAENOSUM (PG). Dit is – in tegenstelling tot wat de naam doet vermoeden – een niet-infectieuze dermatose, die in zijn klassieke vorm gepaard gaat met ulceraties van de huid. De etiopathogenese van PG is niet geheel duidelijk, maar aangenomen wordt dat immuungemedieerde processen een belangrijke rol spelen. Ongeveer de helft van de patiënten met PG heeft een systemische ziekte. Hiertoe behoren inflammatoire darmziekten (Crohn, colitis ulcerosa), artritis, hematologische maligniteiten en monoklonale gammopathieën. Ook komt PG voor bij patiënten met een ernstige immuunstoornis.

PG begint als een gevoelige inflammatoire pustel of nodulus. Hieruit ontstaat een pijnlijke ulceratie met een ondermijnde rand, die een karakteristieke paarse kleur heeft (figuur 105.2). Op de bodem van het ulcus kan granulatieweefsel aanwezig zijn, maar ook necrose of een purulent exsudaat. Rondom het ulcus is inflammatoir erytheem zichtbaar (figuur 105.2). PG is meestal gelokaliseerd op de benen of de romp, maar kan overal optreden. Multipele laesies zijn niet zeldzaam. De patiënten kunnen systemische symptomen hebben zoals koorts, algehele malaise, spierpijn en gewrichtspijn. Bij ongeveer de helft van de patiënten bestaat er een zogenaamde pathergie. Dit houdt in dat PG-laesies geprovoceerd kunnen worden door beschadiging van de huid, bijvoorbeeld door een venapunctie, een vaccinatie of een chirurgische wond.

De diagnose wordt gesteld op basis van de typische klinische verschijnselen en uitsluiting van andere ulcererende huidaandoeningen. Bij genezing van de ulceraties blijft meestal een atrofisch litteken achter.

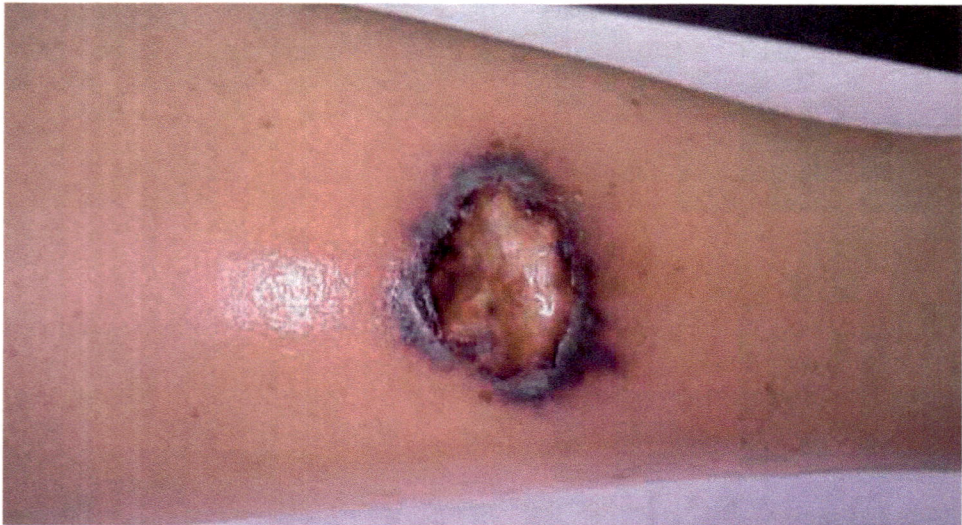

Figuur 105.2
Diep ulcus met inflammatoir erytheem rondom en een karakteristieke paarse rand.

106

Anamnese
Een 78-jarige man heeft in toenemende mate last van mee-eters op de wangen en de neus. Zijn dochters vinden dat hun vader daar niet mee rond kan blijven lopen.

Lichamelijk onderzoek
U ziet inderdaad een uitgebreide eruptie van grote comedonen op de neus en de wangen. De poriën zijn sterk verwijd en er is een gelige verkleuring van de huid met papels en diepe groeven.

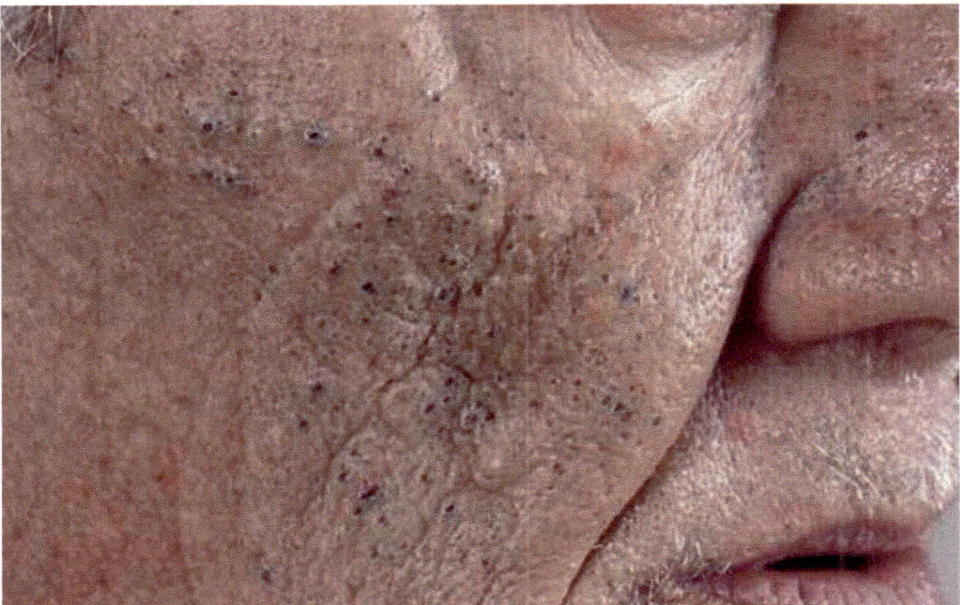

Figuur 106.1

Vragen
1. Hoe heet deze eruptie van comedonen?
2. Wat is de oorzaak?
3. Welk therapeutisch advies geeft u?

Antwoorden

1. Deze eruptie van comedonen wordt het SYNDROOM VAN FAVRE-RACOUCHOT genoemd. Een mooie beschrijvende naam is nodulaire elastoidosis met cysten en comedonen. De patiënt is meestal een oudere man die mee-eters begint te ontwikkelen, het meest frequent op de huid over de jukbeenderen. Andere veelvoorkomende lokalisaties zijn de wangen, de huid net onder de ogen en de slapen. Vaak zijn er ook gele noduli en plaques te zien evenals kleine en grotere cysten.

2. Het syndroom van Favre-Racouchot is het gevolg van langdurige expositie aan zonlicht. De ultraviolette straling (maar ook de infrarood warmtestraling) veroorzaakt actinische beschadiging van het elastine in de dermis, dat aan de huid zijn elasticiteit geeft (seniele of actinische elastoïdose). Hierdoor raakt de talgklierfollikel gemakkelijk verwijd en in deze uitgezette uitvoergang hopen corneocyten zich op. De zwarte kleur van deze open comedonen (mee-eters) wordt niet – zoals vaak gedacht wordt – door vuil of door oxidatie van sebum veroorzaakt, maar door melanine. De elastoidosis uit zich ook vaak gelijktijdig als een gele verkleuring van de huid met noduli, plaques en cysten (figuur 106.2).

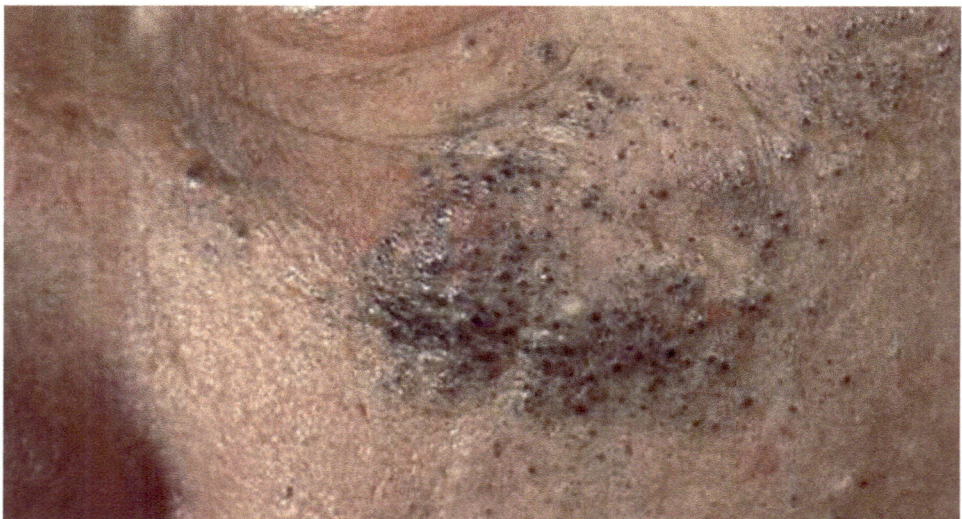

Figuur 106.2
Favre-Racouchot op het jukbeen met centraal een kleine cyste.

3. Patiënt kan het best eerst naar een schoonheidsspecialiste of huidtherapeute gaan om de comedonen mechanisch te laten verwijderen. Eventueel zou een van zijn dochters dat ook kunnen doen, bij de drogist zijn daarvoor comedonen-lepeltjes te verkrijgen. Daarna moet hij elke avond tretinoïne crème 0,05% FNA aanbrengen om hernieuwde vorming van comedonen te voorkomen. Op termijn kan dit de kwaliteit van de door de zon beschadigde huid zelfs nog wat verbeteren. Verder moet patiënt de zon zoveel mogelijk vermijden of in ieder geval dagelijks een zonnebrandcrème (bescherming tegen UVA- en UVB-straling) met een hoge beschermingsfactor aanbrengen.

Anamnese

Een 52-jarige vrouw bezoekt in oktober uw spreekuur. Zij vertelt heftige branderige jeuk bij de rechterelleboog en op de onderarm te hebben. Krabben geeft geen verbetering, ook niet wanneer ze de huid kapot krabt. IJsblokjes erop verlichten de jeuk wel wat. Op zonnige dagen in de zomer was het erger, de laatste weken is de jeuk vanzelf wat beter geworden. Patiënte is bekend met pijnklachten in de nek.

Lichamelijk onderzoek

Bij onderzoek ziet u op de zijkant van de rechterarm, ter hoogte van de elleboog en net daaronder, vlakke (lichenoïde) roze papels met krabeffecten en enige schilfering. U stelt de diagnose op neurodermitis circumscripta (casus 36). U legt patiënte uit dat zij haar uiterste best moet doen om niet te krabben en te wrijven en behandelt met sterk werkende lokale corticosteroïden. Bij de controle afspraak na 3 weken ziet u tot uw genoegen dat de huid weer bijna normaal is. Helaas is patiënte minder tevreden dan u en zegt dat de huid inderdaad wel veel beter is geworden, maar dat ze nog steeds 'gek wordt van de jeuk'.
U concludeert dat de neurodermitis secundair was en dat er een onderliggende oorzaak voor de jeuk moet zijn.

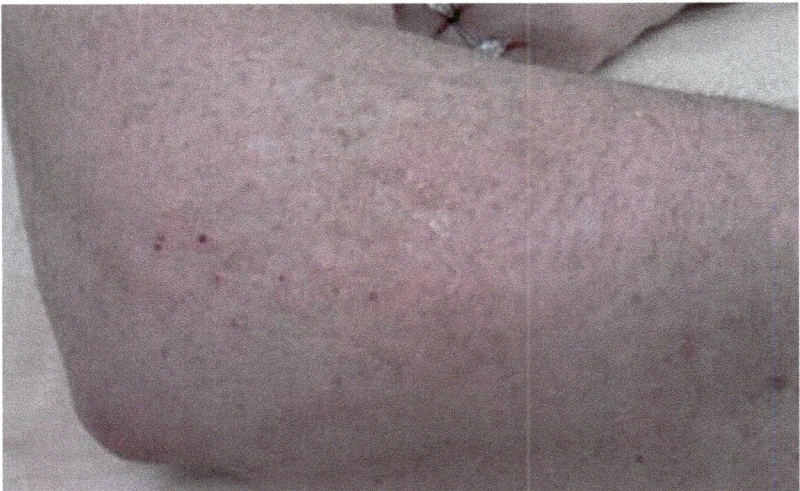

Figuur 107.1

Vragen

1. Kent u de naam van de aandoening die aan deze ernstige jeuk ten grondslag ligt en die altijd bij de elleboog en op de onderarm is gelokaliseerd?
2. Wat weet u van de oorzaak?
3. Hoe zou u patiënte nu kunnen behandelen?

Antwoorden

1. De jeuk bij deze patiënte wordt BRACHIORADIALE PRURITUS genoemd. Deze wordt beschreven als een heftige, branderige en pijnlijke jeuk, die zo ernstig kan zijn dat de patiënten er niet van kunnen slapen. De naam brachioradiale pruritus is gekozen vanwege de lokalisatie over de musculus brachioradialis, een onderarmspier die loopt van de laterale zijde van de humerus net boven de elleboog naar de kop van het spaakbeen. De jeuk is dus altijd dorsaal en lateraal op de onderarm gelokaliseerd, nooit ventraal. De aandoening komt zowel bij mannen als bij vrouwen voor en vooral op middelbare leeftijd. Opmerkelijk is dat de jeuk niet verbetert door krabben. Wel reageert het op het aanbrengen van ijspakkingen, hetgeen door sommigen als pathognomonisch voor brachioradiale pruritus wordt beschouwd. De jeuk kan eenzijdig zijn maar ook bilateraal. In een aantal gevallen is er seizoensgebondenheid, waarbij de jeuk vaak erger is in de zomer. Bij dermatologisch onderzoek worden vaak alleen maar wat excoriaties gezien, soms – zoals bij deze patiënte – papels of lichenificatie.

2. Oorspronkelijk werd gedacht dat beschadiging van de huid door ultraviolet licht (actinische beschadiging, dermatoheliosis) verantwoordelijk is voor de jeuk, die inderdaad vaak bij warmte en in de zon verergert. De laatste tijd echter zijn er steeds meer aanwijzingen dat de jeuk een uiting is van neuropathie. Veel patiënten hebben een anamnese van een nektrauma (auto-ongeluk, whiplash), of een 'beklemde zenuw'. Ook zijn degeneratieve verschijnselen van de cervicale wervelkolom gevonden, spondylose, nekhernia, vernauwing van de foramina, vermindering van de ruimte tussen de wervels, cervicale ribben en perifere zenuwafwijkingen zoals radiculopathie of polyneuropathie. Patiënten met brachioradiale pruritus moeten dus – en zeker ook deze patiënte met haar nekklachten – neurologisch onderzocht worden. De neuropathische etiologie laat overigens onverlet dat de zon en beschadiging van de huid en zenuwen door ultraviolet licht bij een aantal patiënten zeker een rol speelt.

3. Symptomatische behandeling van brachioradiale pruritus bestaat in eerste instantie uit capsaïcine crème 0,025% 4dd (eventueel later 0,075%). Dit geeft bij veel patiënten binnen 6-8 weken een verbetering van de jeuk, waarbij de patiënt gewaarschuwd moet worden dat de branderigheid in het begin door de therapie kan verergeren. Aan diegenen bij wie zon de jeuk verergert wordt het advies gegeven om de huid bedekt te houden of in ieder geval een breedspectrum zonnebrandmiddel aan te brengen. Alternatieven zijn oraal amitriptyline en het anti-epilepticum gabapentine.

Anamnese

Een 40-jarige vrouw vertelt dat ze 'altijd al wel' wat dun haar heeft gehad, maar de laatste jaren is het wel – vooral bovenop – veel erger geworden. Echt duidelijke haaruitval merkt ze eigenlijk niet. Haar 78-jarige moeder heeft hetzelfde probleem, ze heeft daarvan een foto meegenomen (figuur 108.2). Patiënte is verder gezond en gebruikt geen medicijnen. U vraagt naar mogelijke oorzaken voor telogeen effluvium (casus 43), maar de anamnese daarop is geheel negatief. Ook ontkent patiënte – die u kent als een stabiele vrouw zonder noemenswaardige psychologische problematiek – aan de haren te trekken.

Lichamelijk onderzoek

Bij onderzoek ziet u een grote plek op de vertex, die weliswaar niet kaal is, maar wel een zeer dunne beharing heeft. De haren op die plaats zijn meestal dunner en korter dan elders op het hoofd. U ziet geen afgebroken haren (zoals bij trichotillomanie, casus 1) en geen 'uitroeptekenharen' (zoals bij alopecia areata).

Vragen

1. Wat is uw diagnose?
2. Op welke leeftijd ontstaat deze veelvoorkomende vorm van haaruitval?
3. Hoe ontstaat deze aandoening?
4. Hoe is het klinisch beeld?
5. Wat heeft u patiënte therapeutisch te bieden?

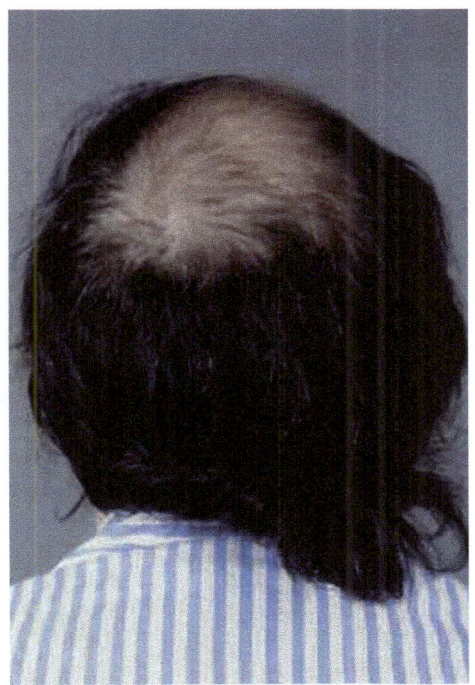

Figuur 108.1

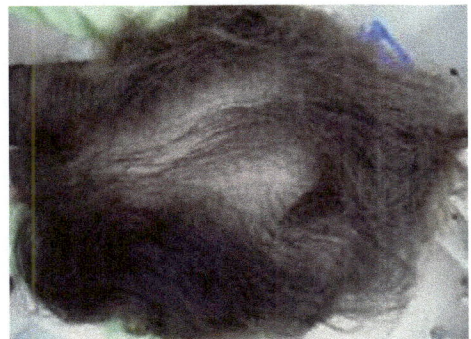

Figuur 108.2

Antwoorden

1. U stelt de diagnose op ALOPECIA ANDROGENETICA. Omdat de rol van androgenen minder duidelijk is dan tot voor kort werd aangenomen, geven wij de voorkeur aan de naam haaruitval volgens het vrouwelijk patroon (HVP) (uit het Engels: female pattern alopecia).

2. Er zijn twee pieken in de beginleeftijd van HVP: tussen de 20-30 en tussen de 40-50 jaar. Bij een vroege puberteit kunnen meisjes al op zeer jonge leeftijd HVP ontwikkelen. Onder de 30 jaar is de prevalentie 3 tot 6 procent en na het 70ste jaar is die opgelopen tot meer dan 35 tot 50 procent.

3. Tot niet zo lang geleden werd algemeen aangenomen dat alopecia androgenetica bij vrouwen – net als bij mannen – veroorzaakt wordt door androgenen. De betreffende vrouwen hebben overigens geen verhoogde spiegels van mannelijke geslachtshormonen, tenminste in afwezigheid van hypertrichose, hirsutisme, acne of oligo- of amenorroe. Er is een duidelijke genetische component; de aanleg kan zowel van de moeder als van de vader afkomstig zijn. Er komen steeds meer aanwijzingen dat ook andere – niet androgeenafhankelijke – mechanismen betrokken moeten zijn bij HVP, waaronder blootstelling aan ultraviolette straling.

4. De meeste vrouwen vertellen dat er een geleidelijke verdunning van het hoofdhaar is, vaak in de loop van een aantal jaren. Vrouwen kunnen weliswaar zichtbare haaruitval opmerken, maar vertellen vaker dat het haar dunner en fijner wordt of dat het niet meer zo lang wordt als eerder. De verdunning van het haar treedt doorgaans het eerst op aan het frontale deel van het behaarde hoofd, waar de hoofdhuid geleidelijk aan steeds zichtbaarder wordt (figuur 108.3). In de loop van de tijd breidt het kalende gedeelte zich uit naar het pariëtale deel van de schedel. Ofschoon het proces diffuus kan zijn, blijft het occipitale gedeelte altijd dichter behaard. Typisch voor HVP is dat de voorste haargrens gespaard blijft. Helemaal kaal zoals mannen worden vrouwen, die meestal postmenopauzaal zijn, nagenoeg nooit. Kenmerkend voor HVP zijn de geminiaturiseerde haren, kortere en fijnere haren van verschillende lengte en diameter. Enige recessie van de frontale en frontoparietale haarlijn komt voor bij ongeveer 15 procent van premenopauzale vrouwen en meer dan 1/3 van alle postmenopauzale vrouwen; dit wordt beschouwd als fysiologisch en niet als uiting van HVP.

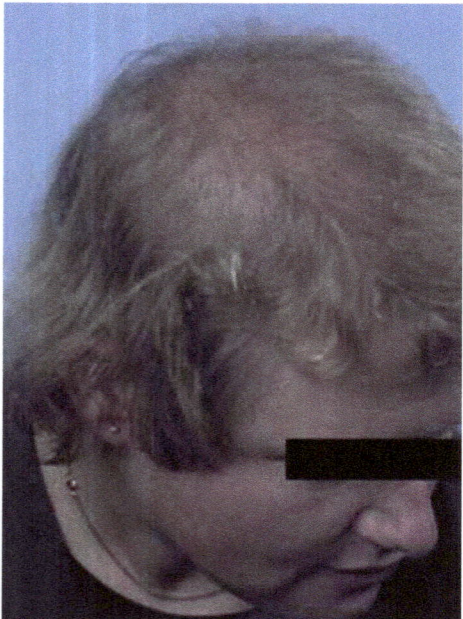

Figuur 108.3
Het haar wordt vooraan en bovenop steeds dunner.

5. Het is van groot belang dat de patiënten vanaf het begin goed geïnformeerd worden over het beperkte resultaat dat medicamenteus bereikt kan worden.

Minoxidil: met minoxidiloplossing (R/ minoxidil 2% propyleenglycol 10% in alcohol 70%) kan een toename van het aantal haren met 15 tot 33 procent behaald worden (tegenover 9 tot 14 procent in placebogroepen). Deze toename is al na 8 weken vast te stellen en bereikt zijn maximum na 16 weken. Ongeveer 40 procent van de behandelde patiënten reageert niet op minoxidil. De resultaten op langere termijn zijn onbekend. Het is waarschijnlijk dat de haren na stoppen van de behandeling – net als bij mannen – weer zullen uitvallen.

Cyproteronacetaat: de combinatie van de androgeenreceptorblokker cyproteronacetaat 2 mg met ethinylestradiol 35µg (Diane-35®) wordt op grote schaal toegepast bij de behandeling van HVP bij vrouwen. Waarschijnlijk is de dosering cyproteronacetaat van 2 mg te laag en moet 50-100 mg bijgegeven worden vanaf dag 5 tot dag 15 van de cyclus. Dit zal de progressie van de haaruitval weliswaar stoppen, maar bij niet meer dan 40 procent treedt (enige) verbetering op. Bij postmenopauzale vrouwen kan cyproteronacetaat continue gegeven worden, al dan niet in combinatie met oestrogenen.

Finasteride is een competitieve remmer van 5α-reductase, het enzym dat testosteron omzet in dihydrotestosteron (DHT), dat in de pathogenese van HVP een belangrijke rol speelt. Postmenopauzale vrouwen met HVP krijgen er echter niet meer haar van. Vanwege mogelijke teratogene effecten wordt finasteride niet gegeven aan vrouwen in de vruchtbare leeftijd.

Overige behandelingsmodaliteiten: het gebruik van haarcosmetica die het haar voller doen lijken kan zeer nuttig zijn. Ook zijn er camouflagebehandelingen die de hoofdhuid in dezelfde kleur verven als de haren, waardoor het lijkt alsof het haar dikker is. Haartransplantatie kan het aspect wat verbeteren en is vooral nuttig bij vrouwen met beperkte HVP die niet reageren op andere behandelingen. Veel vrouwen geven de voorkeur aan een pruik boven haarchirurgie.

Notities

109

Anamnese

Een man van 37 is bekend met coeliakie, waarmee het de laatste tijd heel redelijk gaat. Daarom houdt hij zich niet zo heel goed meer aan het glutenvrij dieet, ook omdat dat zo lastig is. Patiënt moet namelijk voor zijn zaak vaak met klanten uit eten. Nu heeft hij echter opeens een rode uitslag op beide ellebogen met blaasjes, die heftig en branderig jeukt. Hij heeft de grootst mogelijke moeite gehad om er van af te blijven, zodat hij u het beeld 'in volle glorie' kon laten zien.

Lichamelijk onderzoek

Bij onderzoek ziet u op beide ellebogen – links meer dan rechts – een gelokaliseerde eruptie van gespannen heldere blaasjes op een erythemateuze ondergrond. Elders op het lichaam ziet u geen afwijkingen.

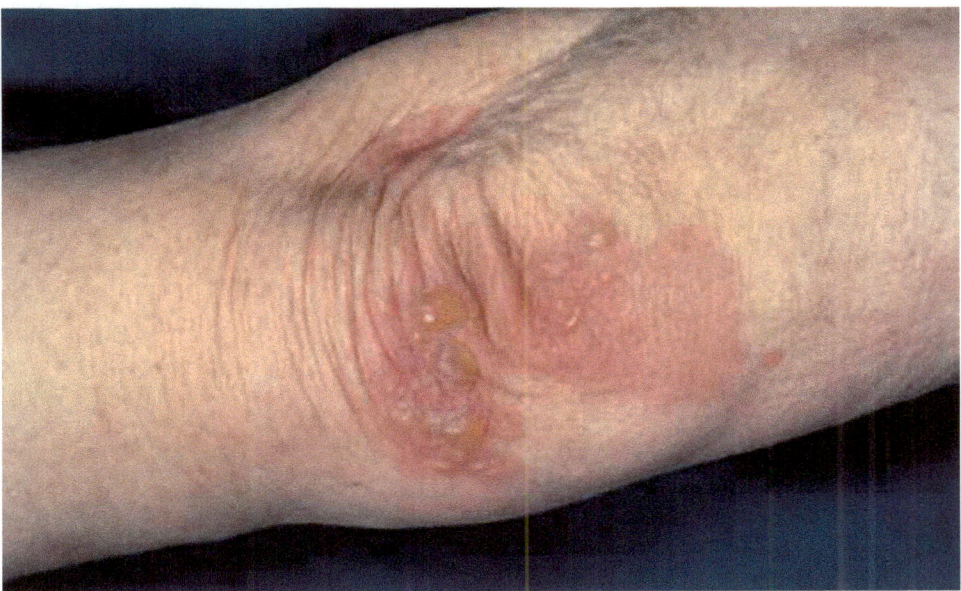

Figuur 109.1

Vragen

1. Aan welke aandoening denkt u?
2. Wat is de relatie tussen deze huidaandoening en de coeliakie van de patiënt?
3. Wat is uw beleid?
4. Heeft u een idee waarmee deze patiënt door de dermatoloog behandeld zal gaan worden?

Antwoorden

1. U denkt direct aan een van de immunobulleuze dermatosen (pemphigus, bulleus pemfigoïd (oftewel parapemphigus), dermatitis herpetiformis). Pemphigus is onwaarschijnlijk, omdat de oppervlakkige (intra-epidermale) blaren daarvan snel kapot gaan. Bulleus pemfigoïd met zijn subepidermale blaren zou op grond van het beeld kunnen, maar dat komt vooral voor bij oudere mensen. Dermatitis herpetiformis ligt hier voor de hand, omdat patiënt ook coeliakie heeft en vanwege zijn verhaal van branderige jeuk. Uw waarschijnlijkheidsdiagnose is dus DERMATITIS HERPETIFORMIS (ook bekend als de ziekte van Duhring). Deze aandoening wordt vooral gezien bij mensen tussen de 20 en 55 jaar. Het begin kan geleidelijk zijn of acuut (zoals bij deze patiënt). Zeer ernstige branderige jeuk is het eerste en overheersende symptoom. De laesies op de huid zijn erythemateuze papels, urticariële kwaddels of herpetiform gerangschikte groepjes blaasjes, die zo snel kapot gekrabd worden dat het vaak onmogelijk is om een intact blaasje te vinden (figuur 109.2). Blaren van 1-2 cm groot zijn minder frequent. Door al het krabben en wrijven ontstaan secundaire afwijkingen zoals eczeem, lichenificatie en pigmentatie.

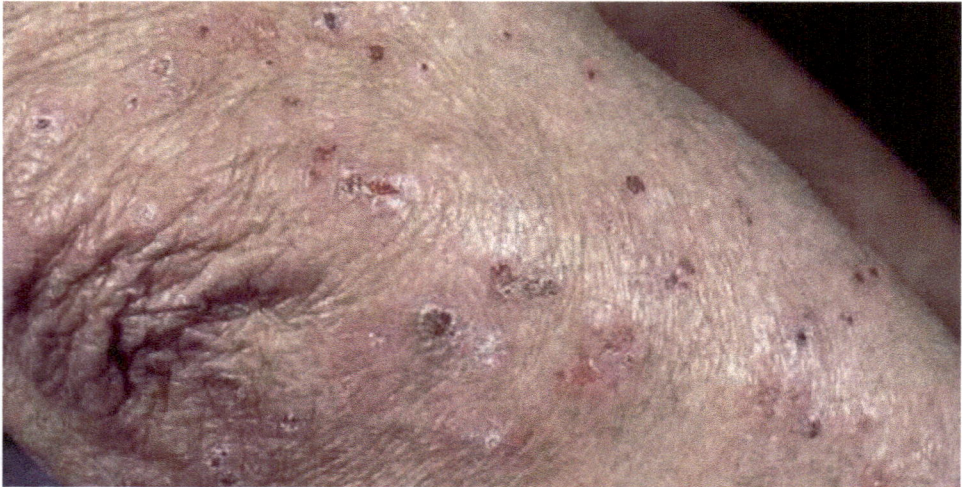

Figuur 109.2
Multipele geëxcorieerde laesies: geen blaasje meer te vinden.

De verdeling van de laesies van dermatitis herpetiformis is karakteristiek. Bijna altijd zijn de strekzijden van de knieën (figuur 109.3) en de ellebogen met de onderarmen aangedaan (figuur 109.4), evenals de billen en de bilspleet (figuur 109.5). Ook doen de oksels, schouders, romp, het gezicht en het behaarde hoofd vaak in het proces mee.

2. Er zijn vele overeenkomsten tussen dermatitis herpetiformis en coeliakie. Beide aandoeningen worden geïnduceerd door inname van gluten in de voeding, verdwijnen met een strikt glutenvrij dieet en verergeren door provocatie met gluten. Ook zijn er genetische overeenkomsten, komen dezelfde auto-immuunaandoeningen voor en is er bij beide een

verhoogd risico op maligne lymfomen. Ook kunnen zowel bij coeliakie als bij dermatitis herpetiformis IgA antilichamen worden aangetoond tegen endomysium en tegen weefseltransglutaminase.

Tot voor kort werd dermatitis herpetiformis beschouwd als coeliakie van de huid of een cutane of extra-intestinale manifestatie van coeliakie. Kortgeleden is echter de term glutengevoelige ziekte (gluten sensitive disease) geïntroduceerd. Glutengevoelige ziekte heeft twee fenotypen: glutengevoelige ziekte van de darm (glutengevoelige enteropathie, coeliakie, spruw) en glutengevoelige ziekte van de huid (dermatitis herpetiformis). In deze optiek zijn dermatitis herpetiformis en coeliakie dus twee verschillende uitingsvormen van dezelfde aandoening, glutengevoelige ziekte.

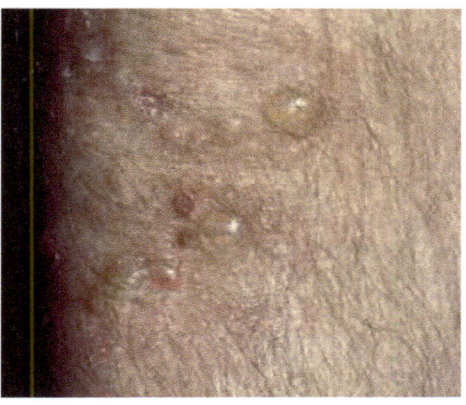

Figuur 109.3
Dermatitis herpetiformis op de knie.

3. U verwijst patiënt naar de dermatoloog voor het bevestigen van de diagnose. Hij of zij zal een huidbiopt nemen net naast een blaasje (perilaesionaal) en dat middels immunofluorescentieonderzoek laten onderzoeken op de aanwezigheid van granulaire deposities van IgA in de dermale papiltoppen. Daarnaast adviseert u patiënt – die zich vanwege zijn drukke baan had onttrokken aan controle – om weer contact op te nemen met de maag-darmleverarts. Deze zal niet alleen aandacht aan de darmen besteden, maar ook controleren op het zich mogelijk ontwikkelen van complicaties van de coeliakie ten gevolge van deficiënties door malabsorptie (anemie, osteoporose), op Non-hodgkinlymfomen in het maagdarmkanaal en op andere auto-immuunaandoeningen zoals diabetes mellitus en schildklierafwijkingen.

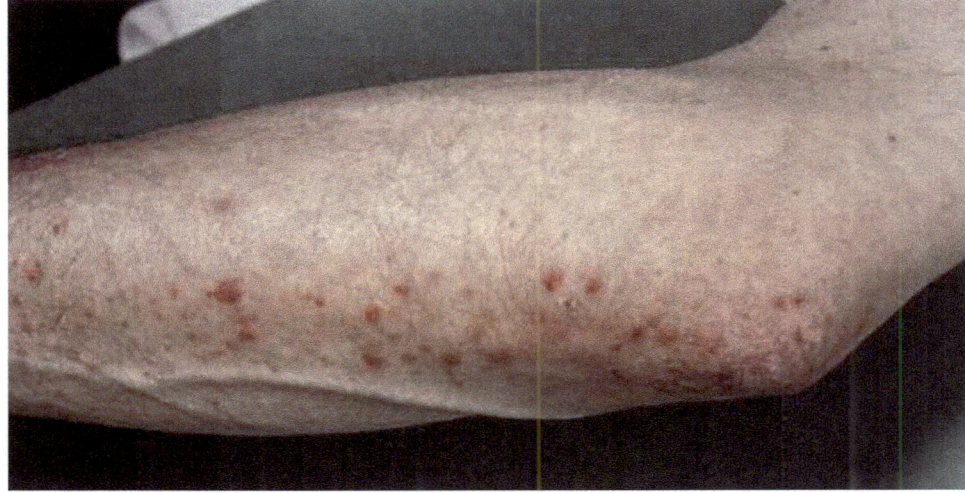

Figuur 109.4
Vlakke erythemateuze papels op de elleboog en de onderarm.

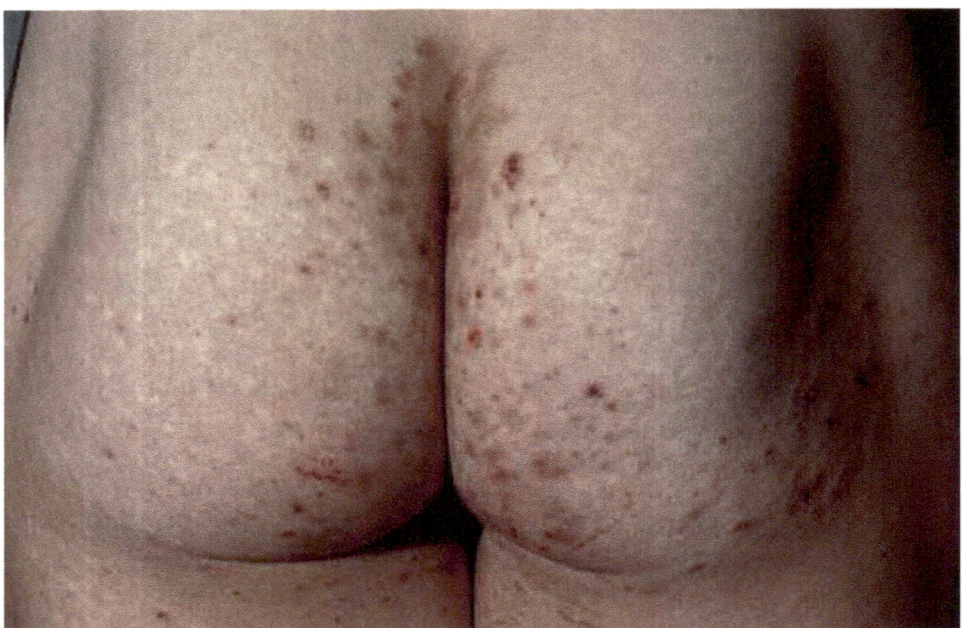

Figuur 109.5
Billen en bilspleet: karakteristieke lokalisatie met hyperpigmentatie.

4. De dermatoloog zal patiënt na het nemen van biopten voor histopathologisch en immunofluorescentieonderzoek direct gaan behandelen met dapson (diaminodifenylsulfon, DDS). Dit is bij dermatitis herpetiformis een zeer effectief middel, dat al binnen enkele dagen een dramatische verbetering van de – vaak heftige en branderige – jeukklachten teweeg brengt. De behandeling is echter zuiver symptomatisch en zodra gestopt wordt met de medicatie keren de klinische symptomen binnen 1-2 dagen weer terug. Daarnaast zal de dermatoloog uw patiënt adviseren om zich weer strikt aan het dieet te gaan houden, omdat dat niet alleen voor de darmen, maar ook voor de huidaandoening een effectieve therapie is. Helaas duurt het maanden tot soms jaren voordat het resultaat daarvan zichtbaar wordt, zodat naast het dieet ook altijd dapson gegeven wordt.

Website

www.cbo.nl: *CBO-richtlijn Coeliakie en Dermatitis Herpetiformis.*

110

Anamnese
Een 72-jarige vrouw is bekend met AV-re-entrytachycardie als uiting van het Wolff-Parkinson-White-syndroom. Ze gebruikt hier al heel lang 400 mg amiodaronhydrochloride per dag voor. Patiënte vertelt dat ze een rare verkleuring op haar voorhoofd begint te ontwikkelen.

Lichamelijk onderzoek
Bij onderzoek ziet u een grijsblauwachtig maculeuze verkleuring van de huid van het voorhoofd, de neus en rond de ogen.

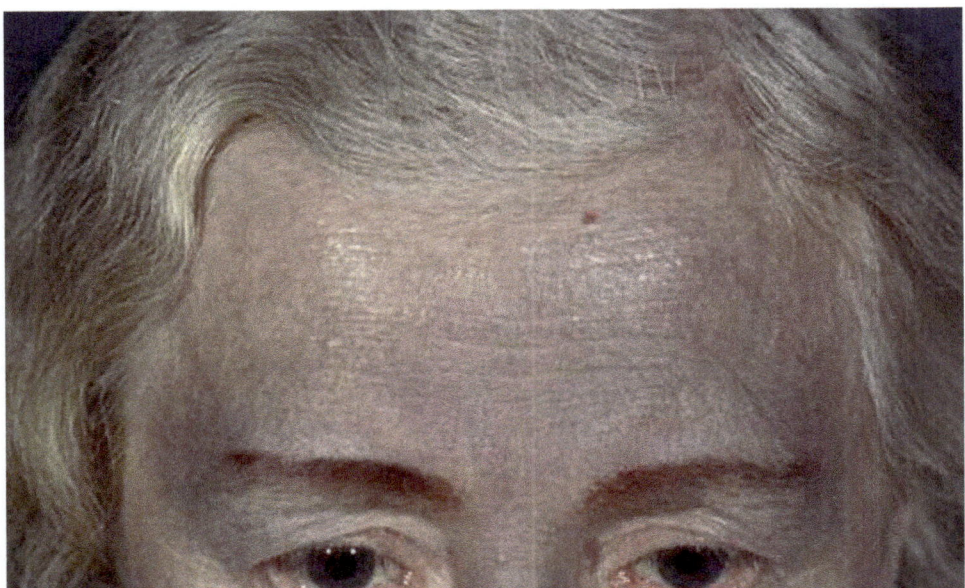

Figuur 110.1

Vragen
1. Kan deze verkleuring samenhangen met amiodaron?
2. Welke bijwerkingen kent u van dit antiarrhythmicum?

Antwoorden

1. Ja, deze verkleuring wordt inderdaad veroorzaakt door het langdurige gebruik van amiodaron. Bij 2-5 procent van de patiënten die dit middel langdurig gebruiken treedt een blauwe tot grijze (leikleurige) pigmentatie op van de huid, vooral op die delen die aan zonlicht blootgesteld zijn zoals het gezicht. De verkleuring is het gevolg van een fototoxische reactie, waarbij zowel UVA- als UVB-stralen een rol spelen. De kans op het optreden van deze bijwerking wordt vergroot door langdurig gebruik van amiodaron en een hoge dosering daarvan. Amiodaron stapelt zich op in de huid (en in de cornea); de hoeveelheid daarvan is groter in delen van de huid die pigmentatie door gebruik van amiodaron vertonen dan in normale huid. Na het staken van het gebruik van dit geneesmiddel verdwijnt de pigmentatie van de huid geleidelijk, maar dat kan maanden tot vele jaren duren.

2. Verreweg de meest voorkomende reactie is acute fototoxiciteit, die zou optreden bij ongeveer 50 procent van de individuen die met amiodaron behandeld worden. De patiënten ontwikkelen een branderigheid met erytheem binnen twee uur na expositie aan zonlicht. Later schilfert de huid, net als na een 'gewone' zonnebrandreactie, af (figuur 110.2). Na het stoppen van het gebruik van amiodaron kan de verhoogde gevoeligheid voor licht nog 4 maanden blijven bestaan.

Andere regelmatig optredende bijwerkingen zijn:
- *zeer vaak* (10 procent): maagklachten zoals misselijkheid, braken en afwijkende smaak; microscopische corneaneerslag, in het algemeen gelokaliseerd onder de pupillaire zone, zelden leidend tot functionele stoornissen zoals het waarnemen van gekleurde ringen rondom een lichtbron; verhoging van transaminase;
- *vaak* (1-10 procent): bradycardie, die zeer zelden bij sinusknoopdisfunctie en bij ouderen ernstig kan zijn; hypo- en hyperthyreoïdie; extrapiramidale tremor, slaapstoornissen, nachtmerries; acute leverfunctiestoornissen met verhoogde serumtransaminase en/of geelzucht, waaronder leverfalen, soms met dodelijke afloop.

De ernstigste bijwerking van amiodaron is longfibrose en andere pulmonale toxiciteit, die op zou treden bij 5 tot 10 procent van de patiënten en die tot de dood kan leiden.

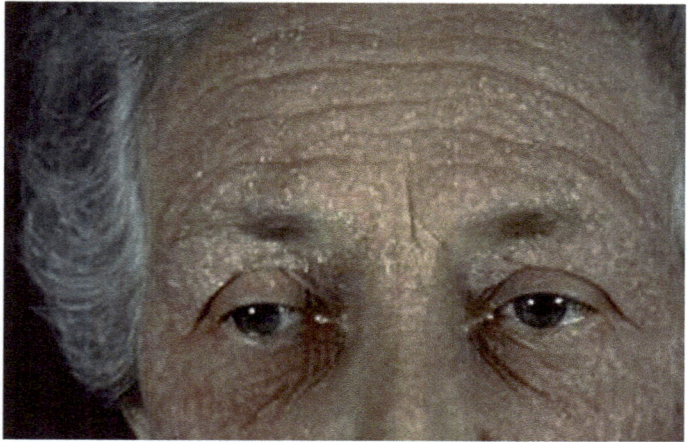

Figuur 110.2
Wegtrekkende fototoxische reactie door amiodaron.

Anamnese

Een 63-jarige man maakt zich zorgen over afwijkingen op de glans penis. Bovendien vertelt de patiënt bij het tandenpoetsen witte vlekken in zijn mond ontdekt te hebben.

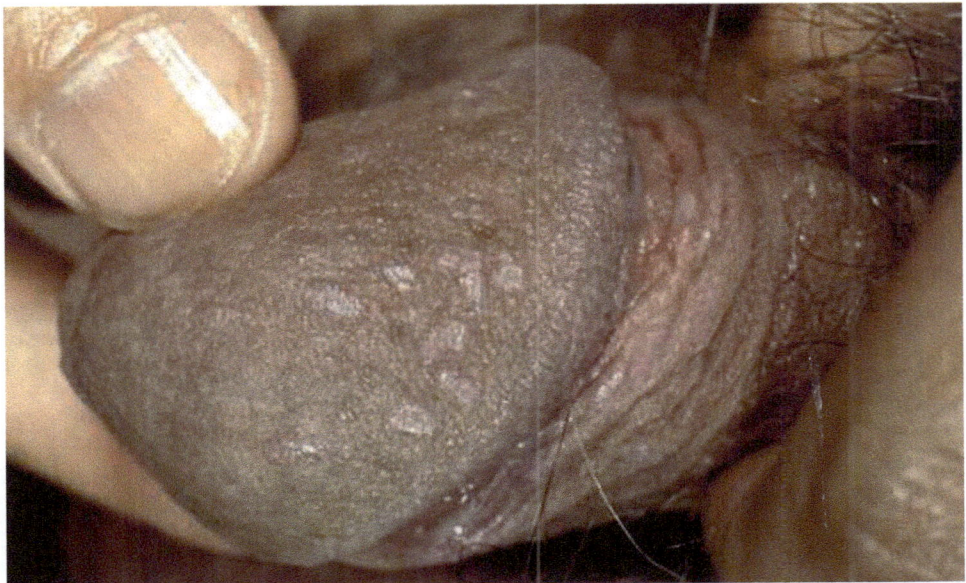

Figuur 111.1

Vragen

1. Hoe zou u de afwijkingen op de glans beschrijven (elementaire efflorescentie, vorm, kleur)?
2. Naar welke andere plaatsen op het lichaam kijkt u en wat denkt u daar aan te treffen?
3. Wat is uw diagnose?
4. Hoe zien de laesies van deze aandoening er op de penis vaak uit?
5. Welke factoren kunnen bij de afwijking in de mond een rol spelen?

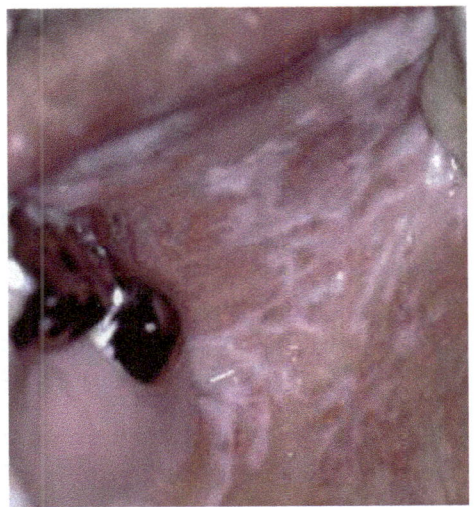

Figuur 111.2

Antwoorden

1. De laesies op de penis kunt u beschrijven als vlakke veelhoekige (polygonale) papels met een paarswitte (livide) kleur.

2. U kijkt direct naar de armen van deze patiënt en wel vooral naar zijn polsen. Daar denkt u eveneens vlakke polygonale paarsige papels te vinden met over het oppervlak witte lijntjes, die u kent als de striae van Wickham (figuur 111.3).

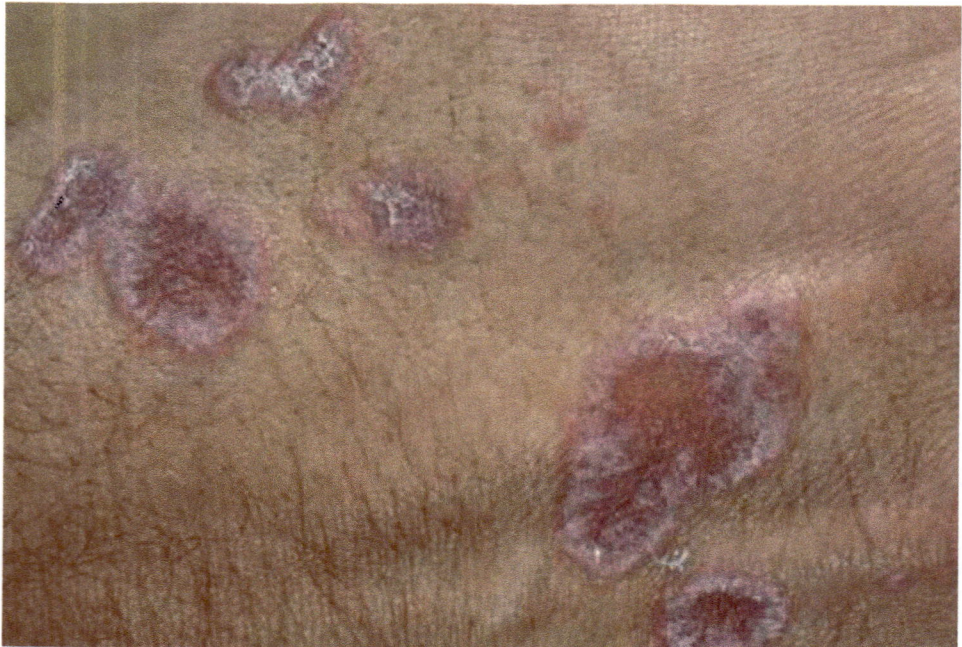

Figuur 111.3
Paarsige polygonale papels op de polsen met striae van Wickham.

3. U had op de afwijkingen op de penis en in de mond al de waarschijnlijkheidsdiagnose LICHEN PLANUS gesteld, en die is nu door de klassieke bevindingen op de polsen bevestigd. (Zie voor verdere informatie over dit ziektebeeld casus 25).

4. Op de (schacht van de) penis neemt een lichen planus vaak de vorm van ringen aan (annulaire lichen planus). Dat kunnen meerdere kleine ringetjes zijn (figuur 111.4), maar ook grotere solitaire laesies (figuur 111.5, let op de fraaie livide kleur).

5. In de etiopathogenese van lichen planus van het mondslijmvlies (lichen oris) kunnen goud (kronen) of amalgaam (vullingen) een rol spelen. Bij het verwijderen daarvan geneest de lichen namelijk vaak. Ongeveer 35 procent van deze patiënten blijkt bij epicutaan al-

lergologisch onderzoek een contactallergie voor een of beide metalen te hebben. Maar ook bij diegenen die niet allergisch zijn kunnen de orale laesies na verwijderen van de metalen verdwijnen. In deze gevallen neemt men aan dat irritatie door de metalen een oorzakelijke rol speelt.

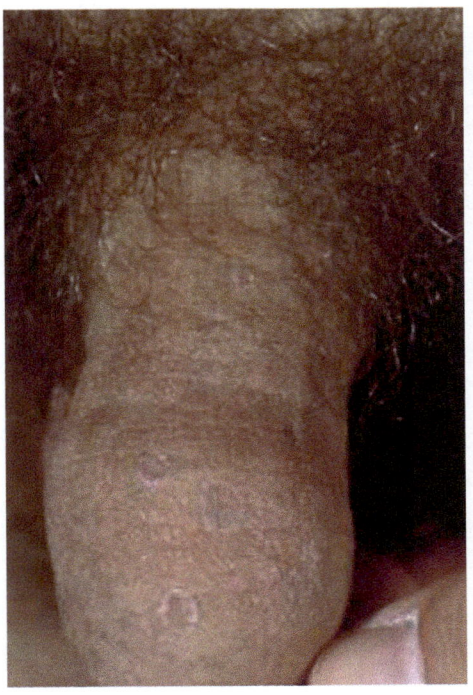

Figuur 111.4
Lichen planus penis met multipele ringetjes

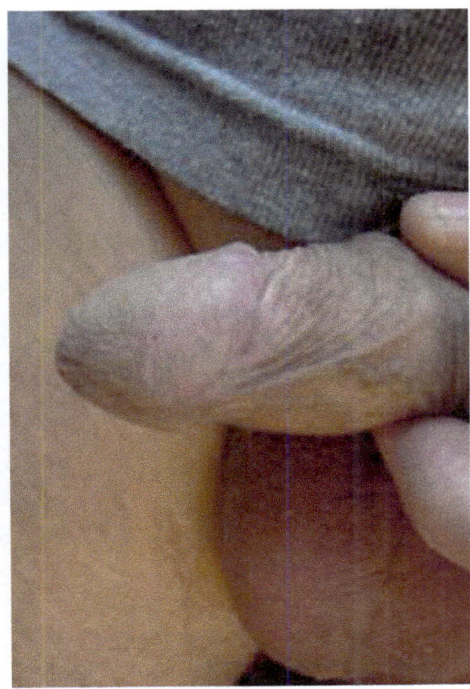

Figuur 111.5
Lichen planus penis, solitaire ring.

Notities

112

Anamnese

Een 24-jarige uit Marokko afkomstige man komt op uw spreekuur, omdat hij een harde knobbel in zijn nek heeft, die geleidelijk groter is geworden en waarvan hij nu hinder ondervindt. Ook vertelt patiënt dat hij eigenlijk al veel langer last heeft van kleine 'ontstekingen' in zijn nek. Hij is verder gezond, maar heeft op wat jongere leeftijd wel flink acne in zijn gezicht gehad.

Lichamelijk onderzoek

U ziet in de nek links en rechts een aantal solitaire folliculaire inflammatoire papels. Centraal in de nek, net onder de haargrens, is een keloïdale littekenvorming zichtbaar met daaromheen een groot aantal vast aanvoelende niet-ontstoken papels.

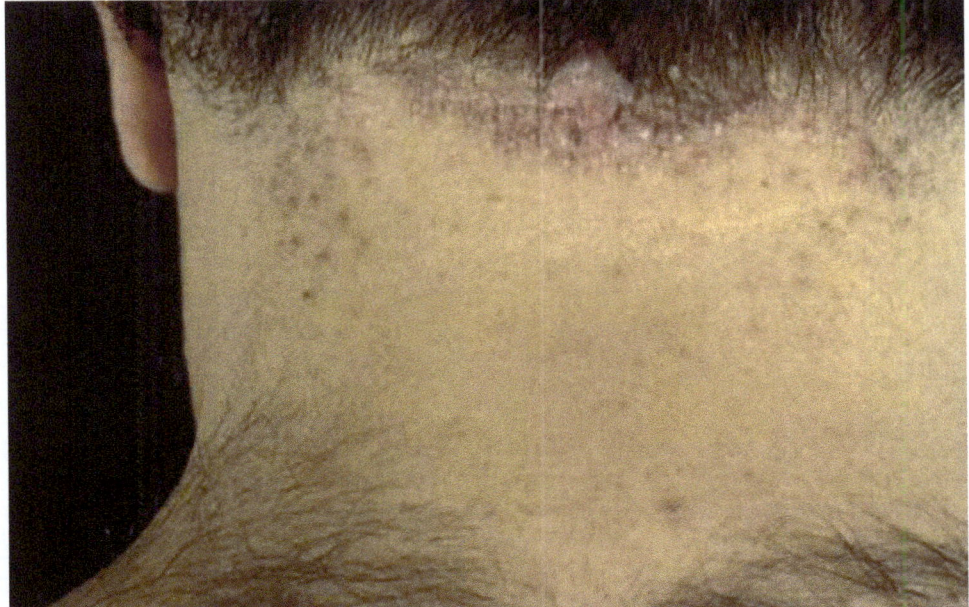

Figuur 112.1

Vragen

1. Hoe heet deze aandoening?
2. Bij welke patiënten komt deze vooral voor?
3. Wat is de oorzaak?
4. Wat gaat u deze patiënt adviseren?

Antwoorden

1. Hier is sprake van acne keloidalis nuchae (nuchae = van de nek). Dit is een chronisch ontstekingsproces van de haarfollikels in de nek, dat aanleiding geeft tot hypertrofische littekenvorming. De aandoening begint met vaak lineair gerangschikte folliculaire papels of pustels net onder de haargrens, soms ook tussen de haren zelf. Patiënten hebben hier vaak geen last of zelfs geen weet van, en ontdekken de afwijking pas wanneer ze de harde keloïdale papeltjes voelen die het gevolg zijn van de folliculitis. De papels kunnen solitair blijven (figuur 112.2), maar ook samenvloeien tot horizontale banden of onregelmatige plaques (figuur 112.1). Wanneer het proces ook op de behaarde hoofdhuid gelokaliseerd is, kan door de littekenvorming haaruitval optreden (cicatriciële alopecie) (figuur 112.2). Bij sommige patiënten blijven de ontstekingen zeer lang bestaan met abcessen en drainerende sinussen. De aandoening verloopt chronisch en er kunnen gedurende vele jaren periodiek nieuwe folliculaire laesies ontstaan.

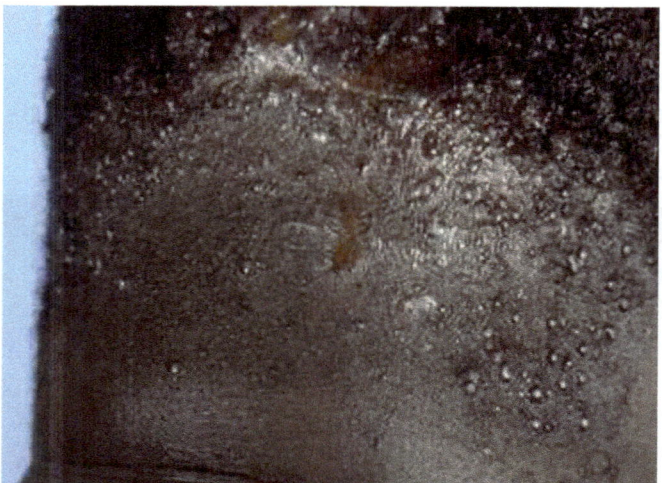

Figuur 112.2
Haaruitval door littekenvorming (cicatriciale alopecie) met multipele keloïdale papeltjes.

2. Acne keloidalis nuchae komt nagenoeg alleen voor bij donker gepigmenteerde en negroïde mannen en wel na het bereiken van de puberteit.

3. De oorzaak van acne keloidalis nuchae is onbekend. Veel van de patiënten hebben ernstige acne (gehad). Vaak wordt bij een bacteriekweek *Staphylococcus aureus* aangetoond, maar deze bacteriën worden als secundair beschouwd. Een oorzakelijke rol van scheren is niet bewezen, maar zou soms een provocerende factor zijn.

4. De therapie is zeer moeizaam en verwijzing naar de dermatoloog is zeker te overwegen. Bij secundaire infectie komen orale en lokale antibiotica in aanmerking. Lokale therapie met clindamycine of erytromycine heeft naast antibacteriële eigenschappen ook een anti-inflammatoir effect. De kleinere keloïdale papels worden behandeld met intralaesionale corticosteroïden en cryotherapie. Grotere keloïden kunnen het beste door de plastisch chirurg geëxcideerd worden, waarbij de kans op een recidief kleiner is dan bij 'gewone' keloïden. Ook behandeling met laserchirurgie (CO_2 laser) kan goede resultaten geven.

113

Anamnese
Een 11-jarige jongen heeft een vreemde uitslag onder zijn mond en op de kin. De moeder vertelt spontaan dat het 'een lastig joch is, dat altijd wel wat heeft'.

Lichamelijk onderzoek
Bij onderzoek ziet u onder de mond, op de kin en iets op de bovenlip een min of meer ronde laesie met purpura, een wat grotere bloeduitstorting rechts op de kin (ecchymose) en een aantal kleine oppervlakkige wondjes. Daarbij denkt u aan beginnende – opengekrabde – acne papels, maar patiënt vertelt dat dit blaasjes geweest zijn. U stelt vragen over bloedingsneiging, familieziekten en gebruik van medicijnen; de anamnese is echter geheel blanco.

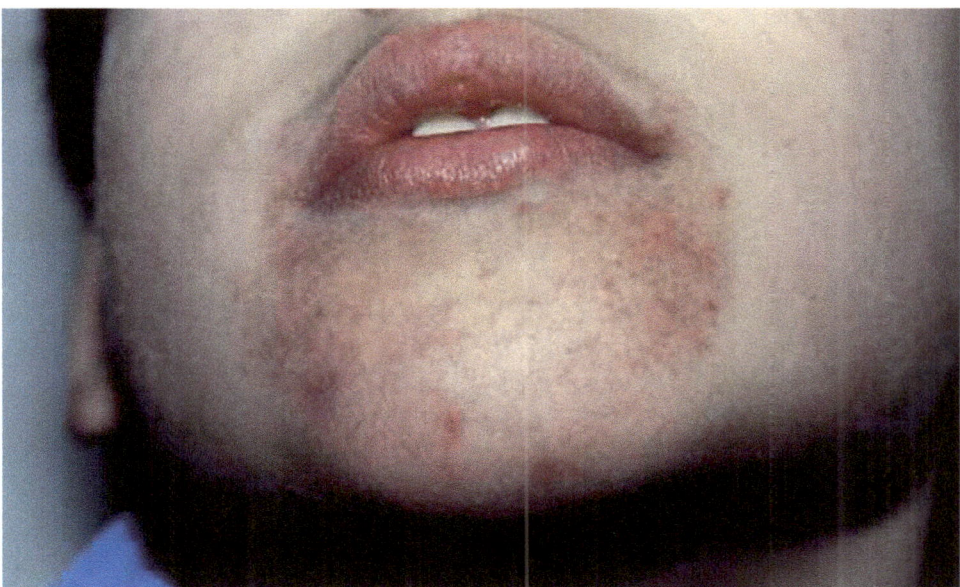

Figuur 113.1

Vragen
1. Wat wilt u nog meer aan de jongen vragen?
2. Wat is uw diagnose, als uw vraag met ja wordt beantwoord?
3. Wat doet u, als uw vraag wordt ontkend?

Antwoorden

1. U vraagt of patiënt de gewoonte heeft om een beker op de huid rond zijn mond te zetten en er dan de lucht uit te zuigen.

2. U stelt bij een bevestigend antwoord de diagnose ZUIGPURPURA als gevolg van zuigkrachten (onderdruk) die ontstaan wanneer de jongen de lucht uit de beker zuigt. Gelokaliseerde zuigkracht kan aanleiding geven tot purpura. Hoe groter de negatieve druk, des te eerder zullen de laesies ontstaan en bij grote zuigkracht kunnen ook blaasjes en blaren optreden.

Wanneer u dergelijke beelden op de rug ziet, moet u – zeker bij migranten uit Oost-Europa of uit het verre oosten, denken aan een vorm van volksgeneeskunde. Vooral bij koortsende ziekten worden warm gemaakte kopjes op de rug geplaatst ('cupping'). Bij het afkoelen daarvan treedt onderdruk op en dat resulteert in een ronde laesie met erytheem (figuur 113.2), purpura en ecchymosen (figuur 113.3). Bij kinderen kunnen zulke beelden verward worden met kindermishandeling. Andere mogelijke oorzaken van zuigpurpura zijn de zuignapjes op speelgoedpijlen, op ECG apparatuur of van een badmat, een zuigzoen ('love bite') en – bij pechvogels – het vastgezogen worden aan de afvoer van het bad.

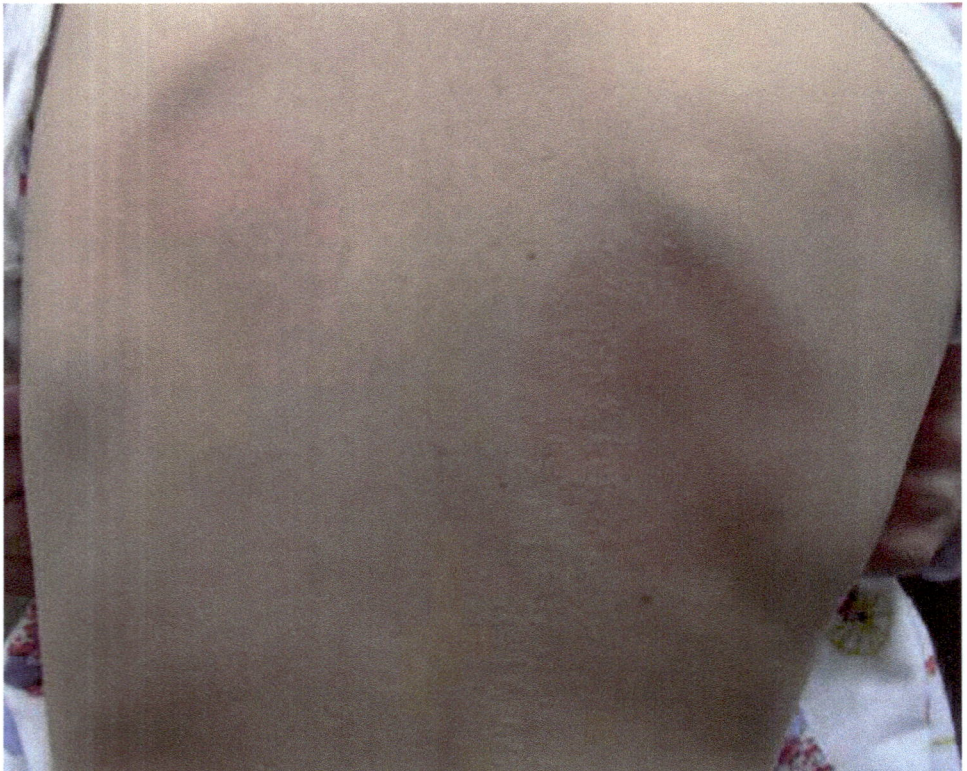

Figuur 113.2
Erytheem door cupping.

Bij baby's die met behulp van vacuümextractie ter wereld zijn gekomen, kan een ronde purpuralaesie op het voorhoofd ontstaan. Sommige neonaten worden geboren met één of twee blaren of erosies op de vingers, de lippen of de onderarmen. Men neemt aan dat dit het gevolg is van krachtig zuigen in utero.

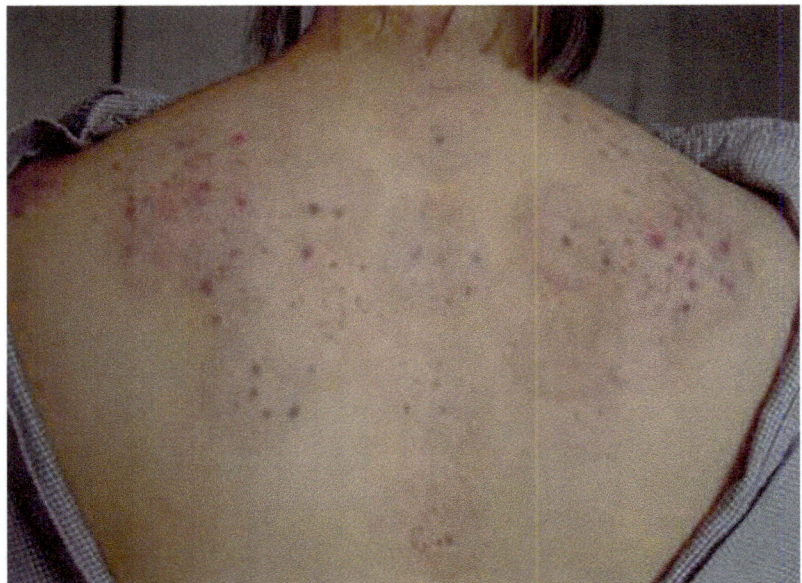

Figuur 113.3
Multipele ronde laesies met ecchymosen door herhaalde cupping.

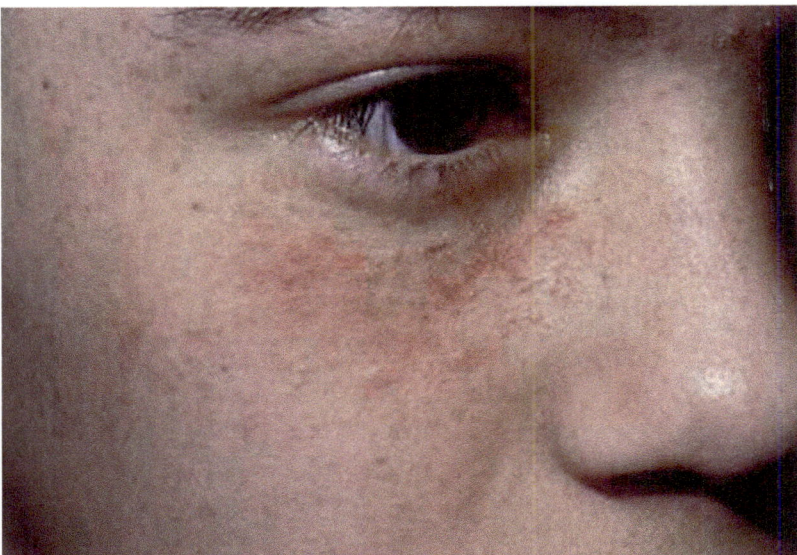

Figuur 113.4
Purpura door langdurig en heftig hoesten.

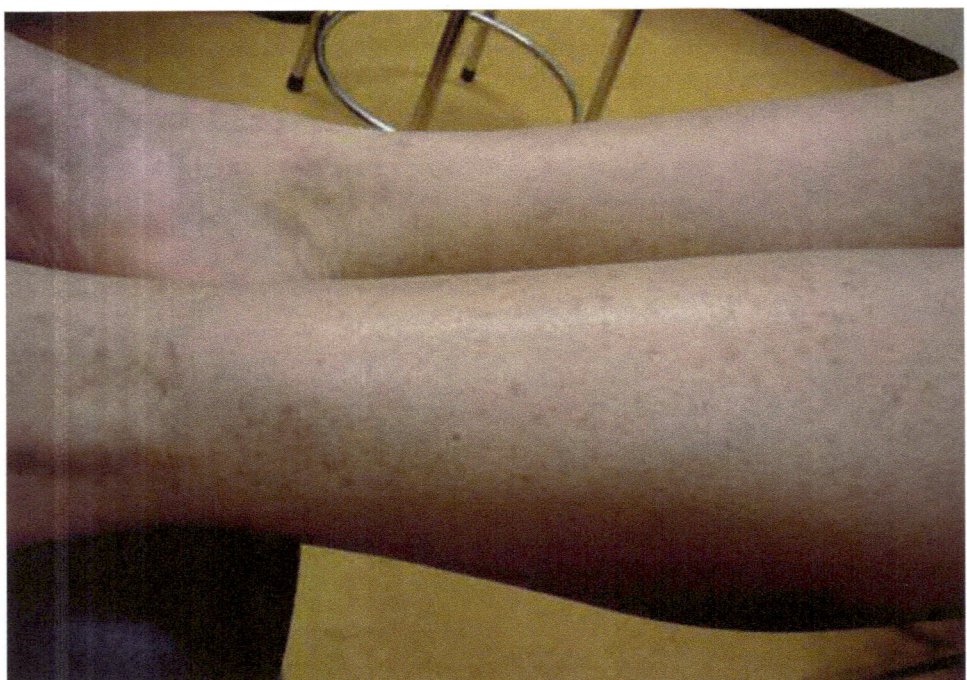

Figuur 113.5
Purpura door hardlopen.

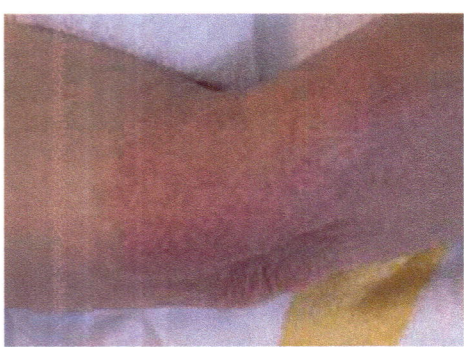

Figuur 113.6
Purpura door bloeddrukmeting.

Omgekeerd kan endogene hoge druk ook bloeduitstortingen veroorzaken, zoals bij langdurig en heftig hoesten (figuur 113.4), als stasis purpura aan de benen bij veneuze hypertensie en bij langdurig staan of hardlopen (figuur 113.5). Ook kan stuwing door externe pressie – bij daarvoor gevoelige gezonde individuen of bij verhoogde bloedingsneiging – purpura veroorzaken, zoals bij bloeddrukmeting (figuur 133.6)

3. Als de jongen ontkent, dan heeft u op dat moment geen zekerheidsdiagnose. U blijft echter wel degelijk aan de mogelijkheid van een artefact denken. Aan dermatitis artefacta (bijvoorbeeld bizarre (brand)wonden, blaren en trichotillomanie, casus 1) kan ernstige psychiatrische problematiek ten grondslag liggen. Het is niet zinvol en vaak contraproductief om patiënten dan direct en hard met uw vermoeden te confronteren. U zegt dat u er nog even wat over wilt lezen en met een collega zult overleggen en u maakt een afspraak op korte termijn met de moeder alleen om de situatie verder te bespreken.

114

Anamnese
Een 28-jarige vrouw heeft een plekje op haar achterhoofd ontdekt, dat behoorlijk kan jeuken.

Lichamelijk onderzoek
Bij onderzoek ziet u een vaag begrensd rood plekje met wat losse geelachtig witte schilfering.

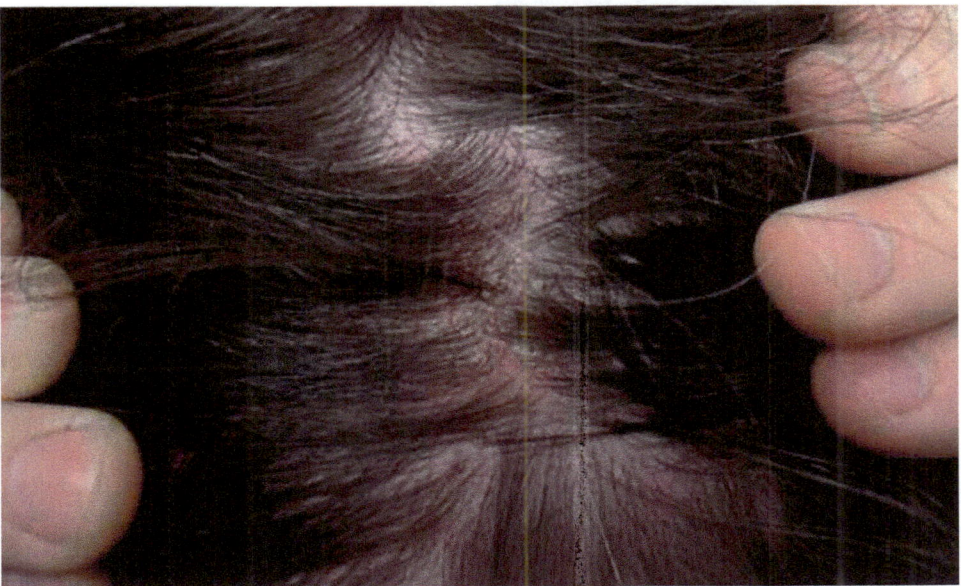

Figuur 114.1

Vragen
1. Aan welke twee mogelijke aandoeningen denkt u?
2. Hoe gaat u onderscheid maken tussen deze aandoeningen?
3. Hoe behandelt u dit plekje?

Antwoorden

1. U denkt aan SEBORROÏSCH ECZEEM en aan PSORIASIS CAPITIS.

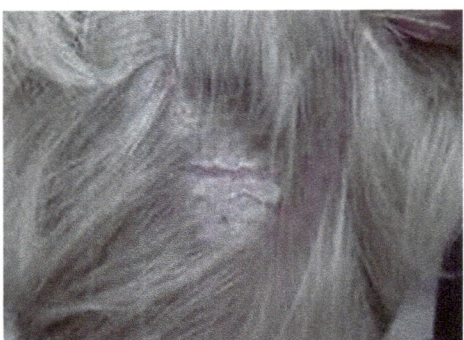

Figuur 114.2
Flinke zilverwitte schilfering, passend bij psoriasis.

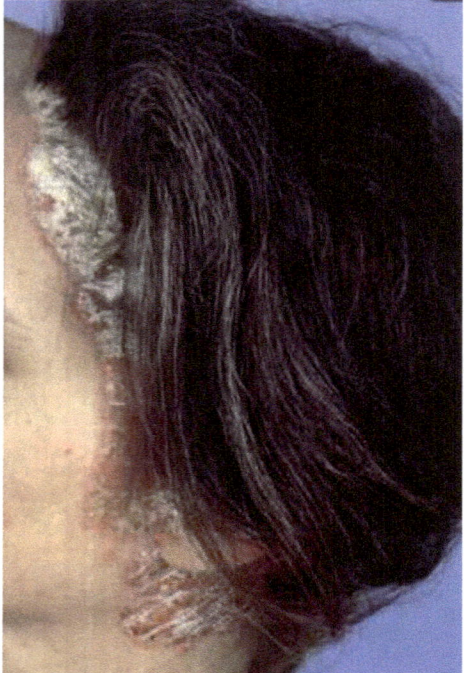

Figuur 114.3
Scherpbegrensde verheven rode plaques met psoriasiforme schilfering.

2. U probeert aan de hand van de anamnese en het lichamelijk onderzoek onderscheid te maken tussen deze twee aandoeningen.
Anamnese: U vraagt of patiënte roos heeft (gehad) of rode en schilferende plekjes elders op het lichaam en zo ja, waar. Ook informeert u naar huidziekten in de familie, met name roos en psoriasis. Tenslotte informeert u of patiënte wel eens gewrichtsontstekingen heeft gehad (i.v.m. de mogelijkheid van arthritis psoriatica).

Lichamelijk onderzoek: U kijkt patiënte geheel na en houdt daarbij rekening met de voorkeurslokalisaties en de verschillen in morfologie tussen psoriasis en seborroïsch eczeem.

Voorkeurslokalisaties: Helaas komen deze voor een groot deel overeen: beide aandoeningen zijn vaak gelokaliseerd op het behaarde hoofd en in de plooien (oksels, onder de mammae, navel, liezen, bilspleet: psoriasis inversa, casus 81). Meer specifiek voor psoriasis zijn ellebogen, knieën en het sacrum. Nagelafwijkingen komen alleen bij psoriasis voor en kunnen bestaan uit putjes, distale onycholysis (casus 79), subunguale hyperkeratose, het olievlekfenomeen (casus 82) en onychodystrofie. Seborroïsch eczeem is vaak gesitueerd op het gelaat en wel net buiten de haargrenzen, in de wenkbrauwen en de nasolabiaalplooien en in en achter de oren. Ook een rode en schilferende plek op het sternum past beter bij seborroïsch eczeem dan bij psoriasis.

Verschillen in morfologie: psoriasis wordt gekenmerkt door scherpbegrensde verheven rode plaques met zilverwitte schilfering (figuur 114.2 en 114.3). Bij het krabben wordt de schilfering duidelijker, het zogenaamde kaarsvetfenomeen (figuur 114.4), bij doorkrabben ontstaan puntvormige bloedinkjes, het teken van Auspitz (figuur 114.5). Alleen bij psoriasis inversa, psoriasis in de plooien, kan de schilfering door het vochtige milieu (geheel of gedeeltelijk) ontbreken (casus 8).

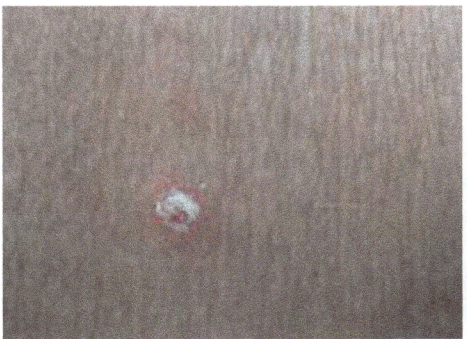

Figuur 114.4
Kaarsvetfenomeen bij psoriasis: zilverwitte schilfering door krabben.

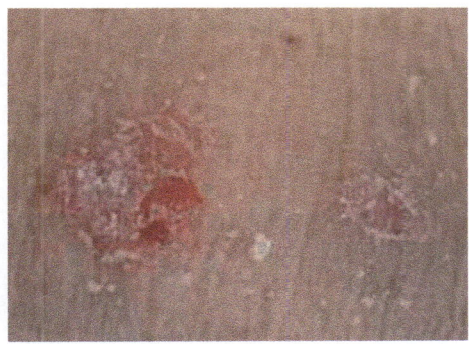

Figuur 114.5
Het teken van Auspitz bij psoriasis: puntvormige bloedinkjes bij krabben.

De laesies van seborroïsch eczeem zijn niet verheven, de roodheid is minder uitgesproken dan bij psoriasis, de schilfering is minder adherent en wat geler van kleur ('vettiger'; seborroïsch betekent vettig). Haaruitval (altijd tijdelijk) komt bij seborroïsch eczeem veel vaker voor dan bij psoriasis. Dit wordt vooral gezien bij een ernstige vorm van seborroïsch eczeem van het behaarde hoofd, waarbij dikke vette schilfers als het ware tegen de haren opstaan, die er gemakkelijk uitgetrokken kunnen worden. Deze vorm wordt tinea amiantacea genoemd (figuur 114.6).

Overigens is het ook voor ervaren clinici lang niet altijd mogelijk om met zekerheid onderscheid tussen psoriasis en seborroïsch eczeem te maken wanneer de karakteristieke kenmerken van een van beide aandoeningen ontbreken (figuur 114.7). Dat wordt dan vaak 'sebopsoriasis' genoemd. En uiteraard zijn er patiënten die zowel psoriasis als seborroïsch eczeem hebben.

3. Een dergelijk plekje zal goed reageren op een lokaal corticosteroïd. Er worden bijna altijd preparaten op alcoholische basis (lotion) voorgeschreven vanwege het gemak van aanbrengen daarvan en vanwege de cosmetische kwaliteiten van lotions. Een duidelijk nadeel van lotions is echter hun beperkte effectiviteit. De biologische beschikbaarheid (bioavailability) – het percentage van de corticosteroïden dat de huid penetreert – uit lotions is namelijk gering: het vehiculum verdampt en het farmacon blijft op de huid liggen. Vanuit vettere bases (crèmes, zalven) penetreert veel meer van het corticosteroïd in de huid, terwijl het vet bovendien de schilfers bindt, die dan met het wassen verwijderd zullen worden.

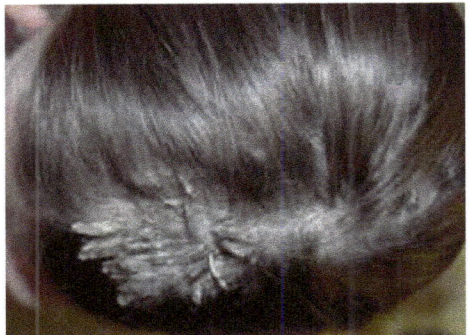

Figuur 114.6
Tinea amiantacea, een ernstige vorm van seborroïsch eczeem met haaruitval.

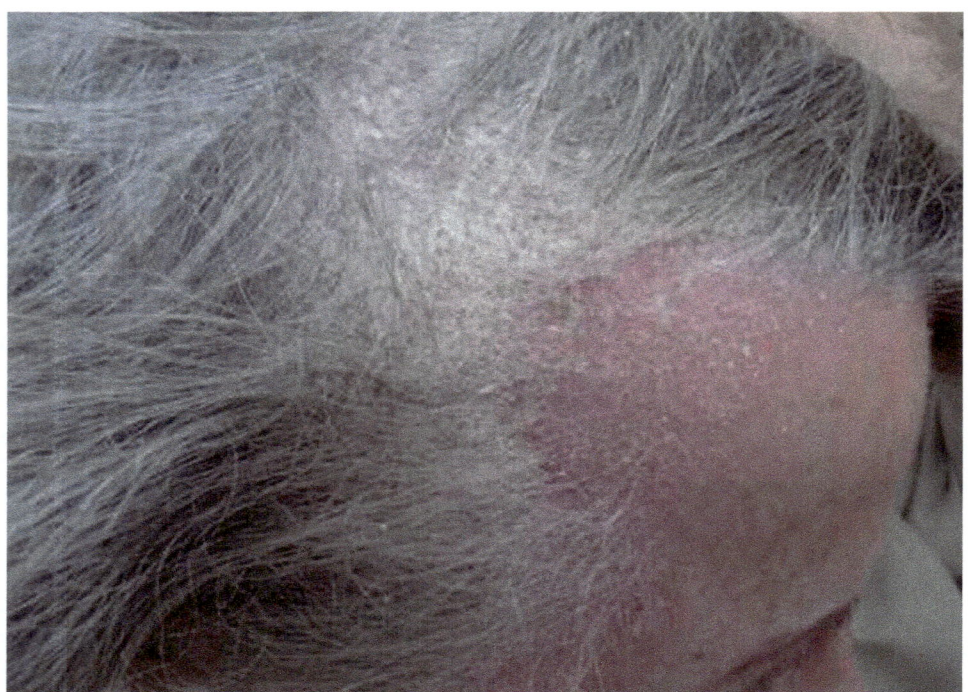

Figuur 114.7
Zilverwitte schilfering, niet verheven, weinig erytheem: psoriasis of seborroïsch eczeem?

Uiteraard zijn de vettere bases cosmetisch minder acceptabel. Terwijl wij voor laesies met forse schilfering altijd voor een vettere basis zouden kiezen, is er voor deze patiënte een mooie tussenoplossing in de vorm van hydrogels (clobetasolpropionaat: Dermovate® Hydrogel) of huidemulsies (betamethasonvaleraat: Betnelan®, desoximetason: Topicorte®, eventueel met 5% salicylzuur erin, hydrocortisonbutyraat: Locoid Crelo®), die de cosmetische eigenschappen van de lotions combineren met de therapeutische eigenschappen van de crèmes. Daarnaast kunt u patiënte Denorex RX® aanbevelen, een koolteerhoudende shampoo die naast enige therapeutische effectiviteit ook jeukstillende eigenschappen heeft.

Website
nhg.artsennet.nl: *NHG-Standaard Psoriasis*.

115

Anamnese
Een 37-jarige vrouw heeft een verkleuring van de nagel van de rechterduim. Patiënte vindt dat de nagel stinkt. Zij is bekend met psoriasis en heeft wel eens 'psoriasisnagels'.

Lichamelijk onderzoek
Bij onderzoek ziet u een groenzwarte verkleuring van het centrale gedeelte van de nagel van digitus I rechts. De nagelriem is niet afwijkend en ook het nageloppervlak is normaal. Aan weerszijden van de groene verkleuring is distaal enige gele subunguale hyperkeratose zichtbaar, waarbij u direct aan psoriasis of een onychomycose denkt.

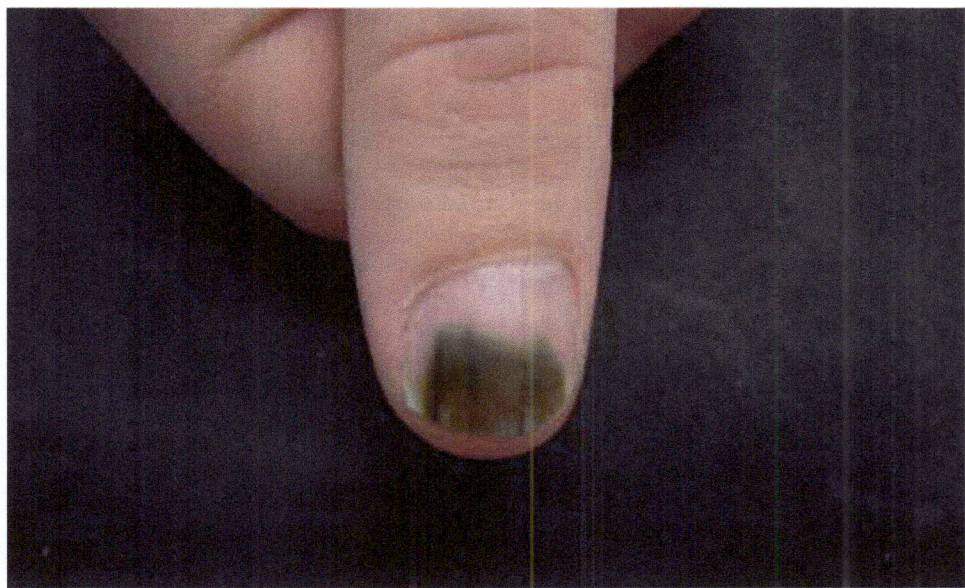

Figuur 115.1

Vragen
1. Wat is uw diagnose?
2. Is er een relatie met patiëntes psoriasis?
3. Hoe gaat u patiënte behandelen?

Antwoorden

1. U stelt op grond van de groenzwarte kleur de diagnose NAGELINFECTIE MET PSEUDOMONAS AERUGINOSA. Deze infectie ontstaat ofwel vanuit een chronisch paronychium (en begint dan proximaal) ofwel krijgt toegang tot het nagelbed vanuit een bestaande onycholysis (en begint dan distaal). Meestal zijn slechts een of twee nagels aangedaan. De nagelplaat heeft een karakteristieke blauwzwarte of groenzwarte kleur en ruikt geïnfecteerd. De kleur is het gevolg van ophoping van debris onder de nagel en het pigment pyocyanine, dat hecht aan de onderzijde van de nagelplaat. In enkele gevallen invadeert de bacterie de nagel zelf. Naast onycholyse is ook het dragen van kunstnagels of nagelverlenging (acrylaten) een risicofactor voor het oplopen van een Pseudomonasinfectie onder de nagels.

2. Kenmerken van psoriasis van de nagels zijn: putjes, subunguale hyperkeratose, het olievlekfenomeen en distale onycholysis. De bestaande onycholysis (loslating van de nagelplaat van het nagelbed) heeft als porte d'entrée voor de invasie met *Pseudomonas aeruginosa* gediend. Andere bekende oorzaken van onycholyse zijn schimmelinfectie, beschadiging (langdurig met handen in water en zeep), eczeem en foto-onycholyse door medicijnen (zoals de fototoxische tetracyclines).

3. De nagel moet kort geknipt worden, tot bijna aan de plaats waar de nagelplaat weer vast zit aan het nagelbed. Men moet voorzichtig zijn met het mechanisch verwijderen van het resterende debris, omdat de loslating zich dan traumatisch naar proximaal kan uitbreiden. Lokaal kan 2-3dd behandeld worden met gentamicine oogdruppels of 2% azijnzuuroplossing. Bij therapieresistentie kan oraal ciprofloxacine geïndiceerd zijn. Bij deze patiënte, bij wie de onycholyse is ontstaan door haar psoriasis, zou daaraan een lokaal corticosteroïd kunnen worden toegevoegd. U doet er echter goed aan patiënte te waarschuwen dat de behandeling vaak maanden moet worden gecontinueerd en dat het groene pigment soms na adequate behandeling van de bacterie toch nog een tijd aanwezig blijft. Ook het opnieuw vastgroeien van de nagel aan het nagelbed duurt vaak heel lang.

Anamnese

Een 34-jarige vrouw vertelt dat haar handpalmen en voetzolen oranje verkleurd zijn. Bij straktrekken van de huid is die zelfs geel! Patiënte vertelt bang te zijn geelzucht te hebben. Zij is verder gezond en gebruikt geen medicijnen. Wel is ze de laatste maanden zeer fors afgevallen, niet met de hulp van Sonja, maar vooral door veel groenten en fruit te eten.

Lichamelijk onderzoek

Bij onderzoek ziet u, terwijl u uw hand naast die van patiënte houdt, dat ze inderdaad enigszins geelrode handpalmen heeft. Bij straktrekken van de huid wordt de kleur geel duidelijker.

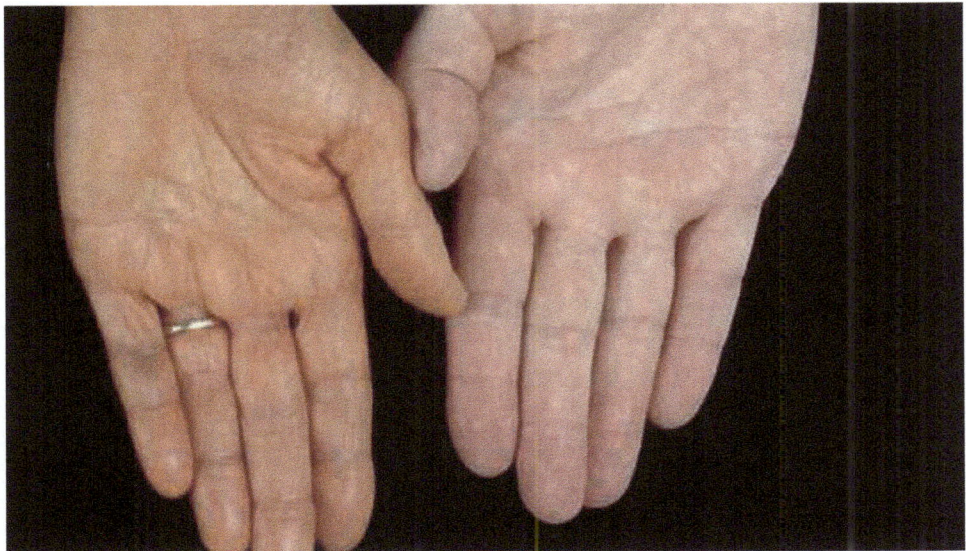

Figuur 116.1

Vragen

1. Hoe heet deze verkleuring van de huid?
2. Door welke stof wordt dit beeld veroorzaakt?
3. Waardoor ontstaat de kleur bij deze patiënte?
4. Welke andere aandoeningen kunnen deze verkleuring veroorzaken?
5. Hoe heeft u geelzucht kunnen uitsluiten?

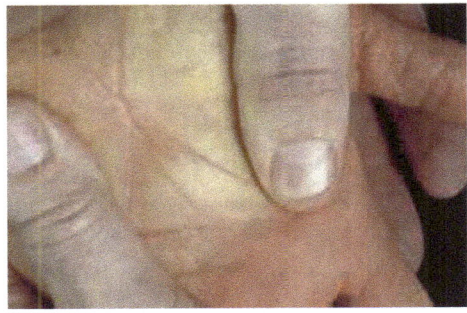

Figuur 116.2

Antwoorden

1. Deze aandoening heet CAROTENODERMIE.

2. De stof die deze verkleuring veroorzaakt is caroteen, een lipochroom en het natuurlijke provitamine van vitamine A. Caroteen draagt bij aan de kleur van normale huid. Wanneer er teveel caroteen in het bloed aanwezig is (carotenemie), dan zal de huid een oranjegelige kleur krijgen. Dat is het beste te zien op plaatsen met een dik stratum corneum zoals de handpalmen en de voetzolen (figuur 116.3). De sclerae zijn niet verkleurd zoals bij icterus.

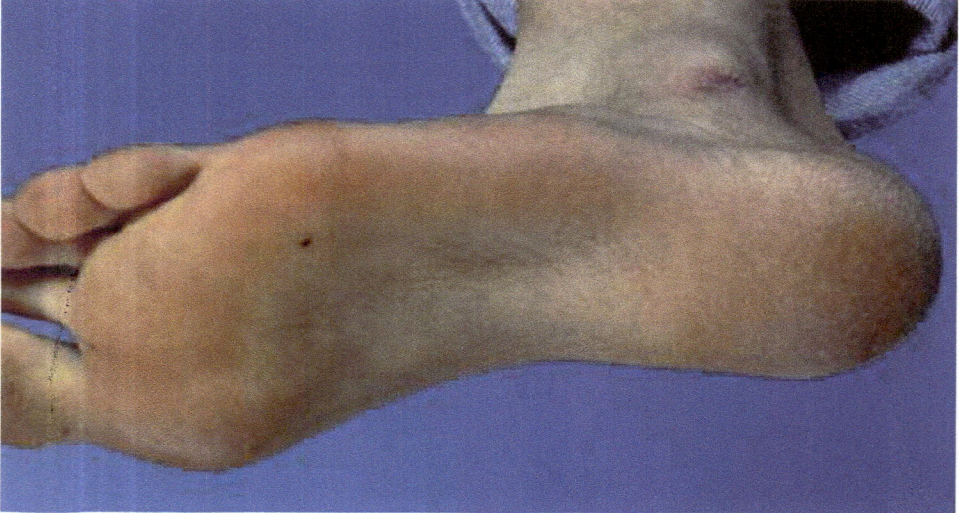

Figuur 116.3
Milde carotenodermie van de voetzool onder de voorvoet.

3. Deze patiënte is in korte tijd afgevallen doordat ze 'zeer gezond' is gaan eten met grote hoeveelheden rauwe wortels en sinaasappels. Wortels bevatten veel caroteen. De gele kleurstof in sinasappels en het carotenoïd lycopeen, dat aanwezig is in tomaten en sommige bessen, kan ook oranjegelige huidverkleuringen veroorzaken.

4. Een wat gelige kleur van de huid door caroteen kan ook voorkomen bij hyperlipidemie, diabetes mellitus, nefritis, hypothyreoïdie en bij patiënten die bèta-caroteen niet kunnen omzetten in vitamine A, hetzij als metabole stoornis hetzij door leverziekte. Patiënten met erytropoëtische protoporfyrie krijgen vaak oraal bèta-caroteen ter bescherming tegen zonlicht voorgeschreven en dit leidt ook tot carotenemie. Tenslotte zijn er mensen die oraal bèta-caroteen capsules innemen in het kader van een vitamineregime of juist met opzet om de verkleuring van de huid te bewerkstelligen.

5. U heeft patiënte direct 'in de ogen gekeken' en gezien dat de sclerae normaal waren en niet icterisch.

Anamnese
Een 18-jarige jongen heeft vanaf de geboorte een afwijking op zijn linkerbeen, die met hem meegegroeid is. Hij maakt zich er geen zorgen over, maar vraagt of er iets aan gedaan kan worden, omdat zijn nieuwe vriendin het lelijk vindt.

Lichamelijk onderzoek
Bij onderzoek ziet u op de laterale zijde van het linkerbovenbeen een ongeveer 10x6 centimeter groot conglomeraat van huidkleurig tot gelige noduli, met verder naar dorsaal nog enkele groepjes van kleinere papuleuze elementen.

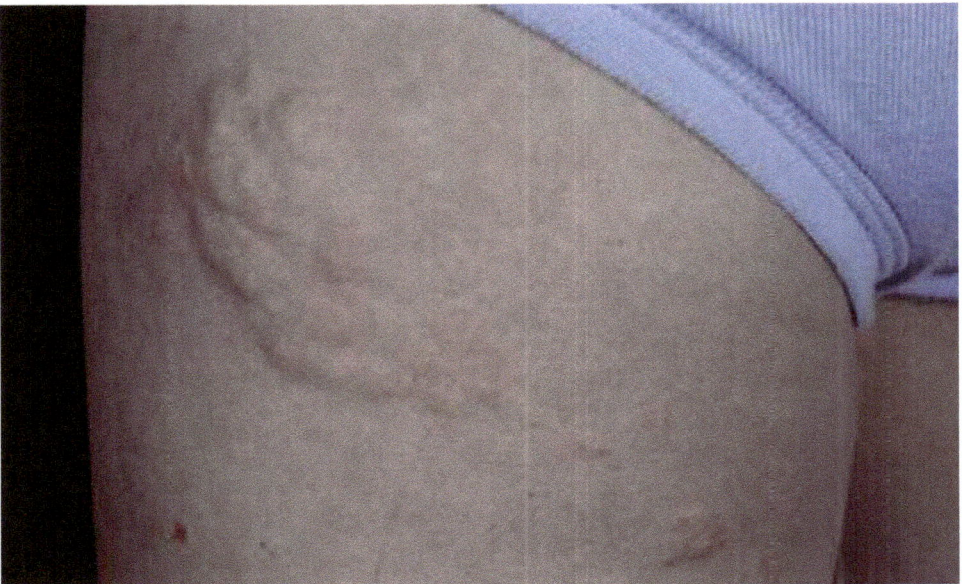

Figuur 117.1

Vragen
1. Welk weefsel verwacht u aan te treffen in deze congenitale afwijking?
2. Heeft u een diagnose?
3. Kunt u aan de wens van de vriendin van patiënt tegemoet komen?

Antwoorden

1. Gelet op de gelige kleur is het te verwachten dat in deze afwijking vetweefsel aangetroffen zal worden.

2. Deze congenitale naevoïde afwijking heet NAEVUS LIPOMATOSUS SUPERFICIALIS. Hierbij bestaat een ectopische ophoping van rijpe lipocyten in de dermis. De meest voorkomende manifestatie bestaat uit een geclusterde groep van zachte, huidkleurige of gele noduli. Het oppervlak is meestal glad, maar kan ook gerimpeld zijn, cerebriform of een peau d'orange (sinaasappelhuid) aspect hebben (figuur 117.2). De naevus is doorgaans gelokaliseerd op de onderste helft van de romp (vooral de onderrug, billen, heupen of abdomen) of op de achterzijde van de bovenbenen. Een naevus lipomatosus is meestal al bij de geboorte aanwezig, maar kan zich nog tot in de adolescentie ontwikkelen en blijft daarna onveranderd. Een minder frequent voorkomende manifestatie bestaat uit een solitaire gele papel, die op volwassen leeftijd ontstaat en ook op andere lokalisaties kan voorkomen.

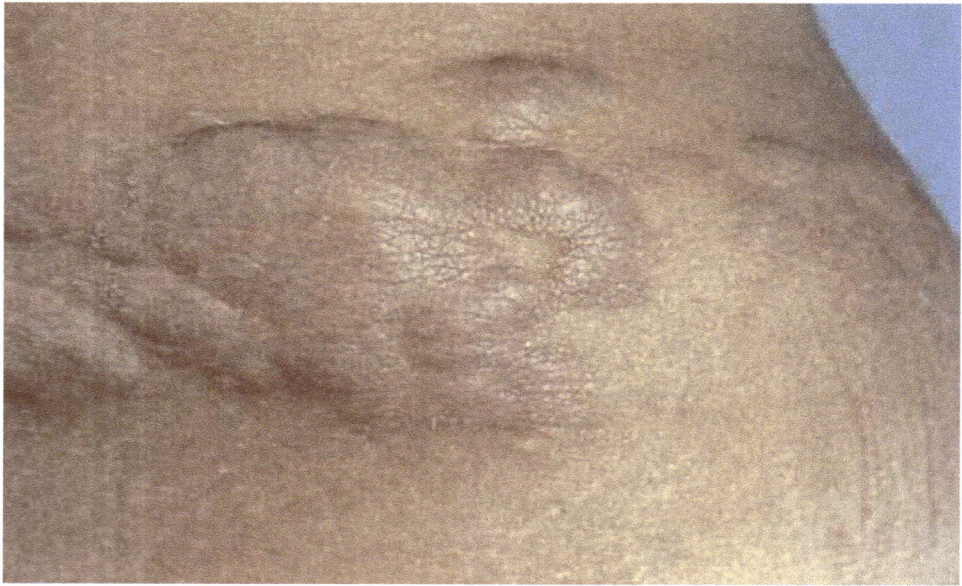

Figuur 117.2
Huidkleurige naevus lipomatosus op de onderrug met cerebriform aspect.

3. De enige therapeutische mogelijkheid is excisie. Daartoe bestaat bij een naevus lipomatosus zelden een medische indicatie. Chirurgisch verwijderen uit cosmetische overwegingen is bij deze patiënt niet te adviseren vanwege de grootte van de naevus en het – zeker ook op deze plaats – hoge risico op ontsierende littekens. Daarnaast wordt vaak te krap geëxcideerd, waardoor recidieven optreden.

Anamnese
Een 56-jarige man heeft sinds drie maanden een iets branderige 'vieze' afwijking onder zijn linkervoet.

Lichamelijk onderzoek
Bij onderzoek ziet u in de voetholte en de mediale zijde daarvan een onregelmatig beeld van erytheem, schilfering, gele pustels en bruine vlekjes.

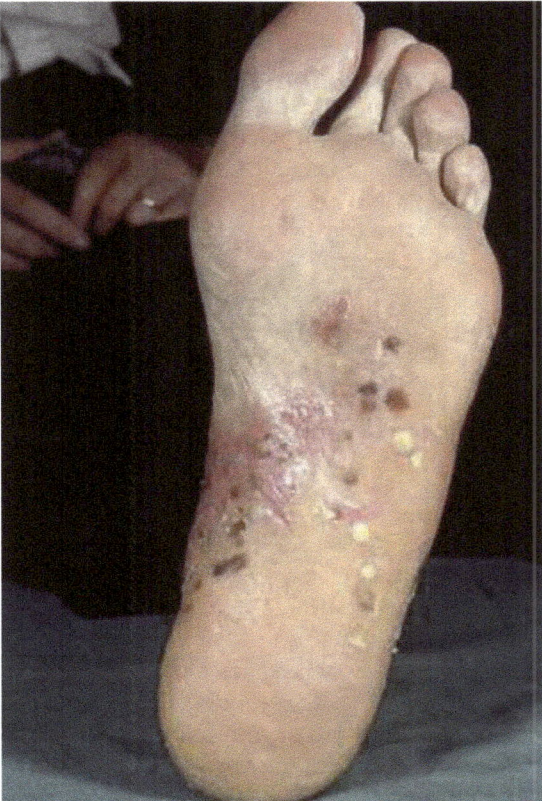

Figuur 118.1

Vragen
1. Wat is uw diagnose?
2. Kan het hier ook gaan om een gelokaliseerde vorm van psoriasis pustulosa?
3. Hoe gaat u deze patiënt behandelen?

Antwoorden

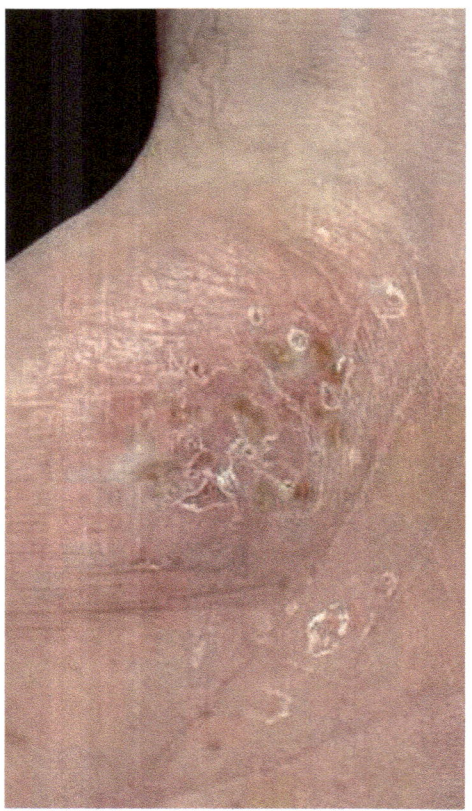

Figuur 118.2
Beperkte pustulosis op de thenar.

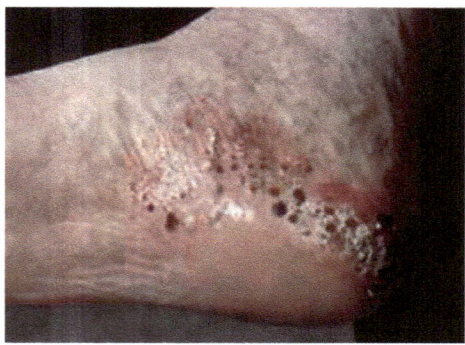

Figuur 118.3
Actieve laesies mediaal van de hak.

1. U denkt hier aan de pustulosis palmoplantaris, ook wel bekend als DE ZIEKTE VAN ANDREWS-BARBER. Pustulosis palmoplantaris is een aandoening van volwassenen – iets vaker vrouwen dan mannen – en begint meestal tussen de leeftijd van 40 en 60 jaar. Zoals de naam van de aandoening al doet vermoeden (palma = handpalm, planta = voetzool) is het een dermatose met pustels die gelokaliseerd is op de handen en onder de voeten. Op de handen is de thenar (duimmuis, figuur 118.2) de meest frequente lokalisatie, minder vaak de hypothenar (pinkmuis) en het centrale deel van de handpalm. Onder de voeten zijn het vooral de holte en de mediale en laterale rand daarvan en de randen van de hak die zijn aangedaan (figuur 118.3 en 118.4). De vingers en tenen zijn meestal vrij van laesies. De eruptie is vaak symmetrisch en bestaat uit plaques van erytheem en schilfering, waarin multipele pustels te zien zijn van 2-5 mm groot. De verse pustels zijn geel of groen. Later worden ze bruin en uiteindelijk schilferen de ingedroogde pustels af. Doorgaans zijn er pustels in alle stadia te zien. Sommige patiënten klagen over branderigheid of jeuk.

De oorzaak van de pustulosis palmoplantaris is niet bekend. Er wordt vaak naar focale infecties gezocht, maar dit levert zelden wat op. Negentig procent van de patiënten is roker of heeft gerookt, maar het is onduidelijk of er een etiopathogenetische relatie bestaat. Patiënten met pustulosis palmoplantaris hebben een verhoogd risico op schildklierproblematiek en wellicht ook op diabetes mellitus. Uit recent onderzoek blijkt dat een subgroep van de patiënten glutengevoelige darmziekte heeft (coeliakie, casus 109) en dat zij goed reageren op een strikt glutenvrij dieet.

2. Ja, dat kan. Sommige patiënten hebben psoriasis (gehad) of een sterk positieve familieanamnese. Ook hebben sommigen putjes in de nagels, karakteristiek voor psoriasis (figuur 5) of andere psoriasiforme nagelafwijkingen. Meestal is dat echter niet het geval en omdat er immunogenetische en andere duidelijke verschillen zijn met psoriasis, wordt doorgaans aangenomen dat pustulosis palmoplantaris een aparte entiteit is. Helemaal zeker is dat echter niet. Natuurlijk kunnen sommige patiënten ook zowel psoriasis als pustulosis palmoplantaris hebben.

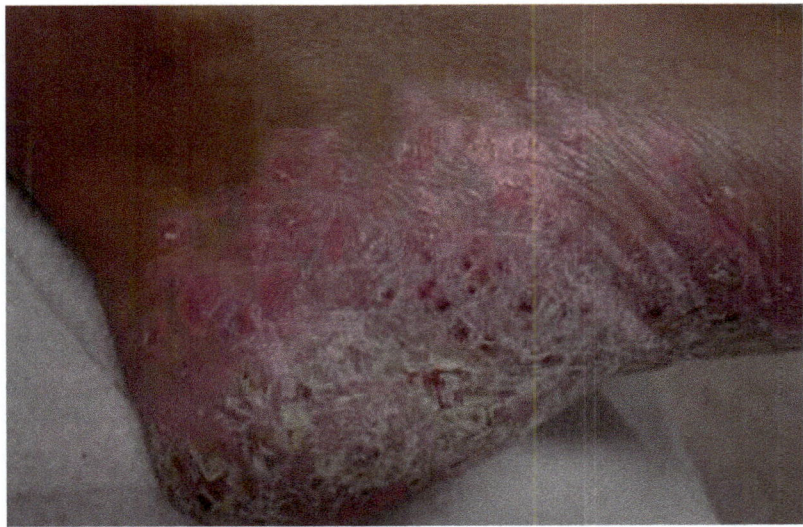

Figuur 118.4
Pustulosis, waarvan de erythematosquameuze elementen sterke gelijkenis vertonen met psoriasis.

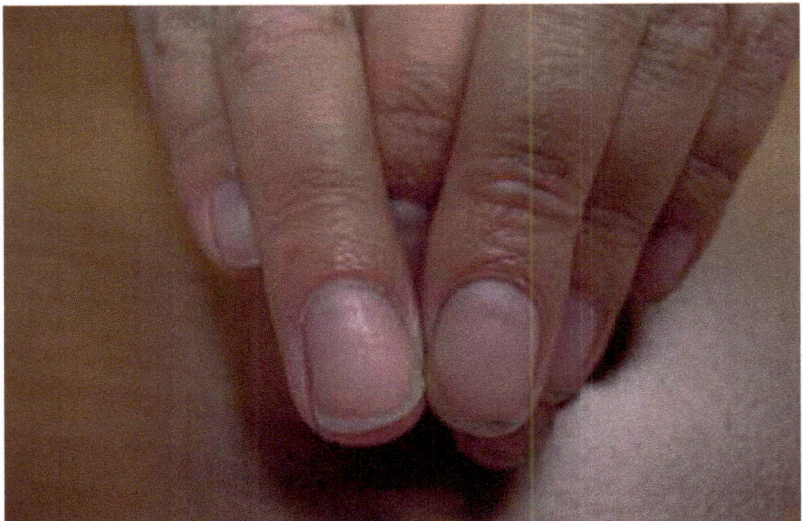

Figuur 118.5
Putjes in de nagels bij een patiënt met pustulosis palmoplantaris: karakteristiek voor psoriasis.

3. Pustulosis palmoplantaris is een van de meest hardnekkige en moeilijk te behandelen dermatologische aandoeningen en verwijzing naar de dermatoloog is een redelijke optie. Meestal wordt eerst behandeld met sterk werkende dermatocorticosteroïden; op korte termijn kan dit weliswaar een goede verbetering geven, maar langdurige behandeling is nodig en atrofie zal zeker gaan optreden. Ook oraal tetracycline of doxycycline kan enig effect hebben. De meest effectieve behandeling is orale toediening van acitretine (Neotigason®), vooral wanneer deze met PUVA (orale fotochemotherapie) gecombineerd wordt (Re-PUVA). Ook lokale PUVA-therapie wordt nog wel eens geprobeerd. Sinds de opkomst van UVB voor psoriasis en eczeem wordt PUVA echter niet meer veel toegepast door dermatologen.

119

Anamnese
Een 25-jarige man vertelt sinds twee weken pijn te hebben in zijn linkerpink, die ook wat dikker en roder is geworden. Ook doen zijn voeten pijn wanneer hij wat langer loopt en bij sporten. Daarnaast zou hij een 'rare' afwijking op zijn penis hebben. Patiënt is verder gezond en gebruikt geen medicijnen. Uit de anamnese komt naar voren dat hij ongeveer vijf weken geleden in Italië een 'voedselvergiftiging' heeft gehad.

Lichamelijk onderzoek
Het distale interfalangeale gewricht van de linkerpink is gezwollen, rood en drukpijnlijk. De glans penis en de binnenzijde van het preputium vertonen naast kleine grijswitte vlakke papels erosieve laesies, omgeven door een verheven rand. De meeste daarvan zijn annulair, maar er zijn ook gegyreerde (slingerende) afwijkingen. Deze kunnen niet met een gaasje van het slijmvlies worden afgeveegd.

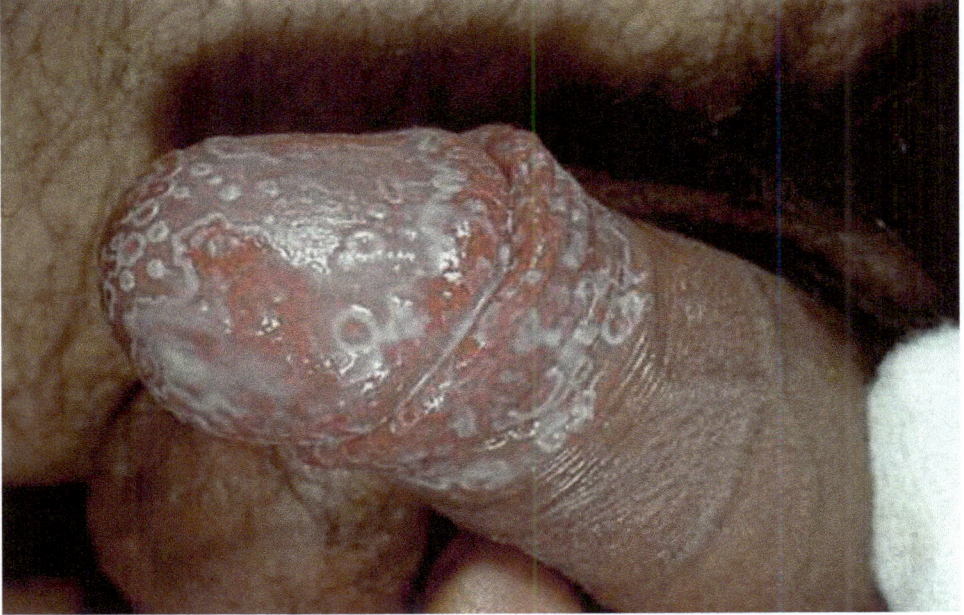

Figuur 119.1

Vragen
1. Wat is hier de meest waarschijnlijke diagnose?
2. Welke andere afwijkingen en symptomen komen bij deze aandoening regelmatig voor?
3. Is er een relatie met de 'voedselvergiftiging' van enkele maanden geleden?

Antwoorden

1. De waarschijnlijkheidsdiagnose is het SYNDROOM VAN REITER. De aandoening op de penis is hiervoor karakteristiek en wordt balanitis circinata (Reiter) genoemd.

2. Het syndroom van Reiter is een chronisch reactieve aandoening gekarakteriseerd door de trias van artritis, urethritis en conjunctivitis.

   Artritis. Het syndroom van Reiter is een van de klassieke seronegatieve (reumafactor negatieve) spondylartropathieën en wordt vooral gezien bij HLA-B27-positieve individuen. De meeste patiënten hebben reumatische manifestaties. Meestal betreft het enthesopathieën van de pezen en ligamenten, waardoor fasciitis plantaris, ontsteking van de Achillespees en andere vormen van tenosynovitis kunnen ontstaan. Soms is er sprake van een echte artritis, vooral van de knieën en de sacro-iliacale gewrichten. Een andere typische bevinding is ontsteking van de distale gewrichten van de vingers met 'worstvormige' zwelling, zoals die ook bij arthritis psoriatica gezien kan worden.

   Urethritis. De urethritis is meestal mild en wordt vaak over het hoofd gezien. Wanneer de ontsteking symptomatisch is heeft de patiënt pijn bij het plassen en is er afscheiding met pus en/of bloed. Meestal is er echter slechts een milde sereuze afscheiding.

   Conjunctivitis. Acute conjunctivitis is een frequent symptoom van het syndroom van Reiter. De ontsteking is meestal bilateraal en mild, soms zo weinig uitgesproken dat deze over het hoofd gezien wordt. Ernstige conjunctivitis kom echter ook voor (figuur 119.2).

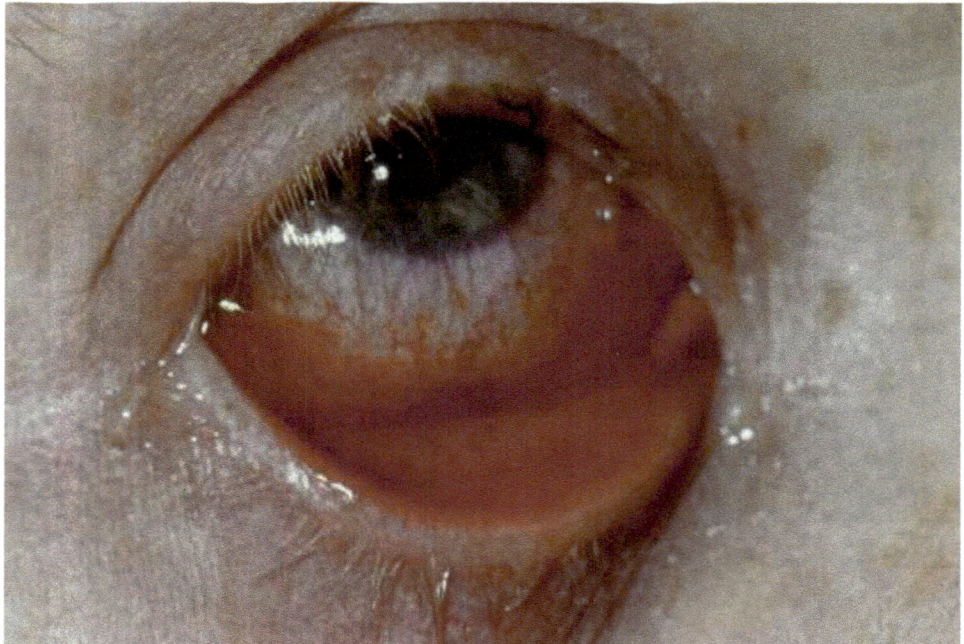

Figuur 119.2
Conjunctivitis bij M. Reiter.

Huidafwijkingen. Bij de cutane afwijkingen van het syndroom van Reiter is er een duidelijke overlap met psoriasis. Ongeveer 10 procent heeft op psoriasis gelijkende laesies, vooral op ontstoken gewrichten. Het meest karakteristiek voor Reiter zijn hyperkeratotische elementen in de handpalmen en op de voetzolen. Wanneer ze op eelt lijken, spreekt men van keratoderma blenorrhagicum (figuur 119.3). Meestal bestaan de afwijkingen echter uit erytheem en pustels, zoals bij psoriasis pustulosa.

HIV-infectie. Het syndroom van Reiter komt vaker voor en verloopt ernstiger bij patiënten met HIV/AIDS, vooral wanneer de immunostatus verslechtert. In een enkel geval is het syndroom van Reiter het eerste teken van HIV-infectie.

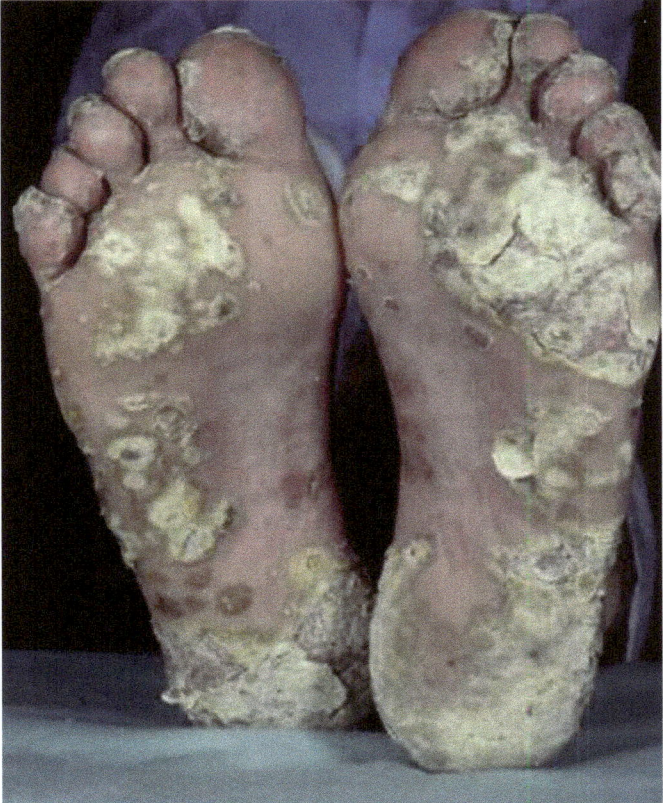

Figuur 119.3
Keratoderma blenorrhagicum.

3. Er kan zeker een relatie zijn met de 'voedselvergiftiging' van enkele maanden geleden. Het syndroom van Reiter kan namelijk ontstaan als reactie op een gastrointestinale infectie. De meest frequente veroorzaker is dan *Shigella*, maar *Salmonella*, *Yersinia* en *Campylobacter* kunnen ook het inflammatoire proces in gang zetten. In deze gevallen kan de Reiter op elke leeftijd en bij zowel vrouwen als mannen ontstaan.

De 'epidemische' Reiter is geassocieerd met urethritis. De verwekker daarvan kan *Chlamydia trachomatis* of *Ureaplasma urealyticum* zijn. Deze vorm komt nagenoeg alleen bij jonge mannen voor.

Notities

120

Anamnese
Een 72-jarige man heeft een groeiende en donkerder wordende afwijking op zijn borst.

Lichamelijk onderzoek
Bij onderzoek ziet u op het sternum een 1,4 bij 1,2 cm grote plaquevormige licht verruceuze zwelling. Deze is nagenoeg egaal donkerbruin van kleur, de randen zijn iets lichter. Het oppervlak vertoont enige keratose en aan de onderrand zijn er enkele lichtbruine keratotische papeltjes.

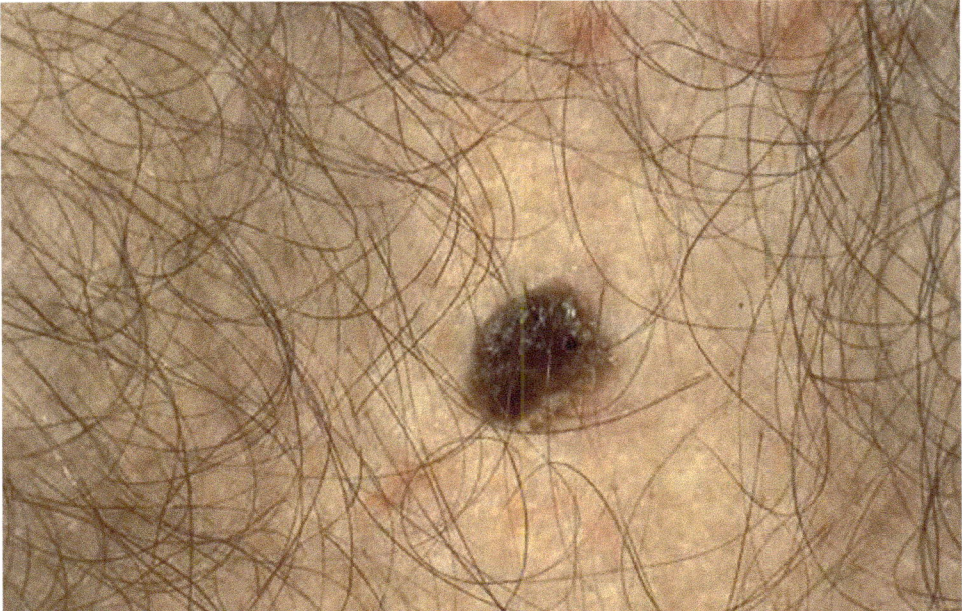

Figuur 120.1

Vragen
1. Wat is uw diagnose?
2. Kent u varianten van dit soort laesies (één hiervan is eerder in dit boek besproken)?
3. Waarmee kunnen deze afwijkingen verward worden?
4. Hoe behandelt u?

Antwoorden

1. Dit is een VERRUCA SEBORRHOICA, die meestal seborroïsche wrat of 'ouderdomswrat' genoemd wordt. Het is een goedaardige woekering van keratinocyten tussen de basale cellaag van de epidermis en het verhoornde oppervlak daarvan (Engels: seborrhoeic keratosis). Melanocyten prolifereren ook en geven melanine af, waardoor de donkere kleur ontstaat. Seborroïsche wratten kunnen overal op het lichaam voorkomen en jeuken soms wat. Voorkeurslokalisaties zijn het gelaat en het bovenste deel van de romp. Ze beginnen als lichte gele of geelbruine hyperpigmentatie. Deze groeien uit tot verruceuze plaques die als het ware bovenop de huid liggen en die in kleur variëren van lichtbruin tot zwart (figuur 120.2). Er zijn vaak prominente folliculaire hoornpluggen zichtbaar (figuur 120.3). Het oppervlak kan ook glad zijn en sommige wratten zijn gesteeld, vooral in de hals. De vorm is rond of ovaal en de grootte varieert van 1 mm tot vele centimeters. Vaak zijn er enkele seborroïsche wratten, soms vele honderden. Wanneer seborroïsche wratten geïrriteerd of geïnfecteerd raken zwellen ze op, kunnen natten en korsten gaan vormen en soms bloeden en wordt de kleur vaak donkerder. Daarna kunnen de wratten spontaan verdwijnen.

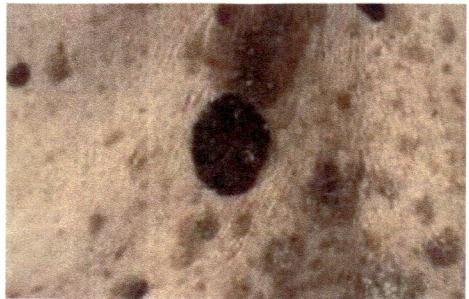

Figuur 120.2
Multipele kleinere en grotere seborroïsche wratten variërend in kleur van lichtbruin tot zwart met vettige keratose.

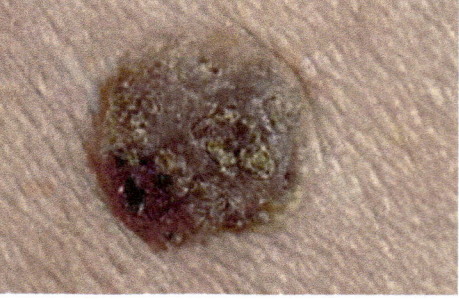

Figuur 120.3
Zeer uitgebreide karakteristieke folliculaire hoornpluggen.

Seborroïsche wratten komen bij blanken zeer veel voor – evenveel bij mannen als bij vrouwen – en worden door de mensen zelf doorgaans beschouwd als een onschuldig en onvermijdelijk gevolg van ouder worden. Ze beginnen vanaf de leeftijd van ongeveer 40 jaar (in de tropen bij blanken eerder), verdwijnen niet vanzelf (behalve na een ontsteking er in) en in de loop van de jaren komen er steeds meer bij. De aanleg tot multipele verrucae seborrhoicae is vaak een familietrek met een autosomaal dominant overervingspatroon.

2. Er zijn twee varianten van seborroïsche wratten. De eerste is stuccokeratose. Hierbij vormen zich multipele kleine, ruwe, wittige tot gelig-bruine keratotische papeltjes of kleine plaques, die gelokaliseerd zijn op de armen en benen, vooral rond de enkels (figuur 120.4 en casus 41). De tweede variant van seborroïsche wratten is een karakteristiek beeld dat dermatosis papulosa nigra heet. Het betreft – nomen est omen – multipele donker gekleurde papeltjes op het gelaat van mensen van het oriëntaalse of negroïde ras (figuur 120.5).

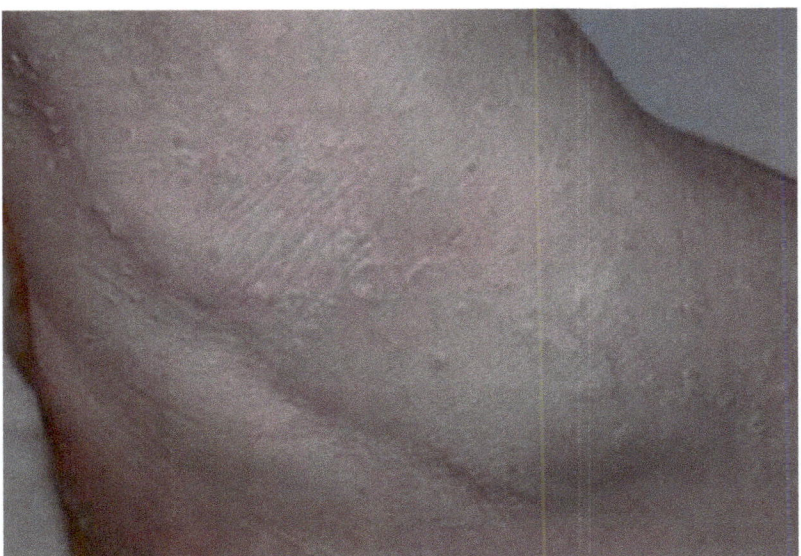

Figuur 120.4
Stuccokeratosen bij de enkels.

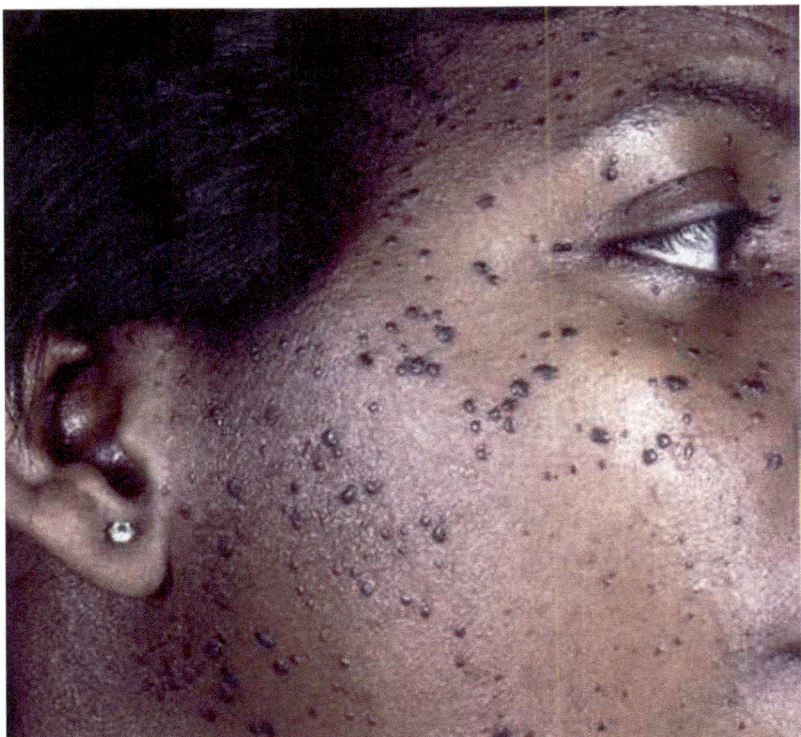

Figuur 120.5
Dermatosis papulosa nigra.

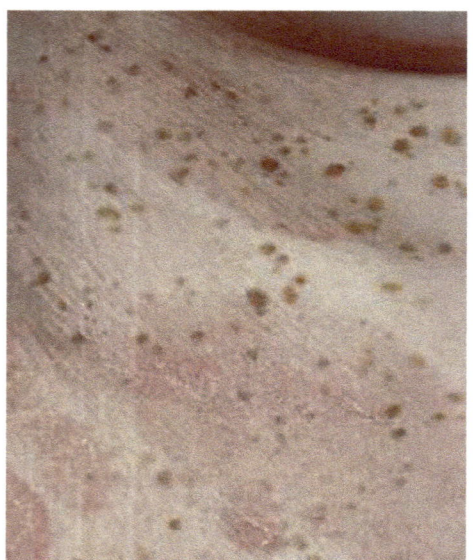

Figuur 120.6
Teken van Leser-Trélat: eruptief ontstaan van seborroïsche wratten bij een mycosis fungoides.

Bij een plotseling ontstane uitgebreide eruptie van verrucae seborrhoicae moet men bedacht zijn op een onderliggende viscerale maligniteit; dit wordt het teken van Leser-Trélat genoemd (figuur 120.6).
3. Over het algemeen is het niet moeilijk om de diagnose klinisch te stellen. Seborroïsche wratten op het gelaat en op de handruggen blijven vaak vlak en kunnen dan verward worden met lentigo solaris (casus 26), lentigo maligna of een gepigmenteerde actinische keratose (casus 64). Soms lijkt een gladde donkere verruca seborrhoica op een melanoom of een gepigmenteerd basaalcelcarcinoom (casus 74).

4. Aangezien seborroïsche wratten zeer oppervlakkige (puur epidermale) huidtumoren zijn, kunnen ze uitstekend en met cosmetisch prachtig resultaat behandeld worden met vloeibare stikstof (cryotherapie). Ook curettage met de scherpe lepel geeft goed resultaten, maar is wat bloederiger. Bij dermatosis papulosa nigra zijn de laesies vaak multipel en veel kleiner en kunnen dan beter met de hyfrecator benaderd worden. Bij donkerdere mensen bestaat er wel meer gevaar op het ontstaan van postinflammatoire hypo- of hyperpigmentatie.

Register van aandoeningen met casusnummer

acanthosis nigricans 48
acne keloidalis nuchae 112
actinische
– cheilitis 5
– keratose 64
alopecia androgenetica 108
amiodaronpigmentatie 110
Andrews-Barber, ziekte van 118
angiokeratoom van Fordyce 32
angio-oedeem 90
aquariumgranuloom 27
atopisch eczeem 86
atrofie blanche 78

balanitis circinata 119
basaalcelcarcinoom 74
–, superficieel 92
Beau, lijnen van 91
Becker, naevus van 10
Behçet, ziekte van 12
belroos 16
blue naevus 2
Borrelia-lymfocytoom 98
brachioradiale pruritus 107

candidiasis 54
carcinoom, spinocellulair 49
carotenodermie 116
cheilitis actinica 5
chloasma gravidarum 76
chondrodermatitis nodularis helicis 4
clubbing 101
condylomata lata 34
congenitale naevus 40
constitutioneel eczeem 86
cornu cutaneum 75
culicosis bullosa 18
cutis marmorata 24
cyste, digitale mukeuze 63

dermatitis
– herpetiformis 109
–, lip-lick 95
– periocularis 93
– perioralis 93
dermatofibroom 39
dermatose, seniele gluteale 22
dermatosis papulosa nigra 120
digitale mukeuze cyste 63
Duhring, ziekte van 109

ecthyma contagiosum 14
ectopische talgklieren 8
eczeem
–, constitutioneel 86
–, hypostatisch 69
– in de liezen 54
–, stasis 69
– (van de lippen) door likken 95
eczema herpeticum 97
erysipelas 16
erythema
– ab igne 100
– migrans 50
– nodosum 19
ecrythrasma 54
erytroplasie van Queyrat 49

Favre-Racouchot, syndroom van 106
fenomeen van Raynaud 23
Fordyce, angiokeratomen van 32
Fordyce spots 8

genitaal oedeem 87
gerstekorrels 57
granuloma
– annulare 3
– pyogenicum 58
– teleangiectaticum 58

haaruitval 43
– volgens het vrouwelijk patroon 108
haemangioma 59
handvoetmondziekte 67
histiocytoom 39
hordeolum 6
horlogeglasnagels 101
hypomelanosis guttata idiopathica 42
hypostatisch eczeem 69

impetigo 103
insectensteek 18

jicht tophus 17

keratose, seniele 64
keratosis
– actinica 64
– pilaris 21
knuckle pads 44
koilonychia 55
krentenbaard 103

larva migrans 37
lentigo solaris 26
leuconychia punctata 15
leukocytoclastische vasculitis 65
lichen
– planus 25
– planus penis 111
– sclerosus et atrophicus 68
lijnen van Beau 91
lingua geographica 83
lip-lick dermatitis 95
littekens, stervormige 80
livedo reticularis 24
lues 34
Lyme-borreliose 50
lymfoom, maligne 7
lymphocytoma cutis 98

maligne lymfoom 7
mastocytoom 94
mastocytose 94
melanotische macula van de lip 89
melasma 76
milia 57

mongolenvlek 71
morbus Andrews-Barber 118
morbus Behçet 12
morbus Duhring 109
morbus Paget 11
morbus Queyrat 49
morbus Raynaud 23
morbus Reiter 119
morphea 62
mucokèle 47
mycosis fungoides 7
myiasis 46
myxoïd cyste 63

naevus
– van Becker 10
– blue 2
–, congenitale 40
– flammeus 38
– lipomatosus 117
– sebaceus 102
nagelafwijking 15, 33, 55, 63, 72, 79, 82, 91, 96, 101, 115
necrobiosis lipoidica 29
neurodermitis circumscripta 36
neurofibromatosis type 1 35

oedeem, genitaal 87
onychodystrophia mediana canaliformis 33
onycholysis 79
onychomycose 82
oppervlakkig basaalcelcarcinoom 92
orf 14

Paget, morbus 11
paraphimosis 87
pearly penile papules 30
perlèche 70
perniosis 13
pigmentatie door amiodaron 110
pitted keratolysis 66
pityriasis
– rosea 77
– versicolor 88
plaveiselcelcarcinoom 49
polythelia 53
porokeratosis, superficial actinic 31

porphyria cutanea tarda 20
prurigo circumscripta 36
prurigo nodularis 61
prurigo parasitaria 18
pruritus, brachioradiale 107
pseudo-lymfoom 98
pseudomonasnagel 115
psoriasis
– capitis 114
– inversa 54, 81
– pustulosa 118
purpura pigmentosa 52
pustulosis palmoplantaris 118
pyoderma gangraenosum 105

Queyrat, erytroplasie van 49
Quincke-oedeem 90

Raynaud, fenomeen van 23
Recklinghausen, ziekte van Von 35
Reiter, syndroom van 119
rhinophyma 73
rosacea 28

scabies 85
scars, stellate 80
schimmelinfectie 9, 54, 82
schurft 85
sclerodermie, gelokaliseerde 62
seborroïsch eczeem 54, 114
seborroïsche wratten 41
seniele gluteale dermatose 22
seniele keratose 64
spinocellulair carcinoom 49
splinterbloedingen 72
stasis eczeem 69
stellate scars 80
stervormige littekens 80
striae 60
strontje 6
stuccokeratose 41
superficial actinic porokeratosis 31
superficieel basaalcelcarcinoom 92
Sweet, syndroom van 84

syndroom van Favre-Racouchct 106
syndroom van Sweet 84
syphilis 34
syringomen 104

talgklieren, ectopische 8
talgklierhyperplasie 45
telogeen effluvium 43
tepel, extra 53
tinea corporis 9
tophus 17
trichomycosis
– axillaris 51
– palmellina 51
trichotillomanie 1
trommelstokvingers 101

ulcus molle 56
urticaria pigmentosa 94

vasculitis
– allergica 65
–, leukocytoclastische 65
verrucae
– planae 99
– seborrhoicae 120

wijnvlek 38
wintervoeten, -tenen 13
wondroos 16
wratten, seborroïsche 41

yellow-nail syndrome 96

ziekte van
– Andrews-Barber 118
– Behçet 12
– Duhring 109
– Lyme 50
– Paget 11
– Raynaud 23
– Reiter 119
zuigpurpura 113

GPSR Compliance

The European Union's (EU) General Product Safety Regulation (GPSR) is a set of rules that requires consumer products to be safe and our obligations to ensure this.

If you have any concerns about our products, you can contact us on

ProductSafety@springernature.com

In case Publisher is established outside the EU, the EU authorized representative is:

Springer Nature Customer Service Center GmbH
Europaplatz 3
69115 Heidelberg, Germany